U0210981

老年慢性病居家照护

方荣华　邓学学　张剑书　主编

科学出版社

北　京

内 容 简 介

本书内容主要涵盖老年人心理及生理变化，常用基本测量技能，常见慢性病（包括高血压、慢性阻塞性肺疾病、糖尿病、冠心病、阿尔茨海默病、骨质疏松、衰弱及谵妄等）的居家照护，常见慢性病风险识别及紧急处置，以及饮食、运动及心理的自我管理。全书将老年慢性病与其生理变化相融合，既保证了科学性，又突出了实用性和可操作性。

本书主要作为综合性医院、基层医院及社区护士的工具书，可供老年人及其照护者自学，也可供各级养老院照护者培训参考使用。

图书在版编目（CIP）数据

老年慢性病居家照护 / 方荣华，邓学学，张剑书主编. —北京：科学出版社，2022.6

ISBN 978-7-03-072525-7

Ⅰ.①老… Ⅱ.①方… ②邓… ③张… Ⅲ.①老年人-慢性病-家庭-护理 Ⅳ.①R473.2

中国版本图书馆 CIP 数据核字（2022）第 100961 号

责任编辑：戚东桂 / 责任校对：张小霞
责任印制：赵 博 / 封面设计：吴朝洪

科学出版社 出版
北京东黄城根北街 16 号
邮政编码：100717
http://www.sciencep.com
北京九州迅驰传媒文化有限公司 印刷
科学出版社发行 各地新华书店经销

*

2022 年 6 月第 一 版 开本：787×1092 1/16
2024 年 1 月第二次印刷 印张：27 3/4
字数：645 000
定价：128.00 元
（如有印装质量问题，我社负责调换）

《老年慢性病居家照护》编写人员

主　　编　方荣华　邓学学　张剑书
副 主 编　李俊梅　李　霞　马　青
编　　者　（按姓氏汉语拼音排序）

陈　芳	陈　祎	程思怡	邓学学
方荣华	高玥珊	胡鎏梨	胡书影
吉林霞	康闻丽	李　霞	李俊梅
刘　媛	刘海燕	刘娴媛	柳文静
罗　静	罗　瑶	马　青	马红萍
毛铫洁	施麟俊	宋雯沙	孙　莲
孙黎明	王　龙	王英俊	伍通美
夏晓露	谢　佳	徐小茹	许　丹
杨培娟	叶思思	余晓玲	张　靖
张　露	张　颖	张剑书	张丽颖
周晓苹	周瑶群		

学术秘书　施麟俊

前　言

　　人口老龄化是社会经济发展的结果，是当今的一个世界性课题，也是人类社会面临的最严峻的挑战之一。我国已进入人口老龄化快速发展时期，老龄化问题不容忽视，现阶段我国主要的养老模式有居家照护、社会支持、医养结合三种，建立并规范居家照护服务是缓解老龄化压力、增加社会福利的重要措施，对完善我国的社会保障制度，确保老年人老有所养、老有所依、有尊严地养老具有重要意义。

　　发达国家从20世纪90年代末就已开始关注老年患者的居家照护，这些国家在多学科理论的指导下已形成较为成熟的居家照护模式。我国香港及台湾地区目前实行的居家照护模式，是以长期照护专业计划为核心，针对出院后患者拟定长期健康照护计划，为个体提供合适与阶段性的居家照护，包括更换胃管、导尿管及尿袋，伤口及造口护理，注射及留取检验标本等服务项目，使患者居家获得延续医疗支援，提高自我照护能力。

　　目前居家照护服务在我国内地（大陆）尚无成熟模式，虽然北京、上海、宁波等地相继推出了具有特色的居家照护模式，但我国居家照护具有需求量大、照护内容多样化及照护人员专业化不足的特点，因此，增加和提高老年人及其照护者居家照护知识及技能依然显得尤为重要。

　　《老年慢性病居家照护》编者均长期在三级甲等综合性医院全科医学科或社区卫生服务中心工作，有着丰富的老年慢性病照护经验。本书共三篇九章，以老年慢性病居家照护所涉及的场所为背景，系统地阐述了老年慢性病的生理及心理变化，居家照护常用基本测量技能，常见慢性病照护技能及风险识别，常见心理调节方法，以及饮食、运动及疾病的自我管理等内容，可作为居家照护相关人员培训用书，也可供居家照护的老年人及其照护者使用，从而更好地服务于广大的老年人群。

　　本书的编写得到了编者及所在单位的大力支持，在此深表感谢！因编者学识水平有限，书中难免存在不足之处，敬请读者给予批评指正。

编　者

2021 年 12 月

目　　录

第一篇　老年慢性病概述

第一章　老年人的特点 ··· 3
　第一节　老年人的生理变化 ·· 4
　第二节　老年人的心理变化 ·· 9
第二章　老年慢性病现状 ··· 20
　第一节　全球老年慢性病现状 ·· 20
　第二节　我国老年慢性病现状 ·· 24
　第三节　老年慢性病居家照护影响因素及现状 ···················· 27

第二篇　老年慢性病居家照护技能

第三章　基本测量技能 ··· 35
　第一节　体温测量 ·· 35
　第二节　脉搏测量 ·· 42
　第三节　呼吸测量 ·· 47
　第四节　血压测量 ·· 53
　第五节　血氧饱和度测量 ·· 63
　第六节　血糖测量 ·· 68
第四章　日常生活照护技能 ··· 76
　第一节　家庭氧疗 ·· 76
　第二节　吸入疗法 ·· 82
　第三节　冷热疗法 ·· 91
　第四节　安全照护 ··· 100
　第五节　卫生照护 ··· 111
　第六节　通便法 ··· 121
第五章　常见健康问题的居家照护技能 ··························· 130
　第一节　老年高血压患者的居家照护技能 ························· 130
　第二节　慢性阻塞性肺疾病患者的居家照护技能 ················· 142
　第三节　糖尿病患者的居家照护技能 ····························· 154
　第四节　冠心病患者的居家照护技能 ····························· 166

第五节　阿尔茨海默病患者的居家照护技能 …………………………… 177

第六节　骨质疏松症患者的居家照护技能 …………………………… 194

第七节　衰弱患者的居家照护技能 …………………………………… 210

第八节　谵妄患者的居家照护技能 …………………………………… 223

第九节　居家安宁疗护 ………………………………………………… 239

第十节　肿瘤放化疗患者的居家照护技能 …………………………… 248

第十一节　皮肤异常患者的照护技能 ………………………………… 266

第十二节　老年焦虑患者的居家照护技能 …………………………… 283

第十三节　老年期抑郁症患者的居家照护技能 ……………………… 290

第六章　居家照护过程中的风险识别及紧急处置 ……………………… 296

第一节　胸痛的识别 …………………………………………………… 296

第二节　脑卒中的识别 ………………………………………………… 302

第三节　异常血糖的识别 ……………………………………………… 314

第四节　高血压急症的识别 …………………………………………… 318

第五节　不良心理的识别 ……………………………………………… 321

第三篇　老年慢性病的自我健康维护

第七章　环境管理 ………………………………………………………… 331

第一节　居家环境 ……………………………………………………… 331

第二节　社交管理 ……………………………………………………… 341

第八章　生理方面自我维护 ……………………………………………… 352

第一节　饮食管理 ……………………………………………………… 352

第二节　运动管理 ……………………………………………………… 362

第三节　良好生活方式的养成 ………………………………………… 372

第四节　老年人常见症状及自我辨别 ………………………………… 381

第九章　心理自我调适 …………………………………………………… 393

第一节　放松训练 ……………………………………………………… 393

第二节　暗示 …………………………………………………………… 405

第三节　正念训练 ……………………………………………………… 409

参考文献 …………………………………………………………………… 420

第一篇

老年慢性病概述

第一章 老年人的特点

根据世界卫生组织（World Health Organization，WHO）关于年龄划分的标准，发达国家将 65 岁以上的人群定义为老年人，而发展中国家则将 60 岁以上人群称为老年人。此外，WHO 根据现代人生理、心理结构上的变化，将 60～74 岁人群划分为年轻老年人；75～89 岁为老年人；90 岁以上为长寿老年人。

（一）我国老年人划分标准

我国采用 WHO 发展中国家老年人划分标准。1982 年 4 月，中华医学会老年医学分会建议，把 60 岁作为我国划分老年的标准，即年龄≥60 岁为老年人。60～89 岁为老年期，90～99 岁为长寿期，100 岁及以上为长寿老人。此建议沿用至今。人口老龄化是社会和经济发展的共同结果，也是对人类社会最严峻的挑战之一。

（二）人口老龄化及格局

人口老龄化是人口年龄结构的老龄化，简称人口老化。人口老化是指老年人口占总人口的比例不断上升的一种动态过程。老年人口在总人口中所占的百分比称为老年人口系数，是评价人口老龄化的重要指标。人口老龄化是一种社会现象，出生率和死亡率下降、平均预期寿命延长是世界人口趋向老龄化的直接原因。资料显示，预计到 2050 年，全球年龄≥60 岁以上的老年人占总人口的比例将从 2014 年的 12% 上升至 21%。2018 年国家统计局数据显示，我国年龄≥60 岁老年人口数达 24 949 万，占总人口比例的 17.9%。人口老龄化与老龄问题是当今全球面临的一个世界性课题，目前我国已进入人口老龄化快速发展时期，老龄化问题不容忽视。

（三）老龄化照护

人口老龄化加重伴随而来的是老年人健康和照护问题的增多，对长期医疗护理服务的需求不断增加。与日俱增的高龄、失能、空巢老人群体，使老年人的居家养老面临巨大挑战。目前，我国老年人的养老模式主要为居家照护、社会支持及医养结合三种模式。家庭照护在老年人居家照护中发挥了非常重要的作用，不仅利于稳固家庭关系，也降低了社会成本。"照护"不仅要维护老年人基本的生活功能，同时也需要进行情感和情绪的关怀与支持，因此，做好老年人的居家照护需要掌握老年人的生理、心理变化，以及其影响因素，从而使老年人得到专业的照护，更好地促进居家养老体系的发展。

第一节 老年人的生理变化

老年期是人正常生命历程的最后阶段，老化是人类随着时间迁延衰老的必然结果。随着年龄的增长，老年人的生理功能发生变化，该变化的总趋势不利于机体自身。

一、老化的概念

老化是指人体自出生到成熟期后，随着年龄的增长，在形态和功能上所发生的进行性、衰退性的变化，是所有生物种类在生命延续过程中的一种生命现象。

（一）老化分类

老化可分为生理性老化和病理性老化两种类型。生理性老化又称为正常老化，是指机体从成熟期开始，随着年龄的增长而发生的渐进性、退行性变化。病理性老化是指在生理性老化的基础上，由生物、心理、社会及环境等因素所致的异常老化，导致机体患病而加速了老化过程。

（二）老化带来的危害

随着老化的进展，老年人机体环境稳定机制减退，其稳定机体内环境的能力下降，机体内环境被破坏；机体储备功能减退，抵抗力下降，活动及适应能力下降，这些变化导致老年人罹患疾病时，病情会迅速进展甚至恶化。因此，居家照护者需掌握老年人的生理变化特点才能更好地照护。

二、人体老化的特点

人的一生要经历许多发育阶段，可以简单地划分为生长期、成熟期、老年期（衰老期），老年期是人生的最后一个阶段，机体老化有以下特征。

（一）累积性

老化并非一朝一夕所致，而是在漫长的岁月变迁过程中，机体结构和功能上出现的一些轻微变化，长期积累的结果，这些变化在老年期——表现出来，不可逆转。

（二）普遍性

老化是多细胞生物普遍存在的生物学现象，且同种生物的老化进程大致相同。

（三）渐进性

老化是一个持续的、渐进的演变过程，老化征象常在不知不觉中出现，且逐渐加重。

（四）内生性

老化不是环境因素导致的，而是源于生物本身固有的特性，如遗传因素。但环境因素会影响老化的进程，加速或延缓老化。同一物种所表现出来的老化征象基本相同。

（五）危害性

老化是机体的结构和功能衰退的过程，老化使机体功能减退，甚至丧失，使机体越来越容易罹患疾病，最终死亡。

三、老年人生理变化的表现

人一旦进入老年期，身体各器官功能逐渐衰退，其在生理上发生了一系列变化，对内外环境的适应能力也相应地发生变化。衰老是一种自然现象和客观规律，主要表现为以下几个方面。

（一）感觉系统的老化

1. 视觉　眼睑皮肤薄而弹性差，此处皮肤松弛发生皱褶，可引起上睑下垂，遮住部分角膜；下睑皮肤松弛严重，可引起下睑外翻伴随流泪；上睑内眦部出现眼睑黄色瘤；角膜退行性改变，类脂物质沉积在角膜周边部实质层，形成角膜老人环；角膜变平，屈光力减退，可导致远视及散光；老年黄斑变性，眼底动脉硬化，可导致视力减退；虹膜实质萎缩或变性，虹膜血管硬化，晶状体调节及聚焦功能逐渐减退，视近物能力减弱，出现"老视"；晶状体的体积和重量不断增加，晶状体悬韧带张力降低，位置前移，使前房深度逐渐变浅，影响房水畅流，可引起青光眼；晶状体混浊硬化，透明度减弱，易发生白内障；晶状体对紫外线的吸收增加，对红、绿光的感觉减退；玻璃体逐步收缩并出现液化，可导致玻璃体点状或尘埃状混浊，引起眼前黑点晃动，称为"飞蚊症"；玻璃体萎缩，会出现"闪光感"；视网膜、结膜血管硬化，易发生出血；泪腺结缔组织增多，可导致泪液分泌减少。

2. 听觉　因骨质逐渐变硬、增生，鼓膜和前庭窗上的膜变厚，耳廓的弹性减弱，耳廓表面的皱襞变平，内耳血管壁增厚、管腔变小，可导致内耳缺血；听觉高级中枢对音信号的分析减慢，反应迟钝，定位功能减退，可导致听力障碍，在噪声环境中更为明显；耳蜗螺旋器（柯蒂器）内的感觉细胞和耳蜗神经元生理性退化，听力随年龄增长而逐渐减退，从高频率（8000～10 000Hz）开始，每10年下降10～20dB，超过60岁时对4000Hz以上的频率已失去有效的听力，也称为高音调耳聋；但对低频率的听力，在60～70岁时尚能保持正常，而90岁以后，尤其是男性，低频率听力也减退。

3. 味觉　味蕾逐渐萎缩，数量减少，味觉功能减退。

4. 嗅觉　嗅神经减少，萎缩变性，嗅觉功能逐渐减退。

5. 皮肤　皮肤脂肪减少，弹性纤维变性、缩短，皮肤弹性降低，皮肤皱纹逐渐增多；腺体萎缩，使皮肤表面干燥、粗糙、无光泽，甚至脱屑，出现老年斑及色素沉着。

6. 本体觉　又称为深感觉，是指来自肌、腱、关节等的位置觉、运动觉和震动觉。60岁以后，人体触觉小体和表皮的连接松弛，使触觉敏感性降低；由于神经细胞缺失，神经兴奋传导速度减慢，使老年人对冷、热、痛、触觉等反应迟钝；行走中对路况不能做出精确判断，易导致跌倒，可致伤残；脊髓感觉根有髓神经纤维减少，大脑皮质的躯体感觉皮质变薄，神经细胞缺失，周围和中枢感觉通路的突触呈衰老改变，可导致对躯体部分的认知能力、立体判断能力下降。

（二）循环系统的老化

1. 心脏　进入老年后，人体心脏结构发生退化，心肌纤维化及淀粉样变性，心肌失去弹性，收缩力减弱，心内膜增厚和硬化，瓣膜变硬甚至钙化，影响血流动力学，心排血量减少，心脏增大，心肌的兴奋性、自律性、传导性均降低，导致心力衰竭。据统计，心力衰竭影响全球超过 2300 万人，80% 的心力衰竭患者年龄≥65 岁。由于人口老龄化加剧，心力衰竭的患病率预计在 2010～2030 年将增加 25%。

2. 血管

（1）动脉内膜增厚，血管腔变狭窄，平滑肌细胞透明样变性，平滑肌减少，胶原纤维增多，弹性纤维减少，钙盐沉积，使血管增厚、变硬、弹性减弱、管腔缩小，外周阻力增加，可导致高血压（以收缩压增高为主）、冠状动脉粥样硬化性心脏病、脑血管意外等疾病。高血压已成为发展中国家主要的公共卫生问题。我国研究结果提示，成人高血压患病率已达 23.2%。美国 Framingham 心脏研究结果显示，高血压患者发生心力衰竭的风险是正常血压者的 2 倍（男性）或 3 倍（女性）；高血压患者合并心力衰竭后，5 年生存率男性为 24%，女性为 31%。老年高血压为高血压的一种特殊类型，高血压也是终末期肾病、阿尔茨海默病等老年常见疾病的重要危险因素。

（2）静脉血管壁胶原纤维增生、张力及弹性下降，内膜增厚，内径缩小，血流缓慢，静脉瓣萎缩，易导致静脉曲张。

（3）动脉和静脉的变化，使心脏推动血液循环需要消耗更多能量，加重了心脏负担；单位面积组织内有功能的毛细血管数量减少，部分毛细血管祥消失，毛细血管闭塞，影响人体组织微循环和代谢。

（三）呼吸系统的老化

1. 鼻、咽、喉　鼻黏膜腺体分泌减少，可导致人体对吸入气体的加温、湿化作用减弱，呼吸道变得较干燥，防御功能下降，易患鼻窦炎及呼吸道感染；老年人由于咽喉黏膜、肌肉和淋巴萎缩，易患呼吸道感染和吸入性肺炎。

2. 气管、肺　由于气管和支气管黏膜上皮退行性变，管腔狭窄，老年人易患老年性支气管炎；肺萎缩，弹性下降，易导致肺不张；细支气管和肺泡塌陷，肺组织的容量和重量减少，弹性降低，肺泡膜变薄，部分肺泡融合成肺大疱；肺毛细血管减少，肋软骨失去弹性，脊柱后弯，胸腔前后径增加，辅助呼吸肌张力减小，这些改变可导致肺活量减少；肺通气不足，残气量增加，动脉血氧分压下降，可引起老年性肺气肿。

（四）消化系统的老化

1. 口腔　口腔黏膜上皮萎缩、角化、增厚，对过冷、过热、过酸、过咸等刺激的抵抗力降低，易发生口腔黏膜慢性炎症和溃疡；唾液腺萎缩、角化，唾液分泌减少，可引起口干和言语不畅；牙齿釉质磨损，牙龈、牙槽骨萎缩，牙齿部分或全部缺失，咀嚼功能下降，可影响进食。

2. 食管、胃肠　食管黏膜逐渐萎缩，可发生不同程度的吞咽困难；食管下段括约肌张力降低，胃、十二指肠内容物自发性反流，可导致反流性食管炎、食管癌发病率升高；胃黏膜萎缩，胃酸及消化酶分泌减少，"黏液屏障"作用减弱，易诱发消化性溃疡、慢性胃炎；肠道平滑肌蠕动减弱，肠道内容物中的水分被过多吸收，胃肠动力降低，易导致消化不良、便秘等。

3. 肝、胆、胰　肝细胞萎缩，肝缩小，易发生肝纤维化、肝硬化。胆囊不易排空，胆固醇增多，易引起胆汁淤积，可导致胆结石；胰腺分泌胰岛素减少，葡萄糖耐量下降，易患老年性糖尿病。

（五）泌尿系统的老化

1. 肾　肾小球透明样变性、硬化，肾小管细胞脂肪变性，肾小管纤维变和透明样变，可发展到管腔堵塞；肾小管弹性纤维增生，内膜增厚，肾血流减少，肾小球滤过率降低，可引起肾功能减退，调节水、电解质及酸碱平衡能力下降，易导致水钠潴留、酸碱失衡和急性肾衰竭。

2. 输尿管　输尿管平滑肌层变薄，支配肌肉活动的神经细胞减少，使输尿管收缩力减弱，尿液进入膀胱的速度减慢，易诱发肾盂肾炎。

3. 膀胱　膀胱肌肉萎缩，纤维组织增生，膀胱肌肉收缩无力，膀胱缩小，膀胱容量减小，引起排尿无力或排尿不畅；膀胱残余尿量增多，可出现尿失禁、尿频、夜尿增多等症状，导致泌尿系感染、结石等。

4. 尿道　尿道肌肉萎缩、纤维化变硬，括约肌松弛，出现尿液流出速度减慢或排尿无力，引起尿失禁，甚至排尿困难；老年男性前列腺肥大可压迫尿道，造成尿路梗阻。

（六）内分泌系统的老化

1. 下丘脑、垂体　下丘脑、垂体老化，表现为细胞形态改变，重量减轻，血供减少。

2. 前列腺　男性40岁后前列腺开始衰老，60岁后前列腺良性增生，尿道阻塞，易出现排尿次数增多、排尿不畅、尿不尽等症状。由于前列腺素具有防止血小板聚集和扩张血管的作用，老年人前列腺素分泌减少从而易发生动脉硬化。

3. 性腺

（1）男性50岁以后，睾酮分泌减少，睾丸间质细胞逐渐衰老、功能降低，导致性功能逐渐减退。

（2）女性40~45岁以后，卵巢细胞逐渐衰老，卵巢体积逐渐缩小，重量减轻，最后减退为一小片结缔组织，雌激素的分泌逐渐减少直至停止，主要表现为性功能和生殖功能减退，月经停止，出现绝经期综合征；女性阴道分泌物减少，乳酸菌减少，易发生老年性阴道炎，主要表现为白带增多，呈黄水样或脓性，有臭味，感染严重时，可出现点滴阴道出血，并有下坠痛及阴道灼热感，如累及前庭及尿道口周围黏膜，常出现尿频、尿痛症状。

4. 甲状腺 甲状腺组织部分腺泡萎缩，结缔组织显著增多，甲状腺激素分泌减少，导致机体基础代谢率下降，产热减少，身体怕冷。

5. 肾上腺 肾上腺老化表现为纤维化、腺体增生，细胞减少，分泌糖皮质激素减少，保持内环境稳定的能力与应激能力减弱。肾上腺髓质分泌的肾上腺素和去甲肾上腺素增加，导致老年人高血压患病率增高。

6. 胰腺 胰腺细胞萎缩，表现为胰岛 B 细胞量减少，A 细胞相对增多，胰腺脂质浸润和胰岛 B 细胞减少，胰高血糖素分泌增加，胰岛素分泌减少，葡萄糖耐量减退，易患糖尿病。

（七）神经系统的老化

1. 结构改变 脑组织萎缩、脑细胞减少、脑室扩大，周围神经细胞数减少、神经元变性，运动和感觉神经纤维传导速度减慢；老年人血-脑脊液屏障功能减弱，易引起神经系统感染性疾病；老年人易发生脑血管动脉粥样硬化，导致脑血流量减少、脑血栓形成、脑梗死或脑出血。

脑萎缩是一种慢性进行性精神衰退性疾病，以痴呆症状为主要特征表现，病理改变以大脑萎缩和变性为主，脑萎缩的原因是多方面的，遗传、代谢障碍、内分泌功能减退等因素均与该病发病有关。

2. 功能改变 脑与周围神经老化会引起人体各种生理功能减退。例如，运动功能减退，表现为运动精细动作变慢、步态不稳；感觉功能减退，表现为关节位置觉减退、内脏感觉减退、疼痛阈值升高；反射功能减退，表现为腹壁反射迟钝或消失，膝反射、踝反射、肱二头肌反射减弱或消失；知觉功能改变，表现为记忆力减退、思维判断能力降低、反应迟钝，可导致老年痴呆症等；锥体束受损，表现为巴宾斯基征阳性（当用钝物划足底时，踇趾背屈，其他足趾向外似扇形展开）。

（八）运动系统的老化

1. 骨骼 骨骼中有机物、矿物质逐渐减少，骨质逐渐萎缩，骨骼韧性降低，脆性增加；骨代谢发生退行性变，骨生成和骨吸收间失去平衡，同时受体内激素水平变化、多病共存、多重用药及不良生活方式的影响，易导致老年性骨质疏松。骨质疏松是以骨量减少、骨组织微观结构退化为特征的一种全身性代谢疾病，骨骼脆性增加，容易发生脆性骨折，致残甚至致死。老年性骨质疏松最常见的症状是腰痛，疼痛沿脊柱向两侧扩散，仰卧位或坐位时疼痛减轻，直立后伸时疼痛加剧，日间疼痛减轻，夜间和清晨醒来时疼痛加重，弯腰、肌肉运动、咳嗽和用力排便时疼痛加重。随着生活方式的改变及社会老龄化进程加快，骨质疏松已成为威胁老年人生活质量的全球性健康问题。因骨质疏松而导致的疼痛、骨折、躯体功能下降等并发症严重威胁老年人的身体健康，后期还可导致失眠、焦虑、沮丧、抑郁等精神症状。

2. 关节　关节软骨、关节囊、椎间盘及韧带均发生老化和退行性变，关节软骨周围骨质增生形成骨刺，导致行走时关节疼痛、关节活动受限，椎间盘老化引起骨质增生。

3. 肌肉　肌肉老化表现为骨骼肌细胞水分减少、肌纤维萎缩、弹性降低、肌力减退，肌肉总量减少，故老年人容易感到疲劳及腰酸腿痛。骨骼肌是人体运动系统的动力，肌肉的衰老和萎缩是人体衰老的重要标志，易引起骨折及关节损伤等问题。患有肌肉减少症的老年人站立困难、步履缓慢，容易发生跌倒，导致骨折。肌肉减少症还会影响其器官功能，可能会引发老年人心肺衰竭，甚至导致死亡。

第二节　老年人的心理变化

进入老年阶段，人的体态和容貌会发生明显的变化，如果对这些变化认识不足，缺少心理准备，常会感到力不从心。若总是担心身体健康，将注意力过分集中在这些变化和身体不适上，将会产生一系列的心理问题。为适应人口老龄化，医疗卫生保健系统已经从传统的"以疾病为导向"的医疗模式转变为更加全球化和现代化的"以患者为中心"的医疗模式。因此，家庭照护者不但要关注老年人躯体疾病，还要关注其相关的心理疾病。

一、心理健康的概念

心理健康是指人们的心理行为能够适应社会环境的变化，能够按社会要求的标准来实现个人的欲念，获得生活的满足。老年人的心理状况对其老化过程、健康长寿、慢性病治疗及预后均有较大的影响，了解老年人的心理活动特点和影响因素，对维护和促进老年人的身心健康，进行心理健康指导具有重要的意义。

二、老年人的心理变化

（一）老年人心理变化的表现

随着年龄、社会职务及生理等变化，老年人的心理也发生变化。心理变化是指心理能力和心理特征的改变，包括感知觉、人格特征、智力等变化。老年人的心理变化特点主要表现在以下几个方面。

1. 感知觉变化　随着机体的老化，老年人的感觉器官功能逐渐衰退，其观察能力、认知能力、辨别能力均有不同程度的下降，出现老花眼、味觉减退、听力下降等，这些改变给老年人的生活和社交活动带来不便。例如，由于听力下降，老年人容易误解他人意思，造成敏感而多疑；味觉减退中对咸味的感知迟钝最为明显，因此一些老年人做菜时若放入和以前同样多的调料会觉得"饭菜不香"，感觉合适时，常已无意中多加了糖、盐等调味品。

2. 记忆变化　记忆与人的生理因素、精神状况、社会环境及记忆训练有关。随着各项生理功能的衰退，老年人的记忆能力减退，其特点：有意记忆为主，无意记忆为辅；近事容易忘记，远事记忆较好；回忆能力较差，再认知能力较好；机械记忆能力减退，理解性记忆、逻辑性记忆能力良好。

3. 智力变化　有研究证实，智力与年龄、受教育程度、自理能力等有密切关系。随着年龄的增长，老年人获取新观念、洞察复杂关系的能力呈逐渐下降趋势，如知觉速度、识别图形等能力逐渐衰退，但其对词汇、常识的理解能力，随着后天知识、文化、经验的积累则保持相对稳定的状态，甚至还有所提高，到高龄后才缓慢下降。

4. 人格变化　人格即人的特性，包括兴趣、爱好、性格、倾向性、价值观等。进入老年期后，老年人的人格也逐渐发生相应改变。例如，由于记忆力减退，言语重复唠叨；因学习新事物能力降低，故老年人固执，处理问题保守；因把握不住现状而易怀旧发牢骚；对健康和经济过分关注与担心易产生不安和焦虑情绪。但大多数老年人会很快发现自身的问题，通过讨论、交流和指导，适应自身变化及社会发展需要。

5. 情感与意志的变化　当脑组织老化或伴有某些脑部疾病时，老年人常出现明显的情绪变化。例如，出现消极言行，易怒，甚至失去自我控制等。老年人的情感和意志形成过程受社会地位、生活环境、文化素质等诸多影响因素的制约。

（二）老年人心理变化的影响因素

步入老年阶段后，机体衰老加快，疾病增多，面临着死亡的考验和挑战，同时老年人的职业、家庭结构、婚姻状况、经济境遇等方面都在发生变化，这些变化对老年人的感觉、知觉、记忆、情绪、情感、性格、兴趣等不同层次的心理都将产生影响。

1. 各种生理功能减退　随着年龄增长，老年人各种生理功能逐渐减退，出现老化现象，这是最先、最直接引发老年人心理变化的因素。例如，感觉器官开始老化，视力和听力逐渐减退，视野变得模糊，听觉下降，"耳背、眼花"成为显著特征；触觉、嗅觉、味觉也在发生退行性变化；脑细胞逐渐发生萎缩并减少，神经递质功能减退，神经活动减弱，导致记忆力减退、反应迟钝。

2. 营养状况　为维持组织与细胞的正常生理活动，人体需摄入足够的营养，如蛋白质、脂肪、碳水化合物、水、盐类、微量元素、维生素等人体必需营养素。随着器官生理功能的减弱，老年人营养摄入不足时，尤其是神经组织及细胞缺乏营养时，会出现精神不振、乏力、记忆力减退、对外界事物不感兴趣，甚至出现抑郁及其他精神神经症状。

3. 体力或脑力过劳　均会引起记忆力减退、乏力、注意力不易集中、精神不振，甚至出现错觉、幻觉等异常心理。

4. 疾病　随着生理功能的全面衰退，老年人对环境的适应能力和对疾病的抵抗力也逐步下降，容易导致疾病发生。有些疾病会直接影响老年人的心理状态。例如，脑动脉硬化使脑功能减退，记忆力减退加重，晚期甚至会出现阿尔茨海默病等；脑卒中可使老年人卧床不起、生活不能自理，从而产生悲观、孤独等心理状态。因此，老年人应积极防治各种慢性病，保持良好的心理状态。

5. 死亡的威胁　老年人的心理障碍与死亡的威胁和挑战有着密切的关系。尽管社会的进步和医疗技术水平的提高使人类的平均寿命持续延长，但衰老和死亡仍在不可避免地发生。生理的衰老和死亡的逼近，对老年人的心理有转折性、持久性和冲击性的影响，看着同龄老人、朋友、配偶离世，余下自己一个人生活，孤独和寂寞感使老年人感受到痛苦和悲凉，甚至失去活着的欲望，从而造成身体和心理上的严重创伤。

6. 家庭人际关系的改变　离退休后老年人主要活动场所由工作单位转换为家庭，家庭成员间的关系、婚姻状况对老年人生理和心理的影响都非常大。离婚、丧偶和再婚是老年人遇到的主要婚姻问题，美满的婚姻、和谐的夫妻关系、良好的家庭氛围可让人产生安全感和归属感，而不幸的婚姻则让人感到悲伤和痛苦。

7. 社会地位的变化　离退休引起的老年人社会角色的改变体现在以下两个方面：一是从忙碌的职业角色转变为闲暇的家庭角色，这种角色转换对老年人的生活和心理造成很大的冲击；二是从主体角色转变为配角角色，老年人从社会财富的创造者转变为社会财富的享受者，同时经济收入下降，在家庭中原有的主体角色和权威感也随之丧失，易产生失落感和自卑感。

8. 社会环境因素　除老年人自身和家庭因素以外，社会环境对老年人的心理状态也会产生一定程度的影响。良好的社会风气和福利有利于老年人形成积极的心理。目前我国已逐渐步入老龄化社会，老年人口与日俱增，整个社会都应关心、爱护老年人，形成良好的尊老敬老风气，营造一个有利于老年人身心健康的生活及社会环境。

（三）老年人心理变化的特点

在衰老过程中，生理变化易制约低级心理活动，如感觉、运动等，而与社会因素关系较大的高级心理活动，如个性特征、智力、语言思维、抽象概括等，在一定的衰老过程中，不但不下降，反而会增高。该变化取决于老年人是否善于用脑、勤于学习和思考等。虽然有些老年人变得保守、固执、狭隘、抑郁，但那些易于接受新生事物的老年人，因摆脱了青年期社会竞争的压力、中年期沉重的家庭和社会负担后，可能会变得更为宽厚、豁达、开朗、热情。这既取决于社会的进步，又决定于老年人的文化素养和崇高的理想。

三、老年人常见的心理问题

人进入老年期后，大致要经历四个阶段，即角色转换、角色适应、重新规划人生与稳定阶段，老年人在经历这四个阶段时，由于生理和心理难以适应，容易出现一些心理问题。对于出现心理问题的老年人，照护者应及时识别，给予更多的精神、心理关注，鼓励老年人正确应对，努力实现角色转化，必要时寻求专业人士干预。

（一）焦虑

焦虑是个体对现实或未来事物的价值特性出现严重恶化趋势所产生的情感反映，包括对未来的不安和痛苦的内心体验、精神运动性不安及自主神经功能失调表现三个方面的症状，分急性和慢性两种。家庭照护者可采用焦虑自评量表（self-rating anxiety scale，SAS）对老年人进行评估，见表1-1。急性焦虑主要表现为惊恐发作，突然感到不明原因的惊慌、紧张不安、心烦意乱，常伴有潮热、大汗、心悸、气促等躯体症状，严重时会有濒死感。慢性焦虑表现为持续性精神紧张，老年人常表现为敏感多疑，注意力不集中，经常提心吊胆，容易被激怒，易与他人发生冲突等。

表 1-1　焦虑自评量表

评定项目	没有或很少时间	少部分时间	相当多时间	绝大部分或全部时间
1. 我觉着比平时容易紧张或着急				
2. 我无缘无故感到害怕				
3. 我容易感到心里烦乱或觉着惊恐				
4. 我觉着我可能将要发疯				
*5. 我觉着一切都很好，也不会发生什么不幸				
6. 我手脚发抖、打颤				
7. 我因为头痛、颈痛或背痛而苦恼				
8. 我感到容易衰弱和乏力				
*9. 我觉着心平气和，并且能安静坐着				
10. 我觉着心跳很快				
11. 我因为一阵阵头痛而苦恼				
12. 我有晕倒发作病史或觉得要晕倒似的				
*13. 我吸气、呼气都感到很容易				
14. 我的手脚发麻、刺痛				
15. 我因为腹痛和消化不良而烦恼				
16. 我常常需要小便				
*17. 我的手脚常常是干燥温暖的				
18. 我的脸发红				
*19. 我容易入睡并且一夜睡得很好				
20. 我做噩梦				

注：焦虑自评量表按症状出现频度评定分 4 个等级，即没有或很少时间，少部分时间，相当多时间，绝大部分或全部时间。若为正向评分题，依次评为 1、2、3、4 分；若为反向评分题（表格中有 * 号的项目），则评为 4、3、2、1 分。将每个项目得分相加总分×1.25，得到最终分数。50～59 分为轻度焦虑；60～69 分为中度焦虑；分数≥70 分为重度焦虑，得分越高，症状越严重。

2015 年全球焦虑症患者人数约为 2.64 亿人，人口占比为 3.6%，其中女性占比为 4.6%，男性占比为 2.6%；美洲地区女性占比为 7.7%，男性占比为 3.6%。据统计，我国老年人群焦虑症患病率为 6.79%，而有焦虑症状的老年人占比为 22.11%。

导致老年人焦虑的原因：因身体老化等原因力不从心；某些疾病和药物副作用导致，如慢性关节炎患者服用皮质类固醇类药物；各种不良应激事件刺激，如离退休、丧偶、患病住院等。

适度的焦虑有益于个体更好地适应变化，有利于个体通过自我调节保持身心平衡；持久过度的焦虑则会严重影响个体身心健康，如衰老加速、自我效能感降低等，并可诱发高血压、冠心病等，急性焦虑发作还可诱发心肌梗死、脑卒中等。

（二）抑郁

据估算，2005～2015 年抑郁症患者数量增加了 18.4%。2015 年，全球抑郁症患者总数估计超过 3 亿，人口占比约为 4.4%，55～74 岁的女性占比超过 7.5%，男性占比在 5.5%以上。一项荟萃分析结果显示，2010～2019 年我国老年人抑郁症患病率为 25.55%，其中女性患病率（26.40%）高于男性（20.47%）；北方患病率（27.39%）高于南方（19.70%）；农村患病率（31.02%）高于城市（22.34%）。

作为病理性情绪，抑郁症状持续时间较长，可使心理功能下降或社会功能受损。抑郁症状主要表现为情绪低落、思维迟缓和行为活动减少三个方面，抑郁也是患者自杀死亡的主要原因。照护者可以采用抑郁自评量表（self-rating depression scale，SDS）对老年人进行评估，见表 1-2。

老年人抑郁以躯体症状作为主要表现形式，情绪低落表现不太明显，多为隐匿性抑郁，或疑病症状较突出，可出现"假性痴呆"；严重抑郁老年人的自杀行为较常见，也较坚决，若疏于防范，自杀成功率较高。

表 1-2　抑郁自评量表

评定项目	没有或很少时间	少部分时间	相当多时间	绝大部分或全部时间
1. 我感到心情沉重、忧愁				
*2. 我感到早晨心情最好				
3. 我一阵阵想哭				
4. 我晚上睡觉不好				
*5. 我吃饭像平时一样多				
*6. 我与异性朋友接触时和以往一样感到快乐				
7. 我感到体重减轻				
8. 我为便秘烦恼				
9. 我的心跳比平时快				
10. 我无故感到疲劳				
*11. 我的头脑像往常一样清楚				
*12. 我觉得经常做的事情并没有困难				
13. 我坐卧不安，难以保持平静				
*14. 我对未来感到有希望				
15. 我比平时更容易被激怒				
*16. 我觉着决定什么事很容易				
*17. 我感到自己是有用的、有人需要我				
*18. 我的生活很有意义				
19. 假如我死了，别人会过得更好				
*20. 我依旧喜欢平时喜欢的东西				

注：抑郁自评量表按症状出现频度评定，分 4 个等级：没有或很少时间，少部分时间，相当多时间，绝大部分或全部时间。若为正向评分题，依次评为 1、2、3、4 分；若为反向评分题（表格中带*号的项目），则评为 4、3、2、1 分。将每个项目得分相加总分×1.25，得到最终分数。50～59 分为轻度抑郁；60～69 分为中度抑郁；分数≥70 分为重度抑郁，得分越高，症状越严重。

导致老年人抑郁的可能原因：因身体老化等原因力不从心；某些疾病和药物副作用导致患者自理能力下降、社交活动减少；各种不良应激事件刺激，如离退休、丧偶、患病住院等。因此早期识别此类患者，及时采取相应的干预措施至关重要。

（三）孤独

孤独是当个体感觉到缺乏令人满意的人际关系，自己对交往的渴望与实际的交往水平产生距离时的一种主观心理感受或体验，常伴有寂寞、无助、郁闷等不良情绪反应和难耐的精神落空感。孤独是一种被疏远、被抛弃和不被他人接纳的情绪体验。孤独感在老年人中常见。长期的孤独感会降低个体机体免疫功能，容易导致躯体疾病，也会导致老年人选择不良的生活方式，如吸烟、酗酒等，从而增加心脑血管疾病等慢性病的发生或加重原有病情。导致老年人孤独的原因：因离退休、行动不便等导致的社交活动减少；丧偶或与子女分开居住；性格孤僻等。

（四）认知功能减退

老年人由于各系统衰老，反应迟钝，理解能力下降，记忆力减退，思维强度、速度及灵活性均降低。研究显示，老年人认知水平越高，生活质量越好。认知水平已逐步成为评判老年人生活质量的重要指标之一。

（五）失落感和无价值感

老年人由于社会角色、地位及关系发生变化，自理能力下降，进行日常活动时对他人的依赖性增强，产生被社会抛弃、冷落的感觉，会因自己的无所事事而产生失落感和无价值感。

（六）自卑

自卑是对自己缺乏正确的认识，在交往中缺乏自信，办事畏首畏尾，没有自己的主见，遇到困难或未能解决的事情都把原因归结为自己不够好的一种情绪体验。部分老年人因为自卑而怀疑自己的能力，怯于与人交往，甚至自我封闭，同时还会伴有焦虑和紧张等负性情绪。老年人产生自卑的原因：老化引起的生活自理能力下降；疾病引起的生活自理能力及社交能力下降；离退休等导致的角色转换障碍等。

（七）疑病症

疑病症是老年人常见的躯体形式障碍之一。进入老年期，因身体的各个系统和器官逐渐发生器质性和功能性变化，老年人常患各种疾病，部分老年人因过于担心自己的健康，对身体功能的变化过于敏感，易夸大一般躯体症状。部分老年人对生理现象或异常感觉做出疑病性解释并且难以忍受，自认为患了某种严重疾病，表现为其严重程度与实际情况明显不相称，反复就医、反复进行医学检查和过度治疗。医学检查的阴性结果和医师的合理解释均不能打消他们的疑虑，他们会继续反复要求检查和治疗。因过于担心自己的疾病，部分老年人会减少日常生活所需进行的活动，影响正常生活；部分老年人因此紧张不安，甚至夜不能眠、食欲减退、抵抗力下降，更容易患躯体疾病，造成恶性循环。

四、老年人常见社会适应问题

老年人可能会面临多种生活事件，如退休、配偶过世、生病等，这些生活事件使老年人面临的社会角色、社会功能等发生巨大的变化，从而出现非常大的社会适应问题，如离退休综合征、空巢综合征、高楼住宅综合征等，可能会对老年人的心理产生影响，易产生焦虑、烦躁、抑郁等心理问题。老年人常见社会适应问题包括以下几种。

（一）离退休综合征

离退休综合征是指老年人由于离退休后不能适应新的社会角色、生活环境和生活方式的变化而出现的焦虑、抑郁、悲哀、恐惧等消极情绪，或因此产生偏离常态行为的一种适应性心理障碍，这种心理障碍通常还会引发其他生理疾病，影响身体健康。离退休导致老年人在生活内容、生活节奏、社会地位、人际交往等各方面发生很大变化，老年人可能由于适应不了环境的突然改变而出现情绪上的消沉和一些偏离常态的行为，容易引发其他疾病。

老年人由于从群体生活转向家庭、从忙人变成闲人，容易出现情绪低落，具体表现为坐卧不安、行为重复、犹豫不决、有时还会出现强迫性定向行走；由于注意力不能集中，常做错事；性格变化明显，容易急躁和发脾气；对什么都不满意；当听到他人议论时常会烦躁不安，猜疑其有意刺激自己；平时有修养的当事者，有时候也会一反常态，不能客观地评价外界事物；大多数当事者有失眠、多梦、心悸、阵发性全身燥热。患有离退休综合征的老人行为举止明显不同于以往，离退休前后判若两人，这种性情和行为方面的改变常可能导致一些疾病的发生，使原来身体健康的老人罹患某些疾病，或加重原有的慢性病。

离退休后适应不良将影响老年人的身体健康，有损老年人的社会价值和社会地位。有的老年人甚至错误地认为离退休是被社会抛弃，是致命的。然而，事实并非如此，离退休不会直接损害老年人的身体健康，离退休和死亡也没有必然的联系。"老而无用""老而无能"的感受对老年人健康有着非常不利的影响。因老年人在生理、心理及社会条件方面的差异，虽然很多离退休老人会经历相同的适应阶段，但不同老人在各个阶段所需要的时间长短却有所差异。离退休老人心理常产生以下五个阶段性的变化。

1. 离退休前准备阶段　临近离退休的老年人多认为未来的离退休是人生中不可避免的，是人人都要面对的阶段，并在离退休前就开始规划离退休后的生活。处于此阶段的老年人往往对真正离退休后自己将要面临的新社会环境，将要担当的社会新角色、心理活动的变化和调适都考虑得不是很全面，大多人只是偶尔想到这些问题。同时，周围的亲朋好友，以及已经退休的老年人对离退休后生活的积极或消极的态度、观念和行为也会影响到即将离退休的老年人。因此，即将离退休的老年人要有充分的思想准备，在感情上、行动上坦然接受，并以积极乐观的心态对待即将到来的离退休生活。

2. 欣然接受阶段　刚退休后的一段时间内，老人们从平时紧张繁忙的工作中解脱出来，所有时间均可以自由支配。此时，老人们常会以一种异常欣慰的心情去从事自己感兴趣的活动，学习新知识、走亲访友、养花种草、游山玩水等，尤其是做自己过去想做又没有时间做的事情。通常，处于这一阶段的离退休老人是兴奋的、满足的，生活也充满了乐趣。

3. 清醒低谷阶段 处于这一阶段的老年人，在按自己的意愿、计划行事时，突然发现离退休前的许多想法和计划并不能顺利实现。因年老体弱、精力下降，有些计划甚至不得不永远搁浅，又因过去几十年形成的生活习惯有着强大的惯性，老人们一下子难以适应突然放慢的生活节奏。兴奋过后的老人们开始对自己衰老感到失望、痛苦、沮丧。因此，在这一阶段，照护者需协助老人从幻想中回到现实世界，根据自己的实际情况，随时调整目标和计划，最终确立最适合自己状况的离退休生活和社会活动，重新树立生活的信心。同时，处于这一阶段的离退休老人也要增进人际交往，多与他人交流、互动，使自己尽快从失望、痛苦中走出来。

4. 定向阶段 处于这个阶段的离退休老人从幻想中回到现实，开始调整自己的计划和目标，小心翼翼地进行人生的第二次选择。例如，有的老人选择继续发挥专长，力求造福社会；有的则积极参加各种社会活动，成为其中的积极分子；有的在家庭中承担起照顾、教育第三代的责任；有的则进入老年大学继续学习进修，拓展自己的兴趣爱好。无论如何选择，他们又开始感到充实，情绪逐步稳定。在此阶段，亲朋好友固然可以给一些建议，但最后的选择还应由离退休老人自己来决定。

5. 稳定阶段 处于这个阶段的老人状态相对稳定，他们已经建立起与自己的文化背景、经济条件、个性特点及知识水平相适应的一套养老生活模式，他们清楚自己在现实条件下能期望什么、能做什么、该如何做，接受了老年生活的有所为和有所不为。

（二）空巢综合征

空巢综合征是一种由社会心理因素主导的、严重影响老年人身心健康和晚年生活质量的心理问题。有调查表明，很多老人因受传统观念的影响，不愿意让自己成为子女的负担，在经济自立的情况下，对空巢生活并不反感，有些人甚至乐意去过空巢生活。但在实际生活中，更多的老人是由多种客观原因，如子女异地工作、出国学习、住房紧张、丧偶等造成的被迫独守"空巢"。老人在这种无助、孤独、悲伤、低落、寂寞、缺乏照料和精神慰藉状态下长期生活，再加之个体、家庭、社会不良因素的综合影响，于是随之出现心身疾病，这种心身疾病的征象称为老年空巢综合征。近十多年来，我国"空巢家庭"数量一直呈上升之势，预计到 2030 年，我国老年人家庭将空巢化。空巢老人总患病率为 81.71%，患两种以上疾病的概率达到 56.41%，且多为慢性病。

一般而言，空巢综合征主要表现在情绪、认知、行为三个方面。在情绪方面，空巢老人常会感到心情郁闷、孤寂、凄凉、沮丧和悲哀，有时会出现失落感与成就感交织在一起的复杂情绪情感，表现为心神不宁、烦躁不安、无所适从等。在认知方面，多数空巢老人在子女离家后会出现自责，认为自己过去有许多做得不够的地方，对子女的关心和照顾不够，没有完全尽到做父母的责任和义务等；有时也会埋怨子女，觉得子女对父母的关心、回报不够，只顾个人生活和工作，狠心让父母独守"空巢"；还有一些空巢老人不想给子女添麻烦，坚持自食其力。在行为方面，主要表现为闷闷不乐，愁眉不展，经常唉声叹气，甚至哭泣，常伴有食欲缺乏、乏力、头痛、失眠、消化不良等躯体症状，甚至可诱发或加重高血压、冠心病、胃及十二指肠溃疡等疾病。一般来说，空巢老人的心理问题，特别是空巢综合征的产生原因主要有以下三点。

1. 心理衰老　是老年人出现空巢综合征的重要原因。一般而言，人过了四五十岁会进入心理上的衰老期。随着自我生存能力和自我价值感的不断降低，老年人感觉世界变化太快，赶不上时代潮流，有一种被超越、优势丧失的恐慌感，担心被抛弃、被淘汰，逐渐沦落为社会的弱者，这种自我衰老感使他们容易产生对人际关系疏远的恐惧。而在所有的人际关系中，亲子关系是建立在最直接的血缘关系基础上的亲情关系，也是最为特殊的关系。一旦子女因工作、学习的需要而远离父母，或者结婚买房搬出去住，父母自然就会产生一种被疏远、舍弃的感觉。即便子女结婚后能经常回来看望父母，父母也会觉得自己的孩子不再只属于自己，变成了别人的丈夫、妻子、女婿、儿媳，于是内心不免忧伤、痛苦。

2. 角色丧失　是造成空巢综合征的另一原因。许多已婚者把教养子女当作他们人生的重要内容，甚至是唯一内容，父亲角色或母亲角色对他们而言是至关重要的，是他们自我认同感、自我价值感的重要来源。一旦子女长大，离家求学、就业或是结婚，父母亲角色丧失，给他们造成严重的心理压力，生活变得混乱无序。除非他们从工作、亲友交往等活动中找到新的角色，以代替原来的父亲角色或母亲角色，否则极易产生空巢综合征。

3. 缺乏陪伴　空巢老人的子女常年不在身边，有时子女们一年回来一次，或是多年回来一次，老人们思念子女，会有明显的孤独感。他们渴望子女的陪伴，却也体谅子女们在外工作的辛苦，常不愿将想念之情直接表达给子女，怕给子女增加负担，多将这些内心情感埋在心底，久而久之，不良情绪或心理状况得不到疏解，出现空巢综合征。

（三）高楼住宅综合征

高楼住宅综合征是指人长期居住于高层闭合式住宅里，与外界很少接触，也很少到户外活动，从而引起一系列生理和心理的异常反应，多发生于离退休的老年人。在冬春季，因老年人的活动量小，免疫能力下降尤其多见。高楼住宅综合征主要表现：体质虚弱，四肢无力，面色苍白，不易适应气候变化，不爱活动，性情孤僻、急躁，难以与人相处等。它是导致老年肥胖症、糖尿病、骨质疏松、原发性高血压及冠心病的常见原因。患有高楼住宅综合征的老人与子女之间也极易出现紧张关系。老年人高楼住宅综合征不是一种"急性症"，它从表面上看并不严重，其实不可小觑。近年来，老年人因孤独、压抑，从而丧失生活信心而自杀的现象不断增加，因此，绝不能忽视老年人常发生的高楼住宅综合征，并力求要做到早预防、早发现、早治疗。

（四）婚姻家庭问题

爱情和婚姻是人类永恒的话题，老年人同样需要情感的慰藉和爱情的滋润，婚姻和家庭对老年人有着更加不同寻常的意义。家庭关爱既有父母和子女之间的爱，也有夫妻相互间的爱，这种爱可以使夫妻俩携手经历人生的风风雨雨，分享人生路上的成功与失败、欢乐与悲伤，在生活上互相照顾、相互扶持，即使面对挫折与坎坷，也能相互鼓励、增强信心。良好的婚姻有助于提高老年人的身心健康水平，保持愉悦的心理状态，体现生存价值。老年人的婚姻家庭问题中最常见的是丧偶、离婚和再婚问题。

1. 丧偶　"白头偕老"只是人们的美好愿望，老年夫妻中总会有一位先过世。老人丧偶是一件巨大的压力性事件，对老年人造成极其沉重的打击，这种打击如果不能得到妥善处理和调适，会给老年人带来不同程度的精神压力，严重者还会使得丧偶的人身患重病甚至死亡。丧偶后老年人的心理活动一般要经历以下几个阶段，但各阶段因人而异，长短不一。

（1）震惊阶段：这个阶段的老人常表现为痛不欲生，所有的注意力都指向死者，不能接受亲人的故去，拒绝死者火化或下葬。

（2）情绪波动阶段：这个阶段的老人会对死者或其他人发怒或表现出敌意，有时会对着照片中故去的配偶生气，有时会认为配偶的离世是儿女没有尽心尽力治疗照顾而造成的，因而迁怒于儿女，容易无故和别人吵架。

（3）孤独感产生阶段：这个阶段的老人会需要他人的支持和帮助，向他人发泄自己的悲伤情绪。他们会常不顾别人是否愿意倾听，向周围的所有人诉说着自己的不幸，希望得到他人的同情和帮助。

（4）自我宽慰阶段：这个阶段的老人已经明确地意识到了配偶的离世是不可改变的事实，自己的原有生活已经发生彻底改变，绝望情绪达到顶峰，开始逐渐排解情绪，主动进行自我调适。

（5）重建新模式阶段：这个阶段的老人开始从绝望中逐渐缓解出来，调整悲伤的情绪，把注意力转移到其他事件或人上面，重新组织自己的生活，逐步建立并主动适应新的生活模式。

2. 离婚　随着社会发展和老人观念的变化，我国老年人的离婚率近年来也持续上升，很多老年夫妻风风雨雨走过了一辈子，在老年阶段却强烈要求"结束现在的生活"。很多老年人离婚是出于解脱、孤独或是仇恨心理，但不可否认的是，离婚会对老年人造成一定的伤害，甚至会引起其他家庭成员情绪的不稳定，是需要重点关注的社会问题。老年夫妻离婚的常见原因有以下几点。

（1）不和谐的婚姻史：有些老年人的婚姻基础不好，属于父母包办婚姻，彼此之间没有共同的爱好和话题，导致婚姻生活不如意。过去为了孩子或是碍于社会舆论一直凑合着过，但当孩子们长大成家了，社会对离婚容忍度提高了，他们不再受传统观念的束缚，为了彼此在晚年能更自由地生活，便选择不再忍受无所谓的争吵，给彼此自由。

（2）长期两地分居：由于某些原因，很多老年人在年轻时出现一方长期在外打拼、一方在家照顾家庭的情况。长期两地分居，双方交流机会少，加上生活习惯、经历、观念都不同，离退休之后突然在一起了，面对不同的生活方式反而不习惯了，看对方什么都不顺眼，最终选择离婚。

（3）更年期的影响：人在更年期时脾气会变得很特别，情绪不稳定，稍有不高兴就喜欢抱怨别人，伴侣离得最近，自然受到的影响也最多。开始时或许能忍耐，不予计较，但时间长了难免就会发生矛盾、冷战或吵架。这时，若没有亲朋好友的劝说和心理疏导，个性较强的老年人多以离婚宣告结束。

（4）婚外情和黄昏恋：婚外情是老年夫妻离婚的主要原因之一。此外，还有一种离婚的状况属于短时间内多次离婚，在老年人离婚案件中，离婚—再婚—离婚的案件占了六成，这种黄昏恋的致命原因之一就是婚姻基础差，交往时间短，感情平淡，老年人通常没有耐心去磨合，因此再次离婚也快。

（5）追求"性"福：由于生活水平的提高，老年人的身体状况较以前有了很大提高。一些老年人即使到了六七十岁也会有性的要求，但由于观念不同或者身体状况的差距，另一方或许无法满足这方面的要求，这样就容易造成老年夫妻间的隔阂，甚至造成出轨、离婚。

3. 再婚　当今社会，老年人的寿命越来越长，若老伴去世或是离异之后，老年人出于对心理、生理、生活和子女方面的考虑，有可能面临再婚的问题。老年人的再婚对社会稳定、家庭幸福和其身心健康都起着巨大的作用。首先，老人再婚可以减轻子女的精神负担。因老人的子女大多有较重的工作负担和家庭负担，有时会对老人照顾不周。再婚的老人可以相互照顾、相互扶持，减轻子女的惦念。其次，老人再婚有利于抚育下一代。老人再婚后组建了新的家庭，可以替子女分担一些抚育晚辈的任务，既享受了天伦之乐，又发挥了自己的余热，增加了生活的自信心。再者，孤老者组建新的家庭，老人互相照顾，孤老不孤，减轻了养老机构和子女的负担。当然，再婚后的老年人也很容易产生以下消极心理。

（1）自我贬值：是老年人，特别是老年妇女在再婚过程中较为普遍的一种心理现象，它主要受传统习惯和封建文化的影响而形成，加之本身心灵的创伤，情绪的低落，会不同程度地出现自我贬值的心理。很多老年人离婚后受自我贬值心理的影响不敢再相信婚姻，认为自己失败、被人瞧不起，不愿再婚。

（2）心理重演：是指再婚后生活中所出现的与之前婚姻生活相同或相似的情境，唤起再婚者对往事的回忆。心理重演通常是痛苦的回忆，会出现挫败感，有时也会产生对之前婚姻的追忆，引起心理上的失衡。

（3）心理对比：很多老年人喜欢将再婚后的伴侣与之前的伴侣做比较。心理对比分为积极心理对比和消极心理对比两种情况，其中积极心理对比有利于老年人再婚后的生活，提高老年人的再婚生活满意度和幸福感，而消极心理对比则不利于巩固再婚夫妻关系。

（4）怀旧心理：对于丧偶后再婚的老年人来说，前次婚姻关系的结束，是因夫妻中一方的故去而导致婚姻关系的自然消亡，再婚后老人容易回忆以往的婚姻生活，这种怀念常会影响再婚后的感情。

（施麟俊　方荣华）

第二章　老年慢性病现状

慢性非传染性疾病又称为慢性病，简称慢病，它是一类起病隐匿、潜伏期长、病程长、病情迁延不愈、缺乏确切的生物病因证据、无明确"治愈"指征的疾病总称。常见的慢性病主要有心脑血管疾病，如高血压、冠心病、脑卒中等；代谢性疾病，如糖尿病、甲状腺功能亢进、甲状腺功能低下等；呼吸系统疾病，如慢性支气管炎、慢性阻塞性肺疾病等；心理异常和精神病，如焦虑、抑郁、惊恐发作、精神分裂等；消化系统疾病，如结直肠息肉、胃/十二指肠溃疡、肝炎、肝硬化等；泌尿系统疾病，如慢性肾炎、慢性肾功能不全等；恶性肿瘤，如肝癌、肺癌、乳腺癌等。

伴随着人均寿命的提高，慢性病负担也逐渐增加。在全球范围内，我国老年人来源于慢性病的疾病负担远高于美国、英国和日本等发达国家。老年人多重慢性病使得门诊就诊和住院次数增加，导致医疗费用上涨，消耗大量医疗资源，给医疗卫生体系带来重大挑战，慢性病已成为影响人类身体健康的主要因素，也发展成危害人类健康的重要公共卫生问题。因此，加强慢性病的管理势在必行。

第一节　全球老年慢性病现状

随着人口寿命增长，急剧增加的慢性病和健康寿命损失水平已成为全球主要公共卫生问题。WHO《世界卫生统计报告 2021》数据显示，2019 年全球慢性病死亡人数为 3320 万，占死亡总数的 73.6%，其中癌症、心脑血管疾病、糖尿病和慢性呼吸系统疾病为人类的主要杀手。

WHO 预计，到 2050 年全球老年人口数将达到 20 亿，这些老年人中的 80%生活在低收入和中等收入国家。虽然寿命更长，但人们不一定活得更健康，60 岁以上人群占全球死亡和疾病总负担的近 1/4，这种疾病的长期负担将影响患者个体、患者家庭、卫生系统和社会经济的发展。

2020 年突发的新型冠状病毒肺炎疫情使慢性病管理成为一项新课题。在新型冠状病毒肺炎患者中，老年人发展为重症和死亡的概率较高。

一、老龄化社会

人口年龄结构是指一定时期内各年龄组人口在全体人口中的比重，它是过去和当前人口出生、死亡、迁移变动对人口发展的综合作用，也是经济增长和社会发展的结果。随着老年人口总数的增加，人口比例不断上升，"老年型人口"或"老龄化社会"格局已经形成。

人口老龄化是世界人口发展的普遍趋势。发达国家将 65 岁以上人口占总人口的 7%以上，定义为老龄化社会；发展中国家将 60 岁以上人口占总人口的 10%以上，定义为老龄化社会。

人口老龄化标志着人类平均寿命延长，体现了生命科学与社会经济的不断进步和发展。人口老龄化具有以下特点。

1. 人口老龄化速度加快 世界总人口以每年 1.2%的速度增长，而 2010~2015 年老年人口增长率增至 3.1%。2015 年老年人约 9.01 亿，占世界人口的 12.3%，预计到 2030 年这一比例将达到 16.5%。预计到 2050 年，老年人数量将猛增至 20 亿，老年人口的比例可能猛增至 20%。

2. 发展中国家老年人口增长快 从 20 世纪 60 年代开始持续到现在，发展中国家老年人口的增长率是发达国家的 2 倍，也是世界人口增长率的 2 倍。目前 65 岁以上老年人口数量每月以 80 万的速度增长，其中 66%集中在发展中国家。预计到 2050 年，世界老年人口中约有 82%即超过 16 亿人生活在发展中地区，4 亿老年人生活在发达地区。

3. 平均寿命不断延长 19 世纪，许多国家的平均寿命只有 40 岁左右，到 2000 年平均寿命为 66.8 岁，2019 年达 73.3 岁。

4. 高龄老年人增长速度最快 80 岁以上高龄老人是老年人口中增长最快的群体，1950~2050 年其平均每年以 3.8%的速度增长，显著超过 60 岁以上人口的平均增长速度。2015 年全球 80 岁以上老年人口超过 1.24 亿，预计至 2050 年，高龄老人约 3.8 亿，占老年人总数的 20%。

5. 女性占老年人口中的多数 一般而言，老年男性的平均寿命低于女性。2021 年《世界卫生统计》报告显示，在 2019 年，男性平均寿命为 70.9 岁，女性为 75.9 岁；日本平均寿命位居全球首位，女性平均寿命为 87.45 岁，男性平均寿命为 81.41 岁；美国女性平均寿命为 81 岁，男性为 76 岁；我国女性平均寿命为 77.6 岁，男性为 74.6 岁。性别差异导致多数国家老年人口中女性比男性多。

二、慢性病的发病及致病因素

随着社会经济的发展，人们的生活方式逐渐发生改变，表现为饮食种类繁多，营养过剩；出行交通工具多样化，运动不足；工作繁忙，压力增大；夜生活丰富，经常熬夜等。这些生活方式给身体带来了不良影响，使人们在不知不觉中消耗健康，为疾病的发生、发展埋下隐患。慢性病起病隐匿，疾病初期多无临床症状，当出现症状时，疾病通常已发展到一定的阶段，为诊治增加了难度，对各器官造成慢性的、不可逆的损害。导致慢性病的主要因素包括环境和生活方式两大类。

1. 环境因素 WHO 公共卫生专家委员会认为：环境是指在特定时刻由物理、化学、生物及社会各种因素构成的整体状态，这些因素可能对生命机体或人类活动直接或间接地产生现时或远期作用。环境分为自然环境和社会环境，目前医学领域主要研究的是生活环境和职业环境对人体及疾病的发生、发展、治疗及预后的影响。自然环境因素包括物理因素、化学因素和生物因素。

（1）物理因素：包括温度、湿度、噪声、辐射、气压等。这些因素超出个体所能承受的范围时就会对人体健康产生危害，如长时间暴露在高温下会导致中暑；过量接受辐射会导致细胞变性，对身体造成不可逆损害；另有普遍存在于生活和生产中的振动，不仅对听力产生影响，还会对心血管系统造成影响，为健康埋下隐患。

（2）化学因素：环境中存在的化学因素种类繁多，成分复杂，很多因素不为人知，不为所控。此外，随社会经济的高速发展，人们人为地制造了很多危害人体健康的化学物质，如目前人们关注最多的甲醛，汽车尾气排放的二氧化碳，石油工业排放的废气等导致空气污染，铅、镉、汞等工业排放导致的水污染等。镉是一种高度致癌的金属，高浓度的镉对土壤生物有毒害作用，容易转化为营养覆盖，最终进入食物链。人类摄入受镉污染的食物过多会对包括肺和肝在内的重要器官造成严重损害，还会导致癌症和其他致命的疾病。

（3）生物因素：主要是病毒、细菌等，多与传染性疾病有关，如流行性感冒（流感）、鼠疫、霍乱、非典型病原体肺炎及新型冠状病毒肺炎等。在人类社会发展进程中，人和环境的关系不断发生变化。从最开始的靠天吃饭，到现在的改变环境、利用环境，科技进步让人类更充分地使用环境资源，创造了更利于人类生存和繁衍的生活环境。与此同时，森林的过度开采，以及加工、冶炼等生产又破坏了环境和生态的平衡，严重威胁人类的健康和生存发展。气候、空气质量的改变，环境中有害物质的增加，直接或间接地导致呼吸道疾病和肿瘤的发病率增高。处于不同经济阶层的国家，面临的健康危险因素和死亡因素是不同的。经济发达国家主要面临的是肥胖、高血压、冠心病等慢性病；而在经济落后国家则是传染病和营养不良等慢性病所占的比例更大。

2. 生活方式　随着生活水平的提高，人们的生活方式发生了很大的改变。生活不规律，膳食不合理，静坐时间长，吸烟、酗酒呈低龄化，这些因素导致了慢性病日益流行，并呈现年轻化的趋势。生活方式已经成为慢性病的主要致病因素，但它是可以改变的。本节主要介绍生活方式对健康的影响。

（1）吸烟：香烟里的焦油、尼古丁等物质可对人体心脑血管、呼吸系统、消化系统造成损害，长期吸食易导致心脑血管疾病、慢性阻塞性肺疾病、口腔癌、咽喉肿瘤、肺癌、食管癌、胃癌及胰腺癌等。20 世纪以来，全球每年死于吸烟的人数多达 400 万，到 2030 年时，这个数字可能会增至 1000 万，而其中 70%的人口在发展中国家。我国民众吸烟状况不容乐观，全国约有 3.2 亿人吸烟，每年有 75 万人死于吸烟，部分地区的男性吸烟增幅达 60%以上，目前女性吸烟人数也日益增加，且呈年轻化趋势。

（2）酗酒：饮酒与心脑血管疾病、肝病呈正相关。长期大量饮酒可导致肝病，初期通常表现为脂肪肝，进而可发展成酒精性肝炎、肝纤维化和肝硬化；严重酗酒可诱发广泛肝细胞坏死，甚至引起肝衰竭；大量饮酒者，肝癌患者的病死率可增加 50%，高血压的发病率也远高于正常人群，酗酒还可增加脑出血的风险。我国近年来酒精性心肌病有增加趋势，其中近一半的扩张型心肌病由过度饮酒引起。据报道，连续 10 年以上每日饮酒 80g 以上，20%～36%的人可发生酒精性心肌病。

（3）不合理膳食：随着生活水平的提高，食品种类日益丰富，而人们的营养知识尚未及时更新。摄入过多的高热量、高蛋白质及高脂饮食可导致高脂血症、肥胖、脂肪肝，甚至肿瘤。我国居民饮食的一大特点就是随个人喜好用餐，并且地域特点明显，东北地区居民喜面食、高盐饮食，沿海地区居民喜甜食、海鲜，西南地区居民喜辣椒、腌腊制品等，能兼顾喜好和营养搭配的人群却少之又少，这势必造成营养不均衡。高盐饮食会诱发高血压、胃癌、骨质疏松等疾病；高蛋白饮食会加重心血管及肾负担；长期进食辛辣食物会导致消化系统疾病发生。一些错误观念和饮食习惯也易导致"病从口入"，如生吃海鲜及牛排等或食用未煮熟的食物，易导致大量病原体进入人体。因此，合理膳食，养成科学饮食习惯是一项长期而艰巨的任务。

（4）运动不足：研究数据显示，我国人群的体力活动近年来呈明显下降趋势。在10年间，我国人群总体力活动量男性减少了27.8%，女性减少了36.9%。体力活动减少的人群超重或肥胖的发生率升高，代谢综合征的发病风险也随之升高。研究显示，运动不足容易导致冠心病、2型糖尿病、乳腺癌和结肠癌的发生，适宜的运动可降低高血压、高血糖和高脂血症的发病风险，还可保持心脏和血管的健康，抑制动脉内斑块形成，减少冠心病、脑梗死的发生。

（5）心理原因：现代人生活节奏快、压力大、欲望多，再加上不必要的攀比，易导致焦虑、抑郁、精神分裂或躁狂等心理疾病，若不及时治疗可出现躯体症状，如此恶性循环，严重影响个体身心健康。

三、人口老龄化与慢性病的关系

人口老龄化是世界各国面临的一个共同难题，人口平均预期寿命的延长和人口老龄化的加剧并不意味着老年人的健康水平相应提高。随着年龄增长，暴露于危险因素的时间延长，同时因机体器官老化、抗病能力减弱，慢性病患病风险随之增高。因此，慢性病发病率随年龄增长呈上升趋势，老年人成为慢性病侵袭的重灾区。80%的老年人至少患有一种慢性病，50%的老年人患有两种及以上慢性病，其中以高血压、糖尿病、冠心病尤为显著；60岁以上人群约占全球死亡和疾病总负担的23%，超过50%的慢性病死亡过早地发生在70岁以下人群。

四、慢性病的社会危害

随着经济的发展和医学的进步，社会老龄化和各种危险因素导致的慢性病已成为全球最流行的疾病，其发病率持续增长并呈年轻化趋势。预计到2030年慢性病死亡人口占死亡总人口的比例将上升至75%，60岁以下死亡人口约占25%。随着全球经济、社会的迅速发展，慢性病总体呈现出发病率、病死率、致残率高，而知晓率、治疗率、控制率低的"三高三低"现象，已逐渐成为危害全球人类身体健康的首要问题。虽然目前人们的生活水平有了大幅提高，但因病致贫的家庭也比比皆是，由此带来的社会矛盾也不容小觑。

（一）社会经济负担加重

慢性病的发生和流行与社会经济、生态环境、生活方式和文化习俗等因素密切相关。

伴随着城镇化、工业化、老龄化的进程加快，慢性病患者数量快速增长，已成为一项重大的社会公共卫生问题。慢性病在社会医疗负担中占主导地位，是个人和家庭生活水平下降及国家医疗支出的主要因素之一。欧盟委员会的调查结果提示，欧盟每年用于治疗慢性病的支出约为7000亿欧元，占其医疗支出的70%～80%。2016年我国慢性病支出约32 441.5亿元，占医疗卫生总费用的70%左右，2020年慢性病支出约5.5万亿元。

（二）家庭负担加重

患者因疾病导致工作能力降低或劳动能力丧失，甚至死亡，因长期、反复治疗消耗家庭或个人储蓄，家人因照顾患者造成间接经济损失，加重了个体及家庭的经济负担。慢性病患者疾病迁延不愈、需终身治疗或治疗无望时，容易造成心理创伤，轻者焦虑，重者愤怒、抑郁，甚至自杀或杀人，也给治疗带来一定的难度，给家庭和社会带来危害。慢性病可呈家族聚集性，因其不能治愈，这也是因病致贫的一大重要原因，由此会带来严重的经济和社会问题。

第二节　我国老年慢性病现状

我国目前处于经济急剧转型时期，社会经济高速发展的同时，工业化让我们付出了巨大环境资源的代价，人们生活方式发生了改变，随之疾病谱和死亡原因也发生改变。由于卫生条件改善，国家在医疗卫生方面的大力投入，我国传染病和母婴疾病导致的死亡比例已由27.8%下降至5.2%，而肿瘤、慢性阻塞性肺疾病和心脑血管疾病等慢性病的死亡比例则从41.7%上升到了88.7%，成为死亡的主要原因。以糖尿病、心脑血管疾病、癌症及慢性呼吸系统疾病等为代表的慢性病患病率逐年上升，已成为威胁我国居民健康的"头号公敌"。

一、我国老龄化现状

我国从1999年开始迈入老龄化社会，我国人口老龄化可分三个阶段：2001～2020年是快速老龄化阶段，此期老年人口达到2.48亿；2021～2050年是加速老龄化阶段，此期老年人口最终将超过4亿；2051～2100年是重度老龄化阶段，老年人口规模将稳定在3亿～4亿。也就是说，我国人口老龄化将贯穿21世纪始终，且2030～2050年是最严峻的时期，而且，因重度人口老龄化和高龄化的日益突出，我国将面临人口老龄化和人口总量过多的双重压力。与其他国家相比，我国人口老龄化社会进程有以下特点。

（一）老年人口规模大

2015年底我国60周岁及以上人口已达2.22亿，占全国总人口的16.1%；65周岁及以上老年人1.44亿，占总人口的10.5%。与2010年人口普查相比，60岁及以上人口占比上升了2.89%，65岁以上人口占比上升了1.6%。老年人口规模呈现总量扩张、增量提速的发展态势。

（二）老年人口增长快，持续时间长

调查显示，65 岁以上老年人占总人口的比例从 7%提升至 14%，发达国家大多用了 45 年以上的时间，我国只用了 27 年就完成了这个历程，并且将长时期保持较高的递增速度，位居老龄化增速最快国家之列。全国老龄工作委员会预测，2015～2035 年将是我国老龄化急速发展的阶段，老年人口年均增长 1000 万左右，预计到 2035 年老年人口比例将占总人口的 28.7%。

（三）人口老龄化超前于现代化

我国人口老龄化与社会经济发展水平不相适应。发达国家在进入老龄化社会时，人均国内生产总值一般在 5000～10 000 美元，目前在 20 000 美元左右。2001 年我国 65 岁及以上老年人口占比为 7.1%，按照联合国标准正式进入老龄化社会，当年人均国内生产总值（Gross Domestic Product，GDP）仅为 1041 美元，用国际上定义的中间贫困线标准——每日低于 2 美元衡量，我国还属于低收入国家，呈现出"未富先老"和"未备先老"的状态，老年人面临诸多问题和困难。2020 年我国人均 GDP 约为 10 504 美元，仍与多数发达国家存在较大差距，经济发展压力依然较大。

（四）与高龄化、空巢化、贫困化、少子化等问题伴随

我国高龄老年人（80 岁及以上老年人）快速增长，从 2012 年的 0.22 亿人增长至 2015 年的 0.25 亿人，且年均增长 100 万人的态势将持续至 2025 年。预计到 2050 年，我国高龄老年人口总数将达到 9448 万，平均每 5 位老年人中就有 1 位是高龄老人。民政部调查数据显示，目前我国城乡空巢家庭占比超过 50%，部分大中城市达到 70%，其中农村留守老年人口约为 4000 万人，占农村老年人口的 37%，而贫困老人就有 2300 万。此外，家庭小型化使家庭养老功能明显弱化，导致部分老年人经济生活状况较差，心理问题突出，这些因素均给应对人口老龄化增加了新难题。

（五）老龄化发展不平衡

由于区域发展不平衡，我国人口老龄化表现出"农村比城市先老""东部比西部先老""老龄化进程出现阶段性不均衡"等问题。2020 年农村老龄化率达 20%，比城市高 5%；到 2030 年预计农村达到 29%，比城市高 7%，并将持续至 2040 年。上海市于 1979 年进入老龄化社会，是我国最早进入老龄化的地区，而西部地区刚刚进入老龄化社会，东西部相差数十年。

二、我国老年慢性病现状

《中国居民营养与慢性病状况报告（2020 年）》中显示，2019 年我国因慢性病导致的死亡人数占总死亡人数的 88.5%，其中因心脑血管疾病、癌症、慢性呼吸系统疾病死亡人数占比为 80.7%；我国心脑血管疾病患病率及病死率仍处于上升阶段，心血管病患者的病

死率居首位，高于肿瘤和其他疾病，占居民疾病死亡人数的 40% 以上，特别是农村地区，近年来心血管病患者的病死率持续高于城市水平。

（一）主要慢性病特点

1. 心脑血管疾病　具有高患病率、高致残率、高复发率和高病死率的特点，给社会及家庭带来沉重的经济负担。目前我国有高血压患者 2.7 亿、脑卒中患者 1300 万、冠心病患者 1100 万。调查结果提示，我国 60 岁以上居民高血压患病率为 58.3%，血脂异常率为 37.2%，心肌梗死、脑卒中的自报患病率分别为 2.1%、4.8%。肥胖、吸烟、缺乏体力活动、不健康饮食习惯等是心脑血管疾病主要的且可以控制的危险因素。

2. 癌症　《2017 年中国肿瘤登记年报》显示，我国每年新发癌症病例约为 380 万，死亡人数约为 229 万，调查结果显示，年龄 > 60 岁居民癌症的自报患病率为 2.5%。癌症发病率及病死率呈现逐年上升趋势，严重危害群众身体健康。随着我国人口老龄化及工业化和城镇化进程不断加快，加之慢性感染、不健康生活方式和环境污染、职业暴露等因素的逐渐累积，我国癌症防控形势仍然十分严峻。

3. 慢性呼吸系统疾病　《健康中国行动（2019—2030）》指出：慢性呼吸系统疾病是以慢性阻塞性肺疾病、哮喘等为代表的一系列疾病。我国 40 岁及以上人群慢性阻塞性肺疾病患病率为 13.6%，总患者数近 1 亿，60 岁以上慢性阻塞性肺疾病的自报患病率为 6.5%。慢性阻塞性肺疾病具有高患病率、高致残率、高病死率和高疾病负担的特点，患病周期长、反复急性加重、有多种合并症，严重影响中老年患者的预后和生活质量。我国哮喘患者超过 3000 万人，因病程长、反复发作，导致误工误学，影响儿童生长发育和患者生活质量。慢性阻塞性肺疾病的主要危险因素是吸烟、室内外空气污染物及职业性粉尘和化学物质的吸入。哮喘的主要危险因素包括遗传易感因素、环境变应原的暴露、空气污染、病毒感染等。

4. 糖尿病　是一种常见的内分泌代谢疾病。《健康中国行动（2019—2030）》数据显示，我国糖尿病患者超过 9700 万，糖尿病前期人群约 1.5 亿，60 岁以上人口的糖尿病患病率为 19.4%。糖尿病累及血管、眼、肾、足等多个器官，致残率、致死率高，严重影响患者健康，给个人、家庭和社会带来沉重的经济负担。

（二）慢性病加重国家疾病负担

《健康中国行动（2019—2030）》数据显示，截至 2018 年底，我国 60 岁及以上老年人口约 2.49 亿，占总人口的 17.9%；65 岁及以上人口约 1.67 亿，占总人口的 11.9%。我国老年人整体健康状况不容乐观，近 1.8 亿老年人患有慢性病，慢性病已经造成沉重的疾病负担，成为我国城乡居民死亡的主要原因。再加上老年人口数量不断增加，慢性病患者的基数也在不断扩大，我国慢性病局势愈发严峻。随着人口的老龄化及世界范围内老年人口的增长，慢性病带来的挑战将会继续增加。

我国 60 岁以上老年人中，约 74.2% 至少患有一种慢性病，年龄 ≥ 75 岁老年人患有 5 种慢性病者占比为 80%，18% 的老年人占据我国 80% 的医疗资源。2016 年我国慢性病支出约 3.2 万亿元，占卫生总费用的 70% 左右。若不能有效地控制和应对慢性病，必将加剧人口老龄化，导致劳动力减少，造成经济发展减速，影响社会稳定。由此可见，老年慢性病流行态势严峻，疾病负担沉重，已成为我国重大公共卫生问题，老年慢性病管理工作任重道远。

1. 社会经济负担　《中国心血管病报告 2018》指出，心脑血管疾病住院总费用快速增加，2015 年心脑血管疾病的住院费用中，急性心肌梗死住院费用为 153.40 亿元，颅内出血住院费用为 231.99 亿元，脑梗死住院费用为 524.26 亿元，逐年增加的费用给财政带来巨大的负担。2016 年，我国糖尿病患者经济负担为 10 848 元/（年·人），农村地区经济负担为 6450 元/（年·人），城市地区经济负担为 15 652 元/（年·人）；患者总经济负担达 7290 亿元，其中直接医疗卫生费用达 4980 亿元，占当年国家卫生总费用的 12.1%。糖尿病患者年均医疗卫生费用为 7411 元，是全国人口平均水平的 2.5 倍。糖尿病患者经济负担达到人均可支配收入的 46%。我国糖尿病患者的次均门诊费用和次均住院费用都呈不断增长的趋势，2016 年，糖尿病患者次均住院自付费用为 2692 元，在 2014 年基础上增加了 32%；糖尿病患者给个人及家庭带来巨大经济负担，因病致贫的风险高。

2. 家庭负担　慢性病周期长，耗费医疗资源多。家庭作为人类社会最基本、最重要的生活单元，其价值观在患者照护中发挥着独特作用，并影响家庭照护者的健康发展。良好的家庭功能还体现了家庭成员之间相互支持与爱护，可促进家庭及其成员共同发展及应对和处理各种疾病、家庭突发事件等能力。良好的家庭功能在众多方面发挥着重要作用，在心理方面可减轻患者焦虑、抑郁情绪，降低羞耻感；在生理方面可改善睡眠，减缓疼痛，利于健康，促进行为的形成并延缓疾病发展；在社会效益方面可减少患者就医和住院次数，节约医疗费用。慢性病对患者及家庭成员心理健康有着负面的影响。一方面，随着患者年龄增加、行动缓慢、机体功能减退等现实问题出现，决定了老年慢性病照护的长期性和艰巨性；另一方面，由于多数照护者缺乏相关知识、照护方法与照护技巧，导致慢性病患者居家照护效果差，从而不利于患者康复；家庭照护者照护负担重，最终影响照护者与患者的生活质量，可使家庭功能受损，社会支持水平降低。

第三节　老年慢性病居家照护影响因素及现状

居家照护是以家庭与社区为平台，通过各个层面的支持，为老年人提供一系列服务的养老模式。受传统观念影响，大部分老年人选择在家中养老，但居家照护需求与传统的家庭养老很有区别。在服务提供内容上，家庭在居家照护服务中起到了核心作用，但除家庭之外，居家照护服务需以社区作为依托。社区提供的服务既包括常规的生活照料、医疗照护，还包含为老年人提供精神慰藉服务，上述服务以上门服务和社区日托为主要服务形式。居家照护不同于传统家庭养老主要以家人照护为主，其服务提供方式主要有两种形式：一是由专业服务人员上门服务；二是在社区创办老年日间照护中心，为老年人提供日托照护服务。

一、影响因素

WHO 对居家照护的定义：在老年人居住地提供整合性健康及社会的支持服务，目的在于预防、延缓及取代短暂或长期的机构式照护。居家照护是连续性综合健康照护的一部分，是指在个人或家庭的居住场所提供健康服务，其服务包括技术性护理服务、用药服务、个人生活照料等。老年人年龄、性别、教育程度、经济状况、居住地区、家庭人力资源及对居家照护的认识是影响老年人居家照护服务需求的主要因素。

（一）年龄

年龄越大的老年人越趋向于选择机构照护而不是居家照护服务，因年龄较小的老年人对新事物接受程度比较高，容易接受新的服务方式。年长者一般健康状况比较差，行动不便或生活不能自理，再加上配偶多已过世，子女工作繁忙，为了方便或减轻子女负担而多选择机构照护。

（二）性别

老年人的性别对居家照护服务的影响也存在一定的差异。研究发现，选择居家照护者以女性居多，这可能是老年男女平均寿命不同而导致的，就全球男女平均寿命而言，女性比男性长 3～4 年，而居家照护以老年人为主要群体，故选择居家照护者以女性为多。

（三）教育程度

受传统孝道观念的影响，一般家庭不愿意把老人送至机构照护。教育程度对居家照护服务有一定影响，受教育程度较高的老年人，思想比较开放，对机构照护接受程度也比较高，而受教育程度较低的老年人，不易接受机构照护而选择居家照护。

（四）经济状况

经济状况对于老年人选择居家照护服务方式的影响很大。老年人选择长期照护时会受个人及家庭经济状况影响，经济状况差的老年人更多选择居家照护，而非机构照护。现阶段我国老年人经济保障水平比较低，有不少老年人无退休金或社保，加上我国在有关居家照护服务方面的福利保障政策和国家资金投入方面不足，机构照护服务尚需要老年人或其家庭买单。因此，经济状况是影响老年人选择养老方式最主要的因素。

（五）居住地区

居住地区的差别也是影响居家照护服务的重要因素。居住在城市的老年人，居家照护使用率高于居住在农村的老年人。农村医疗资源有限，与城市老年人相比，农村老年人很少能获得家庭医疗护理服务，农村居家照护服务使用率远低于城市。城市老年人较农村老年人更倾向于选择居家照护，也可能与农村老年人对居家照护缺乏认识有关。但有研究发现，农村老年人较城市老年人更愿意选择居家照护，这与城市老年人思想比较开放，更容易接受机构照护有关。

（六）家庭人力资源

居家照护中除有专业人员到家照护老年人外，大多数照护都由家人提供。80%的美国老年人日常生活照护来自非正式照护系统，而家庭成员在非正式照护系统中扮演着重要角色，家庭规模与失能老年人获得的帮助呈正相关，子女越多的老年人更愿意选择居家照护服务。我国选择机构照护的老年人多因各种原因导致需要身边随时有照护者，如身边无子女、生活不能自理或部分不能自理，以及生活能力较好的"空巢"老年人。家庭照护者多以子女和配偶为主，其次是亲戚、朋友及邻居。居家照护提供的医疗服务与一般的就医情况不同，因此，除考虑老年患者需求因素外，还应考虑家庭人力资源的投入。因此，家庭人力资源会影响老年人对居家照护方式的选择。

（七）老年人对居家照护的认识

由于信息缺乏，我国大多数老年人对居家照护服务认识不足，有排斥心理，即使内心认可这样的服务，也会因为害怕受骗而拒绝选择居家照护。老年人对事物的认识除了来自大众传播媒体（电视、广播、报纸等）外，很大程度上受非正式支持网络影响，如朋友和邻居的沟通会使老年人对居家照护的认识增加。老年人在居家照护方面的知识、认识越多，选择居家照护服务的可能性就会越大。因此，老年人对居家照护的认识是影响其选择居家照护的重要因素。欧美等发达国家老年人是否入住照护机构主要取决于个人的健康状况，选择机构照护的几乎都是机体功能差、需要他人照护的老人。

二、国外居家照护现状

20 世纪 90 年代末，发达国家就开始关注患者的居家照护，在多学科理论的指导下已形成较为成熟的居家照护模式。发达国家对高危早产儿、老年人，以及肿瘤、器官移植、心脑血管疾病患者进行早期随访，并制订了详细的评估表及照护计划，取得了良好的效果。

美国制订出一套较完整的居家照护服务内容和操作模式，为患者提供个案管理、生活照料、心理支持、预防性健康宣教等居家照护服务。实施居家照护对改善患者预后，减少公共卫生服务利用，提升患者满意度有非常好的效果。

德国一直以来都非常重视老年患者居家照护。社区医护人员根据患者日常行动能力和需要强度，分别给予不同时间量的医疗及照护服务，包括评估老年患者及其家庭的健康需求，实施健康教育和健康促进服务。

波兰居家照护发展完善，内容涉及生理、心理和社会方面，包括药物管理、心理干预和活动疗法；技术性照护服务，如监测血压/血糖、采集血标本等；协助诊断、治疗和促进服务对象康复服务，协调医疗机构、社会机构，使医疗资源得到有效配置。

澳大利亚的居家照护服务体系较为健全，通过组建老年卫生保健评估团队对需要实施居家照护的老年患者进行综合评估，给予相应的照护级别及医疗补偿，有利于社区医疗资源的合理分配。居家照护服务团队专门配备高年资临床照护专家，为老年慢性病患者提供延伸服务；与患者或家属充分沟通后综合评估，根据病情和治疗情况提供注射药物、伤口护理和健康教育等。

日本是全球老龄化最严重的国家，各种居家保健项目均有评估、计划、实施、评价、报告等管理机制，且更注重对患者进行心理护理和健康教育，已将目光投向了对患者家属的心理负担、满足感、认知、援助技术、应对过程的分析。

荷兰居家照护服务在1989年被正式纳入特殊医疗成本法案制度范围并蓬勃发展。荷兰居家照护由政府主导，整顿长期照护产业资源，实施企业化经营、合并小型机构、裁撤社区护士等，但成效不佳。博组客创办人勃洛克为了解决照护困境，于2006年成立非营利整合型居家照护机构，采用创新式基层照护模式提供以需求者为中心的"医疗护理+生活照料"的居家照护服务；通过技术与专业知识的融合，利用大数据信息管理系统将照护人员与需求者进行无缝链接，为老年人提供高品质的居家服务，目前博组客模式已成为欧洲社区照护领域中先进的居家照护模式。

三、国内居家照护现状

目前我国居家照护服务仍处于不断探索阶段。虽然北京、上海、宁波等地相继推出了具有特色的居家照护模式，但现有的规模远不能满足老年人居家照护需求，居家照护服务仍处于供需不平衡的困境。

（一）港台地区居家照护现状

香港地区的居家照护服务项目主要有家庭访视、康复治疗、健康教育及个案跟进管理等，对高龄患者提供即时评估及护理指导、合适的转介、求诊指引和协助所需的社区资源，使患者居家获得延续医疗支援，提高其自我照护能力。台湾地区目前实行的居家照护模式，即以长期照护专业计划为核心，针对出院后患者拟定长期健康照护计划，为个体提供合适与阶段性的居家护理，内容包括更换胃管、导尿管及尿袋，伤口造口护理，注射及留取检验标本等。

（二）内地（大陆）居家照护现状

1. 居家照护发展历史　我国早在1987年就提出发展居家养老照护模式，并明确提出建立"以居家为基础、社区为依托、机构为支撑"的养老服务体系，优先发展社会化养老服务。目前我国居家养老正处于起步阶段，虽然建设力度在不断加大，但其照护范围、照护形式及照护对象仍处于探索期。

居家照护是我国一种传统的养老方式，老年人受传统"孝"文化和养儿防老观念的影响，选择在家中安度晚年，这种养老方式的社会成本较低，而且可以满足老年人对亲情的需求。有调查结果显示，选择居家照护的老年人数量是选择机构照护老年人的两倍。《中华人民共和国老年人权益保障法》（2018 修正）第五条明确规定国家建立和完善以居家为基础、社区为依托、机构为支撑的社会养老服务体系。在居家照护中家庭成员扮演着重要的角色，但因其缺乏必要的医疗卫生知识和获得医疗卫生知识的条件，很难满足老年慢性病患者多方面复杂的居家照护需求。因此，应加强居家照护者或慢性病患者专业知识及技能的培训。

2. 居家照护形成　家庭照护包括由正式或非正式照护者提供的临床和社会活动，由社会、个人和非营利组织建立的老年之家提供的照护，以及养老机构提供的正式照护。美国联邦长期照顾保险计划认为：长期照护可以通过各种途径得以实施，包括居家、助理设施，或护理院等。清华大学老年学专家也认为长期照护服务既可由正规和专业机构提供，也可由社区和家庭提供。综合国内外学者的研究成果，长期照护服务模式可大致分为居家照护、社区照护及机构照护三种。

国内外学者已对居家照护服务做了大量的研究。对接受居家照护对象进行的调查研究发现老年人接受的正式照护和非正式照护存在相互关系，老年人接受的非正式照护不足将会加重老年人的患病程度，也会增加老年人正式照护的风险。据调查，上海地区偏好在家养老的老年人占比达79.2%，只有9.7%的老年人偏好在机构养老；不管是城市还是农村的失能老人，他们选择照护模式多倾向于居家照护。可见，居家照护是老年人照护的主流模式，不仅老年人可以不离开熟悉的居住环境，在身体和心理得到双层照顾，而且极大地减轻了家庭的负担，最大限度地整合政府、社区、医疗机构和民间组织等多方资源，通过建立责任–风险共担机制，提高老年人的养老水平，增加社会福利。

随着疾病谱的变化和人口老龄化进程的加快，心脑血管疾病、慢性阻塞性肺疾病、糖尿病等慢性病已成为威胁老年人健康的主要公共卫生问题，老年卫生保健供需矛盾突出，急须形成规范的延伸服务体系，从而满足老年人口日益增长的健康与护理需求。《中国护理事业发展规划纲要（2011—2015 年）》早已明确提出，需进一步完善医疗服务体系，开展长期护理服务模式，逐步建立和完善"以居家为基础、社区为依托"的长期居家护理服务体系。居家照护作为综合性健康服务系统的一部分，是针对患者及家庭在其住所提供的一种健康服务，其目的在于维护和促进健康，减少由疾病所致的后遗症或残障。居家照护已经在老年人健康服务中发挥了重要作用。

四、我国老年人居家照护的需求现状

居家照护服务是缓解老龄化压力、增加社会福祉的重要措施，对完善我国的社会保障制度，确保老年人老有所养、老有所依、有尊严的养老具有重要意义。

（一）照护需求量大

自 1999 年进入老龄化社会以来，我国老年人口持续增长，老龄化水平日益提高。2021年第七次全国人口普查数据显示，60 岁及以上人口数量为 26 402 万，占总人口数的18.70%，社会总抚养比重上升。老年人口规模的增长必将带来照护需求的激增。目前我国现有的居家照护服务的对象主要为失能及半失能老人，政府的各项补贴与重点照护对象也集中在该群体。当然，该群体也是居家照护服务中占有照护资源最多的群体，老年人失能率的提高必然对居家照护有更大的需求，供需缺口将进一步拉大。

（二）照护内容多样化

受经济迅速发展及养老观念转变的影响，老年人开始从家务劳动及照顾孙辈的生活中解脱出来，开始注重丰富自己的老年生活。他们已不再局限于日常生活条件的满足，养老需求日益趋向多元化发展，在保证能够满足自身基本生活的基础上，越来越注重丰富自己的老年生活，并追求实现自我价值。老年人目前的休闲活动丰富，趋向多元化，老年人选择比例最高的业余活动为看电视、听广播，除此之外，串门聊天、读书看报、棋牌活动与体育锻炼等也在老年人的生活中占有很大比例，若能为老年人配备各种设施，开展其喜爱的各类活动，将会极大地满足老年人多样化的养老需求，提高其养老质量。

（三）照护人员专业化

据调查，老年人的照护者已不再局限于家庭内部成员，除去配偶、子女等传统的照护者，社区服务人员、家政人员等专业的照护人员也在老年人的照护工作中发挥了非常大的作用。社区服务人员、家政人员及志愿者等因专业性或其他优势越来越受老年人的欢迎，虽然家庭成员在老年人照护工作中仍然发挥着突出的作用，但社区工作人员与专业照护者的作用也开始日益显现，这与老年人需求多样化与劳动力外流不无关系。随着家庭照护功能的减弱，传统的家庭养老已不能满足老年人晚年生活的要求，专业的照护人员必将在老年人照护服务工作中发挥越来越大的作用。

（柳文静　方荣华）

第二篇

老年慢性病居家照护技能

第三章 基本测量技能

第一节 体温测量

体温是人体四大生命体征之一。体温测量可衡量人体通过产生和散发热量调节自身温度的能力，即使外部的温度变化很大，人体也可将自身温度保持在安全范围之内。体温计是测量体温的工具，分为水银体温计、红外线体温计及电子体温计等。因体温测量部位不同，正常值的参考范围也有所不同。人体体温测量常用部位包括口腔、肛门、腋下、耳道及额部。正常人体温相对恒定，体温测量可监测健康及疾病进展，为疾病的观察及治疗提供重要依据。

一、基本知识

（一）概念

人体的体核温度和体表温度统称为体温。机体深部的温度称为体核温度，如心脏、腹部器官的温度，体核温度较体表温度高，相对稳定。体表温度是指机体表层的温度，包括腋温、口温及肛温等，各部位体表温度不同。

（二）意义

体温、脉搏、呼吸及血压是评价人体生命活动的重要指标，也是判断患者病情的重要依据。正常情况下，生命体征在一定范围内相对稳定，变化较小；而在病理情况下，生命体征的变化则较大。照护者通过及时评估老年人的生命体征，可为老年人的照护需求提供重要的参考依据。此外，指导老年人自行监测生命体征，或应用远程信息系统监测生命体征，可提高其自我照护能力，预防意外事件的发生，从而提高老年人的生活质量。

（三）正常值

人体各测量部位体温正常值范围：腋温 36.0～37.0℃，口温 36.3～37.2℃，肛温 36.5～37.2℃。体温可随性别、年龄、运动、昼夜、情绪及饮食等变化而波动，但一般波动范围不超过 0.5～1.0℃。老年人受中枢神经系统和体温调节中枢功能降低的影响，可出现体温异常的现象。为确保老年人的健康状况，准确测量体温并记录，对提高老年人居家照护非常重要。

二、测量工具

(一) 测量工具的种类

常用的测量工具:水银体温计、红外线体温计及电子体温计,三种测量工具各有优缺点。

1. 水银体温计 又称为玻璃汞柱式体温计,是最普通、临床最常用的一种体温计。水银体温计可用于测量腋温、口温及肛温,它由一根外标刻度的真空毛细玻璃管组成,玻璃管一端为贮汞槽。当贮汞槽受热后,汞膨胀沿毛细玻璃管上升,其上升高度与受热程度成正比,水银体温计毛细玻璃管下端和贮汞槽之间有一凹陷处,使汞遇冷不致下降,以便检视温度。用于测量肛温的水银体温计,其水银端更短一些,玻璃泡呈梨形或粗短的球形,这样可以避免损伤直肠黏膜。根据测量部位不同,可采用不同的口表、肛表和腋表进行测量。

水银体温计的计量单位有摄氏度和华氏度。摄氏度体温计范围为 $35 \sim 42 \, ^\circ\text{C}$,每小格为 $0.1 \, ^\circ\text{C}$;华氏度体温计范围为 $94 \sim 108 \text{F}$,每小格为 0.2F。两者换算公式:华氏度=32+摄氏度×1.8。

(1) 优点:水银体温计价格低,体积小,便于携带,操作简单。由于水银的性能非常稳定,所以测量值最准确。

(2) 缺点:测量时间长,至少5分钟。水银体温计不适用于配合能力较差的对象,如神志欠清楚的老年人及婴幼儿等。水银体温计读数时因读数格儿小,也受光线和视力的影响。

2. 红外线体温计 主要分为接触式和非接触式两种。常用的接触式红外线体温计有耳温枪及额温枪,主要通过红外线照射到额头表面反射回来的情况与光谱温度对应表对照,从而得出准确的温度值。非接触式主要用于公共场所进行体温监测。

(1) 优点:测量时间短,数秒即可准确测温,无须接触人体皮肤,能有效避免交叉感染。液晶显示屏更利于读取数据。

(2) 缺点:测量值受环境温度、自身因素及电池供电情况等影响较大,当怀疑测量值有问题时,建议使用水银体温计重新测量。

3. 电子体温计 由温度传感器、液晶显示器、纽扣电池、专用集成电路及其他电子元件组成。电子体温计主要为硬质棒式,使用方便,适用于家庭测量,主要用于测量腋温。开机后将体温探头置于腋窝中心处,数秒后提示音响起后便可读取数据。

(1) 优点:能快速准确地测量人体体温,误差一般不超过 $\pm 0.1 \, ^\circ\text{C}$,读数方便,容易携带,相对水银体温计更为环保。

(2) 缺点:测量稳定性相对于水银体温计略差。

(二) 测量工具的消毒

1. 水银体温计 将使用过的体温计置于含有效氯 500mg/L 的消毒液中浸泡 30 分钟后取出,然后用清水冲洗,擦干,甩至 $35 \, ^\circ\text{C}$ 以下后置于清洁容器内备用,也可用 75%乙醇溶液加盖浸泡 30 分钟,用清水冲洗,擦干备用。

2. 红外线体温计　可分为接触式和非接触式两种。接触式耳温枪体温探头可更换探头保护套。接触式与非接触式体温计机身可用含有效氯 500mg/L 的消毒液擦拭。

3. 电子体温计　需消毒电子感温探头部分，根据其材质选择不同的方法进行消毒，可参考产品说明书。

三、测量方法

（一）测量方法

本节主要针对居家老年人，故选取水银体温计、红外线体温计及电子体温计进行测量。

1. 水银体温计

（1）腋温测量

1）测量前

患者评估及准备：询问 30 分钟内是否进食、运动、冷敷或热敷，协助老人解开衣扣，用干毛巾擦干腋窝。

环境评估及准备：调节适宜的温湿度（室温以 22～24℃较为适宜，湿度应控制在 50%～60%），光线适中，环境安静。

用物准备：水银体温计 1 支（水银柱在 35℃以下）、体温记录本及笔。

2）测量中：取坐位或卧位均可，将水银体温计水银端置于老人的腋窝正中，协助屈臂过胸，夹紧体温计，测量时间 5 分钟以上。

3）测量后：协助老人取出体温计，读取体温值（右手横拿体温计尾部读取读数，手不可触及水银端，保持视线与体温计刻度处于同一水平，转动体温计读取数据）。协助老人穿好衣物，做好记录。若体温异常，应分析原因，必要时就医。按要求对体温计进行清洁、消毒。

（2）口温测量

1）测量前

患者评估及准备：评估老人神志是否清醒及配合度；检查老人口腔黏膜有无破损；询问 30 分钟内老人有无进食、活动、饮热水或冷水。

环境评估及准备：调节适宜的温湿度（室温以 22～24℃较为适宜，湿度应控制在 50%～60%），光线适中，环境安静。

用物准备：水银体温计 1 支（水银柱在 35℃以下）、体温记录本及笔。

2）测量中：嘱老人张口，将体温计水银端置于舌下，闭紧口唇，用鼻呼吸，勿用牙咬，测量时间为 3 分钟。

3）测量后：协助老人取出体温计，用纱布擦拭干净，读取体温值并记录。若体温异常，应分析原因，必要时就医。按要求对体温计进行清洁、消毒。

（3）肛温测量

1）测量前

患者评估及准备：评估老人神志是否清醒及配合度；检查老人肛门有无损伤，询问既往有无肛门、直肠病史；询问 30 分钟内老年人有无进食、运动。

环境评估及准备：调节适宜的温湿度（室温以 22～24℃较为适宜，湿度应控制在 50%～60%），光线适中，环境安静。

用物准备：水银体温计 1 支（水银柱在 35℃以下）、体温记录本及笔。

2）测量中：协助老人取侧卧位，适当遮挡，露出臀部，用棉签蘸取液体石蜡涂抹体温计水银端，将水银端插入肛门 3～4cm，测量 3 分钟。

3）测量后：协助老人取出体温计，用纱布擦拭干净，读取体温值并记录。协助老人穿好衣物。若体温异常，应分析原因，必要时就医。按要求对体温计进行清洁、消毒。

2. 红外线体温计

（1）接触式红外线体温计测量（以耳温枪为例）

1）测量前：协助老人取舒适卧位，充分显露耳道，检查体温枪是否电量充足，以及有无其他异常情况。

2）测量中：套入耳温专用探头套后，机器自动开机。等待"–C"符号出现，将耳道拉直确保红外线感应到鼓膜温度，探头柔和地放入耳道后再按下开始（start）键，待闪烁灯停止闪动或听到"滴"声后，查看显示器上测量结果。下次使用时更换测温保护套，以避免交叉感染。

3）测量后：将耳温枪置于机壳内保存。记录数值，若体温异常应分析原因，必要时就医。

（2）非接触式红外线体温计测量（以额温枪为例）

1）测量前：将额温枪取出，检查枪口是否干净，有无堵塞。避免在空调及风口处使用，否则可能影响测量结果的准确性。

2）测量中：将额温枪放在鼻梁之上、两眼中间部位距皮肤 3～6cm 处进行体温测量。通过红外线照射到额头表面反射情况与光谱温度对应表对照，得出准确的数值。若额温枪未显示"Lo"，需重置至"Lo"的模式。若有头发遮挡，则需要掀开，并确保额部无汗液。

3）测量后：关闭开关，将额温枪置于干燥地方保存。记录数值，若体温异常，应分析原因，必要时就医。按要求对额温枪进行清洁、消毒。

3. 电子体温计

（1）测量前：将开关按下后出现蜂鸣音，体温计开始启动，启动时间约为两秒。

（2）测量中：体温计启动后，屏幕显示"L"便可开始测量，如腋下有汗，先将汗液擦干，再将体温计放在腋窝中央同时夹紧手臂，20 秒速测完成显示速测值，约 3 分钟实测中显示实测值，10 分钟实测完成显示实测结果。蜂鸣音提示测量结束。

（3）测量后：将体温计拿出读取数据，并再次按压开关，关闭体温计。记录数值，若体温异常，应分析原因，必要时就医。

（二）体温测量的适应证及禁忌证

1. 适应证

（1）有畏寒、发热症状者。

（2）自觉体温异常者。

（3）需要监测体温者。

2. 禁忌证 无。

（三）体温计校准

使用中的体温计应定期进行准确性检查，以确保温度测量准确。水银体温计校准方法如下。

（1）先将体温计的汞柱甩至35℃以下。

（2）放入已测好的40℃温水中，3分钟后取出检视。

（3）读数相差±0.2℃以上、汞柱自动下降、玻璃管有裂缝的水银体温计则不能使用。将检测合格后的温度计用纱布擦干，放在清洁盒内备用。

（四）水银体温计破碎处理

（1）开窗通风：水银在常温下呈银白色液态，散落地面呈滴状，易挥发，人体吸入后易引起汞中毒，故水银体温计破碎后要马上关掉室内所有的加热装置，开窗通风。

（2）水银收集方法：戴上手套，用湿润的小棉棒或胶带纸将散落地面的水银收集起来，放进密闭的小瓶中，可在瓶中加入少量水，交由环保部门专门处理。切忌将收集的水银倒入下水道，否则将导致水污染。

（3）对散落地面不能完全收集起来的水银，可用硫黄粉末撒在水银散落的地方，两者会生成难以挥发的硫化汞化合物，从而避免水银挥发到空气中。

（4）若伤口不慎触碰到水银，可在流动水下反复冲洗，必要时到医院进行检查。

（五）注意事项

（1）婴幼儿及昏迷、精神异常、口腔疾病、口鼻手术或呼吸困难者，不宜采用口腔测温法。

（2）剧烈运动、刚进食或局部热敷、冰敷后，应休息30分钟才可测量。

（3）腹泻、直肠或肛门手术者不宜采用直肠测温法。

（4）坐浴或灌肠者须待30分钟后才可测量肛温。

（5）腋温测量不适用于腋下有创伤、炎症及极度消瘦者。

四、知识拓展

（一）体温异常

1. 体温过低

（1）概念：体温过低是指由各种原因引起的产热减少或散热增加，导致机体温度低于正常范围。体温在35~37℃为轻度失温，在33.8~35.0℃为中度失温，在30.0~33.8℃为重度失温。

（2）原因：体温过低可由产热障碍引起，如甲状腺功能减退、重度营养不良、极度衰竭等；也可由散热过快导致，如过久暴露于低温环境等。老年人因营养或热量不足、中枢神经系统和体温调节中枢调节功能低下等原因，均可出现体温过低。

（3）分型：体温过低可分为原发性低温症和继发性低温症。原发性低温症一般由处于寒冷的环境或体温调节的生理性障碍引起。老年人更多见于继发性低温症，即由一定的病理性因素引起，如一些基础疾病（重症感染、脑血管意外、脑瘤、糖尿病、精神错乱和痴呆、营养不良等）导致继发性低温症。此外，吩噻嗪类抗精神病药、三环类抗抑郁药、巴比妥类镇静催眠药、麻醉剂等药物和大量饮酒也可导致老年人体温过低。

（4）表现及分级：体温过低常表现为口唇和耳垂发紫、皮肤苍白、四肢冰冷、寒战、血压降低、心率及呼吸减慢，甚至烦躁不安、嗜睡，严重者可出现昏迷，甚至死亡。体温过低的分级见表3-1。

表 3-1　体温过低的分级（口温）

发热程度	体温范围（℃）
轻度	35.0～32.1
中度	32.0～30.0
重度	<30.0
致死温度	25.0～23.0 及以下

2. 体温过高

（1）概念：体温过高又称发热，是指由于任何原因引起的产热增加、散热减少，体温调节障碍、致热源作用于体温调节中枢使调节点上移而引起的体温升高，并超过正常范围。

（2）原因：按发热原因可将发热分为致热源性发热和非致热源性发热。各种病原微生物、炎性渗出物、抗原抗体复合物、肿瘤坏死因子、白细胞介素等引起的发热为致热源性发热。由体温调节中枢受损、产热过多性疾病或散热减少性疾病，如颅脑外伤、甲状腺功能亢进等引起的发热为非致热源性发热。按发热病因，可将发热分为感染性发热和非感染性发热，以感染性发热多见。各种病原体，如病毒、细菌、支原体、真菌、寄生虫等引起的发热均为感染性发热。由无菌性坏死物质的吸收、抗原抗体反应、内分泌与代谢疾病、机体散热减少及体温调节中枢受损引起的发热均为非感染性发热。

（3）表现及分级：常表现为脉搏增快、乏力、头晕、头痛、咽喉痛及颜面潮红等。按照发热程度可将体温过高分为低热、中等热、高热及超高热，具体分级见表3-2。

表 3-2　发热程度及体温范围（口温）

发热程度	体温范围（℃）
低热	37.3～38.0
中等热	38.1～39.0
高热	39.1～41.0
超高热	>41.0

（二）体温异常的照护

1. 体温过低的照护措施

（1）提供适宜的温湿度：一般维持室温 22～24℃，湿度 50%～60%。

（2）积极保暖：根据具体情况，可采取毛毯、棉被、电热毯、热水袋及取暖器等用于保暖，从而减少热量散失。电热毯、热水袋、取暖器使用时应注意安全。老年人使用热水袋时应注意水温不宜高于 50℃，用毛巾包裹热水袋，避免直接接触皮肤，拧紧盖子以免渗漏。使用过程中应经常观察局部皮肤颜色，若发现皮肤颜色潮红，应立即停用，对躁动、失智及失能的老年人应专人守护，还可给老年人适量热饮。

（3）密切监测体温及生命体征变化：每小时测量 1 次体温，直至体温恢复正常且稳定，同时注意观察神志、瞳孔、呼吸、脉搏、血压的变化。

（4）寻找诱因：关注原发病，积极寻找诱因，为医护人员提供第一手资料。

（5）加强健康教育：指导老年人或其照护者掌握导致体温过低的因素，如注意增减衣服，室外温度过低时避免外出。营养不良者需加强营养支持。

2. 体温过高的照护措施

（1）物理降温或药物降温

1）物理降温：可采用温水擦浴或酒精擦浴。

室内温度在 22～24℃为宜，擦浴重点部位是腋窝、腹股沟、颈部等血管丰富的部位，禁止擦浴胸前部、腹部、后颈等敏感易受温度刺激的部位。

酒精擦浴选用 75%的医用酒精加温开水兑至浓度为 25%～30%。温水温度要求在 32～34℃。以离心方向擦拭四肢及背部，同时将冰袋或冰水浸过的毛巾置于额头部（帮助降温，预防擦浴时全身血管收缩，脑部充血引起头痛），热水袋放于足底。擦拭顺序为：颈外侧、上肢外侧、手背、胸、腋窝、上肢内侧、手掌，髂骨、下肢外侧、足背，腹股沟、下肢内侧、内踝、股下腘窝、足跟。四肢和背部各擦拭 3～4 分钟，全部擦浴时间为 20 分钟左右。禁忌擦浴心前区（可引起心动过缓或心律失常）、腹部（可引起腹泻）、后颈部、足心部位（可引起一过性冠状动脉收缩），以免引起不良反应。

2）药物降温：应在医生指导下使用降温药物，注意药物剂量，密切观察有无四肢湿冷、烦躁不安、尿量减少、脉压降低等症状，尤其是体弱及合并心血管疾病的老年人。

（2）休息：高热老人需卧床休息，应将其安置在安静舒适的环境，保持室内适宜的温湿度。

（3）饮食照护：对于高热老人应给予高热量、高蛋白、富含维生素、易消化的流质或半流质食物，以补充热量消耗。

（4）适量饮水：若病情许可，鼓励老人多饮水，以每日 1500～2000ml 为宜。

（5）加强病情观察：擦浴过程中注意观察有无寒战，以及脉搏、呼吸和神色等的异常变化。观察是否有寒战、出汗、淋巴结肿大、皮疹等，引起发热的原因及诱因有无解除。观察服药后的反应，如皮疹、胃肠道反应等。监测服药后体温变化情况，实施降温措施 30分钟后测温一次。体温降至 37.2℃以后，每 4 小时监测一次体温，待体温恢复正常 3 天之后，改为每日 1～2 次。

（6）加强漱口：协助老人漱口，以保持口腔清洁，抑制口腔内细菌的生长。

（7）预防并发症：出汗后要及时擦干身体的汗液，勤换衣服和床单。对于持续发热卧床的老人，照护者需协助其经常变换体位，预防压力性损伤。

（张　颖　方荣华）

第二节　脉　搏　测　量

一、基本知识

脉搏是人体四大生命体征之一。在每个心动周期中，由于心脏的收缩和舒张，动脉内的压力和容积发生周期性变化，导致动脉管壁产生有节律的搏动，称为动脉脉搏，简称脉搏。脉搏是心脏收缩时泵出血液所引起的动脉搏动。心脏和动脉相连，心脏相当于人体的发动机，心肌每次收缩对血管产生的压力会传达到身体各个地方的浅表动脉。影响脉搏的因素较多，年龄、性别、激素、药物、发热、运动和情绪不稳等都会导致脉搏数值改变。脉搏测量的目的：判断脉搏有无异常；观察脉搏变化，了解疾病发生、发展及转归，间接了解心脏状况；协助诊断，为预防、治疗及护理提供依据。因此，指导照护者或老年人进行脉搏测量是居家照护常用的基础测量技能之一。

（一）脉搏的概念

脉搏是人体表可触摸到的动脉搏动。人体循环系统由心脏、血管、血液组成，负责人体氧气、二氧化碳、养分及废物的运送。血液经由左心室收缩而挤压流入主动脉，随即传递到全身动脉。动脉为富有弹性的结缔组织与肌肉所形成的管路，当大量血液进入动脉，动脉压力变大而使管径扩张，在体表较浅处动脉即可感受到此扩张，即所谓的脉搏。正常成人在安静、清醒的情况下脉率波动在60～100次/分，脉搏通常强而有力，节律整齐。

（二）脉搏测量的意义

正常情况下，脉搏与心率是同步的，测量脉搏可以了解人体基本的生命体征情况，异常脉搏需要结合其他的症状和临床表现来判断。

（三）脉搏的正常值

正常情况下，脉搏和心率是一致的，脉搏是心率的指示当脉率微弱或不规则时，应测心率，成人脉搏的正常范围与平均值见表3-3。

表3-3　成人脉搏的正常范围与平均值

年龄（岁）	正常范围（次/分）	平均脉搏（次/分）
18～65	60～100	72
＞65	70～100	75

（四）影响脉搏的因素

1. 年龄　脉搏随年龄的增长而逐渐降低，到老年时轻度增加。年龄越小，脉搏越快。

2. 性别　女性脉搏比男性稍快，通常相差5次/分。

3. 体型　身材细高者常比矮壮者脉搏慢；体表面积越大，脉搏越慢，这是根据血液循环的速度来评定的，血液循环流畅，脉搏慢；血液循环不流畅，脉搏快，这种生理应激反应的目的是既达到供血，又减少心脏负荷。同体重的人，人体表面积大，说明人瘦高；人体表面积小，说明人矮胖，瘦高者血液更流畅，因此脉搏慢些。

4. 活动及情绪　个体在运动、兴奋、恐惧、愤怒及焦虑状态下，脉搏增快；在休息及睡眠状态下，脉搏减慢。

5. 饮食及药物　进食后、使用兴奋剂（如冰毒、摇头丸、可卡因等）、浓茶或咖啡可致脉搏增快；服用某些药物（钠通道阻滞药：如奎尼丁、利多卡因、普罗帕酮；β受体阻滞药：如美托洛尔、普萘洛尔、比索洛尔；镇静药及洋地黄类药物等）可致脉搏减慢。

二、测量工具

（一）种类及选择

常见的测量工具是手指法测量，也可以通过指夹式脉搏血氧仪、腕式电子血压计来测量脉搏。

1. 手指法　除拇指外的手指均可测量脉搏，因拇指上的动脉搏动会影响测量结果的准确性。常选较表浅的动脉，桡动脉（腕关节掌侧）是最方便和常用的测量部位，可通过触摸1分钟内桡动脉的搏动次数来测量脉搏的次数。其他部位还有尺动脉（腕部小指延长线外）、颈动脉（颈部侧面）、颞浅动脉（靠近外耳道与耳轮处）或足背动脉等。

（1）优点：简单易行，可随时随地测量脉搏。

（2）缺点：脉搏弱的老年人不易触摸到桡动脉的搏动，可导致测量数据不准确。

2. 指夹式脉搏血氧仪　通过指夹式脉搏血氧仪的指氧探头夹住手指，可测指尖脉搏。此测量方法具有较高的准确性和可重复性。

（1）优点：指夹式脉搏血氧仪具有体积小、功耗低、使用方便、便于携带的特点，方便老年人及照护者使用。

（2）缺点：因为手指上的汗腺较多，加上仪器指夹经常使用，容易受污染，可能会导致测量灵敏度下降，或因为老年人手指皮肤肿胀、破溃导致脉搏测量值不准确。

（二）测量工具消毒

手指测量脉搏后常规洗手，或使用速干手消毒液；腕式电子血压计及指夹式脉搏血氧仪表面及指夹套使用后可用湿的软布擦拭，若污染，可用含氯消毒液擦拭。

三、测量方法及适应证

（一）测量方法

本部分主要介绍常用的手指法及指夹式脉搏血氧仪的测量脉搏的方法。

1. 手指法

（1）测量前

1）环境准备：室内温湿度适宜，光线充足，环境安静、整洁。

2）人员准备

评估：评估老人的病情、治疗情况、心理状态及合作程度。询问是否有剧烈活动及进食、禁食或服用药物。

解释：就测量的目的、方法、注意事项及配合要点，与老人进行有效沟通，并取得合作。

体位：被测者取舒适体位，测量脉搏前30分钟内不进行剧烈运动，保持心绪平稳。

3）用物准备：备好秒表、记录本及笔等。

（2）测量中

1）手腕伸展，手臂放于舒适位置。

2）操作者以示指、中指、环指（三指并拢），指端轻按于桡动脉处，压力大小以清楚触到搏动为宜，一般计数半分钟，并将所测得数值乘以2即为每分钟的脉搏数。异常脉搏（如有心脑血管疾病者）应测1分钟。当脉搏细弱而触不清时，可用听诊器听心率1分钟代替触诊。

3）脉搏短绌者应由两人同时测量，一人听心率，另一人测脉搏，两人同时开始，由听心率者发出"起""停"口令，测量时间为1分钟。以分数式记录，记录方法为心率/脉搏，如心率为100次/分，脉搏为76次/分，则写成100/76次/分。

（3）测量后

1）妥善安置老人，给予舒适体位。告知其测量值，并记录测量时间及脉搏值。

2）取洗手液清洁双手。

2. 指夹式脉搏血氧仪

（1）测量前

1）环境准备：室内温湿度适宜，光线充足，环境安静、整洁。

2）人员准备

评估：评估老人的病情、治疗情况、心理状态及合作程度。确定是否有剧烈活动及进食、禁食或服用药物等。

解释：就测量的目的、方法、注意事项及配合要点，与老人进行有效沟通，并取得合作。

体位：被测者取舒适体位，测脉搏前30分钟内不进行剧烈运动，保持心绪平稳。

3）用物准备：指夹式脉搏血氧仪、秒表、记录本及笔等。

（2）测量中：将老人手指（不能涂指甲油）伸入指套式光电传导器中，通过光敏探测器采集数据，测量数值很快出现在显示器上。

（3）测量后

1）妥善安置老人，给予舒适体位。告知其测量值，记录测量时间及脉搏数值。

2）按要求清洁或消毒指夹式脉搏血氧仪。

（二）测量适应证及禁忌证

1. 适应证

（1）服用洋地黄类药物者：洋地黄类药物用于低输出量型充血性心力衰竭、心房颤动、心房扑动及阵发性室上性心动过速的治疗。心律失常可能是洋地黄中毒的首发症状，故用药前、后都应该监测脉搏和心率，避免洋地黄中毒。

（2）使用 β 受体阻滞药者：此类药物可减慢心率，心动过缓发生率约为 2%，心率过慢时可伴有头晕、黑矇，甚至晕厥，故使用此类药物的患者及其照护者应学会测量脉搏。当发现脉搏低于每分钟 60 次时要停止服药，观察脉搏变化。如果脉搏低于每分钟 55 次出现不适时，应及时就医。

（3）起搏器植入者：测量脉搏是最直接、最简单的系统监护方法之一，监测脉搏可以间接检查起搏器的功能，应坚持监测脉搏，尤其是在安置初期及电池耗竭时。初期监测脉搏可了解起搏器功能，末期监测可及早发现电池剩余能量。应指导该类患者每日早、晚各测量 1 次脉搏，出现节律异常，或出现胸闷、心悸、头晕等症状，应及时就诊。

（4）当出现心悸、气紧、头晕、黑矇、晕厥、呼吸困难或呼吸和心搏骤停等症状时，也需测量脉搏。

2. 禁忌证　无。

（三）校准

指夹式脉搏血氧仪要定期校准，校准周期详见仪器使用说明，建议每年校准 1～2 次。

（四）注意事项

（1）测量脉搏时手指要轻柔，不可太用力往下压。

（2）测量脉搏时，首选浅表的动脉，多选择桡动脉。特殊情况下也可监测颞动脉、颈动脉、肱动脉、股动脉和足背动脉。

（3）选择健侧肢体测量脉搏。

（4）脉搏监测主要采用触诊法，临床常用的床旁心电监护仪可连续监测心率、血压、血氧饱和度，同时也可显示脉率，从而观察脉搏波形、节律、频率等变化。

四、知识拓展

（一）脉搏异常分类

脉搏异常包括脉率异常、节律异常及强弱异常。

1. 脉率异常

（1）心动过速：成人脉率超过 100 次/分为心动过速，常见于发热、甲状腺功能亢进、心力衰竭、血容量不足、休克早期等，它是机体的一种代偿机制，以增加心排血量、满足机体新陈代谢的需要。一般体温每升高 1℃，成人脉率约增加 10 次/分。

（2）心动过缓：成人脉率低于 60 次/分为心动过缓，常因迷走神经兴奋导致，可见于颅内压升高、房室传导阻滞、甲状腺功能减退、阻塞性黄疸等疾病。当脉率小于 50 次/分时，应询问有无头晕、黑矇及晕厥等症状。脉率小于 40 次/分时，要警惕有无完全性房室传导阻滞，应立即就医。

2. 节律异常

（1）间歇脉：指在一系列正常规则的脉搏中，出现一次提前而较弱的脉搏，其后有一较正常延长的间歇，称为间歇脉。若每隔一个或两个正常搏动后出现一次期前收缩，则前者称二联律，后者称三联律。间歇脉常见于各种器质性心脏病，正常人在过度疲劳、精神兴奋、体位改变时偶尔也会出现间歇脉。发生机制是心脏异位起搏点过早地发生冲动引起的心脏搏动提早出现。

（2）脉搏短绌：在同一单位时间内脉率小于心率，称为脉搏短绌，简称绌脉。其特点是心律完全不规则，心率快慢不一，心音强弱不等。脉搏短绌常见于心房颤动患者。绌脉越多，心律失常越严重；当病情好转，绌脉可消失。

3. 强弱异常

（1）洪脉：当心排血量增加，周围动脉阻力较小，动脉充盈度和脉压较大时，则脉搏强而大，称为洪脉。洪脉常见于高热、甲状腺功能亢进、主动脉瓣关闭不全等疾病。

（2）细脉或丝脉：当心排血量减少，周围动脉阻力较大，动脉充盈度降低时，则脉搏弱而小，扪之如细丝，称为细脉。细脉常见于心功能不全、大出血、休克、主动脉瓣狭窄等疾病。

（3）交替脉：指节律正常，而强弱交替出现的脉搏。交替脉主要由心室收缩强弱交替出现而引起，是心肌损害的一种表现。交替脉常见于高血压性心脏病、冠心病等疾病。

（4）水冲脉：脉搏骤起骤降，急促而有力，主要因收缩压偏高，舒张压偏低，使脉压增大所致。水冲脉常见于主动脉瓣关闭不全、甲状腺功能亢进等疾病。触诊时可将被测者手臂抬高过头并紧握其手腕掌面，即可感到急促有力的冲击。

（5）重搏脉：正常脉搏波在其下降支中有一重复上升的脉搏波，但比脉搏波的上升支低，不能触及，在某些病理情况下，此波增高可触及，称为重搏脉。发生机制可能与血管紧张度降低有关，在心室舒张早期，主动脉瓣关闭，主动脉内的一部分血液向后冲击已关闭的主动脉瓣，由此产生的冲动使重复上升的脉波增高而被触及。重搏脉常见于伤寒、一些长期热性病和梗阻性肥厚型心肌病等。

（6）奇脉：指吸气时脉搏明显减弱或消失，常见于心包积液和缩窄性心包炎，表现为体循环静脉压增高，如颈静脉怒张等。奇脉是心脏压塞的重要体征之一。奇脉的产生主要与左心室每搏输出量减少有关。正常人吸气时肺循环血容量增加，使循环血液向右心的灌注量亦相应地增加，因此肺循环向左心回流的血液量无明显改变。病理情况下，由于心脏功能受束缚，体循环向右心回流的血量不能随肺循环血量的增加而相应地增加，使肺静脉血液流入左心室的量较正常时减少，左心室每搏输出量减少，所以脉搏变弱甚至不能触及。

4. 动脉壁异常　　正常脉搏用手指按压时，远端动脉管壁不能触及，若仍能触及，则提示动脉硬化。早期动脉硬化时可触及动脉壁弹性消失，呈条索状；晚期动脉硬化时动脉迁曲呈结节状，其原因是动脉壁的弹性纤维减少，胶原纤维增多，使动脉管壁变硬。

（二）异常脉搏的护理

1. 休息与活动指导 需要增加静息时间，必要时卧床休息，可适当进行一些轻微活动，以减少心肌耗氧量。必要时及时送医院进一步诊治。

2. 加强生命体征观察 观察体温、脉搏、呼吸及血压变化，特别是脉率、节律、强弱及动脉管壁的弹性，以及其他相关症状，如有无心悸、出冷汗。

3. 安置起搏器者 应定期到医院进行起搏器功能检测。

4. 心理护理 安慰老人，稳定情绪，消除紧张及焦虑不良情绪。

5. 健康教育 指导老人进食低盐低脂，清淡易消化的食物，戒烟限酒；生活要有规律，注意劳逸结合；注意保持排便通畅，勿用力排便；学会监测脉搏的方法。

6. 遵医嘱服药 了解服用药物的注意事项及不良反应；服用抗心律失常药物者不可自行停用或随意调整药物剂量。

第三节 呼 吸 测 量

一、基本知识

呼吸是人体四大生命体征之一。呼吸系统包括鼻、咽、喉、气管和支气管、肺、胸膜等组织器官。鼻、咽、喉、气管和支气管称为呼吸道。呼吸道的主要功能是传送气体，由骨和软骨构成支架，当气体出入时管壁不塌陷，以保持气道的通畅。鼻、咽、喉为上呼吸道，气管、支气管及肺内的分支为下呼吸道。

随年龄的增长，一方面老年人的肺泡总数逐年减少，肺的柔软性和弹性减弱，膨胀和回缩能力降低；另一方面，老年人出现骨质疏松，脊柱后凸，肋骨前突，胸腔形成筒状变形，加上呼吸肌力量衰弱，限制了肺的呼吸运动，造成肺通气不畅，肺活量下降。一般人到 70 岁时，肺活量可减少 25%。老年人的呼吸功能明显退化，肺的通气和换气功能减弱，造成缺氧或二氧化碳潴留，容易发生老年慢性支气管炎、肺气肿及其他呼吸道疾病。因此呼吸测量是监测老年人呼吸系统疾病的重要指标之一，也是老年人居家照护的一项重要技能。

（一）呼吸的概念

呼吸是指人体在新陈代谢的过程中，不断地从外界吸取氧气、排出二氧化碳的过程，即人体和环境之间的气体交换。呼吸的频率和深浅度可随年龄、性别、活动、情绪等因素的变化而发生改变。一般来说，老年人呼吸频率稍慢，同龄女性比男性稍快，活动和情绪激动时增快，休息和睡眠时较慢。

（二）呼吸测量的意义

呼吸测量的意义在于观察患者的呼吸频率、呼吸方式及气道的通畅度。目的：判断呼吸有无异常；观察呼吸变化，了解患者呼吸功能；协助诊断，为预防、治疗、护理及康复提供依据。

（三）呼吸测量的正常值

成人静息状态下呼吸频率波动在 16～20 次/分，节律规则，呼吸运动均匀无声且不费力。通常，呼吸与脉搏的比例为 1∶4。

（四）影响呼吸的因素

1. **年龄**　年龄越小，呼吸频率会越快。
2. **性别**　同年龄的女性呼吸频率比男性稍快。
3. **活动**　剧烈运动可使呼吸加深加快，休息和睡眠时呼吸减慢。
4. **情绪**　紧张、恐惧、愤怒、悲伤、害怕等情绪变化可刺激呼吸中枢，引起呼吸加快。
5. **血压波动**　血压大幅度波动可反射性地影响呼吸，即血压升高，呼吸减慢减弱；血压降低，呼吸加快加强。
6. **其他**　如环境温度升高，可使呼吸加深加快。

二、测量工具

呼吸测量的工具：临床上常采用肉眼观察腹部或胸部起伏来测量呼吸，也可通过心电监护仪监测呼吸。

1. **观察胸腹式起伏**　是常采用的呼吸测量方法。呼吸分为胸式呼吸和腹式呼吸。胸式呼吸单靠肋骨的扩张来吸气，主要由肋间肌带动呼吸；腹式呼吸通过加大横膈的活动，减少胸腔运动来完成，吸气时横膈下降，腹部扩张，呼气时横膈上升，腹部收紧。
2. **心电监护仪**　仅限医院场所采用，结果仅供参考。

三、测量方法及适应证

（一）测量方法

本部分主要介绍家庭常用的观察胸腹式起伏测量呼吸的方法。

（1）测量前

1）环境准备：室内温湿度适宜，光线充足，环境安静、整洁。

2）人员准备

评估：测量前对老人的病情、意识、治疗等情况，影响呼吸测量的因素，患者心理状况、合作程度进行评估。

解释：解释测量的目的、方法、注意事项及配合要点，与老人进行有效沟通，取得合作。

体位：被测者取舒适体位，情绪稳定，避免紧张、活动后休息 30 分钟再测量，保持自然呼吸状态。

3）用物准备：备好秒表、记录本及笔等，必要时备棉花。

（2）测量中

1）因呼吸在一定程度上受意识控制，故测量时应不让被测者察觉。

2）将测量脉搏的手仍按在被测者手腕上。

3）观察被测者胸部或腹部起伏，一呼一吸为1次。

4）女性以胸式呼吸为主；男性及儿童以腹式呼吸为主。

5）计数：一般测量半分钟，并将所测得数值乘以2，即为每分钟的呼吸数。异常呼吸、呼吸不规则患者或婴幼儿应测1分钟；呼吸微弱或危重者呼吸不易观察时，用少许棉花置于被测者鼻孔前，观察棉花吹动情况，计数1分钟，从而得到准确的结果。

（3）测量后

1）妥善安置老人，给予舒适体位。告知老人测量值，并记录测量时间及呼吸值。

2）收拾用物，洗手液清洁双手。

（二）适应证及禁忌证

1. 适应证

（1）有心力衰竭、肺水肿、成人呼吸窘迫综合征、慢性阻塞性肺疾病等慢性疾病者。

（2）当出现心悸气促、呼吸困难、呼吸不畅、胸闷等症状时，需观察呼吸频率。

（3）正常成人也可以自行监测呼吸频率。

2. 禁忌证　无。

（三）注意事项

（1）呼吸的快慢与精神是否紧张有很大的关系，所以在测量呼吸前，应该让老人安静，测量时分散老人的注意力，测量过程中尽量不让老人察觉，使其呼吸自然，避免紧张，从而保证测量数值的准确性。

（2）测量时还应观察呼吸的快慢、深浅、节律是否整齐，以及有无呼吸困难（吸气/呼吸）。呼吸频率增快多见于肺部疾病、心血管疾病或高热患者。药物中毒，如有机磷中毒会出现呼吸困难，易致呼吸肌麻痹，进而引起呼吸衰竭。呼气有烂苹果味多提示糖尿病酮症酸中毒，呼气有大蒜味多提示有机磷中毒。若夜间呼吸困难或有鼾声提示有睡眠呼吸障碍综合征，建议进一步就诊检查。若发现呼吸、心搏骤停，照护者应立即行胸外心脏按压，并拨打120急救电话，及时送往医院抢救。

（3）呼吸频率随年龄改变，年龄越小呼吸频率越快。

四、知识拓展

（一）异常呼吸

异常呼吸包括频率异常、节律异常、深度异常、声音异常、形态异常及呼吸困难。

1. 频率异常

（1）呼吸过速：又称气促，指呼吸频率超过 24 次/分。呼吸过速常见于发热、疼痛、甲状腺功能亢进等。一般体温每升高 1℃，呼吸频率增加 3～4 次/分。在中暑的情况下，机体出现高热，可以引起呼吸频率增快，肺通气量增加，从而导致呼吸性碱中毒，患者可出现轻度胸闷、气短等症状；严重中暑的情况下，还可以引起肺毛细血管内皮细胞损伤，患者可以出现胸闷、气喘、咳嗽等症状，甚至导致急性呼吸窘迫综合征，或急性呼吸衰竭。

（2）呼吸过缓：指成人呼吸频率低于 12 次/分。呼吸过缓常见于颅内压增高、巴比妥类药物中毒等。

2. 节律异常

（1）潮式呼吸：又称陈-施呼吸，是一种呼吸由浅慢逐渐变为深快，然后再由深快转为浅慢，再经一段呼吸暂停（5～20 秒）后，又开始重复以上过程的周期性变化，其形态犹如潮水起伏。潮式呼吸的周期可长达 30 秒至 2 分钟。潮式呼吸多见于脑炎、脑膜炎、颅内压增高等中枢神经系统疾病，以及巴比妥类药物中毒。产生机制是呼吸中枢的兴奋性降低，只有当缺氧严重，二氧化碳积聚到一定程度，才能刺激呼吸中枢，使呼吸恢复或加强，当积聚的二氧化碳呼出后，呼吸中枢又失去有效的兴奋，呼吸再次减弱继而暂停，从而形成了周期性变化。

（2）间停呼吸：又称比奥呼吸，表现为有规律地呼吸几次后，突然停止呼吸，间隔一个短时间后又开始呼吸，如此反复交替，即呼吸和呼吸暂停现象交替出现。其产生机制同潮式呼吸，但比潮式呼吸更为严重，预后更不良，常在临终前发生。

3. 深度异常

（1）深度呼吸：又称库斯莫尔呼吸，是一种深大而规则的呼吸。深度呼吸常见于糖尿病酮症酸中毒和尿毒症酸中毒。

（2）浅快呼吸：是一种浅表而不规则的呼吸，有时呈叹息样。浅快呼吸可见于呼吸肌麻痹、某些肺与胸膜疾病，也可见于濒死患者。

4. 声音异常

（1）蝉鸣样呼吸：表现为吸气时产生一种极高的似蝉鸣样音响，产生机制是因声带附近阻塞，使空气吸入发生困难。蝉鸣样呼吸常见于喉头水肿、喉头异物等。

（2）鼾声呼吸：表现为呼吸时发出一种粗大的鼾声，由气管或支气管内有较多的分泌物积蓄所致。鼾声呼吸多见于昏迷或呼吸暂停综合征。

5. 形态异常

（1）胸式呼吸减弱，腹式呼吸增强：正常女性以胸式呼吸为主，因肺、胸膜或胸壁的疾病，如肺炎、胸膜炎、肋骨骨折、肋骨神经痛等产生剧烈的疼痛，均可使胸式呼吸减弱，腹式呼吸增强。

（2）腹式呼吸减弱，胸式呼吸增强：正常男性及儿童以腹式呼吸为主，因腹膜炎、大量腹水、肝脾极度肿大、腹腔内巨大肿瘤等，使膈肌下降受限，造成腹式呼吸减弱，胸式呼吸增强。

6. 呼吸困难

是常见的症状及体征，患者主观上感觉空气不足，客观上表现为呼吸费力，可出现发绀、鼻翼扇动、端坐呼吸，造成呼吸频率、深度、节律的异常。临床上将呼吸困难分为三种。

（1）吸气性呼吸困难：其特点是吸气困难，吸气时间延长，有明显的三凹征（吸气时胸骨上窝、锁骨上窝、肋间隙出现凹陷）。由上呼吸道部分梗阻，气流不能顺利进入肺，吸气时呼吸肌收缩、肺内负压极度增高导致。吸气性呼吸困难常见于气管阻塞、气管异物、喉头水肿等。

（2）呼气性呼吸困难：其特点是呼气费力，呼气时间延长。由下呼吸道部分梗阻、气流呼出不畅导致。呼气性呼吸困难常见于支气管哮喘、阻塞性肺气肿等疾病。

（3）混合性呼吸困难：其特点是吸气、呼气均感费力，呼吸频率增快。因广泛性肺部病变使呼吸面积减少，影响换气功能所致。混合性呼吸困难常见于重症肺炎、广泛性肺纤维化、大面积肺不张、大量胸腔积液等。

（二）异常呼吸的护理

1. 密切监测生命体征及观察病情变化　密切监测生命体征变化，特别是呼吸频率、深度、节律、声音、形态有无异常；有无咳嗽、咳痰、咯血、发绀、呼吸困难及胸痛等表现。

2. 提供舒适环境　保持室内空气流通、清新，温度、湿度适宜，环境整洁、安静、舒适，有利于患者放松和休息。

3. 提供营养和水分　选择营养丰富、富含维生素的食物，适当粗纤维食物，适当饮水，避免进食辛辣刺激及产气过多的食物，以免膈肌上升影响呼吸。

4. 吸氧　必要时予以氧气吸入或安置呼吸机。

5. 加强心理护理　照护者要安慰老人，稳定其情绪，使其保持良好心态。

6. 健康教育　戒烟限酒，避免去人多或环境污染严重的地方，适当锻炼。保证充足睡眠，培养个人兴趣爱好。有慢性肺部疾病者要学会呼吸训练，如缩唇呼吸、腹式呼吸等。

7. 遵医嘱服药　观察药物治疗效果和不良反应，不擅自停药或增减药物剂量。

（三）呼吸系统的结构和功能

人体细胞随时需要氧气供给。呼吸系统携带氧气进入肺部，并排出体内的二氧化碳。呼吸运动是为细胞供应氧气，排出二氧化碳的过程。

空气通过鼻腔或口腔，经喉部进入气管，气管在末端分开，形成右支气管和左支气管，各支气管均通入肺部。支气管通入肺部后，分散成为许多更小的分支，称为细支气管。最终，细支气管进一步分支，成为微小的气泡，称为肺泡，它们均由毛细血管供应营养。

氧气和二氧化碳在肺泡和毛细血管之间交换。毛细血管中的血液携带来自肺泡的氧气，然后血液回到左心，再由左心泵入全身，肺泡将来自毛细血管的二氧化碳经过气管呼出体外。肺由肺叶构成，右肺有三个肺叶，左肺有两个肺叶。膈肌将胸腔和腹腔分隔，由肋骨、胸骨和椎骨组成的骨骼框架负责保护肺部。

（四）正常呼吸及生理变化

1. 呼吸过程　呼吸的全过程由三个互相关联的环节组成，即外呼吸、气体运输及内呼吸。

（1）外呼吸：即肺呼吸，是指外界环境与血液之间在肺部进行的气体交换，包括肺通气和肺换气两个过程。

肺通气是指通过呼吸运动使肺与外界环境之间进行的气体交换。实现肺通气的相关结构包括呼吸道、肺泡和胸廓等。呼吸道是气体进出的通道，肺泡是气体交换的场所，胸廓的节律性运动则是实现肺通气的原动力。

肺换气是指肺泡与肺毛细血管之间的气体交换。其交换通过分压差扩散进行，即气体从高分压处向低分压处扩散，如肺泡内氧分压高于静脉血氧分压，而二氧化碳分压则低于静脉血的二氧化碳分压。交换的结果是使静脉血变成动脉血，肺循环毛细血管的血液不断地从肺泡中获得氧气，释放二氧化碳。

（2）气体运输：通过血液循环将氧气由肺运送到组织细胞，同时将二氧化碳由组织细胞运送至肺。

（3）内呼吸：即组织换气，是指血液与组织、细胞之间的气体交换。交换方式同肺换气，交换的结果是使动脉血变成静脉血，体循环毛细血管的血液不断地从组织中获得二氧化碳，释放氧气。

2. 呼吸运动的调节　呼吸中枢是指中枢神经系统内产生呼吸节律和调节呼吸运动的神经细胞群，分布于脊髓、延髓、脑桥、间脑、大脑皮质等部位。在呼吸运动调节过程中，各级中枢发挥各自不同的作用，并相互协调和制约。延髓和脑桥是产生基本呼吸节律性的部位，大脑皮质可随意控制呼吸运动。

3. 呼吸的反射性调节

（1）肺牵张反射：由肺扩张或缩小引起的吸气抑制或兴奋的反射称为肺牵张反射，又称黑-伯反射。吸气时，肺扩张，当肺内气量达一定容积时，肺牵张感受器兴奋，发放冲动沿迷走神经传入至延髓，抑制吸气中枢活动，停止吸气而呼气。呼气时，肺缩小，感受器刺激减弱，使传入冲动减少，吸气中枢再次兴奋，使呼气停止，再次产生吸气，开始一个新的呼吸周期。其生理意义是使吸气不至于过长、过深，促使吸气转为呼气，以维持正常的呼吸节律。

（2）呼吸肌本体感受性反射：呼吸肌属于骨骼肌，骨骼肌中存在着本体感受器肌梭，因此在受牵张刺激时，可反射性引起受牵拉的同一肌肉收缩，此为本体感受性反射。呼吸肌本体感受性反射参与正常呼吸运动的调节，尤其在呼吸肌负荷增加时发挥更大的作用，即呼吸肌负荷增加，呼吸运动也相应增强。例如，慢性阻塞性肺疾病患者的气道阻力增加，通过呼吸肌本体感受性反射，呼吸肌收缩力增强，需要克服增加的气道阻力，从而维持肺通气。

（3）防御性呼吸反射：包括咳嗽反射和喷嚏反射。喉、气管和支气管黏膜上皮的感受器受到机械或化学刺激时，可引起咳嗽反射。鼻黏膜受到刺激时，可引起喷嚏反射。它们是对机体具有保护作用的呼吸反射，其目的是排出呼吸道刺激物和异物。

（4）呼吸的化学性调节：动脉血氧分压（PaO_2）、二氧化碳分压（$PaCO_2$）和氢离子浓度的改变对呼吸运动的影响，称为化学性调节。$PaCO_2$是调节呼吸的最重要的生理性化学因素，$PaCO_2$下降，呼吸运动减弱或暂停；$PaCO_2$升高，呼吸加深加快，肺通气增加；若$PaCO_2$超过一定水平，则抑制中枢神经系统活动，出现呼吸困难、头痛、头晕症状，甚至昏迷，即二氧化碳麻醉。$PaCO_2$ 对呼吸的调节是通过中枢及外周化学感受器两条途径实现的。氢离子浓度升高，导致呼吸加深加快、肺通气增加；氢离子浓度降低、呼吸受到抑制。氢离子浓度对呼吸的调节同 $PaCO_2$ 对呼吸的调节。PaO_2 降低时，引起呼吸加深加快，肺通气增加，PaO_2 通过外周化学感受器对呼吸运动进行调节。

（罗　静　方荣华）

第四节　血压测量

血压是人体四大生命体征之一，是重要的生理指标，反映人体心脏和血管的功能及全身血容量。血压测量在疾病诊断、治疗效果和判断预后等方面具有重要意义。通过测量血压，每个人知晓自己的血压是否正常及是否需要管理，从而筛查高血压及低血压。血压测量方式有三种：诊室血压、动态血压及家庭血压，前两种测量方式适合在医院进行，后一种测量方式适用于家庭。本节主要介绍家庭血压测量及所涉及的工具。

一、基本知识

（一）血压的概念

心脏的收缩、舒张交替进行，推动血液在心脏和血管组成的密闭循环系统内持续流动。血液在血管内流动时对血管壁造成的侧压力称作血压，它是心脏射血和外周阻力相互作用的结果。血管内的压力是波动的，常用收缩压和舒张压来描述。收缩压是指心脏收缩时血液对血管壁产生的侧压力，舒张压是心脏舒张时血液对血管壁产生的侧压力。

（二）血压测量方法

血压测量方法分为有创血压测量法和无创血压测量法。

1. 有创血压测量法　又称直接测量法，是将经体表插入的各种导管或压力传感器放置于心脏、动静脉血管内测量血压的方法。有创血压测量法主要应用于各大医院的重症监护室、手术室及心脏导管室。

（1）优点：响应快，结果准确可靠，抗干扰强和应用范围广泛，较无创测量更加接近真实值，被国际学术界认定为血压测量的金标准。

（2）缺点：技术要求高，操作复杂且有创。

2. 无创血压测量法　常采用相关特征信号进行分析而获得血压值，如通过血流来反映血压，即临床上所获得的无创动脉血压。无创血压监测方法：柯氏音法、示波法、超声法、容积补偿法及脉搏延时法等，其中最常用的方法为柯氏音法和示波法。柯氏音法又称听诊法，是应用最早、最成熟的无创监测方法之一。示波法又称振荡法，是临床上各类监护仪、电子血压计广泛采用的血压测量技术。

（1）优点

1）采用柯氏音法测量血压，测量结果可作为高血压诊断和分级的金标准；该装置故障较少，设计简单，精确性高。

2）示波法具有抗噪声能力强，成本较低的特点，因操作简单，测量结果稳定性和一致性较高，便于携带，推荐家庭血压监测使用。

（2）缺点

1）采取柯氏音法测量血压，容易受操作者的情绪、听力、环境噪声及被测者情绪等多种因素影响，有一定主观误差，难以标准化，且携带也不方便。

2）示波法实现了自动监测，但仍未彻底解决其固有缺点，示波法电子血压计测量值差异较大。

（三）家庭血压监测的意义

1. 提高高血压的知晓率　家庭血压监测不仅是高血压患者需要监测执行，每个人都应进行家庭血压监测，包括自认为血压处于正常范围者。家庭拥有血压计并进行家庭血压监测具有重要价值：血压正常人群通过定期测量血压，能及时发现血压升高，从而进行及时的诊断和治疗，预防心脑血管疾病的发生。

2. 提高高血压诊断的准确性　因家庭血压监测在家中进行，测量频次较多，可以更准确、更全面地反映一个人日常生活状态下的血压水平。家庭血压监测可以有效鉴别只有在诊室测量时才出现血压升高的白大衣性高血压或白大衣性未控制高血压，以及在家庭测量时血压升高的隐匿性高血压或隐匿性未控制高血压，这样可避免白大衣性高血压患者过度降压治疗的潜在风险，也可及时控制隐匿性高血压患者的心血管风险。

3. 提高高血压患者预后判断的准确性　与诊室血压相比，家庭血压监测在预后判断方面具有一定优势。

4. 提高降压治疗的达标率　家庭血压监测除可提高高血压的诊断水平，还可提高高血压控制率，可使接受降压治疗的高血压患者充分了解其血压水平，及时监测到尚未控制的血压，为调整降压治疗方案提供依据，尽早将血压控制至目标水平。

（四）家庭血压监测目标值

家庭血压一般低于诊室血压，成人正常血压低于 135/85mmHg。成人理想的血压应低于 120/80mmHg。双上肢血压可存在 5～10mmHg 的差别，若双侧血压相差 15mmHg，提示可能有上肢动脉血管狭窄或闭塞，这类人群发生卒中的风险显著升高。脉压是收缩压与舒张压的差值，正常值为 30～40mmHg。脉压增大是动脉硬化的一个指标。

（1）当家庭测量血压≥135/85mmHg（对应于诊室血压的 140/90mmHg）时，可诊断为高血压或血压尚未控制。

（2）当诊室血压≥140/90mmHg，而家庭血压<135/85mmHg 时，可诊断为白大衣性高血压或白大衣性未控制高血压；当诊室血压<140/90mmHg，而家庭血压≥135/85mmHg 时，可诊断为隐匿性高血压或隐匿性未控制高血压。

（3）通过家庭血压监测还可以评估清晨血压和晚间血压，当清晨血压与晚间血压的平均值≥135/85mmHg 时，即可诊断为清晨高血压与晚间高血压；在接受降压治疗的患者中，需判断清晨血压和晚间血压是否已得到有效控制。

二、测量工具

（一）测量工具

1. 工具种类 常用的有台式水银血压计、24 小时动态血压监测、电子血压计。

2. 工具的选择 目前高血压的诊断以诊室血压为主，提倡家庭血压监测，有条件者可进行动态血压监测，这样有助于发现隐蔽性高血压及鉴别白大衣性高血压。建议采用经过国家计量部门批准和定期校准的合格台式水银血压计，经国际标准（欧洲高血压学会、英国高血压协会或美国医疗器械促进协会）验证合格的动态血压计，电子血压计等。

（1）台式水银血压计

1）构成：由气球、袖带和检压计三部分组成。袖带的橡皮囊两端分别与气球和检压计相连，三者形成一个密闭的管道系统。检压计有水银柱式和弹簧式两种。

2）优点：测量结果可靠，临床常用。

3）缺点：因台式水银血压计血压测量需使用听诊器确定柯氏音的第 1 音（即开始音，收缩压）和第 5 音（即消失音，舒张压），故需接受过专业训练者才能分辨清楚。水银（汞）是一种对人体有严重危害的重金属，一旦进入环境，将永远在外环境与生物体之间循环，加上台式水银血压计体积稍大，携带不便，且携带过程中容易使水银外泄而影响准确性。因此，不优先推荐采用台式水银血压计进行家庭血压监测。

（2）24 小时动态血压监测仪

1）构成：由动态血压监测仪、电脑和打印机三部分组成。受检者随身携带动态血压监测仪，仪器按预先设定的时间点间隔自动测量受检者日常生活状态下不同时间点的血压，提供 24 小时内血压测量数值、波动情况及变化趋势。

2）优点：可连续监测 24 小时血压波动情况，直观反映患者 24 小时血压波动及变异，目前已成为高血压诊断、评估心血管风险及降压效果的标准。

3）缺点：每次测得的血压数值可能欠准确，尤其在活动时；睡眠质量影响夜间血压读数；费用高，难以长期频繁使用，因此不适合居家监测血压使用。

（3）电子血压计：已广泛进入家庭，该仪器具有体积小、携带方便、操作简单及数值显示清晰等特点而使用方便。电子血压计在测量血压的同时，还可显示脉搏数值，尤其适合老年人居家照护使用。其测量血压有示波法、柯氏音、振荡法、超声波法等形式。其中示波法电子血压计作为无创测量法的代表，已成为主流产品。

1）构成：示波法电子血压计的工作原理为利用气泵对袖带进行充气加压，袖带压迫动脉血管，获取脉搏信号，由电子微处理器通过压力传感器的测量值来进行控制，通过硬件电路采集分析脉搏波的信号，得到动脉压力随袖带静压力连续变化的情况，使用软件算法得到收缩压、舒张压、平均压和心率。

2）示波法电子血压计分类：常见的有手指式全自动示波法电子血压计、腕式全自动示波法电子血压计及上臂式全自动示波法电子血压计。

优点：经过验证，上臂式全自动示波法电子血压计的准确性和重复性均较好，且测量方法简单易学，优先推荐作为家庭血压监测的工具。

缺点：①电子血压计易受到环境噪声、袖带大小、操作熟练程度等因素影响，导致测量数值的准确性。②手指血压测量结果与上臂血压之间差别较大，且变异较大，故不建议使用手指式全自动示波法电子血压计。③使用腕式全自动示波法电子血压计测量血压时不需显露上臂，对于在寒冷地区或脱衣服不方便者（如残疾人）使用较为方便，但不同血压计之间前臂的放置方法差别较大。腕式全自动示波法电子血压计携带更为方便，如果选择使用腕式全自动示波法电子血压计，需严格按照血压计的使用说明进行测量。但常规不推荐老年高血压人群使用。

（二）测量工具的清洁及维护

（1）仪器应定期进行清洁和消毒，可使用软布及中性清洁剂擦拭，不要直接用水清洗袖带，避免让袖带或机器接触水，有污垢时可用软布蘸75%乙醇溶液擦拭消毒。

（2）电子血压计为精密仪器，应避免阳光直射，并避免存放在高温潮湿的地方。

（3）测量结束后应立即关闭电源，若不常使用电子血压计，则应把电池取出，否则可导致电池漏液、发热、破裂而损坏血压计，若使用频繁，则不必取出电池。

（4）对电子血压计应定期进行校准及维护，以保证测量数据的准确性。

（5）水银血压计使用完毕，将血压计的储汞瓶向右侧倾斜约45°，使汞完全回流，关闭储汞瓶的开关，以防汞溢出，然后水平放置。储汞瓶的开关未打开时，切勿向橡皮袋充气加压，若袋内有空气，打开储汞瓶的开关时容易导致汞喷出。怀疑血压计有问题，应送专业人员维修。

三、测量方法

（一）测量方法

本节主要介绍家庭常用的电子血压计及水银血压计的测量方法。

1. 上臂式全自动示波法电子血压计

（1）测量前

1）环境准备：环境要宽敞、安静，温湿度适宜（温度在22～24℃，湿度在50%～60%）。

2）人员准备：①受测者测血压前30分钟内不喝咖啡或酒，不剧烈活动，保持心绪平稳。②排空膀胱，静坐或卧位休息5～10分钟。③穿着舒适宽松的衣服。④测量人员为经过培训的人员或照护者。⑤血压计袖带气囊宽度应接近上臂的40%，袖带气囊长度应覆盖上臂围的80%～100%。

3）用物准备：上臂式全自动示波法电子血压计、有靠背的椅子、记录本及笔。

（2）测量中

1）受测者取坐位或仰卧位，将衣袖上卷或脱掉一侧衣袖，将手臂（偏瘫患者应在健侧上肢测量）放在与心脏同一水平的高度（即坐时手臂应与第4肋骨在同一高度上，仰卧时手臂应与腋中线保持水平）并外展 45°。血压测量过程中受测者不说话，保持自然呼吸和稳定的情绪。

2）测量人员先排空血压计袖带内的气体，然后将袖带平整地缚于受测者的上臂，在缠缚袖带时，应将袖带的中部（多数电子血压计在袖带上都有标记）置于受测者肘窝的肱动脉处（即手臂内侧、肘窝上 2cm 处，用示指按压肱动脉可感觉到搏动），以保证压力感受器的敏感度。捆绑袖带应注意松紧合适，以插入两个手指为宜，缠绕过紧，测得血压偏低，反之，则数值偏高。袖带的胶管应放在肱动脉搏动点。

3）测量人员打开血压计开关，血压计自动测量血压。在袖带充气时，注意观察袖带粘合口是否裂开。若粘合口裂开，应按要求重新缠缚袖带进行测量。

4）测量要求：常规测量上臂血压，不建议测量手腕血压、手指血压。建议初次测量时左右上臂血压均测量一次，以血压高的一侧作为血压测量的上肢。因老年人、糖尿病或某些疾病患者易出现直立性低血压，建议测量多种体位血压。需要时可以测量站立位血压，站立位血压测量应在卧位改为站立位 3 分钟后进行。每次至少测量血压两次，取平均值。

（3）测量后

1）部分电子血压计有数据储存和打印功能，可直接打印测量结果。

2）记录结果，内容应包括测量日期和时间点、收缩压、舒张压、脉搏。若有头晕不适等症状，应及时测量血压并记录数值，便于下次就诊时，提供给医生做参考。

3）按照要求清洁消毒血压计。

2. 台式水银血压计

（1）测量前

1）环境准备：环境要宽敞、安静，温湿度适宜（温度在 22～24℃，湿度在 50%～60%）。

2）人员准备：①受测者测血压前 30 分钟内不喝咖啡或酒，不剧烈活动，保持心绪平稳。②排空膀胱，静坐或卧位休息 5～10 分钟。③穿着舒适宽松的衣服。④测量人员为经过培训的人员或照护者。⑤血压计袖带气囊宽度应当接近上臂的 40%，袖带气囊长度应该覆盖上臂围的 80%～100%。

3）用物准备：台式水银血压计、听诊器、有靠背的椅子、测量用的桌子、记录本及笔。

（2）测量中

1）受测者取坐位或仰卧位，保持肱动脉与心脏在同一水平。仰卧位时平腋中线，坐位时平第 4 肋。

2）卷起衣袖，露出手臂，肘部伸直，手掌向上。

3）打开血压计，垂直放稳，打开水银槽开关。

4）除尽袖带内空气，于上臂中部缠袖带，下缘距肘窝 2～3cm，以能插入两指为松紧适宜。

5）触摸肱动脉搏动，将听诊器头置于搏动明显处，用手固定，关气门，轻轻加压充气，至肱动脉搏动消失再升高 20～30mmHg。

6）缓慢放气，速度以水银柱下降 4mmHg/s 为宜，注意水银柱刻度和肱动脉声音的变化。

7）听诊器出现第一声搏动音时水银柱所指的刻度即为收缩压，搏动音突然变弱或消失时水银柱所指的刻度即为舒张压。

（3）测量后

1）测量完毕，解开袖带，排尽袖带余气，将血压计的储汞瓶向右侧倾斜约 45°，使汞完全回流，关闭储汞瓶的开关，整理后放入盒内。

2）记录测量结果，内容包括测量日期和时间点、收缩压、舒张压、脉搏。如有头晕不适等症状，应及时测量血压并记录数值，便于下次就诊时，提供给医生做参考。

3）按照要求清洁消毒血压计。

（二）家庭血压监测的适应证及禁忌证

1. 适应证

（1）适用于 18 岁以上成人。

（2）高血压、糖尿病、脑梗死、慢性肾功能不全及动脉硬化等慢性病患者。

2. 禁忌证　无绝对禁忌证。

（三）血压计校准

1. 校准频次　电子血压计建议每年校准一次，水银血压计每半年校准一次，以保证测量准确性。

2. 校准方法　可到医疗机构对比血压计测量值。先使用医疗机构的血压计测量自己的血压，3 分钟后使用自己的血压计测量，通过两次测量血压值进行对比。如果测量误差小于 5mmHg，血压计准确度比较高。

（四）注意事项

1. 家庭自测血压应做到四定　定时间、定部位、定体位、定血压计。

2. 台式水银血压计测量　测量时水银柱应保持直立，切勿倒置或震动。

3. 台式水银血压计充气　不可过快、过猛，防止汞外溢；放气不可过快或过慢，以免导致读数误差。发现血压听不清或异常，应重测。重测时，待水银柱降至"0"点后再测量。

4. 测量时间点

（1）人体正常生理状态下血压周期为 24 小时，并呈节律性波动，称为"昼夜节律"。血压昼夜节律变化存在"两峰一谷"的特点，昼夜血压的两个高峰出现的时段分别为 06∶00～08∶00 和 16∶00～18∶00；而血压低谷通常出现的时段为 02∶00～03∶00，正常血压日间维持于较高水平，20∶00 以后血压逐渐下降，维持于较低水平，即具有日高夜低的血压特点，即"构型"。

（2）各个时间点血压测量意义不同。例如，06∶00～08∶00 未起床前测量血压可以反映一天血压的峰值；10∶00 监测血压可反映服药后的血压变化。

（3）14∶00～15∶00 监测血压可反映血压的反跳，高血压患者服药后上午血压可基本保持平稳，到午后血压开始升高，而升高的时间点多为 14∶00～15∶00；21∶00～22∶00临睡前监测血压可反映夜间血压变化。

5. 测血压频率　不同人群监测血压频率不同。

（1）家庭血压监测：建议老年高血压患者每天早、晚各测量 2～3 次，间隔 2～3 分钟，取相近两次血压平均值，即为此次血压值。初诊、治疗早期或虽经治疗但血压尚未达标者，应于就诊前连续测量 5～7 天。

（2）血压控制较平稳者：一周只需测量其中一天的早晚血压值。

（3）有症状者：出现头晕、头痛等不适症状，建议增加测量频次，以便评估当时血压情况。

（4）健康成年人：建议每年至少测量一次血压。

6. 测量体位

（1）坐位测量：应选有靠背的椅子，两腿放松，不交叉，足自然落地。

（2）卧床测量：应平躺，注意上肢放平，外展成 45° 角，以保证与心脏平行。

（3）有直立性高血压或低血压者应分别测量坐位血压和卧位血压，但不能将坐位血压与卧位血压进行对比，应分别进行比较。

7. 测量血压时血压计不要面对受测试者　避免其紧张，从而影响血压测量值的准确性。

8. 袖带安置　应避开手臂上瘢痕挛缩处，刚行冠脉造影或支架术后的患侧肢体不能进行测量，刚采血后的上肢也不宜测量血压。偏瘫患者应在健侧手臂进行血压测量。

9. 不随意触按电子血压计上的按钮　如仪器不能测量血压，会显示错误标识并自动报警，此时应检查有无导管扭曲受压、电池低电压、袖带脱落及持续加压不放气等情况，不要自行拆装，应到指定或专业的维修点维修。

10. 避免臂带损坏　臂带损坏容易影响测量结果，勿让臂带接触锋利物体，不要试图拉伸或过度用力折叠臂带。水银血压计应避免强烈撞击，否则容易导致水银泄漏，或电子元件损坏，从而影响血压计的正常使用。

11. 测血压的过程中如发现血压异常　应间隔 3 分钟再重测，且测量部位及体位要一致。如突然出现血压值连续数天升高或降低，需先排除血压计是否出现故障，否则应及时寻求医疗帮助。

12. 定期复查及随访　应依据高血压患者心血管风险分层决定随访时间，低危患者和中危患者每 1～3 个月随诊一次；高危者至少每个月随诊一次。每次门诊随访均应携带血压记录本，作为医生调整药量或选择用药的依据。每 3～6 个月复查血常规、血糖及肝肾功能等指标，必要时复查心脏超声心动图等。

13. 识别高血压急症　如老年高血压患者出现血压突然升高、头痛、呕吐、心前区痛等不适，伴肢体麻木、无力、口角歪斜、夜尿增多或少尿等现象，应及时到医院就诊。详见本篇第六章第四节高血压急症的识别。

四、知识拓展

（一）异常血压

异常血压包括高血压和低血压。

1. 老年高血压

（1）概念：年龄≥65岁，在未使用降压药物的情况下，非同日连续三次测量的血压值，收缩压（systolic blood pressure，SBP）≥140mmHg（1mmHg=0.133kPa）和（或）舒张压（diastolic blood pressure，DBP）≥90mmHg，即可诊断为老年高血压。曾明确诊断高血压且正在接受降压药物治疗的老年人，虽然血压＜140/90mmHg，也应诊断为高血压。

（2）高血压分类

1）目前90%以上的高血压原因尚不明确，称为原发性高血压。

2）若因某些疾病（如肾病、原发性醛固酮增多症、嗜铬细胞瘤等）引起的高血压，称为继发性高血压。继发性高血压应针对病因进行治疗，积极去除病因后血压能有效降低，甚至恢复正常。

（3）高血压表现

1）早期表现：原发性高血压一般起病隐匿，进展缓慢，早期常有头晕、头痛、耳鸣、眼花、乏力、烦躁、易怒及易疲劳等症状，有时伴有失眠、心悸、心前区不适等，紧张和（或）劳累后症状加重。部分患者无任何症状，体格检查或出现心、脑、肾等并发症就诊时才发现。

2）后期表现：血压持续升高，造成心、脑、肾、眼底等病变，如充血性心力衰竭、脑出血、短暂性脑缺血、肾功能损害、眼底出血、渗出和视盘水肿、高血压危象及高血压脑病等。高血压危象及高血压脑病详见本篇第五章第一节。

（4）高血压分级：根据血压升高水平，又进一步将高血压分为1级、2级和3级。老年高血压的分级方法与一般成年人相同（具体见本篇第五章第一节）。

（5）老年高血压的特点

1）收缩压升高，脉压增大：老年单纯收缩期高血压（isolated systolic hypertension，ISH）患者占老年高血压人群比例＞60%。随着年龄增加，老年高血压患病率增加，脑卒中的患病率也升高，且老年人脉压与总死亡率和心血管事件呈显著正相关。原因在于老年人主动脉弹性减退，舒张期主动脉回缩力减小，小动脉收缩以帮助阻抗血流，故呈现收缩压升高、脉压增大的特点。

2）血压波动大：表现为清晨高血压、高血压合并直立性低血压及餐后低血压患者增多。

清晨高血压：指老年患者清晨醒后1小时内的家庭自测血压或起床后2小时的动态血压≥135/85mmHg或06∶00～10∶00的诊室血压≥140/90mmHg。因血压升高是导致心脑血管事件的重要因素，而老年人大多有清晨高血压，故06∶00～10∶00是老年人心脑血管事件的高发时间段，不建议此时间段进行体育锻炼。

高血压合并直立性低血压：直立性低血压是指从卧位改变为直立体位（或至少60°的直立倾斜试验）3分钟内，收缩压下降幅度≥20mmHg或舒张压下降幅度≥10mmHg，同时伴有头晕或晕厥等脑循环灌注不足的症状。老年患者血管硬化，动脉顺应性降低，自主神经系统调节功能减退，容易发生直立性低血压。当高血压伴有糖尿病、低血容量，或使用利尿药、扩血管药物及精神类药物时更容易发生直立性低血压。因此，老年高血压患者在诊治过程中需要测量直立体位、卧位血压。

餐后低血压：是指因进食而引起低血压及相关症状（如晕厥、衰弱、冠状动脉事件和脑卒中）的现象，主要发生于早餐后，中餐和晚餐后亦可能发生。

3）血压昼夜节律异常：老年人血压昼夜节律常的发生率高，表现为夜间血压下降幅度<10%（非杓型）或>20%（超杓型），导致心、脑、肾等靶器官受损害的危险增加。这与老年人动脉硬化血管壁僵硬度增加和血压调节中枢功能减退有关。

4）白大衣性高血压增多：老年人白大衣性高血压的发生率约为13%。发病原因和机制可能与患者在医疗环境中精神紧张，交感神经活性增强，以及其他基础疾病如血脂、血糖等代谢紊乱有关。

5）并发症多：老年高血压患者常伴发多种其他疾病，如冠心病、脑血管病、外周血管病、缺血性肾病、血脂异常、糖尿病及老年痴呆等。若患者血压长期控制不达标，容易发生或加重靶器官损害，显著增加心脑血管疾病患者死亡率与全因死亡率；部分老年人的靶器官损害常缺乏明显的临床表现，容易漏诊。因此，应定期对老年高血压患者进行综合评估并制订合理的治疗策略。

6）存在易漏诊的高血压类型：如继发性高血压、隐匿性高血压及假性高血压等。

（6）老年高血压合并疾病的降压目标：高血压是冠状动脉疾病、充血性心力衰竭、慢性肾病及脑卒中的独立危险因素，也是导致心血管事件和总体病死率升高的重要原因，因此，应关注老年高血压患者的降压目标（表3-4）。高血压的诊断和其治疗效果的长期监测有赖于准确、可重复血压测量。

表 3-4　老年高血压合并疾病的降压目标

合并疾病种类	降压目标
脑卒中	急性缺血性脑卒中患者发病 1 周内降压治疗应谨慎，一般先处理焦虑、疼痛、恶心、呕吐和颅内压增高等情况。若血压持续升高至 200/110mmHg，可使用降压药物缓慢降压（24 小时降压幅度<15%），并严密观察血压变化
	急性缺血性脑卒中患者拟溶栓治疗时，应控制血压<180/100mmHg
	急性缺血性脑卒中，如患者病情平稳，持续血压>140/90mmHg，可于脑卒中发病数天后恢复发病前使用的降压药物或启动降压药物治疗
	缺血性脑卒中血压长期控制目标为血压<140/90mmHg，近期腔隙性脑梗死患者的血压可控制至血压<130/80mmHg
	急性脑出血早期积极降压可能改善预后，如无禁忌，血压可降至 140/90mmHg。当颅内压增高，血压≥180/100mmHg 时给予降压治疗，目标血压为 160/90mmHg
	脑出血患者的血压长期控制目标：血压<130/80mmHg
冠心病	血压控制目标：血压<140/90mmg，如能耐受降压治疗可降至<130/80mmHg
	舒张压<60mmHg 时降压应谨慎，在密切监测下逐步达到收缩压降压目标
慢性心力衰竭	血压控制目标：血压<130/80mmHg；高龄患者：血压<140/90mmHg
肾功能不全	血压控制目标：血压<130/80mmHg；高龄患者：血压<140/90mmHg
糖尿病	血压控制目标：血压<140/90mmHg；若能耐受可降至<130/80mmHg

2. 低血压

（1）概念：直立性低血压是指由卧位变为直立体位时 3 分钟内，收缩压下降幅度≥20mmHg 或舒张压下降幅度≥10mmHg，但也有一些老年人直立时间超过3分钟才出现明显的血压下降。直立性低血压在年龄≥65 岁人群中的发生率可达 20%～50%；在我国年龄≥80 岁高龄人群中的发生率为 27.2%，合并高血压者比例更高。

（2）导致原因

1）衰老：由于衰老导致心血管系统退行性改变，压力感受器敏感性减退、血管顺应性因动脉硬化而降低、心率反应减弱。

2）药物因素：常用的抗高血压药物、某些抗精神疾病药物、三环类抗抑郁药物、抗肿瘤药物等可导致低血压。

3）疾病因素：致使血容量不足的系统性疾病、自主神经功能障碍疾病及周围神经病变，如心绞痛、心肌梗死及脑卒中等。

（3）表现

1）直立性低血压：患者可出现脑灌注不足的症状，以头晕、目眩最为常见。超过半数的患者出现心不在焉，难以聚精会神，症状持续数分钟至十几分钟不等。部分患者还可发生晕厥，甚至跌倒、意外伤害，严重影响其生活质量。部分患者则表现为反复发作的血管迷走性晕厥。也有不少老年人发生直立性低血压时并无明显症状，但在体位性刺激合并其他诱发因素时（餐后、环境温度升高或劳累等），部分"无症状"患者可出现症状。患有直立性低血压的老年人，心绞痛、心肌梗死、脑卒中和死亡的发生风险均显著增加。即使是无明显症状的直立性低血压，也会导致老年人认知功能受损、活动减少或情绪波动。

2）直立性低血压合并卧位高血压：是指有直立性低血压，且卧位时收缩压≥140mmHg和（或）舒张压≥90mmHg，发病率为 30%，此为老年人较为常见的临床类型，这些患者血压变化很大，站立时可因明显的低血压而晕倒，而夜间收缩压可导致致命性的靶器官损害。最常见的病因是神经源性因素（自主神经功能紊乱），包括帕金森病合并自主神经衰弱、Shy-Drager 综合征、多系统萎缩、糖尿病、副癌综合征等导致神经功能紊乱。直立性低血压合并卧位高血压也常继发于药物治疗或低血容量，如应用 α 受体阻滞药、硝酸盐制剂、钙通道阻滞药、抗抑郁药、左旋多巴、利尿药等，尤其是利尿药和 α 受体阻滞药合用。

3）餐后低血压：是指餐后 2 小时内收缩压较餐前下降幅度≥20mmHg，或餐前收缩压≥100mmHg，而餐后收缩压<90mmHg；或餐后血压下降未达到上述标准，但出现餐后心脑缺血症状，可表现为头晕、乏力、视物模糊、嗜睡、晕厥、跌倒等。

（二）血压测量方式及意义

血压测量方式包括诊室血压、动态血压监测及家庭血压监测。

1. 诊室血压（office blood pressure monitoring，OBPM）　是指在医疗单位由医护人员测量血压，采用听诊法用水银柱血压计或上臂式电子血压计测量血压，其读数高于家庭血压监测和动态血压监测 24 小时平均读数。目前诊室血压是最常用的血压测量方式，也是高血压诊断、疗效评估的基本标准方法。

（1）优点：简便、实用、所得血压数据较可靠。

（2）缺点

1）诊室血压不能反映 24 小时血压情况，只反映当时血压水平。

2）因医护人员的操作方法不规范、测量者的主观偏好、血压具有变异性等因素，一次测量血压即决定患者的血压，可能过多诊断高血压或漏诊隐匿性高血压。

3）诊室血压可预测高血压患者靶器官损害及心血管风险，但对于白大衣高血压和隐匿性高血压的诊断，仅凭诊室血压很难实现。其预测能力可能不及家庭血压监测和动态血压监测。

2. 动态血压监测　24 小时动态血压监测（ambulatory blood pressure monitoring，ABPM）可测量患者日间和夜间的血压，获得多个血压参数，以了解患者短时血压变异、昼夜节律等，对于发现白大衣高血压和隐匿性高血压有着重要的临床意义。

（1）优点：无观察误差和读数选择偏差，有较多血压读数，可获得 24 小时、白昼、夜间和每小时的血压均值，24 小时血压均值有较好重复性；无白大衣效应；无安慰剂效应；可评估长时间血压变异；可评估昼夜血压节律；可评估降压治疗后 24 小时血压控制状况。

（2）缺点：每次测得的血压读数可能欠准确，尤其在活动时；睡眠质量影响夜间血压读数；每小时血压均值的重复性较差；需要更多与预后关系的证据，需要降压治疗循证证据；费用高，很难长期多次使用。

3. 家庭血压监测（home blood pressure monitoring，HBAM）　是患者或其家属在医疗单位外（一般在家庭）测量血压，也称自测血压。其可用于评估数日、数周、数月，甚至数年的血压控制情况和长时血压变异，有助于改善患者治疗依从性。

（1）优点

1）可靠：与诊室血压相比，家庭血压监测的可靠性强。家庭血压监测操作简便，优于 24 小时动态血压监测和诊室血压；与诊室血压相比，家庭血压监测的优点是使用方便，可多次测量，费用低，便于推广。

2）真实：可提供大量血压信息。初诊或需改变治疗方案的患者连续测量 7 天，取后 6 天血压的平均值作为治疗参考，能真实反映患者某段时间血压水平。可筛查白大衣性高血压和发现隐匿性高血压。

3）方便：可随时随地测量血压，患者易掌握测量方法，能使患者及其家属参与其中，便于基层医生了解患者的血压波动及控制情况，可提高高血压管理和治疗的依从性。研究显示，家庭血压监测在高血压诊断、用药评价及提高患者治疗依从性方面有重要作用，对提高高血压控制率、减少心脑血管事件的发生、降低病死率等具有重要意义。家庭自测血压简便易行，已成为高血压诊断和疗效评价的重要手段。

（2）缺点：患者测量技术可能不合格；个别患者可能有血压报告或记录偏差；精神焦虑者的精神紧张影响测量结果；造成少数人擅自盲目调整治疗方案。

（孙　莲　方荣华）

第五节　血氧饱和度测量

氧是人类生命活动的基础，人体新陈代谢过程是生物氧化过程，而新陈代谢过程中所需要的氧通过呼吸系统进入人体血液，与红细胞中的血红蛋白结合成氧合血红蛋白，再输送到人体各部分组织细胞中去，血液携带输送氧气的能力即用血氧饱和度来衡量。血氧饱和度分为指脉氧饱和度（saturation of peripheral oxygen，SpO$_2$）及动脉血氧饱和度（oxygen saturation，SaO$_2$）。SpO$_2$ 是血液中被氧结合的氧合血红蛋白（oxygenated hemoglobin，HbO$_2$）的容量占全部可结合的血红蛋白（hemoglobin，Hb）容量的百分比，即血液中血氧的浓度，它是呼吸循环的重要生理参数。SpO$_2$ 的数值反映出来的是人体把氧气输送到全身的能力程度。SaO$_2$ 指广义上的氧饱和度，是指单位血红蛋白含氧百分数，监测 SaO$_2$ 可以对肺的氧结合和血红蛋白的携带能力进行评估。SaO$_2$ 反映的是呼吸器官将氧气传送到血液中的能力程度。

许多疾病会造成氧供应缺乏，如心血管疾病，肺部疾病等均可直接影响机体细胞的新陈代谢，严重者可以危害生命。监测 SaO$_2$ 可以对肺的氧结合和血红蛋白携氧能力进行评估。老年人患心血管疾病及慢性阻塞性肺疾病人数较多，特别是在秋冬季节，疾病容易复发。因此，老年人居家进行自我监测血氧饱和度是非常有必要的，可以及时发现病情的变化，从而及时就医，避免延误病情。本节主要对血氧饱和度相关知识进行介绍。

一、基本知识

（一）概念

血氧饱和度就是指血液中氧合血红蛋白的浓度占全部血红蛋白的百分比，是呼吸循环系统的重要生理指标。由于疾病、麻醉、严重手术创伤及某些医疗检查，可导致人体的血氧饱和度下降，出现头晕、乏力、呕吐等症状，严重者可危及生命，故监测血氧饱和度，可及时了解患者缺氧状况，有助于及时处理，避免因为缺氧造成不可逆影响。

（二）意义

血氧饱和度表征着人体的健康程度，能够反映出人体呼吸系统及心血管系统的健康程度，在人类的疾病预防与诊断中起着重要的作用。因此，对血氧饱和度进行监测具有十分重要的生理意义。由于人体不同部位的组织氧含量不同，而且组织含氧量很难通过无创的方法进行测量，因此临床上通常使用动脉血氧饱和度来代替人体组织的氧饱和度。正常人体动脉血的血氧饱和度为 98%，混合静脉血氧饱和度为来自全身灌注血管床的混合静脉血氧饱和度的平均值，其数值反映了氧供应和氧需要的平衡状态，可用于判断组织的氧合状态，正常值在 70% 左右。最准确的血氧饱和度的测量方法需要采集动脉血，但是由于动脉通常位于肢体的深层，需要在医院才能完成，而血氧饱和度的无创监测方法具有测量方便、准确度较高的优点。

（三）正常值

成人 SpO$_2$ 正常值：SpO$_2 \geqslant 95\%$。

二、测量工具

（一）测量工具的种类及选择

血氧饱和度的有创监测：是指抽取动脉中的血液，利用血气分析或分光光度计法计算血氧。有创的方法监测结果准确，但是监测时间长，易对患者造成痛苦甚至感染，而且不能提供连续实时的测量。此方法监测出来的为动脉血氧饱和度，即 SaO_2。

血氧饱和度无创监测：不侵入人体，不造成机体创伤。通过监测动脉脉搏搏动期间光吸收量的变化再利用朗伯–比尔定律计算后得到血氧饱和度。此方法监测出来的为指脉氧饱和度，即 SpO_2。

本节主要介绍脉氧饱和度的测量。

常用的脉氧饱和度测量工具有两大类：指夹式脉搏血氧仪及心电监护仪。

1. 指夹式脉搏血氧仪　通过四肢末端监测血氧饱和度，为一种连续无损伤的血氧饱和度测量仪器，具有方便、小巧，便于携带，易操作等优点。

2. 心电监护仪　临床上用心电监护仪上的血氧饱和度指套进行测量，不适合居家使用。

（二）测量工具的消毒

指夹式脉搏血氧仪表面及指夹套使用后可用湿的软布擦拭，若污染，可用含有效氯 250～500mg/L 的消毒液擦拭。

（三）保管

放在阴凉干燥的地方，避免潮湿和阳光的直射及电磁波的干扰。

三、测量方法

（一）测量方法

本节主要介绍常用的指夹式脉搏血氧仪。

1. 测量前

（1）环境准备：室内温湿度适宜，光线充足，环境安静、整洁，避免强光照射，无电磁波干扰。

（2）被测者准备

1）评估：测量前对老人的病情、治疗情况、心理状态及合作程度进行评估，包括评估指（趾）端循环、皮肤完整性及肢体活动程度，选择合适的测量部位（手指），必要时清洁被测量部位指甲，甲床无指甲油或污垢，避免甲床过厚过长、灰指甲等。监测肢体应保证血流畅通，避免衣袖过紧、肢体过度弯曲及选择肿胀的肢体。

2）解释：就测量的目的、方法、注意事项及配合要点，与老人有效沟通，并取得合作。

3）体位：被测者取舒适体位，测量前 30 分钟内不剧烈运动，保持心绪平稳。

（3）用物准备：指夹式脉搏血氧仪、记录本及笔等。

2. 测量中　指套套在已选择好的指尖上，甲床对准红光，指尖避免伸入过深或过浅。调整指套的大小，必要时用胶布固定，对于偏瘦者或小孩子，可以用胶布式氧饱和指套。

保持被测肢体固定，等待显示器上的读数出现，刚开始出现的数据可能会存在一定的误差，耐心等待，待读数稳定之后，就是真实的血氧饱和度的数值。若需要长时间监测血氧饱和度，需要更换指尖监测，以保证得到较准确的数据。

3. 测量后

（1）妥善安置老人，给予舒适体位。告知其测量值，记录测量时间及血氧饱和度数值。

（2）按要求清洁或消毒血氧仪。

（二）适应证及禁忌证

1. 适应证　适用于慢性阻塞性肺疾病患者及其他需要监测血氧饱和度的患者。

2. 禁忌证　无绝对的禁忌证。

（三）血氧饱和度仪器校准

若怀疑血氧饱和度数值，请及时与厂家联系，进行仪器校准。

（四）注意事项

1. 指套移位　血氧饱和度的测定原理是利用血红蛋白吸收光谱的特征。若未对准红光，探头探入过深、过浅或宽松均不能感应血氧饱和度的变化，使血氧饱和度的读数偏低或不显示。可调整手与指套的位置，使红光正对甲床，调整指套大小，必要时用胶布固定。

2. 指尖皮肤冰冷　长时间暴露在冷空气中，加上老年人末梢循环欠佳，指尖皮肤冰冷，均可导致指端读出的血氧饱和度数值偏低或不显示。因此，应注意肢体保暖，室内温湿度适宜，必要时加盖棉被或用热水袋保暖（使用热水袋时一定要注意避免烫伤）。

3. 清洁指甲　涂指甲油及指端有污垢、甲床厚、灰指甲等都会影响血氧饱和度监测的准确性，故监测前应将指甲清洗干净。

4. 避免监测肢体血液循环障碍　避免监测肢体衣袖过紧影响血液循环，肢体过度弯曲及长时间固定于一手指监测等，均会阻断血流，影响血氧饱和度监测结果。

5. 血管活性药物的应用　血管活性药物可以导致血管收缩或扩张，局部组织肿胀，影响监测结果。

6. 家庭氧疗不充分　对于居家患有慢性阻塞性肺疾病的老年人，其氧气管脱出、受压或被分泌物堵塞，可导致氧气不能顺利进入肺泡，造成组织缺氧或无效供氧，使其血氧饱和度下降。因此，照护者应保障居家老年人充分家庭氧疗。

7. 机械因素　对于机械故障应及时更换监测仪。指夹式脉搏血氧仪应定期更换电磁，保证仪器的准确性。

8. 自身因素　中重度贫血患者脉搏血氧饱和度比轻度贫血、血红蛋白正常的患者高，贫血患者脉搏血氧饱和度测定不能反映机体氧供情况。

若居家患有慢性阻塞性肺疾病的老年人出现血氧饱和度进行性下降，伴有发热、咳嗽、咳浓痰，以及呼吸困难，甚至神志改变，应及时送医院。

四、仪器的原理

血红蛋白具有光吸收的特性。研究表明，人体血液中的氧合血红蛋白和血红蛋白对波长不同的入射光具有不同的吸收率，利用分光光度计比色的原理，可以测得随着动脉搏动血液中氧合血红蛋白对不同波长光线的吸收光量，从而间接了解血氧分压的高低，判断机体氧供情况。

五、知识拓展

（一）低氧血症分级

一般血氧饱和度正常值不会低于 94%，若低于该值为供氧不足，属于血氧亚饱和状态，低氧血症的确定为血氧饱和度低于 90%，需要及时就医并纠正缺氧状态。低氧血症分为轻、中、重三个等级。SpO_2 会随着动脉血氧饱和度升高而升高，随着动脉血氧饱和度的降低而降低。低氧血症分级见表 3-5。

表 3-5　低氧血症分级

分级	动脉血氧分压	动脉血氧饱和度	临床表现	处理
轻度	>50mmHg	>80%	无发绀	不需要氧疗，若有呼吸困难，可低流量吸氧
中度	30~50mmHg	60%~80%	发绀、呼吸困难	需要氧疗
重度	<30mmHg	<60%	发绀、呼吸极度困难、三凹征	氧疗的绝对适应证

（二）低氧血症对身体的危害

缺氧会导致注意力不集中、记忆力减退、头晕、眼花及焦躁不安等。心肌对缺氧非常敏感，急性心肌缺氧可出现心室颤动，导致心搏骤停，严重或长期缺氧可导致心力衰竭、血压下降、循环衰竭；更严重的是，缺氧会直接损害大脑皮质，引起脑组织变性和坏死。可见，缺氧会影响呼吸系统、循环系统、消化系统等全身多器官功能。

1. 对机体的影响　可影响全身各系统器官的代谢功能，甚至使组织结构发生变化。在呼吸衰竭的初始阶段，各系统器官的功能和代谢可发生一系列代偿性反应，以改善组织供氧，调节酸碱平衡，适应内环境的变化。当呼吸衰竭进入到严重阶段时，则出现代偿不全，表现为各系统器官严重的功能和代谢紊乱，直至衰竭。

2. 对中枢神经系统的影响　脑组织的耗氧量占全身耗氧量的 1/5~1/4。大脑皮质的神经元对缺氧最为敏感，通常完全停止供氧 4~5 分钟即可引起不可逆性脑损害。低氧对中枢神经系统影响的程度与缺氧发生的速度和程度有关。当动脉血氧分压降至 60mmHg 时，可出现注意力不集中，智力和视力轻度减退；当动脉血氧分压迅速降至 40~50mmHg 或以下时，会引起一系列神经精神症状，如头痛、不安、定向力与记忆力障碍、精神错乱及嗜睡；当动脉血氧分压低于 30mmHg 时，会出现意识丧失甚至昏迷；当动脉血氧分压低于 20mmHg 时，只需要几分钟即可造成神经细胞不可逆性损伤。低氧血症是肺性脑病最根本的发病原因之一。缺氧和二氧化碳潴留可引起脑组织充血、水肿和颅内压增高，压迫脑血管，进一步加重脑缺血、缺氧，形成恶性循环，严重时出现脑疝。

3. 对循环系统的影响　一定程度的血氧分压降低和二氧化碳分压升高，可使心率反射性增快，心肌收缩力增强，心排血量增加。发生缺氧和二氧化碳潴留时，人体血流量是增加的；严重的缺氧和二氧化碳潴留可直接抑制心血管中枢，造成心脏活动抑制和血管扩张、血压下降、心律失常等严重后果。心肌对缺氧十分敏感，早期轻度缺氧即可有心电图的异常表现；急性严重的缺氧可导致心室颤动或心搏骤停；长期慢性缺氧可导致心肌纤维化、心肌硬化。

4. 对呼吸系统的影响　当动脉血氧分压<60mmHg时，可反射性兴奋呼吸中枢，增强呼吸运动，使呼吸频率增快甚至出现呼吸窘迫，当缺氧程度缓慢加重时，这种反射性兴奋呼吸中枢的作用将变得迟钝，缺氧对呼吸中枢的直接作用是抑制作用，当动脉血氧分压<30mmHg，此作用可大于反射性兴奋作用而使呼吸抑制。

5. 对肾功能的影响　呼吸衰竭的患者通常合并肾功能不全，若及时治疗，随着外呼吸功能的好转，肾功能可能恢复。

6. 对消化系统的影响　呼吸衰竭的患者通常合并消化功能障碍，表现为消化不良，食欲缺乏，甚至出现胃肠黏膜糜烂、坏死、溃疡和出血。缺氧可直接或间接损害肝细胞，若缺氧能够得到及时纠正，肝功能可逐渐恢复正常。

7. 呼吸性酸中毒及电解质紊乱　呼吸功能障碍导致二氧化碳分压升高、pH下降、氢离子浓度升高，发生呼吸性酸中毒。早期可出现血压升高，中枢神经系统受累，表现为躁动、嗜睡、精神错乱等。在持续或严重缺氧的时候，患者表现为呼吸性酸中毒合并代谢性酸中毒，可出现意识障碍、血压下降、心律失常，甚至心搏骤停。

氧是生命活动所必需的物质，如果细胞组织得不到足够的氧或不能充分利用氧，其代谢、功能及形态结构都可能发生异常改变，这一过程称为缺氧。应及时发现缺氧征兆，及时纠正导致缺氧的原因，从而促进组织细胞的新陈代谢，维持机体生命活动，为我们的身体健康保驾护航。

（胡鎏梨　方荣华）

第六节　血糖测量

一、概述

2019年我国年龄≥65岁的老年糖尿病患者约3550万，居世界首位，占全球老年糖尿病患者的1/4，呈现上升趋势。预计到2050年，我国老年人口比例将超过30%，其中20%以上的老年人患有糖尿病（2型糖尿病占95%以上），45%以上的老年人处于糖尿病前期状态。

糖尿病危害极大，可导致糖尿病肾病、糖尿病眼病、糖尿病神经病变、糖尿病下肢动脉病变及糖尿病足等并发症。老年糖尿病患者由于年龄大、病程长，较非老年患者而言其发生慢性并发症的风险更高，病变更严重，致残率、致死率也更高。糖尿病管理的"五驾马车"包括饮食控制、合理运动、规律用药、健康教育及自我血糖监测。自我血糖监测有以下优点：便携式血糖监测在任何时间点都可测量血糖，方便随时了解血糖控制情况；可及时识别高血糖或低血糖，预防严重并发症；帮助医生了解患者院外血糖控制情况，有助于指导治疗方案。可见，自我血糖监测是贯穿糖尿病治疗及疗效评估的全过程，更是实现老年糖尿病患者自我管理的重要环节。

二、基本知识

（一）概念

血糖监测是测定血液中葡萄糖浓度的一种方法，它是糖尿病管理的重要组成部分。血糖监测包括毛细血管血糖监测、持续葡萄糖监测等。利用血糖仪进行的毛细血管血糖监测常用于糖尿病患者的自我血糖监测。

（二）意义

血糖监测是糖尿病患者自我管理中的重要组成部分，可以进行糖尿病早期筛查，其结果有助于评估糖尿病患者糖代谢紊乱程度，同时反映降糖治疗效果，有利于指导治疗方案的调整。

（三）正常值及异常值意义

血糖正常值和糖代谢异常的诊断切点，主要依据血糖值和糖尿病特有的并发症与糖尿病发生风险的关系。血糖值对于诊断及治疗糖尿病均具有指导意义。我国目前采用的是WHO（1999年）糖尿病糖代谢分类标准及诊断标准，见表3-6、表3-7。

表 3-6　糖代谢分类标准

糖代谢分类	静脉血浆葡萄糖水平（mmol/L）	
	空腹血糖	糖负荷后 2 小时血糖
正常血糖	<6.1	<7.8
空腹血糖受损	6.1～<7.0	<7.8
糖耐量降低	<7.0	7.8～<11.1
糖尿病	≥7.0	≥11.1

表 3-7　糖尿病诊断标准

诊断标准	静脉血浆葡萄糖和（或）HbA1c
典型糖尿病症状（烦渴、多饮、多尿、多食、不明原因的体重下降）	
加上随机血糖	≥11.1mmol/L
或加上空腹血糖	≥7.0mmol/L
或加上葡萄糖负荷后 2h 血糖	≥11.1mmol/L
或加上 HbA1c	>6.5%

注：空腹状态是指至少 8 小时没有进食热量；随机血糖指不考虑上次进餐时间，一天中任意时间的血糖；HbA1c 为糖化血红蛋白；随机血糖不能用来诊断空腹血糖异常或糖耐量异常。没有糖尿病典型症状，需改日复查确认。

三、血糖测量工具

血糖测量工具主要包括动态血糖监测系统、扫描式葡萄糖监测系统及便携式血糖监测仪。本节主要介绍居家便携式血糖监测仪的使用方法及注意事项。

1. 动态血糖监测系统　是指通过葡萄糖传感器监测皮下组织间液的葡萄糖浓度变化的技术，可以提供连续、全面、可靠的全天血糖信息，从而反映血糖波动规律和趋势，发现不易被传统监测方法所探测的高血糖和低血糖。但动态血糖监测系统价格昂贵，耗材多，其感应探头的价格较高且有效期短，每个探头最多只能监测 72 小时；动态血糖监测系统也只能监测 2.2～22.2mmol/L 范围内的血糖值。

2. 扫描式葡萄糖监测系统　无需毛细血管血糖校准，通过监测组织间液葡萄糖水平来定量、定性地反映患者的血糖水平和波动特点。每扫描一次就可以获得一次即时葡萄糖数值，还可显示既往 8～24 小时的动态葡萄糖曲线，最长可以佩戴 14 天，下载后可生成多种报告以供参考。

3. 便携式血糖监测仪　用于指尖血糖监测，包括医院内床旁快速血糖监测和患者自我血糖监测，是日常血糖管理的重要工具。

（1）组成：常用便携式血糖监测仪由主机和配件组成。其中主机由血糖仪、电路板、液晶显示屏、功能按键、外壳及通讯模块组成。配件有采血笔、电池、血糖试纸。不同型号规格的血糖仪所配套的血糖试纸不同，故血糖仪应与配套的血糖试纸一起使用。血糖试纸有单片包装的，也有盒装的，可根据自身需求进行选择。便携式血糖监测仪可用于医疗机构、糖尿病患者或其他人群进行血糖监测，但不能用于糖尿病诊断。

（2）选择：选择血糖仪参考标准为测量准确度高、质量好、操作简单、小巧、组件少、结果显示清晰、价格便宜、产品安全、有定时提醒功能、材质环保、信息及时反馈、色彩轻柔、材质耐磨及便于携带。

（3）仪器校准：血糖仪校准是血糖监测质量控制的手段，应定期使用血糖仪质控液来进行仪器校准，确保血糖监测结果的准确性。需注意质控液必须与血糖仪配套使用。

1）校准时机：①使用一瓶或一盒新的血糖试纸时。②瓶装的血糖试纸瓶盖长时间打开。③血糖试纸存放环境温度超出正常储存条件时。④血糖仪跌落或损坏时。⑤血糖测量结果有疑问时。

2）校准步骤：①准备好血糖仪、质控液、血糖试纸。②取出血糖试纸，将试纸插入血糖仪插条口，准备就绪。③轻轻摇晃 1 号质控液瓶，将第一滴质控液丢弃，挤出第二滴质控液，血糖试纸样端与液滴接触，质控液被自动吸入试条的反应室内。当仪器发出一声短促的"哔"提示音，提示已全部吸入质控液，仪器自动开始测试。同法使用 2 号质控液进行校准。④血糖仪完成测试后在显示屏幕上显示结果。当测试结果在配套试纸指示的质控范围内时，则表示仪器工作正常；如测试结果在配套试纸指示的质控范围外，应换用新的血糖试纸重新测一次。⑤测试完毕，拔出血糖试纸。⑥按照医疗废物原则处理用过的血糖试纸和质控液。

3）仪器校准结果超出正常值的可能原因及处理措施详见表3-8。

表 3-8　仪器校准结果超出正常值的可能原因及处理措施

可能原因	处理措施
操作错误	严格按照操作步骤重新测量
质控液未摇匀	摇匀质控液，更换血糖试纸重新测量
使用了第一滴质控液	弃掉第一滴质控液，更换血糖试纸重新测量
质控液过期或变质	更换保存完好、有效期内的质控液，重新测量
试纸过期或变质	更换试纸重新测量
环境温度过高或过低	置于室温 30 分钟后重新测量
不正确的校正码	选择与试纸一致的校正码，重新测量
血糖试纸与仪器型号不匹配	选择与血糖仪型号匹配的血糖试纸
仪器故障	联系经销商

4）血糖仪保管

a. 存放在室温下，干燥清洁处即可，避免放在电磁场附近。

b. 防止剧烈震荡和碰撞。

c. 仪器内切勿进入污垢、尘埃、血渍或其他液体。

d. 仪器表面不能用汽油、腐蚀性很强的溶剂进行清洗，可使用 75%乙醇溶液或中性清洗剂进行擦拭。

e. 仪器长时间不使用时需将电池取出。

f. 血糖仪应放在固定位置，方便老年人及照护者拿取。

四、测量方法

（一）适应证

糖尿病患者或其他需要进行自我血糖监测的人群。

（二）禁忌证

休克、重度低血压、糖尿病酮症酸中毒、糖尿病高渗性昏迷及重度脱水者不适合居家末梢血糖监测，应监测静脉血糖。高脂血症、高胆红素血症及使用血管加压药等情况不适合末梢血糖监测，可采用动脉/静脉血糖监测。

（三）操作步骤

1. 操作前

（1）环境准备：光线充足，温度适宜。

（2）用物准备：血糖仪、无菌棉签、75%乙醇溶液、血糖记录本及记录笔等。

（3）操作者准备：用流动水清洁双手，擦拭干净。

（4）评估手指末梢：检查局部皮肤有无感染、硬结、红肿等。

2. 操作中

（1）拧开采血笔调整套螺纹。

（2）将采血针嵌入芯杆内。

（3）拧开采血针保护帽（不要丢弃）。

（4）旋紧调整套。

（5）根据手指皮肤厚度选择穿刺的深度，调节数字环，数字 1 为最浅，数字 5 为最深。

（6）将拉套往后拉，拉套自动弹回。

（7）取出血糖试纸。

（8）将血糖试纸插入端插入血糖仪。

（9）用 75% 乙醇溶液消毒采血部位两次，然后待干。

（10）采血笔紧贴采血部位，按下采血笔的按钮进行采血。

（11）第一滴血用棉签擦拭，使用第二滴血进行监测，血糖试纸要吸足血样。

（12）等待血糖结果显示。

3. 操作后

（1）使用过的血糖试纸和针头放入医疗废物处理盒/瓶（可用空瓶子来回收针头和血糖试纸，去医院复诊时交给医护人员处理）。

（2）清洁双手。

（3）记录测血糖时间及数值。

（4）血糖仪表面用湿毛巾擦拭。

（四）血糖监测频率

自我血糖监测是糖尿病综合管理的重要组成部分，其监测频率应根据患者病情来决定，可分为以下几种情况。

1. 采用生活方式干预者　根据需要进行监测及调整监测频率。通过血糖监测了解饮食控制和运动对血糖控制的影响，根据监测结果调整饮食和运动。

2. 口服降糖药者　每周监测 2～4 次空腹或餐后 2 小时血糖；或在就诊前 1 周内连续监测 3 天，每天监测 7 个时间点的血糖（早餐前后、午餐前后、晚餐前后和睡前）。

3. 胰岛素治疗者　可根据胰岛素治疗方案进行相应的血糖监测。

（1）使用基础胰岛素的老年患者应监测空腹血糖，根据空腹血糖调整睡前胰岛素的剂量。

（2）使用预混胰岛素的老年患者应该监测空腹和晚餐前的血糖，根据空腹血糖调整晚餐前胰岛素剂量。

（3）根据晚餐前血糖水平调整早餐前胰岛素剂量，空腹血糖达标后，注意监测餐后血糖。

（4）使用餐时胰岛素者应监测餐后血糖或餐前血糖，并根据上一餐餐前餐后血糖调整下一餐前的胰岛素剂量。

4. 血糖控制良好或稳定者　一周监测两次，监测时间为三餐前、三餐后及睡前，在这

7 个时间点中任意选择。

（五）各时间点血糖监测的适用范围

各时间点血糖监测的适用范围见表 3-9。

表 3-9　各时间点血糖监测的适用范围

时间	适用范围
餐前血糖	空腹血糖较高，或有低血糖风险者（老年人及血糖控制较好者）
餐后 2 小时血糖	空腹血糖已获良好控制，但糖化血红蛋白仍不达标者，需要了解饮食和运动对血糖影响者
睡前血糖	注射胰岛素者，特别是晚餐前注射胰岛素者
夜间血糖	经治疗血糖已接近达标，但空腹血糖仍高者，或怀疑有夜间低血糖者
其他	出现低血糖症状时应及时监测血糖，剧烈运动前宜监测血糖

（六）注意事项

（1）餐后 2 小时血糖是指从进食第一口饭开始计时，2 小时后测得的血糖值。

（2）不能使用碘酒或含"碘"的消毒液消毒皮肤，应使用 75%乙醇溶液消毒皮肤，并且等乙醇挥发后再采血，采血时血要自然流出，切勿用力挤压。

（3）使用有效期内的血糖试纸，试纸避免受潮。

（4）采血针为一次性使用，避免重复使用，否则可造成局部皮肤感染。

（5）采血部位应交替轮换，以免造成局部皮肤形成瘢痕或硬结。选择手指两侧进行采血时，应避开瘢痕、红肿、皮肤破溃及感染部位。

（6）被测试者测血糖前要清洁手指，采血部位消毒后需自然晾干，避免手指上残留的水分或乙醇稀释血样，影响血糖结果。

（7）血糖试纸应存储在温度为 1～30℃的室内，不能冷冻，也不能存放在温湿度过高的环境，应避免阳光长时间直接照射，也不能折叠。取出的试纸应立即使用，瓶装血糖试纸开瓶后应将瓶子盖严。

（8）血糖仪正常工作的温度在 10～40℃，湿度在 20%～80%，环境太冷、太热或湿差过大均可影响测量准确性。

（9）未开封的血糖试纸有效期为 24 个月，开封后的血糖试纸有效期为 3 个月。

五、血糖监测的目的

血糖监测是糖尿病管理重要的内容之一，若没有血糖监测作保证，就无法实现有效的血糖控制。血糖监测的目的如下。

（1）可随时了解血糖情况，及时发现低血糖或高血糖，避免严重不良事件带来的危害。

（2）有助于及时全面地掌握血糖控制情况，评估治疗效果。

（3）为糖尿病强化治疗保驾护航，保证血糖控制安全达标，从而延缓或防止各种糖尿病并发症的发生和发展。

（4）有助于找出血糖控制不佳的原因，如饮食、运动、用药及应激因素等，为指导和调整降糖方案提供重要参考依据。

六、测量原理

便携式血糖仪测量原理是由于血糖试纸的反应区固定有特殊化学物质葡萄糖氧化酶，血样中的葡萄糖与葡萄糖氧化酶接触后发生化学反应产生微电流，该化学反应生成过氧化氢，监测系统根据过氧化氢含量，测算出血糖含量，进而测算出血糖浓度。血糖仪测量结果有一定差异，但与生化仪静脉血糖之间的误差不超过 20%。

七、知识拓展

（一）糖尿病前期患者血糖监测

1. 概念 糖尿病前期是介于正常血糖和糖尿病之间的一种中间代谢状态，包括空腹血糖受损（impaired fasting glucose，IFG）、糖耐量异常（impaired glucose tolerance，IGT）和糖化血红蛋白（glycosylated hemoglobin，HbA1c）轻度升高。

2. 血糖监测 糖尿病前期患者较正常人群有更高的糖尿病并发症患病率，如增加无症状心肌梗死、脑卒中、视网膜病变、癌症和认知功能障碍的风险，因此血糖监测非常重要。

3. 血糖监测策略 糖尿病前期患者血糖监测策略见表 3-10。

表 3-10　糖尿病前期患者血糖监测策略

糖尿病前期状态	血糖监测策略
空腹血糖受损	每年至少进行一次空腹血糖和（或）糖耐量试验；对于使用降糖药物者，每次随访应进行一次空腹血糖检测
糖耐量异常	餐后血糖监测的方式与空腹血糖受损人群相似；至少每 6 个月进行一次血糖检测
空腹血糖受损+糖耐量异常	与仅有空腹血糖受损或糖耐量异常的人群相似

（二）影响老年糖尿病患者自我血糖监测依从性的原因

1. 经济原因 据调查约有 70.32% 的患者认为血糖试纸的费用高，医疗保险无法报销，从而影响自我血糖监测。

2. 文化程度 文化程度高的患者，其自我血糖监测依从性更高。

3. 知识缺乏 主动了解医疗保健知识的患者相对于不主动了解医疗保健知识的患者，自我血糖监测依从性更高。

4. 心理因素 部分老年糖尿病患者不能正确面对疾病，加缺乏疾病相关知识，导致焦虑、抑郁等不良情绪，依从性较差。

5. 其他因素 缺乏照护者监督、年龄大、记忆力差及生活方式等因素影响老年人自我血糖监测依从性。

（三）2 型糖尿病的血糖相关控制目标

2 型糖尿病的血糖相关控制目标见表 3-11。

表 3-11　2 型糖尿病的血糖相关控制目标

血糖分类	良好控制标准	中间过渡阶段	可接受标准
空腹血糖（mmol/L）	4.4～7.0	<7.5	<8.5
餐后 2 小时血糖（mmol/L）	<10.0	<11.1	<13.9
糖化血红蛋白（%）	≤7.0	<8.0	<8.5
治疗目标	控制并发症发生	减缓并发症发生	避免高血糖的急性损害
适应人群	适用于新诊断、病程短、低血糖风险低，应用非胰岛素促泌剂类降糖药物治疗为主，自理能力好或有良好辅助生活条件的老年糖尿病患者。能早发现血糖异常者有条件可以控制糖化血红蛋白<6.5%	适用于病程>5 年，中等程度并发症及伴发疾病，有低血糖风险，应用胰岛素促泌剂类降糖药物或以多次胰岛素注射治疗为主，自我管理能力欠佳的老年糖尿病患者，希望在治疗调整中转向良好控制	适用于伴有影响寿命的疾病，有严重低血糖发生时，反复合并感染，急性心脑血管病变，急性患者入院治疗期间，完全丧失自我管理能力，缺少良好护理的患者，需避免高血糖造成的直接损害

（四）常见血糖监测方式

血糖监测常见方式包括指尖血糖、静脉血糖、糖化血清蛋白及糖化血红蛋白。其中后三种监测方式仅适用于医疗场所。

1. 指尖血糖　包括医院内床旁快速血糖监测和患者自我血糖监测，是日常血糖管理的重要手段。

2. 静脉血糖　是静脉血浆的瞬间血糖，可评估血糖控制水平，同时也是糖尿病诊断的金标准。

3. 糖化血清蛋白　反映患者最近 2～3 周平均血糖水平。

4. 糖化血红蛋白　是长期血糖控制水平的金标准，反映患者过去 2～3 个月的平均血糖水平。糖化血红蛋白也可作为糖尿病的诊断标准。

（张　靖　方荣华）

第四章　日常生活照护技能

第一节　家庭氧疗

长期家庭氧疗是指患者脱离医院环境，返回家庭中需要进行的氧疗。患者吸氧的目的是使动脉血氧分压达到 60mmHg（8.0kPa）。家庭氧疗能改善患者缺氧症状，提高动脉血氧分压和血氧饱和度，改善缺氧组织器官功能，降低肺动脉压，预防肺源性心脏病和右心衰竭的发生。家庭氧疗可预防夜间低氧血症，改善睡眠质量，增加运动耐力，改善生活质量和神经精神状态，可提高患者的舒适度，还可减少医院交叉感染，降低医疗成本（包括住院次数和住院天数），有利于延长慢性阻塞性肺疾病（慢阻肺）患者的生存期，降低病死率。

一、基本知识

（一）供氧装置的种类

目前常使用的氧疗设备包括汇流排、液态氧和制氧机。汇流排是将氧气瓶串起来，通过阀门接到患者端，适合医疗机构使用。液态氧沸点为-183℃，氧浓度为99%，温度高于-183℃则转化为气体，适合在医疗机构使用，具有储氧能力大、轻便的优点，但费用高，容易造成泄漏和浪费。家庭常用供氧装置有压缩氧气瓶、制氧机和液氧罐。液氧罐便于携带，适合外出活动时供氧，供氧时间仅为6～8小时。本节主要介绍家庭常用的压缩氧气瓶及制氧机。

1. 压缩氧气瓶　家庭氧疗主要选择单个医用氧气瓶。

（1）优点：价格便宜，浪费或损耗较小，容易获得。

（2）缺点：较笨重，储氧量少，需反复充装，压力不稳定。可作为家庭氧疗备选。

2. 制氧机　按照分离方法不同，目前市场常见的制氧机主要有三类：高分子膜制氧机、化学药剂制氧机及分子筛制氧机。

（1）高分子膜制氧机：利用高分子膜对空气中的氧气、氮气具有不同的渗透能力，使氧气、氮气分开，而获得一定含量的氧气。

1）优点：制氧时间较长，产气量也较大。

2）缺点：产生的氧气纯度实际上只有30%，低于医用氧标准，不适合在家庭中使用。

（2）化学药剂制氧机：通过使用化学药剂反应而产生氧气。

1）优点：产生的氧气纯度较高。

2）缺点：作为医用氧，需购买化学药剂，费用高，而且每次产氧量仅为 100ml/min。因此不适合在家庭中使用。

（3）分子筛制氧机：又称高效沸石分子筛，采用世界先进的变压吸附原理，以空气为原料，不需任何添加剂，常温下接通电源，通过分子筛吸附氮气及其他气体，即可从空气中分离出纯度为 90% 以上的医用氧。

1）优点：①每年 365 天连续开机，每日运行 24 小时。②噪声低，小于 24 分贝。③具有三层过滤系统，可产生洁净、安全的医用级氧气（93%±3%）。④独特的智能故障诊断及安全预警系统。⑤氧气浓度以数字显示，氧气浓度稳定。⑥使用时间以小时来精确衡量。

2）缺点：由于空气中含有大量的杂质和有机污染物等，分子筛经过一段时间运行，会堆积大量的杂质细菌，造成筛孔很快被堵塞，制氧效率下降。因此，需要定期更换筛膜，费用较大，如不及时更换，制氧机虽在工作，但氧气含量大幅度降低。因此，目前优先推荐分子筛制氧机供家庭使用。

（二）制氧机选择

制氧机外观相同，但其氧流量不同。制氧机的氧流量：1～6L/min、8L/min 及 10L/min。若制氧机额定流量＜3L/min，只能用于保健用氧；制氧机额定流量＞3L/min 才有治疗作用；若使用呼吸机，制氧机额定流量必须在 5L/min 及以上。8L/min 及 10L/min 制氧机主要用于肺纤维化患者高浓度吸氧。

二、家庭氧疗的使用方法

（一）家庭氧疗的适应证和禁忌证

1. 适应证

（1）慢性呼吸衰竭稳定期：慢阻肺是长期家庭氧疗最主要的适应证。经戒烟、胸部物理疗法和药物治疗后进入稳定状态的慢阻肺患者，休息状态下存在动脉低氧血症，即呼吸室内空气时，其 PaO_2＜7.3kPa（55mmHg）或动脉血氧饱和度＜88%。慢阻肺患者 PaO_2 为 7.3～8.7kPa（55～65mmHg），伴有继发性红细胞增多症（血细胞比容＞0.55）、肺源性心脏病、肺动脉高压任一并发症者，也应进行家庭氧疗。

（2）睡眠性低氧血症：许多慢阻肺患者日间 PaO_2＞8.0kPa（60mmHg），夜间睡眠时则出现严重的低氧血症，特别是伴有阻塞性睡眠呼吸暂停者，缺氧表现更加明显。部分日间 PaO_2 在 8.0～8.7kPa（60～65mmHg）的患者，氧合血红蛋白解离曲线正位于陡直部分，夜间发生低氧血症的危险性更大。慢性夜间缺氧亦易导致肺动脉高压和肺源性心脏病的发生。

（3）运动型低氧血症：运动可使低氧血症加重，而缺氧又限制运动的进行。可携氧装置的发展和应用，为运动性低氧血症的治疗提供了条件，使这类患者亦成为长期家庭氧疗的对象。研究表明，长期家庭氧疗可以明显提高慢阻肺患者的运动耐受性。目前研究认为，对于仅在运动时出现低氧血症，而在休息状态时消失的患者，则只在运动时给予氧疗即可。

2. 禁忌证　当 $PaO_2 > 8.6kPa$（65mmHg），在静息或运动时均无缺氧的症状和体征，无须长期氧疗。

（二）家庭氧疗前准备

长期家庭氧疗及家庭无创通气治疗的目标：PaO_2 至少达到 60mmHg，和（或）动脉血氧饱和度达到 90%。家庭氧疗的安全和有效性=医疗级制氧机+规范的氧疗服务。因此，长期家庭氧疗需要做好以下准备。

1. 设备准备　需准备家庭与户外活动时的氧疗设备，如家用制氧机、压缩氧气瓶（停电时备用）及便携式制氧机（外出活动时使用）。另需准备指夹式饱和度监测仪，用于评估氧疗效果。

2. 氧疗环境评估　由专业的氧疗服务工程师进行氧疗环境评估，以便后期维护服务。

3. 氧疗处方　由专科医生根据患者情况制订个性化氧疗处方，即时间、流量及疗程。

（三）操作方法

1. 吸氧前

（1）患者评估及准备：吸氧前进行血氧饱和度测定。评估鼻腔有无肥大及鼻中隔偏曲，有无损伤，用蘸温水的湿棉签清洁鼻腔。

（2）环境评估及准备：检查制氧装置表面及周围环境是否清洁，室内温湿度是否适宜等。

（3）用物准备：湿化瓶内倒入 1/2～2/3 灭菌注射用水。根据具体情况选择单侧鼻导管、双侧鼻导管或吸氧面罩。

2. 吸氧中

（1）连接好湿化瓶及吸氧管。

（2）打开制氧机开关，调节氧流量，慢阻肺患者氧流量每分钟为 1～2L，鼻导管插入深度为 1～2cm。

（3）吸氧时间：长期家庭氧疗应保证每天 15 小时以上。

（4）勤巡视：双侧鼻导管不易脱落，患者容易接受，不需固定。单侧鼻导管易脱落，需要固定。照护者应多巡查，防止吸氧管脱落、打折。

（5）氧疗安全：吸氧时周围不得有烟火，距离明火 5 米以上，距离暖气片 1 米以上，还要注意防油、防震。

（6）观察用氧效果：观察呼吸是否平稳，呼吸频率、呼吸深度是否正常，脉搏是否较前缓慢，精神状态是否有好转，口唇发绀情况有无好转。

3. 吸氧后

（1）停止吸氧时应先拔除吸氧导管，再关闭氧气总开关，避免操作失误，使大量氧气突然冲入呼吸道而损伤肺部组织。

（2）将使用后的鼻导管放入一个干净的塑料袋中备用。

（3）吸氧结束后测量血氧饱和度。

（4）记录每日氧疗时间、氧流量、氧疗后血氧饱和度及有无咳嗽、咳痰、呼吸困难等症状。

（四）注意事项

（1）吸氧时要开窗通风，保证室内空气新鲜。湿化瓶应定期使用含氯消毒液进行消毒。

（2）氧疗过程中做好用氧安全，如防火、防震、防油、防热。

（3）密切观察制氧机是否运转正常。

（4）密切观察患者血压及肢体末梢血液循环。血压下降可能是通气压力过高或通气量过大所致。指（趾）甲、口唇、耳垂颜色变化提示缺氧状况。

（5）进行家庭氧疗时需充分湿化和温化氧气，从而促进氧分子的弥散能力，提升氧疗效果。呼吸道内保持 37℃温度和 95%～100%湿度是黏液纤毛系统维持正常清除功能的必要条件，故吸入氧应通过湿化瓶和必要的加温装置，以防止吸入干冷的氧气刺激并损伤气道黏膜，致痰干结，影响纤毛的"清道夫"功能。家庭氧疗所用的湿化液建议使用灭菌注射用水，因纯净水或蒸馏水滋生细菌的速度比较快，而灭菌注射用水能较好地预防细菌滋生，且湿化液应每日更换。

（6）检查吸氧管或鼻腔有无分泌物堵塞，以保证有效氧疗。根据活动情况选择不同长度的吸氧管。

（7）每半年维护制氧机，定期清洁、更换空气过滤网及滤芯，从而保证吸入氧气的质量。

（8）详细做好氧疗日记，如氧流量、氧疗时间、氧疗后的病情变化及指脉氧饱和度等，便于医生评估氧疗效果，调整氧疗方案。氧疗后出现下述症状表示效果较好：发绀消失或减轻；呼吸和心率减慢而逐渐平稳；血氧饱和度与血压上升。若症状未改善，需及时咨询医生。

（9）选择制氧机制得的氧气浓度要在 93%±3%，出氧流量以 3L/min 以上为宜；同时应根据用户不同需氧量，满足连续制氧工作需求；运行噪声不宜过大，一般应小于 45 分贝。

（10）氧浓度计算公式：吸入氧浓度（%）=21+4×氧流量（L/min）。

（五）氧疗副作用

1. 呼吸道感染　持续吸入的氧气若未经过湿化及温化处理，可使呼吸道内水分蒸发，而气道黏膜处于干燥状态后容易受到损伤，同时也增加分泌物的黏稠度，导致其不易排出体外，从而增加呼吸道感染风险。

2. 慢阻肺患者家庭氧疗误区　目前大众存在家庭氧疗错误认知，部分未意识到氧疗的重要性，部分则认为慢阻肺患者一定需要家庭氧疗。事实上只有 $PaO_2 < 60mmHg$（8.0kPa）的慢阻肺患者才需要进行家庭氧疗。

3. 氧中毒　是指机体吸入高于一定压力的氧一定时间后，部分系统或器官的功能与结构发生病理性变化而表现的病症。氧中毒与吸氧浓度及时间密切相关。进入体内的氧会产生氧自由基，氧自由基极为活跃，在体内流窜、攻击和杀死各种细胞，导致细胞和器官的代谢和功能障碍。氧中毒的主要表现有面色苍白、出汗、恶心、呕吐、面部肌肉及手的小肌肉颤动、烦躁不安、表情淡漠、反应迟钝、胸骨后不适、疼痛、干咳等。

三、知识拓展：家用呼吸机

慢阻肺是一种严重危害人类健康的常见病、多发病，后期容易合并呼吸衰竭、右心衰竭等，致死率较高。如果病情控制不及时，易对患者疾病进展及生活质量产生非常大的影响。慢阻肺患者有必要早期进行无创呼吸机治疗，合理选择和使用家用无创呼吸机，可以在家中对二氧化碳潴留问题进行有效缓解，还可以减轻患者呼吸肌压力，纠正低氧血症，减少住院次数，提高其生活质量。

无创通气分为两类：第一类为负压通气，包括各种躯体通气（铁肺、胸甲式、夹克衫式等）间歇腹部加压通气；第二类为正压通气，主要为持续正压通气，包括经鼻/面罩容量控制通气、压力控制通气、压力支持通气等。

（一）基本工作原理

呼吸机的工作原理是利用气体的压力差。呼吸机通气时，机械驱动使气道口气压大于肺泡气压，气体进入肺部；在把体外机械驱动压撤去后，胸廓及肺弹性回缩，肺泡气压大于气道口气压，气体从肺部排出。由此可见，呼吸机仅能进行肺通气功能，即在外呼吸部分起作用，对内呼吸影响较小，也就是对肺毛细血管与肺泡的气体交换影响相对较小。

（二）适应证

家用呼吸机适用于限制性通气障碍、夜间低通气、呼吸睡眠暂停综合征、肺间质纤维化及慢阻肺稳定期患者等。

（三）使用

1. 模式的调整　家用呼吸机主要有自主呼吸（S）模式、时间控制（T）、自主呼吸与时间控制自动切换（S/T 模式）模式三种。

（1）S 模式：在 S 模式下，呼吸完全由患者触发，每次自主呼吸都触发吸气相高压（IPAP）及呼气相高压（EPAP）的压力支持。该模式主要用于自主呼吸良好的患者。

（2）T 模式：在 T 模式下，呼吸和呼吸周期完全由呼吸机决定。该模式主要用于无自主呼吸或自主呼吸微弱的患者。

（3）S/T 模式：在 S/T 模式下，当患者可以自主呼吸时，呼吸机以 S 模式进行；当患者自主呼吸微弱时或在所设定时间内无自主呼吸，呼吸机则进行强制通气。在家用呼吸机中，S/T 模式的应用最为广泛。

2. 操作流程

（1）操作前

1）患者评估及准备：吸氧前进行血氧饱和度测定。评估鼻腔有无肥大及鼻中隔偏曲，鼻腔有无损伤，棉签蘸温水后清洁鼻腔。

2）环境评估及准备：检查呼吸机及制氧装置表面及周围环境是否清洁，室内温湿度是否适宜等。

3）用物准备：呼吸机湿化瓶内加入 1/2～2/3 灭菌注射用水。根据具体情况选择鼻罩或面罩。

（2）操作中

1）连接呼吸机管道及电源。

2）连接吸氧装置（制氧机），调节好氧流量。

3）打开呼吸机开关，调节呼吸的模式、频率、吸气压力（一般在 4～8cmH$_2$O）、呼气压力（一般在 2～4cmH$_2$O）、湿化温度、吸呼比等参数。

4）正确佩戴面罩或鼻罩，松紧以 1～2 指为宜，患者的面部与面罩紧密贴合。

5）开机，使用时间遵医嘱。

6）氧疗安全：吸氧时周围不得有烟火，距离明火 5 米以上，距离暖气片 1 米以上。注意防油、防震。

7）照护者须注意观察呼吸机工作状况及患者面色、生命体征、呼吸状况，并询问患者感受。

（3）使用后

1）停止使用呼吸机时应先拔除鼻罩或面罩，再关闭氧气总开关及呼吸机开关，避免操作失误，使大量氧气突然冲入呼吸道而损伤肺部组织。

2）将使用后的鼻罩或面罩放入一个干净的塑料袋中备用。

3）停止使用呼吸机后应测量指脉氧饱和度。

4）记录每日呼吸机使用时间、氧流量、氧疗后指脉氧饱和度及有无咳嗽、咳痰、呼吸困难等症状。

3. 常见并发症

（1）不耐受：患者初次使用呼吸机可能会感觉不适。照护者应做好指导，帮助调整面罩松紧度，必要时调整参数，同时给予心理护理，待人机同步后，患者不适感会有所减轻或消失。

（2）口咽干燥：使用呼吸机过程中可能会出现口咽干燥的状况。可以调整面罩，减少漏气，同时适当饮水。使用加温湿化器，则可有效消除以上不适。

（3）面部压伤或压力性损伤：鼻梁及鼻翼处受压时间过长，部分患者可出现面部压伤或压力性损伤，可使用减压贴保护局部。

（4）胃肠胀气：多是由于呼吸机存在过高的呼气压力，可以适当降低压力，必要时请专业医师重新设置参数。患者在使用呼吸机过程中尽量用鼻呼吸，少说话，必要时使用促进胃动力的药物。

（5）口部漏气：使用鼻面罩者，在使用呼吸机期间应尽量闭合嘴部，因为口部漏气可降低疗效。要调整好面罩的松紧度，必要时使用口鼻面罩或使用下颚带。

（6）排痰不畅：当出现排痰不畅时，照护者应定时给予拍背 2～3 次/日。拍背方法是手呈空心状，从肩胛下角从下往上拍，一直拍到大椎穴处，从左侧至右侧拍背，拍背力度可稍大。鼓励患者适当饮水，指导有效咳嗽，必要时进行雾化吸入，帮助排痰；有条件的家庭可以给予电动吸痰。

4. 清洁及消毒

（1）机器表面：若无明显污渍，可使用清水软布擦拭即可；若有污渍或血渍，用含氯消毒液擦拭表面。

（2）鼻（面）罩及管道：定期消毒，可用 500mg/L 含氯消毒液浸泡 30 分钟后，再用流动清水冲洗，晾干备用。

（3）头带：定期用清洁剂清洗后，晾干备用。

5. 家用呼吸机选择

慢阻肺患者或照护者应在专业医师/呼吸治疗师的指导下进行家用呼吸机的选择及购买，包括呼吸机类型及各参数设置。使用方法应该遵循呼吸治疗师的指导。应选择检测参数较完善的家用呼吸机，如呼吸频率、氧气流量、潮气量等。此外，应尽量选择售后服务比较好的品牌，为后期呼吸机的维护提供方便。

建议慢阻肺患者家庭中配置一台双水平呼吸机，该机具有两个压力形式，分别是呼与吸，利用这两个压力的压力差，可以使患者的肺更好地工作，有效排出体内的二氧化碳，从而降低二氧化碳含量，对高碳酸血症进行有效预防。在人机同步性方面，由于老年人群是慢阻肺的主要患者群，其适应能力相对较差，故需要呼吸机的人机同步性能更加优越。

6. 注意事项

（1）保证管路通畅：在使用呼吸机前，首先检查呼吸机管路有无漏气、破损。使用中还应该检查管路是否有积水，当管路有积水时应该及时处理。

（2）湿化氧气：在使用呼吸机前，应在湿化器中加入 1/2～2/3 灭菌注射用水进行湿化，还应注意湿化水加温，使得吸入氧气温度保持在 32～34℃，可有效避免气道干燥和气道感染的发生。

（3）配置制氧机：使用家用呼吸机者家里需要配备一台性能较高的制氧机。

（4）正确佩戴面罩：佩戴面罩不能过紧也不能过松，否则容易出现皮肤受压或漏气。教会患者掌握如何正确摘取面罩，在咳嗽、痰多的情况下可摘除面罩进行排痰，避免窒息。

（5）其他：在使用呼吸机过程中若患者出现以下情况，照护者应引起高度重视，及时送其到医院就诊。

1）呼吸困难程度不但没减轻，反而更加严重。

2）出现神志不清。

3）呼吸频率加快。

4）有大量出汗的现象。

5）咳嗽、咳痰频繁，咳痰量明显增多、呈黄色或脓性痰。

（康闻丽　方荣华）

第二节　吸　入　疗　法

一、概述

据统计，2020 年慢阻肺居全球死亡原因的第 3 位，位居世界疾病经济负担的第 5 位。

老年人因身体机能降低，各器官与组织功能衰退，成为慢性呼吸系统疾病的好发群体。吸入疗法作为呼吸系统相关疾病的重要治疗手段，已被广泛应用。与口服给药、肌内注射及静脉给药等方式进行比较，吸入疗法药物直接作用于靶器官，具有起效迅速、疗效佳、全身不良反应少等优势。吸入药物的肺部沉降率是影响药效的最主要因素，患者对吸入药物及器具的认识不足、操作方法不恰当等因素，均显著影响药效的发挥，还可能带来安全隐患，威胁其健康。为进一步提高吸入疗法居家使用规范，本节归纳总结了吸入疗法的相关知识、常用吸入剂的使用方法及注意事项。

二、基本知识

（一）概念

吸入疗法是指通过特殊装置将药物以气溶胶、干粉或溶液等形式通过呼吸道吸入，使药物作用于呼吸道黏膜和（或）肺泡的治疗方式，以达到局部或全身治疗的一种给药方法。

（二）目的

吸入疗法是临床常用治疗呼吸系统疾病的手段，可增加局部药物浓度，减少全身性药物吸收，以达到改善机体缺氧，解除气道痉挛，预防和治疗呼吸道感染，改善机体气体交换功能的目的，还可通过吸入特殊药物达到全身治疗的作用，以及围手术期气道管理，提高肺功能，有效减少术后肺部并发症。

三、吸入药物分类

目前常用于吸入治疗的药物包括糖皮质激素、支气管舒张剂、抗菌药物等。

（一）糖皮质激素

1. 作用　吸入性糖皮质激素是当前治疗支气管哮喘最有效的抗炎药物。研究证实，吸入性糖皮质激素可有效缓解哮喘症状，控制气道炎症，改善肺功能，减少哮喘急性发作次数及降低病死率，从而提高患者生活质量。此外，规律吸入性糖皮质激素同样适用于重度伴频繁急性加重的慢阻肺患者。

2. 常用药物　布地奈德、二丙酸倍氯米松、丙酸氟替卡松等。本部分主要介绍布地奈德。

（1）适用对象：需使用糖皮质激素维持治疗以控制基础炎症的支气管哮喘患者。

（2）常用剂型：①布地奈德（2ml/支），经小容量雾化器给药；②普米克都宝（布地奈德粉吸入剂，100μg/吸，200μg/吸），为一种干粉吸入剂。

（3）不良反应：声嘶、溃疡、咽部疼痛不适、舌部和口腔刺激、口干、咳嗽和口腔念珠菌病。通常患者对布地奈德的耐受性较好，不良反应都很轻微，且为局部性。若发生了口腔念珠菌病，可在医生指导下给予制霉菌素漱口液多次漱口，仍可继续使用布地奈德吸入治疗。因此，指导患者每次吸入布地奈德后清水彻底漱口，可降低口腔真菌感染的风险。

（二）支气管舒张剂

1. 作用　支气管舒张剂可松弛支气管平滑肌、扩张支气管、缓解气流受限，是哮喘和慢阻肺患者预防或缓解症状的主要治疗药物，反复给予吸入速效支气管舒张剂是缓解哮喘急性发作最主要的措施之一，同时也是慢阻肺急性发作的有效治疗方法。

2. 常用药物

（1）速效 β_2 受体激动药：常用药物有沙丁胺醇、特布他林，其作用是直接扩张支气管平滑肌，达到解痉作用。沙丁胺醇松弛气道平滑肌作用强，通常在 5 分钟内起效，疗效可维持 4～6 小时，是缓解哮喘急性发作症状的首选药物，也可用于运动性哮喘。特布他林起效慢于沙丁胺醇，其支气管舒张作用相对较弱。

1）沙丁胺醇

适用对象：对传统治疗方法无效的慢性支气管痉挛的常规用药及治疗严重的急性哮喘发作。

常用剂型：硫酸沙丁胺醇气雾剂（万托林）：100μg/揿，为一种定量吸入剂，常用于预防过敏原或运动引发的症状，在运动前或接触过敏原前 10～15 分钟给药。

不良反应：常见的有震颤、头痛、心动过速、心悸、口腔及喉部刺激等。使用该药可能会有骨骼肌轻微震颤，通常双手是受影响最明显的部位，症状与使用剂量相关。

2）特布他林

适用对象：支气管哮喘、肺气肿、慢性支气管炎及其他肺部疾病合并的支气管痉挛。

常用剂型：硫酸特布他林雾化吸入用溶液（博利康尼）：2ml/5mg，经小容量雾化器给药。

不良反应：常见的有震颤、头痛、心悸、心动过速、低钾血症等。患有严重的心血管疾病、未经治疗的低钾血症、未得到良好控制的甲状腺毒症及易患窄角型青光眼的患者应谨慎使用。

（2）短效抗胆碱能药物：常用药物有异丙托溴铵、噻托溴铵。其舒张支气管的作用比 β_2 受体激动药弱，起效较慢，但持续时间更为长久。短效抗胆碱能药物用于防治各种支气管哮喘，尤以年龄较大合并心血管疾病，对糖皮质激素类药物疗效差或不能耐受及不能使用受体激动剂者为宜。其不良反应小，长期吸入可改善慢阻肺患者的健康状况。

以异丙托溴铵为例，介绍如下。

适用对象：慢阻肺引起的支气管痉挛的维持治疗，包括慢性支气管炎和肺气肿。异丙托溴铵可与吸入性 β 受体激动药合用治疗慢阻肺疾病，包括慢性支气管炎和哮喘引起的支气管痉挛。

常用剂型：①吸入用异丙托溴铵溶液（爱全乐），0.5mg/2ml，经小容量雾化器给药；②异丙托溴铵吸入剂（爱全乐），10ml/支，为一种定量吸入剂。

不良反应及注意事项：与其他吸入性支气管舒张剂一样，可能会引起咳嗽、局部刺激，吸入刺激产生的支气管痉挛极少出现；最常见的不良反应是头痛、恶心和口干；前列腺增生或膀胱癌颈部梗阻等已有尿道梗阻的患者应慎用，可能增加其尿潴留的危险性；对大豆卵磷脂或有关的食品如大豆和花生过敏者禁用。

（3）黏液溶解剂：常用药物有 N-乙酰半胱氨酸（富露施）。呼吸系统疾病患者气道内常产生大量黏液分泌物，可促使继发感染，影响气道通畅，应用黏液溶解剂稀释痰液，有利于气道引流通畅，改善通气功能。

1）适用对象：用于治疗浓稠黏液分泌物过多的疾病，如急性支气管炎、慢性支气管炎及其病情恶化者、肺气肿、黏稠物阻塞症及支气管扩张症。

2）常用剂型：吸入用乙酰半胱氨酸溶液（富露施），0.3g/3ml，经小容量雾化器给药。

3）不良反应及注意事项：全身用药时偶可出现过敏反应，如荨麻疹和罕见的支气管痉挛；喷雾药液对鼻咽和胃肠道有一定刺激，可出现口腔炎症、恶心和呕吐等不适。开启安瓿时虽可闻及硫黄味，但不影响产品质量，药液呈粉红色，不影响疗效和安全性。因本品易与橡胶、铁、铜等发生反应，故该药做喷雾吸入治疗时应采用塑胶和玻璃制喷雾器。

（三）抗菌药物

目前，我国尚无专供雾化吸入的抗菌药物制剂。抗菌药物不宜采用雾化给药的方式。因吸入抗菌药物后呼吸道局部吸收少，感染部位不能达到有效浓度，还易引起过敏反应，诱发耐药菌株出现。

四、吸入疗法

（一）适应证

（1）预防呼吸道感染。

（2）支气管哮喘或各种原因引起的支气管痉挛。

（3）上呼吸道、肺部和支气管的各种急慢性炎症，如急性咽喉炎、支气管炎、支气管扩张、肺化脓症、慢性阻塞性支气管炎及肺尘埃沉着病等。

（4）纤维支气管镜检查或肺导管检查时，可吸入表面麻醉药物。

（5）气管内插管或气管切开术后，湿化气道、预防或控制肺部感染。

（6）肺气肿、肺心病、支气管扩张、肺脓肿等疾病所导致的痰液黏稠及痰液排出困难。

（7）围手术期气道管理。

（8）耳鼻喉头颈外科相关疾病的辅助治疗。

（二）禁忌证

（1）自发性气胸及肺大疱患者。

（2）急性肺水肿患者。

（3）支气管哮喘患者禁用超声雾化治疗。

（三）吸入装置分类

按照吸入装置的不同可分为小容量雾化器、定量吸入器及干粉吸入器。家庭常用的有压缩空气雾化器（小容量雾化器的一种）、定量吸入器、干粉吸入器。

1. 小容量雾化器 包括超声雾化器、振动筛孔雾化器、喷射雾化器（压缩空气雾化器）。因超声雾化器目前已经逐渐被淘汰，而振动筛孔雾化器国内还未上市，本节主要介绍压缩空气雾化器的使用方法及注意事项。

2. 定量吸入器 如万托林气雾剂、爱全乐气雾剂。

3. 干粉吸入器 如布地奈德福莫特罗粉吸入剂（信必可都保）、布地奈德粉吸入剂（普米克都保）。

（四）吸入方法

1. 压缩空气雾化器 也称射流式雾化器，是根据文丘里（Venturi）喷射原理，利用压缩空气通过细小管口形成高速气流，产生的负压带动液体或其他流体一起喷射到阻挡物上，在高速撞击下向周围飞溅使液滴变成雾状微粒（气溶胶）从出气管喷出，供口鼻吸入。因药物颗粒直径小，为 1～5μm，容易通过呼吸深入到肺、支气管毛细血管。吸入治疗用药量少，适合人体直接吸入，疗效快，全身不良反应轻。

（1）操作步骤

1）操作前

患者评估及准备：评估老人病情、意识情况、呼吸道通气情况、口腔黏膜完整情况及合作程度。取坐位、半卧位或半坐卧位。

环境评估及准备：环境安静、清洁整齐、空气新鲜，根据季节调节舒适的室温及空气湿度。

操作者准备：着装整洁，清洁双手，戴口罩。

用物准备：压缩空气雾化器、吸入器一套，药液、漱口液、弯盘及湿巾纸。

2）操作程序及要点见表 4-1。

表 4-1　操作程序及要点

操作程序	操作要点
检查	连接电源，开机检查压缩空气雾化器能否正常工作
加药	按医嘱将药液原液或稀释液，注入雾化杯内（药液量为 2～6ml）
连接	连接雾化器，将空气导管的一端连接到雾化器的出气孔，另一端连接到雾化杯的底部
吸入	取坐位、半卧位或半坐卧位，手持雾化器，将口含嘴放入口中，紧闭嘴唇经口深吸气，呼气时经鼻呼气，如此反复，10～15 分钟将药液雾化完毕
整理用物	关闭电源，取下雾化器，整理用物，洗手，协助患者漱口、拍背及咳痰
清洁	清洗雾化器药杯、口含嘴及管路，并晾干备用

（2）注意事项

1）体位：老人取坐位、半卧位或半坐卧位，可使膈肌下移，提高呼吸深度，增大气体交换量，利于吸入药物沉积到细支气管及肺泡。

2）雾化吸入时将口含嘴含入口腔，嘴唇包裹住口含嘴。

3）深而慢的呼吸有利于气溶胶的沉积，应学会正确的吸入方法。一呼：尽量呼出胸腔里面的气体；二吸：将咬嘴放入嘴里慢慢吸气；三屏气：稍屏气让药物沉积达到治疗效果。

4）尽量选择咬嘴进行雾化吸入，咬嘴一般比雾化面罩吸入效果更好。

5）将药杯垂直于地面，勿倾斜角度大于 45°，否则容易导致药液流失，降低治疗效果。

6）使用过程中如感觉有任何不适，应立即停止。

7）在吸入治疗过程中，需检查是否还有清晰可见的雾化微粒从药杯中排出，一旦出现有不规则喷雾，应立即停止治疗。

8）吸入前后均需清水彻底漱口。若使用面罩进行吸入治疗，治疗前后均应洗脸，勿将药液残留在脸上。

9）每次治疗结束，雾化面罩宜采用温水冲洗，咬嘴和药杯可使用沸水烫洗，连接管路内部用温水冲洗，擦干外部，然后晾干，放入密封袋中备用，这样可减少感染的风险。

2. 定量吸入器　是一种利用手压制动、定量喷射药物微粒的递送装置，具有携带方便、操作简单的特点，其助推剂是氟利昂。常用的定量吸入器有万托林气雾剂、爱全乐气雾剂、必可酮气雾剂、普米克气雾剂等。

（1）优点：使用快捷、作用迅速（10%～15%药物可达肺内），携带方便，多计量装置，一般价格较便宜。

（2）操作步骤（以万托林气雾剂为例）

1）取掉气雾剂的盖套。

2）擦拭口含嘴。

3）检查附着在吸入器内外侧，包括口含嘴的盖上的松散物质，并用力摇匀，确保松散物质被弃去且吸入器内物质被充分混匀。

4）老人取坐位或立位，头略后仰，轻轻地充分呼气。

5）呼气后立即将气雾剂的口含嘴紧紧含在口中，深深地、慢慢地吸气，同时按下药罐并继续吸气。

6）吸入治疗结束后移开气雾剂，屏气 10 秒或在没有不适的感觉下尽量屏息久些，需多吸 1 剂时，至少等待 1 分钟后再重复。

7）清洁口含嘴后，将盖子套回口含嘴上。

8）使用清水漱口，清除口腔及咽喉部的残留药物。

（3）注意事项

1）气雾剂第 1 次使用或已超过一周未被使用时，应在吸入前向空气中试喷一次，确定有气雾喷出后再使用。

2）如需同时使用万托林气雾剂和必可酮气雾剂时，应先使用万托林气雾剂再使用必可酮气雾剂。

3）保持储物罐清洁：取出药罐，用清水彻底清洗后晾干备用，每周至少清洗一次。

4）应遵医嘱使用吸入剂量，如使用剂量超过既往使用剂量才能缓解，提示病情可能变化，需到医院就诊。

5）如药罐内有压缩气体，即便是空罐，也不可试图将它戳穿或焚烧，不可随意将药罐浸入水中。

3. 干粉吸入剂　可与吸气同步，吸入效果较好，且不含氟里昂，在慢性呼吸系统疾病的治疗中使用广泛。主要有涡流式、旋转式、碟式三种，常用的干粉吸入器有信必可都保、普米克都保，噻托溴铵粉吸入剂（思力华）和沙美特罗替卡松粉吸入剂（舒利迭）等。

（1）信必可都保

1）操作步骤：①一手握住红色旋柄，一手握住瓶盖，旋松并取出瓶盖，确保红色旋柄在下方。检查剂量显示窗，确保有足够剂量的药物。②一手将信必可都保竖直拿住，一手握住底盖，向一个方向旋转到底，再向反方向旋转到底，听到"咔嗒"一声，提示一次装药完成。③使用干纸巾擦拭口含嘴。④轻轻地充分呼气，呼气后立即将口含嘴紧紧含在口中（保持吸嘴与口成90°角），用力且深而长地吸气。⑤移开口含嘴，继续屏气5～10秒后恢复正常呼吸。⑥用清洁干纸巾擦拭口含嘴，保持口含嘴干燥清洁。⑦盖好信必可都保瓶盖。⑧使用清水漱口，清除口腔及咽喉部的残留药物。

2）注意事项：①使用新的信必可都保时，先进行初始化。初始化步骤同上所述步骤①、②。②当信必可都保的计量显示窗为红色背景时，表示药品剩余不超过10次剂量，应及时备药。

（2）思力华

1）操作步骤：①打开防尘帽，完全按下刺孔按钮，再松开。②向上打开思力华装置的防尘帽，然后打开吸嘴。③从药品包装中取出一粒胶囊，将胶囊放入思力华装置的中央室中。④用力合上吸嘴，直至听见"咔嗒"一声，保持防尘帽敞开。⑤手持思力华装置（吸嘴向上）按下装置侧面的绿色刺孔按钮一次，然后松开，此操作可在胶囊上刺出许多小孔，吸气时药物便释放出来。⑥轻轻地充分呼气。应避免呼气到吸嘴中。⑦呼气后立即将思力华吸嘴水平放置，紧含口中，用力且深而长吸气，此时可听到胶囊因吸气震动发出的声音。⑧移开嘴中的吸嘴，继续屏气5～10秒后恢复正常呼吸。⑨重复第7、8的步骤，全部吸出胶囊中的药物。⑩打开吸嘴，倒出并丢弃用过的胶囊，关闭吸嘴，清洁吸嘴，关闭防尘帽，将药粉及装置收好。⑪吸入治疗结束后清水漱口，清除口腔及咽喉部的残留药物。⑫每月清洁一次吸入器装置。打开防尘帽和吸嘴，然后向上推起刺孔按钮打开基托，用温水冲洗吸入器以除去粉末，擦拭干净后置于空气中晾干。

2）注意事项：①取胶囊时，将有开口提示的包装纸向上，水平放置拿取，避免胶囊掉落。②胶囊中的药物未被吸净时，可重复吸入，直至胶囊内无白色粉末。③一般一粒胶囊为一次吸入的量，不可将一粒胶囊分成几次的量。④如胶囊不慎暴露于空气，应考虑药物氧化失效，必须丢弃。

（3）舒利迭

1）操作方法：①一手握住准纳器外壳，另外一手拇指放在拇指柄上，拇指向外推动将外壳打开。②将准纳器吸嘴向着自己，拇指向外推动滑动杆，直至听见"咔哒"一声，表明一次吸入药物剂量已到位。在剂量指示窗有相应显示，不要随意拨动滑动杆以免造成药物的浪费。③轻轻地充分呼气。④呼气后立即将吸嘴水平放置，紧紧含在口中，用力且深而长地吸气。⑤取出吸嘴，继续屏气10秒（在没有不适的情况下尽量久地屏住呼吸）后恢复正常呼吸。⑥用清洁的干纸巾擦拭吸嘴，保持吸嘴清洁干燥。⑦关闭准纳器，将拇指放在拇指柄上，尽量快地向后拉，发出"咔哒"表明已关闭，滑动杆自动返回原有位置，并复位。⑧使用清水漱口，清除口腔及咽喉部的残留药物。⑨如需要吸入两吸药物，必须关闭准纳器后，再重复上述第1～8吸入步骤。

2）注意事项：①保持准纳器清洁干燥，未使用时，保持关闭状态。②呼气时不要对着准纳器的吸嘴，以免储药罐内药粉受潮影响治疗效果。③只在准备吸入药物时才可推动滑动杆。注意准纳器上计数窗的提示，药物接近用完时及时备药。

（五）不良反应及注意事项

1. 不良反应 包括声音嘶哑、口咽真菌感染、药物过敏、呼吸道感染、支气管痉挛、气道灼伤、无效气道水化、水肿及骨质疏松等。

2. 注意事项

（1）吸入治疗应在通风良好、清洁的环境下进行。

（2）吸入治疗前应清洁口腔，去除分泌物及食物残渣。

（3）掌握正确的吸入方法，深吸气，使药液充分到达支气管和肺内。

（4）使用面罩进行激素吸入治疗者，治疗前后均应洗脸，避免药液沉积面部或进入眼睛。

（5）吸入治疗时应取合适体位，雾化后痰液稀释者可刺激咳嗽，应及时协助翻身、拍背，帮助排痰，以保证呼吸道通畅。

（6）定期清洁消毒雾化器，避免吸入污染药液，导致呼吸道感染。

（7）避免超常规剂量使用β受体激动药，避免严重心律失常的发生，尤其是老年人。

（8）少数患者吸入治疗后不仅没有缓解支气管扩张，反而诱发支气管痉挛，即所谓"治疗矛盾现象"，其原因可能是药液低渗、防腐剂诱发、气雾温度过低或对药液过敏，应及时寻找原因，采取有效防治措施。

（9）使用压缩空气雾化吸入治疗时，应保持管道通畅。

（10）超声雾化具有加热的作用，可能会破坏药物的成分，不适用于含蛋白质或肽类药物的雾化治疗，也不适合混悬液的雾化治疗，如布地奈德。

（11）在慢性肺部疾病的长期维持治疗中，首先推荐采用定量吸入器或干粉吸入器给药，但部分患者病情较重、用药剂量较大或不能保证用药准确性，推荐采取压缩空气雾化吸入给药。

（12）首次进行吸入疗法的患者，密切观察有无支气管痉挛导致的呼吸困难。

五、知识拓展

（一）吸入疗法的历史

关于吸入疗法最早的记录来自于古埃及，公元前1554年的埃伯斯伯比（Ebers papyrus）就记载了通过吸入莨菪烟雾来治疗呼吸困难。当时还没有特制的吸入装置，人们把莨菪叶放在砖块上烤，使其中的莨菪碱气化，让患者吸入。

最早的吸入装置设计图来自 1654 年英国医生本内特（Christopher Bennet）的木刻画，但没有明确的记载表明图纸上的吸入装置是否制成了实物。英国医生马奇（John Mudge）首次使用设计了"马奇吸入器"，并由伦敦的工匠巴恩斯（William Barnes）制成实物。维多利亚女王时代，该装置广泛应用于多种药物，并沿用了 160 余年。

19 世纪初，英国将军金特（Gent）把古印度吸入曼陀罗叶的方法带到了英国。1817 年，汉佛莱（Humphrey）设计了使用水蒸气驱动的吸入器，但不清楚是否被制成实物，如果制作成功，这应是历史上第一款加压吸入器。

1844 年马克多（Maddock）对当时吸入装置进行了综述，并介绍了应用比较广泛的玻璃蒸汽吸入器。

19 世纪 40 年代末期，伦敦的钱伯斯（Chambers）医生尝试将硝酸银和硫酸铜吸入到肺部，其设计精巧独特，在吸入给药上首次应用了粒子工程学。美国波士顿的科内尔（William Cornel）进一步拓展这项工作，用于治疗支气管炎、喉炎及其他疾病。

1864 年，德国塞格尔（Emil Siegle）医生研制出了新型的干粉吸入器，主要是通过小型气炉形成气流；1868 年，亚当斯（Adams）医生对该装置进行了改进和完善，此后这种吸入器在多个国家应用。

同样在 1864 年，阿尔弗雷德·牛顿（Alfred Newton）发明了一种干粉吸入器，并申请了专利。尽管该装置的携带不是很方便，但研究者已经认识到药物粉末需要非常细小、干燥，才有良好的吸入效果，这也是现代干粉吸入装置理论的精髓。

1864 年吸入剂被正式列入美国药品处方集；1867 年英国药典首次收录了 5 种吸入剂，这是吸入治疗的重要里程碑，标志着吸入治疗的重要性得到了人们的认可。

（二）雾化吸入常见误区

1. 传统的联合用药雾化疗法 称为"呼三联"，即联合使用地塞米松、α-糜蛋白酶及庆大霉素雾化吸入治疗呼吸道感染。

地塞米松无雾化制剂，需经肝脏二次转化后作用于全身才能发挥药效，且不良反应大，与支气管黏膜组织结合较少，肺内沉积率低，在气道内停留时间短，疗效较差，不适合雾化吸入。

α-糜蛋白酶无雾化制剂，该药有视网膜毒性，吸入治疗时若接触眼睛易导致损伤。该药对肺组织有损伤，吸入后易诱发哮喘或加重炎症，不适合雾化吸入。

庆大霉素也无雾化制剂，该药吸入后在气道内吸收率低，无法有效控制炎症，容易诱发细菌耐药。此外，该药还可刺激气道上皮，加重上皮炎症反应，不适合雾化吸入。

2. 静脉制剂 含有防腐剂，吸入气道内可诱发哮喘发作。例如，临床常用的氨溴索制剂，国内尚无雾化制剂；非雾化制剂通常无法达到雾化的颗粒要求，无法通过呼吸道清除，容易在肺内沉积，增加肺部感染的发生率。

3. 中成药制剂 无雾化制剂，也无临床研究数据，不推荐作为雾化吸入剂使用。

（罗　瑶　方荣华）

第三节　冷热疗法

一、概述

冷热疗法是常用的一种物理治疗方法，是通过冷疗或热疗作用于体表皮肤，达到镇痛、止血、消炎、退热、促进舒适等局部或全身效果的一种方法。老年人随着年龄增长，人体各组织器官功能逐渐减退，其中皮肤的主要变化有干燥、变薄、水分减少、皮脂和汗液分泌减少、血液供应降低、皮下脂肪减少、缺少皮肤弹性、皮表易受损等，导致老年人对冷、热的敏感程度降低，在冷疗或热疗的过程中易存在安全隐患。因此，作为老年居家照护者，需要正确选择及应用各种不同的冷热疗法，掌握相关注意事项，并及时观察老年人反应，防止意外事件发生，达到促进疗效的目的。

（一）冷热疗法的概念

冷热疗法是利用温度低于或高于人体温度的物质作用于体表皮肤，刺激皮肤冷、温觉感受器，通过神经传导，使内脏器官和皮肤的血管收缩或舒张，从而使机体各系统的体液循环和新陈代谢发生改变，达到局部或全身治疗目的的方法。

（二）冷热疗法的效应

1. 生理效应　局部或全身使用冷热疗法时会使机体产生不同的生理效应，详见表 4-2。

表 4-2　冷热疗法的生理效应

生理指标	冷疗	热疗
血管收缩/扩张	收缩	扩张
毛细血管通透性	减少	增加
细胞代谢率	减少	增加
需氧量	减少	增加
血液黏稠度	增加	降低
血液流动速度	减慢	增快
淋巴流动速度	减慢	增快
神经传导速度	减慢	增快
结缔组织伸展性	减弱	增强
体温	下降	上升

2. 继发效应　是指冷疗或热疗超过一定时间，产生与生理效应相反作用的现象。例如，冷疗会使血管收缩，但持续冷疗 30～60 分钟后血管反而扩张，同时热敷会使血管扩张，但持续热敷 30～45 分钟后血管反而收缩。因此使用冷热疗法的时间应适当，以 20～30 分钟为宜，如果需要反复使用，必须中间休息给予 1 小时，让组织有复原过程。

二、冷疗法

（一）概念

冷疗法是利用温度低于人体温度的物质作用于机体局部或全身，以达到降温、减轻疼痛、减少出血、控制炎症等目的的方法。根据应用的面积及方式，冷疗法可分为局部冷疗法和全身冷疗法。局部冷疗法包括使用冰袋、冰囊、冷湿敷法等；全身冷疗法包括温水擦拭、乙醇擦拭等。

（二）适应证和禁忌证

1. 适应证

（1）局部软组织损伤初期（48小时内）、鼻出血、扁桃体摘除术后等：冷疗可以使局部血管收缩，毛细血管通透性降低，从而减轻局部充血；同时冷疗还可以使血液流动速度减慢，血液黏稠度增加，利于血液凝固控制出血，从而减轻局部充血或出血。

（2）高热、中暑、脑损伤等降温：冷疗直接作用于皮肤时，通过传导与蒸发的物理作用使热散发，降低体温。冷疗对脑损伤患者进行降温，可以减轻心脑细胞损伤，保护重要器官功能，对患者预后有重要作用。

（3）牙痛、烫伤、急性损伤早期：冷疗可以减慢神经冲动的传导速度，降低神经末梢敏感性，从而减轻疼痛；同时冷疗可使局部血管收缩，毛细血管通透性下降，减少渗出，从而减轻组织肿胀压迫神经末梢引起的疼痛。

（4）炎症早期：冷疗使局部血管收缩，血液流动速度减慢，细菌活力及细胞代谢速率降低，从而控制炎症扩散。

2. 禁忌证

（1）大面积组织受损、休克、动脉硬化、神经病变、周围血管病变、水肿、糖尿病等血液循环障碍者：循环不良及组织营养不足时，冷疗会使血管进一步收缩，加重血液循环障碍，导致局部组织缺血、缺氧而变性坏死。

（2）慢性炎症或深部化脓病灶：冷疗会使局部血流减少，妨碍炎症吸收。

（3）组织损伤、破裂或有开放性伤口处：冷疗会使血液循环速度降低，组织损伤增加，并且影响伤口的愈合，尤其是大范围的组织损伤，应禁止使用冷疗。

（4）对冷敏感者：冷疗可能会出现过敏症状，如红斑、荨麻疹、关节疼痛、肌肉痉挛等。

（5）昏迷、年老体弱、感觉异常、关节疼痛、心脏病等应慎用冷疗法。

（三）禁忌部位

1. 枕后、耳廓、阴囊处 易引起冻伤。

2. 心前区 可引起反射性心率减慢、房室传导阻滞、心房颤动或心室颤动。

3. 腹部 易引起腹泻、腹痛等。

4. 足底 易引起反射性末梢血管收缩影响散热，也可引起一过性冠状动脉收缩。

（四）不同冷疗法的操作方法

1. 局部冷疗法

（1）冰袋/冰囊

1）目的：降温、止血、镇痛、消炎及局部消肿。

2）操作前准备

评估：老年患者的年龄、体温、病情、治疗情况、局部皮肤情况、意识状态、活动能力、心理状态及合作程度。

老年患者准备：照护者向其解释说明使用冰袋、冰囊的目的、方法、配合要点及注意事项。

照护者自身准备：着装整洁、修剪指甲、洗手。

环境准备：明亮整洁，温度适宜，酌情关闭门窗，避免对流风直吹。

物品准备：冰袋或冰囊、毛巾、布套、冰块、木槌、帆布袋、冷水、脸盆、勺、洗液。

3）操作步骤

准备冰袋：将冰块装入帆布袋内，用木槌将冰块敲成核桃大小的小块，放入盆中用冷水冲去冰块的棱角，避免冰块棱角使患者感到不适，以及防止冰块棱角破坏冰袋导致漏水。用勺把小冰块装至冰袋 1/2～2/3 满，便于冰袋与皮肤的接触，排出冰袋内空气后再夹紧冰袋口，因为空气会加速冰的融化，使冰袋无法与皮肤直接接触。用毛巾擦干冰袋，用倒提的方式检查冰袋有无破损和漏水。将冰袋装入布套内（如无布套，可用干燥毛巾包裹），避免冰袋与皮肤直接接触而冻伤老人或引起不适感，同时布袋也有吸收冷凝水汽的作用。如无以上用品，可用矿泉水瓶冷冻后用干毛巾包裹替代。

协助老人采取舒适体位，注意保护隐私。

放置冰袋、冰囊：将冰袋置于需冷敷部位，或将冰袋悬挂吊起，仅冰袋底部与治疗部位皮肤接触，以减轻局部压力。高热老人降温时，将冰袋置于前额、头顶部或体表大血管流经处，如颈部两侧、腋窝、腹股沟等；扁桃体摘除术后患者降温将冰袋置于颈前颌下。

密切观察：冷敷过程中观察冰袋有无异常，局部皮肤是否出现发紫、麻木感，如有则立即停止使用。

冷敷 30 分钟后撤去冰袋，协助老人取舒适体位。将冰袋内冰水倒空，倒挂晾干，吹入少量空气后夹紧袋口，清洗布袋以备用。

4）注意事项：①冷疗最长时间不超过 30 分钟，冷疗 30 分钟后应测量体温，如需长时间冷疗要在休息 1 小时后再重复使用，以防止继发效应。②冷敷过程中随时检查冰袋、冰囊有无破损、漏水，袋口是否夹紧，冰块是否融化等，冰块融化后应及时更换或添加，保持布袋干燥。③观察冷敷部位局部皮肤情况，防止冻伤。询问老年人主诉，如有异常立即停止冷疗并给予相应处理。④若冷疗用于高热老人物理降温，当体温下降至 39℃以下时，应取下冰袋，并做好体温记录。

（2）冷湿敷法

1）目的：降温、消炎、消肿、镇痛、止血。

2）操作准备

评估：老年患者的年龄、体温、病情、治疗情况、局部皮肤状况、活动能力、心理状态及合作程度。

老年患者准备：照护者向其介绍使用冷湿敷的目的、方法、配合要点及注意事项。

照护者准备：着装整洁、修剪指甲、洗手。

环境准备：明亮整洁，温度适宜，酌情关闭门窗，必要时用窗帘或屏风遮挡。

物品准备：纱布两块、凡士林、棉签、一次性治疗巾、手套、换药用物、内盛冰水的容器、洗手液。

3）操作步骤

协助老人采取适宜体位，显露患处，注意保护隐私，在受敷部位下垫一次性治疗巾，受敷部位涂上凡士林，之后盖上一层纱布。

冷敷：戴上手套，将纱布浸入冰水中拧至半干，以不滴水为宜，抖开纱布敷于患处，如为老年高热患者降温则敷在前额，若冷敷部位为开放性伤口，需按无菌技术处理伤口。

密切观察：观察局部皮肤情况和老人的反应，保证舒适度。

冷敷结束后撤去纱布，擦干冷敷部位及受敷皮肤处的凡士林，脱去手套，协助老人取舒适体位，用物消毒后备用。

4）注意事项：①冷敷时每3～5分钟更换一次纱布，持续15～20分钟，保证冷敷效果，冷敷时间不超过30分钟，防止继发效应。②注意观察冷敷部位皮肤情况及老人的自身反应。③若为降温，冷湿敷30分钟后需测量老人体温。④纱布干湿要适度，以不滴水为宜。

2. 全身冷疗法 温水擦拭或乙醇擦拭。

（1）目的：为高热患者降温（利用乙醇的挥发性带走和吸收机体大量的热，同时乙醇又具有刺激体表皮肤使血管扩张的作用，散热的能力较强）。

（2）操作准备

评估：老年患者的年龄、体温、意识、病情、治疗情况、活动能力、皮肤情况、乙醇过敏史、心理状态及合作程度。

老年患者准备：照护者向其解释使用温水或乙醇擦拭的目的、方法、配合要点及注意事项。

照护者准备：着装整洁、修剪指甲、洗手。

环境准备：明亮整洁，温度适宜，酌情关闭门窗。

物品准备：盛2/3满32～35℃温水的脸盆（或25%～35%乙醇溶液200～300ml）、大毛巾、小毛巾、热水袋、布套、冰袋、洗手液。

（3）操作步骤：①协助老人采取适宜体位，松开盖被，注意保暖及保护隐私。②放置冰袋及热水袋，冰袋放置于头部，利于降温及防止头部充血而引起疼痛；热水袋放于足底，促进足底血管扩张，减轻头部充血，提高老人的舒适性。③协助老人脱去上衣，将大毛巾垫于擦拭部位下方，小毛巾浸入温水或乙醇溶液中，拧至半干，缠于手上包成手套状，以离心方向轻轻擦拭。④采取仰卧位擦拭双上肢，按颈外侧→肩→上臂外侧→前臂外侧→手背，侧胸→腋窝→上臂内侧→前臂内侧→手心的顺序进行擦拭。⑤采取侧卧位擦拭腰背部，按颈下肩部→腰部→臀部进行擦拭，擦拭完毕穿好上衣。⑥以仰卧位擦拭双下肢，按髂部

→下肢外侧→足背部，腹股沟→下肢内侧→内踝，臀下→大腿后侧→腘窝→足跟的顺序进行双下肢擦拭。⑦密切观察，尤其擦拭过程中注意观察老年患者有无出现寒战、面色苍白、脉搏及呼吸异常、皮下出血点等情况，如有异常应立即停止擦拭，并及时处理。⑧擦拭后取下热水袋，按需更换衣裤，擦拭30分钟后测量体温，如体温低于39℃，取下头部冰袋，准确记录体温。

（4）注意事项：①每侧（四肢、腰背部）擦拭3分钟，全过程不超过20分钟，以防继发效应。擦至腋窝、肘窝、手心、腹股沟、腘窝处稍用力并延长停留时间，利于局部散热。②擦拭过程中应注意观察老年患者的全身反应和局部皮肤情况，尤其是体弱、有心脏疾病者应注意机体的耐受能力，一旦发现异常，立即停止并处理。③乙醇过敏可引发过敏症状，严重者可导致休克，血液病患者用乙醇擦拭易导致或加重出血，因此乙醇过敏及患有血液病的高热老人禁止使用乙醇降温。④擦拭时以拍拭（轻拭）方式进行，避免用摩擦方法，摩擦易生热。⑤严禁擦拭心前区、腹部、足底。心前区冷疗可导致反射性心率减慢、心房颤动及房室传导阻滞；腹部用冷疗易引发腹泻；足底用冷疗可导致反射性末梢血管收缩而影响散热或引起一过性冠状动脉收缩。

三、热疗法

（一）概念

热疗法是利用温度高于机体温度的物质作用于人体局部或全身，达到促进血液循环、消炎、解痉和促进舒适等目的的方法。热疗法包括干热疗法和湿热疗法两种方式，干热疗法包括使用热水袋、红外线灯及烤灯等；湿热疗法包括热湿敷、温水坐浴及温水浸泡等。

（二）适应证和禁忌证

1. 适应证

（1）年老体弱、末梢循环不良、病情危重、早产儿等：热疗使局部血管扩张，促进了血液循环，将热从局部带到全身，升高体温，起到保暖、舒适的作用。

（2）胃肠痉挛、肾绞痛、腰肌劳损等：热疗可以使肌肉松弛，结缔组织伸展性增强，关节活动范围增大，减轻肌肉痉挛和僵硬症状，以及关节强直导致的疼痛；同时热疗可以使痛觉神经兴奋性降低，提高痛阈，使血管扩张，血流速度加快，改善了血液循环，加速了炎性物质的吸收和致痛物质的排出，从而减轻疼痛。

（3）乳腺炎、睑腺炎（麦粒肿）等：热疗可使局部血管扩张，血液循环加快，组织中毒素、废物的排出增快；同时使白细胞数量增多，吞噬能力增强，组织新陈代谢加快，从而增强机体局部或全身的抵抗力和修复力。炎症早期应用热疗，可以促进炎性物质的渗出及消散；炎症后期应用热疗，可以促进白细胞释放蛋白溶解酶，使坏死组织溶解，炎症局限。

（4）深部组织充血：热疗可使局部血管扩张，大量平时呈闭锁状态的动静脉吻合支开放，全身循环血量重新分布，浅表皮肤血流量增加，深部组织血流量减少，从而减轻深部组织充血。

2. 禁忌证

（1）未确诊的急性腹痛：热疗虽然能减轻疼痛，但容易掩盖真实病情，耽误诊断及治疗，同时有引发腹膜炎的危险。

（2）软组织扭伤或损伤初期（48 小时内）：热疗会促进血液循环，从而加重疼痛、皮下出血和肿胀。

（3）各种出血性疾病、脏器出血：热疗会使局部血管扩张，增加血管通透性及脏器的血流量，加重出血。血液凝固障碍的患者应用热疗会增加出血的倾向。

（4）面部危险三角区的感染：此处血管丰富且面部静脉无静脉瓣，热疗可使血管扩张、血流增加，导致细菌和毒素直接扩散至颅内，进入血液循环，造成颅内感染及败血症等。

（5）其他

1）恶性病变部位：热疗会加速正常和异常细胞的新陈代谢，促进血液循环，从而加重病情，同时使肿瘤细胞转移、扩散。

2）金属移植物部位、人工关节：金属导热性能良好，热疗容易造成烫伤。

3）皮肤湿疹：热疗可以使皮肤受损加重，使患者痒感增加，从而造成不适。

4）急性炎症：热疗会使局部温度升高，利于细菌繁殖及分泌物增加，加重病情，如中耳炎、牙龈炎、结膜炎等炎症。

5）心、肝、肾功能不全者：大面积的热疗使皮肤血管扩张，内脏器官的血液供应减少，从而加重病情。

6）麻痹、老年体弱、感觉异常者、婴幼儿慎用。

7）睾丸：热疗会破坏精子和抑制精子发育。

8）孕妇：热疗会影响胎儿的生长。

（三）不同热疗法的操作方法

1. 干热疗法

（1）热水袋

1）目的：保暖、镇痛、解痉、舒适。

2）操作准备

评估：老年患者的体温、年龄、病情、意识、治疗情况、局部皮肤状况、活动能力、心理状态及合作程度。

老年患者准备：照护者向其解释使用热水袋的目的、方法、配合要点及注意事项。

照护者准备：着装整洁、修剪指甲、洗手。

环境准备：明亮整洁，温度适宜，酌情关闭门窗。

物品准备：热水袋、布套、水温计、毛巾、热水及盛装容器、洗手液。

3）操作步骤

准备温度适宜的水：成人热水袋水温为 60～70℃，但对于老年人，尤其昏迷、感觉迟钝、周围循环障碍等的老年患者，水温应低于 50℃。

准备热水袋：放平热水袋，去掉袋口塞、一手持热水袋口边缘，一手装热水，一边装一边提高热水袋，防止热水溢出，装至 1/2～2/3 满即可，装水过多会使热水袋膨胀变硬，导致舒适度下降。缓慢放平排出袋内空气后拧紧塞子，以防止袋中空气影响热的传导。用毛巾擦干热水袋，倒提检查热水袋有无破损，以防漏水。将备好的热水袋装入布套内，避免热水袋直接与老年患者的皮肤接触，增加舒适度。

协助老人取舒适体位。

放置热水袋：将热水袋置于所需部位，热水袋口朝向身体外侧，小心谨慎，避免烫伤。

密切观察：观察热敷效果、热水温度及老人反应等，如皮肤出现疼痛、潮红、水泡等，应立即停止使用，并且在局部涂上凡士林保护皮肤。

操作后处理：去除用物，协助老人取舒适体位，处理用物，将热水袋倒空，倒挂晾干后吹入空气，旋紧塞子，以防两层橡胶粘连，布袋洗净备用。

4）注意事项：①热水袋热敷时间不超过 30 分钟，需长时间使用者需间隔 1 小时后再重复使用，避免继发效应。②热水袋使用前需检查塞子与热水袋是否配套，使用过程中需检查热水袋是否漏水，如有及时更换。③使用热水袋热敷炎症部位时，热水袋灌水 1/3 满即可，避免压力过大，引起局部疼痛。④使用过程中密切观察局部皮肤，如有潮红、疼痛等立即停止，并局部涂凡士林保护皮肤。⑤对于昏迷、感觉迟钝、周围循环障碍等老年人，水温应低于 50℃，热水袋需用毛巾进行包裹，预防烫伤。

（2）红外线灯/烤灯

1）目的：镇痛、消炎、解痉、促进创面干燥结痂、肉芽组织生长，利于伤口愈合。

2）操作准备

评估：老年患者的年龄、病情、意识、治疗情况、局部皮肤状况、活动能力、心理状态及合作程度。

老年患者准备：照护者向其解释烤灯的目的、方法、配合要点及注意事项。

照护者准备：着装整洁、修剪指甲、洗手。

环境准备：明亮整洁，温度适宜，酌情关闭门窗。

物品准备：红外线灯或鹅颈灯、洗手液，必要时备有色眼镜。

3）操作步骤：①协助老人取舒适体位，显露患处，注意保护患者隐私。②调节灯距为 30～50cm，温度以手试温，温热即可，照射时间为 20～30 分钟。③前胸及面颈部照射时应戴有色眼镜或用纱布遮盖保护眼睛。④每 5 分钟观察治疗效果与反应，观察有无过热、头晕、心慌等感觉及皮肤有无发红、疼痛等，如有则立即停止使用并做相应处理。⑤照射结束后，协助老人取适宜体位，将冷却后的烤灯或红外线灯擦拭整理备用。

4）注意事项：①眼睛内含有较多的液体，对红外线的吸收较强，如红外线直接照射可能引发白内障，所以对前胸及面颈部进行红外线照射时应戴有色眼镜或用纱布遮盖。②意识不清、血液循环障碍、局部感觉障碍、瘢痕等特殊老人使用烤灯治疗时应加大灯距，防止烫伤。③根据照射部位选择不同功率的灯泡，如照射胸、腹、腰、背部选用 500～1000W 的灯泡，照射手、足部选择 250W（鹅颈灯 40～60W）的灯泡；使用过程告知老年患者勿触摸灯泡或用布覆盖烤灯，防止烫伤及发生火灾。④红外线多次照射治疗后，治疗部位皮肤可出现色素沉着、网状红斑等。⑤若照射过程中局部皮肤呈现紫红色应停止照射。⑥照射完毕休息 15 分钟才可外出，以防感冒。

2. 湿热疗法

（1）热湿敷法

1）目的：消炎、镇痛、消肿、解痉。

2）操作准备

评估：老年患者的年龄、病情、治疗情况、局部皮肤或伤口状况、活动能力、心理状态及合作程度。

老年患者准备：照护者向其解释使用热湿敷的目的、方法、配合要点及注意事项。

照护者准备：着装整洁、修剪指甲、洗手。

环境准备：明亮整洁，温度适宜，酌情关闭门窗。

物品准备：热水瓶、脸盆（内盛热水）、两块纱布、凡士林、棉签、一次性治疗巾、棉垫、水温计、手套、洗手液。

3）操作步骤：①协助老人取舒适体位，显露患处，注意保护患者隐私，将一次性治疗巾铺于受敷部位下，受敷部位涂凡士林并盖一层纱布。②戴上手套，将敷布浸入热水中，水温为 50～60℃，拧至不滴水为宜，置于手腕内测试纱布温度，不烫手即可。③抖开、折叠纱布敷于患处，盖上棉垫。热敷过程中及时更换脸盆内热水维持水温，如感觉过热，可掀起纱布一角散热，每 3～5 分钟更换一次纱布，若热敷部位有伤口，须按无菌技术处理伤口。④热湿敷过程中密切观察热湿敷效果及反应，观察皮肤颜色及全身情况，防止烫伤。⑤热湿敷完毕轻轻拭干热敷部位，勿用摩擦的方法擦干，因皮肤长时间处于湿热气中容易破损。⑥脱去手套，协助老人取舒适体位，整理用物。

4）注意事项：①热湿敷持续 20～30 分钟。②在热湿敷不需禁忌局部压力的情况下，可用热水袋放在敷布上方再盖大毛巾，以维持热湿敷温度。③热湿敷的温度为 50～60℃，热湿敷前先将纱布放于手腕内侧进行试温，以不烫手为宜。过程中密切观察局部皮肤情况，避免烫伤。④面部热湿敷患者，热湿敷完毕 30 分钟后才可外出，以防感冒。

（2）温水坐浴法

1）目的：消肿、镇痛、消炎、促进引流。温水坐浴法可用于肛门、会阴疾病及其术后。

2）操作准备

评估：老年患者的年龄、病情、意识、治疗情况、伤口状况、活动能力、心理状态及合作程度。

老年患者准备：照护者向其解释使用热水坐浴的目的、方法、配合要点及注意事项，排便、排尿，清洗局部皮肤。

照护者准备：着装整洁、修剪指甲、洗手。

环境准备：明亮整洁，温度适宜，关闭门窗。

物品准备：消毒坐浴盆、热水瓶、水温计、药液（遵医嘱配置）、毛巾、无菌纱布、洗手液、坐浴椅。

3）操作步骤：①准备坐浴药液，根据医嘱配置药液于坐浴盆内 1/2 满，水温为 40～45℃，避免烫伤。②放置坐浴盆于坐浴椅上。③协助老人将裤子退至膝部，显露患处，注意保护隐私。④取坐位，用纱布蘸取药液清洗外阴部皮肤，待适应水温后坐入浴盆中，臀部需完全泡入水中，期间随时调节水温，冬季注意保暖。⑤坐浴过程中密切观察效果及反应，若出现面色苍白、眩晕、软弱无力、脉搏加快等情况，应立即停止并及时处理。⑥坐浴完毕用纱布擦干臀部，协助老人穿好裤子、休息，用物消毒后备用。

4）注意事项：①每次坐浴时间为 15～20 分钟。②热水坐浴前照护者应协助老年患者排便、排尿，避免热水刺激肛门、会阴部而引起排便、排尿反射。③热水坐浴部位有伤口时，必须使用无菌的坐浴盆、药液及用物，坐浴后使用无菌技术处理伤口。④女性患者若有阴道出血或处于盆腔急性炎症期等不宜坐浴，防止感染。⑤坐浴过程中密切观察患者面色、呼吸、脉搏等，如有头晕、眼花、乏力、心慌、面色苍白等症状，应立即停止，协助上床休息，及时处理。

（3）温水浸泡

1）目的：镇痛、消炎、清洁、消毒创面。温水浸泡用于手、前臂、足、小腿部感染。

2）操作准备

评估：老年患者的病情、治疗情况、局部皮肤及伤口状况、活动能力、心理状态及合作程度。

老年患者准备：照护者向其解释使用温水浸泡的目的、方法、配合要点及注意事项。

照护者准备：着装整洁、修剪指甲、洗手。

环境准备：明亮整洁，温度适宜，酌情关闭门窗。

物品准备：热水瓶、药液（遵医嘱准备）、浸泡盆（大小及深度根据浸泡部位选用）、长镊子、纱布、洗手液，必要时备换药用物。

3）操作步骤：①配置浸泡药液，按照医嘱配置药液放于浸泡盆内 1/2 满，调节水温为 43～46℃。②协助老人取舒适体位，显露患处，注意保护隐私。③将肢体缓慢置于浸泡盆内，让患者逐渐适应，必要时用长镊子夹取纱布轻拭清洁创面。④密切观察，观察浸泡效果及反应，局部皮肤有无发红、疼痛等，如水温不够，需先移开浸泡肢体后再加热水，防止烫伤。⑤浸泡完毕擦干浸泡部位，撤去治疗用物，协助老人取舒适体位，如有伤口则需按无菌技术处理后再行用物处理。

4）注意事项：①每次浸泡时间不超过 30 分钟。②浸泡过程中密切观察局部皮肤情况。③浸泡部位有伤口时，浸泡盆、药液及用物必须无菌，浸泡后使用无菌技术处理伤口。④浸泡温度不足时，应将肢体移开后再添加热水。

四、知识拓展

1. 冰帽　需在专业人员指导下使用。

1）目的：降低头部温度，预防脑水肿，降低脑组织代谢率，减少耗氧量，减轻脑细胞损害。

2）操作准备（除物品准备外，余准备同冰袋法）

物品准备：冰帽、冰块、海绵、肛表、冷水、盆、帆布袋、木槌、勺、水桶、手消毒液。

3）操作步骤：①准备冰袋，同冰袋法。②协助老人取舒适体位，酌情关闭门窗，保护患者隐私。③放置冰帽，将头部置于冰帽中，后颈部及双耳垫海绵，防止枕后及双耳冻伤；

排水管放水桶内。④密切观察，观察枕后及双耳皮肤情况，防止冻伤、耳廓麻木、青紫发生，监测肛温，维持肛温在33℃左右，不可低于30℃，防止房室传导阻滞、心房颤动及心室颤动等并发症发生。⑤操作后处理，同冰袋法。

4）注意事项：①观察冰帽有无漏水、破损、冰块是否融化等，冰块融化后应及时添加或更换。②时间不超过30分钟，防止发生继发效应。

2. 化学制冷袋　可以代替冰袋，维持时间为2小时，有实用、方便等特点，共分为两种，一种是一次性化学制冷袋，另一种则可反复使用（又称超级冰袋）。一次性化学制冷袋是将两种化学制剂分成两部分装在特制的密封聚乙烯塑料袋内，使用时混合两种化学制剂即可；超级冰袋是里面装有凝胶或其他冰冻介质的冰袋，放入冰箱4小时其内容物由凝胶状态变为固态，使用时从冰箱取出，吸热后又由固态变为凝胶状态，消毒液擦拭消毒冰袋外侧后放回冰箱，其过程可逆，可重复使用。

3. 化学加热袋　是密封的塑料袋，内有两种化学物质，使用时将两种化学物质充分混合，使之发生反应而产热，初期热度不足，随后逐渐加热并达到一个高峰期（最高温度可达76℃），平均温度为56℃，可持续使用2小时。使用方法与热水袋相同，注意必须加布套或包裹后使用。

（张　露　邓学学）

第四节　安全照护

随着年龄增长，人体器官、组织及细胞逐渐发生功能、形态、代谢等的一系列退行性变化，影响老年人对周围环境的理解与感知能力，使其生活质量大幅下降，安全隐患逐渐升高。老年人身体虚弱，在日常生活中容易发生意外，如跌倒、噎呛、烫伤等。因此，照护者应了解并掌握影响老年人安全的危险因素、安全保护方法及措施，从而能够预见老年人可能发生的安全问题，以便给予适当的处置，确保安全照护。本节就居家老年人常见的安全问题及措施进行阐述。

一、跌倒

（一）概述

跌倒是常见的老年综合征，指人体被迫改变正常的姿势而停留在较低的平面（如地面、台阶等）上，是一种不能自我控制的意外事件。资料显示，老年人因跌倒而受重伤或死亡的风险最大，跌倒概率也随年龄递增，年龄越大，风险越高，80岁以上老年人跌倒的年发生率可达50%。我国65岁以上老年人每年跌倒发生人数达3000万，因跌倒导致的直接医疗费用高达50亿元以上，间接费用高达800亿元以上，成为世界上因跌倒负担最重的国家。

（二）导致跌倒的因素

跌倒的发生是多种因素相互作用的结果，其中常见的危险因素包括外在因素和内在因素两大类。外在因素是自身以外，环境中的危险因素。内在因素则包括生理因素、药物因素、病理因素、心理因素、其他因素。

1. 外在因素 即机体自身以外对身体造成影响的因素。

（1）穿戴不合身：如穿不防滑的拖鞋、佩戴度数不合适的眼镜、穿着不合身的裤子、行动不便时未使用助行器等。

（2）户外环境因素：如雨雪天气外出或外出时人多拥挤，路面不平坦，以及周围环境危险等。

（3）室内环境因素：地面湿滑、不平、有障碍物；室内光线昏暗或过于强烈；用物摆放不当，稳定性差；楼梯及浴室没有扶手等。

2. 内在因素 即人体在不借助外力的情况下，自身产生的因素对身体所造成的影响，通常不易察觉且不可逆转。

（1）生理因素：由于中枢、周围神经系统的控制能力降低，视力、视敏感度、视觉分辨率下降，反应迟缓，肌力减弱，下肢乏力、步态的稳定性降低等生理因素均可导致老年人跌倒。

（2）药物因素：老年人对药物的耐受性和敏感性较差，易发生不良反应。加之很多药物会影响意识、视觉、血压、血糖、步态、平衡等，大量或多种药物联合使用也可增加跌倒风险。例如，常用的利尿药、降糖药、镇静药、抗心律失常药、抗高血压药、抗焦虑药、催眠药、肌肉松弛药、抗精神病药、泻药和血管扩张药等，均易导致跌倒。

（3）病理因素：老年人常患有心脑血管等急、慢性病，可影响中枢神经系统功能、骨骼肌肉力量协调及感觉传入、认知功能等，均易导致跌倒。

（4）心理社会因素：认知能力和精神状态与机体对环境、步态及平衡的控制能力有关。情绪不佳、焦虑、沮丧及其导致的社会隔离均可增加跌倒风险。老年人高估自己的体能，不愿意让人照护，以及害怕跌倒，这种心理暗示可限制老年人的正常活动，从而降低其活动能力，影响步态和平衡能力，最终导致功能缺陷，增加跌倒风险。

（5）其他因素：老年人洗澡时间过长、突然改变体位、过量饮酒、脱水等均可引起短暂性脑缺血，从而导致跌倒发生。

（三）跌倒风险管理

对跌倒风险进行评估，筛查跌倒高风险人群，有助于照护者更好地做好跌倒防范措施，指导老年人日常生活，保障其安全。本节主要介绍常用的 Morse 跌倒评估量表、跌倒危险因素评估及干预量表。

1. Morse 跌倒评估量表 该量表包括跌倒史、超过一个医学诊断、使用行走辅助工具、年龄≥60 岁、步态、认知状态、药物治疗 7 项风险值，总分为 125 分。得分＜25 分表示跌倒低风险；得分为 25～45 分表示跌倒中度风险；得分＞45 分表示跌倒高度风险，得分越高说明跌倒风险越大，见表 4-3。

表 4-3 Morse 跌倒评估量表修订表

项目	评分
跌倒史	无：0 分；有：25 分
超过一个医学诊断	无：0 分；有：15 分
使用行走辅助工具	卧床休息或不需要使用：0 分；使用拐杖、手杖、助行器：15 分；扶住墙或其他物品行走：30 分
年龄≥60 岁	无：0 分；有：10 分
步态	步态平稳或卧床无法活动：0 分；双下肢乏力：10 分；残疾或功能障碍：20 分
认知状态	量力而行：0 分；高估自己或忘记自己受限制：15 分
药物治疗	无：0 分；有：10 分

2. 跌倒危险因素评估及干预量表　该量表由老年人跌倒常见危险因素及相关干预措施组成，危险因素包括直立性低血压、步态问题、不安全地如厕或沐浴等 8 项危险因素组成，并针对各项危险因素制订了相应的干预措施，见表 4-4。

表 4-4 跌倒危险因素评估及干预量表

危险因素	干预措施
直立性低血压	行为治疗，如使用踝泵或握拳；抬高床头
至少同时服用了 4 种药物	与患者一同回顾用药情况
不安全地如厕或沐浴	移动训练；改造环境设施，安装扶手，抬高马桶座位等
环境因素造成的跌倒或绊倒风险	适当改造，去除居家安全隐患
任何的步态问题	步态训练，适度的平衡和力量训练
任何的移动或平衡问题	适当的平衡、移动训练；环境设施的改善
上下肢肌肉力量障碍或关节活动障碍	抗阻力训练
使用苯二氮䓬类药物或其他镇静催眠药	正确使用药物，睡眠障碍非药物治疗方法；逐渐减少药物剂量和停药

（四）跌倒预防措施

调查显示，老年人的跌倒大多数发生在室内，其中 1/3 的跌倒发生在次卧，其次发生在门口、淋浴室、厨房、楼梯等居家场所。因此，营造一个安全的居家环境、合理放置居家设施，以及照护者给予良好的照护可显著减少或避免老年人发生跌倒。

1. 营造安全、舒适的居家环境　首先应评估居家环境、居家设施的放置及周边环境。环境评估主要评估影响老年人功能障碍的因素及居住环境的安全因素，如室内温湿度是否适宜，光线是否充足，地面是否平整、干燥，有无障碍物，家具放置是否合理，坐便器高低是否合适，浴室马桶等位置是否设置扶手及防滑垫，其他有无可能造成老年人跌倒的障碍物体，以及当老年人感到身体不适时是否能够及时寻求帮助等。

2. 心理及生活照护　照护者应主动关心老人，观察其情绪变化，及时进行心理疏导，使其感受到家人及朋友的关爱。日常生活中为老年人选择合身的衣裤及鞋子，常用物品也放在易拿取处，外出时建议有人陪同。

3. 遵医嘱合理用药　老年人基础疾病较多，需要长期口服各类药物。照护者应指导老年人遵医嘱规律服药，避免随意增减药物，注意观察药物疗效及不良反应，避免发生跌倒及其他不良事件。

4. 运动及选择合适的辅助工具   适当运动可预防肌肉萎缩、增强肌肉张力、避免关节僵硬。老人的活动应遵循适度及循序渐进的原则。照护者要积极鼓励并引导、协助老人进行功能锻炼。对步态不稳、平衡功能稍差者，应有计划地进行功能锻炼并选择合适的辅助工具（如拐杖、助行器等），可有效降低跌倒风险，从而减少跌倒致骨折的发生率，外出时需有照护者的陪伴，以免发生跌倒等意外。

5. 定期体格检查   可筛查出老年人跌倒高危因素，以便针对性地采取预防措施。通过跌倒相关知识宣教，提高老年人对跌倒危险因素及预防措施的认知度，提高其独立生活及自我管理的信心和能力。对既往发生过跌倒的老年人，照护者应耐心询问跌倒原因及细节，并及时做好心理护理，解除老年人对跌倒的焦虑、恐惧心理。

（五）跌倒处理

老年人因为多种慢性病及多重用药，若伴有骨质疏松，跌倒后易发生骨折。老年人在家中跌倒后，照护者不要马上扶起，需先评估其意识状况，依次从头部往下肢进行检查，确定受伤部位后给予相应的处置，避免未经评估造成老人二次伤害。老年人跌倒后处置是否得当，对其预后和今后的生活质量起着重要的作用。

1. 跌倒后意识不清者   照护者发现老年人跌倒，评估其意识不清，应立即拨打 120 急救电话，并根据受伤的程度进行相应的处理。

（1）伴呕吐，应立即将头偏向一侧，清除口鼻腔内的呕吐物，保持气道通畅，防止窒息。

（2）呼吸、心搏骤停者，应立即进行心肺复苏。

（3）若怀疑脊柱骨折，应保持老年人身体制动，就地等待救护车到来。

（4）若伴抽搐，不要硬掰抽搐侧肢体，防止碰伤、擦伤、舌咬伤等。

2. 跌倒后意识清醒者   照护者发现老年人跌倒，评估其意识清醒，应询问老年人跌倒的具体情况及跌倒过程，如无法记起跌倒过程，或有口角歪斜、手足无力、剧烈头痛等，可能是脑血管意外或晕厥，应立即拨打 120 急救电话，或根据老年人受伤程度进行相应的处理，等待 120 急救的救治。

（1）若跌倒后出现局部疼痛或肢体活动障碍、关节畸形、肢体位置异常等，患肢应制动，等待 120 急救。

（2）若有外伤、出血，立即包扎止血，护送老人就医。

（3）若跌倒后局部发生扭伤及挫伤，照护者可给予局部冷敷，使血管收缩，减轻皮下出血及疼痛。

（4）若老人试图自行站起来，可协助其先缓慢坐起并观察有无不适，确认无碍后可缓慢起身站立。

3. 独居老人发生跌倒的现场处置   独居老人会在家中发生跌倒，如无明显外伤，应采用"挪、翻、俯、跪、立"安全起身。

（1）若是背部先着地，应弯曲双腿，挪动臀部到放有毯子或垫子的椅子或床旁，然后使自己较舒适地平躺，盖好毯子，避免受凉，如可能可寻求他人帮助。

（2）休息片刻，等体力准备充分后，尽力使自己向椅子的方向翻转身体，使自己变成俯卧位。

（3）双手支撑地面，抬起臀部，弯曲膝关节，然后尽力使自己面向椅子跪立，双手扶住椅面。

（4）以椅子为支撑，尽力站起来。

（5）休息片刻，部分恢复体力后，打电话寻求帮助，告知自己跌倒了。

二、噎呛

（一）概念及流行病学

噎呛是指在进餐时，饮食噎在食管的某一狭窄处，或呛到咽喉部、气管，引起呛咳、呼吸困难，甚至窒息。噎呛是老年人猝死的常见原因之一，医学上称为老年性食管运动障碍，民间又称"食噎"或"噎食"。老年人食管下括约肌松弛，神经反射性活动减退，吞咽肌群互不协调，致使吞咽发生障碍，易发生噎呛。因此，照护者应重视老年人的饮食照护，避免噎呛发生。资料显示，噎呛可发生在任何年龄阶段，但75%左右发生于老年人，80～90岁的老年人进餐时常会发生噎呛。据报道，美国每年约有4000人因噎呛猝死，占猝死病因的第六位。另外，老年人由于环境及生活习惯改变、疾病影响，也容易发生噎呛。

（二）导致噎呛的因素

随着年龄增长，老年人生理功能减退，疾病增多，极易导致噎呛发生。噎呛危险因素：生理、药物、病理、饮食、意识障碍、进餐时机不当、鼻饲及照护者等因素。

1. 生理　老年人随着年龄增长，口腔、咽、喉等部位的组织结构发生退行性改变，细胞发生老化，消化器官肌肉萎缩，咽反射功能减退，食管狭窄蠕动减弱，咀嚼功能及吞咽功能反射降低，牙齿残缺或脱落等，容易发生噎呛。

2. 药物　患有脑血管疾病及老年性痴呆症的老年人，在服用抗精神病药物治疗时，会有咽喉肌功能失调，产生饥饿错觉而出现暴饮暴食、抢食等现象，因而容易发生噎呛，可引起严重的呼吸困难，甚至窒息。安眠、镇静等类精神药物有抑制中枢神经系统的作用，其副作用可能有锥体外系反应，出现肌张力障碍而导致言语和吞咽功能失调，导致老年人发生噎呛。

3. 病理　老年人均有不同程度的脑血管病变，脑部病变会使咽反射迟钝，吞咽反射会出现不同程度障碍。老年痴呆患者智力低下，进餐自理能力差，多数伴有吞咽障碍且没有饱食感，有暴饮暴食、抢食的现象，容易发生噎呛。

4. 饮食　年糕、汤圆等黏性较强的食物或干硬的食物，若老年人戴有假牙，或无法自行进食，则无法彻底咀嚼及吞咽，易发生噎呛。

5. 意识障碍　意识障碍者发生噎呛的原因与张口反射下降、胃排空延迟、抵御咽喉部分泌物及胃内容物反流入呼吸道的能力下降有关。因此，意识不清或处于昏睡状态时喂食，易发生噎呛。

6. 其他　老年人在进餐时，因进餐过快或进餐时注意力不集中，边吃饭边讲话，情绪不稳定，引起食管痉挛、咽反射功能迟钝，造成食物误入气道发生噎呛。需要鼻饲的老年人，因鼻饲速度过快、量过多，体位不当，易发生噎呛；或因照护者知识缺乏，加之老年人自我防护能力差，增加了噎呛的风险。

（三）风险管理

对老年人进行噎呛风险评估，筛查高风险人群，有助于照护者更好地做好噎呛预防措施，降低噎呛的发生风险。

1. 病情观察　对老年人进行噎呛风险评估，根据风险等级制订有针对性的预防措施。严密观察其进食后有无呛咳、喘鸣、呼吸困难、面色苍白等症状。对安置保留胃管的老年人，每次鼻饲前应检查胃管位置，鼻饲时观察老年人有无呼吸急促、面色发绀等症状。

2. 风险评估　洼田饮水试验（water swallow test，WST）用于误吸和吞咽障碍的判断，适用于神志清楚，可配合的老年人。评估者让老年人取端坐位，嘱30ml温开水尽量一次性咽下，观察全部饮完时有无呛咳，并关注饮水次数及时间。此吞咽功能分为5级，Ⅰ级：能在5秒内顺利地一次咽下，无呛咳；Ⅱ级：能在5～10秒内分2次以上无呛咳地咽下；Ⅲ级：能在5～10秒内一次咽下，但有呛咳；Ⅳ级：能在5～10秒内分2次以上咽下，但有呛咳；Ⅴ级：在10秒内全部咽下困难，频繁咳嗽，见表4-5。

表 4-5　洼田饮水试验误吸和吞咽障碍判断

	误吸判断		吞咽障碍判断
无误吸	Ⅰ～Ⅱ级，不伴呛咳，洼田饮水试验阴性	不存在吞咽困难	Ⅰ级，洼田饮水试验阴性
存在误吸	Ⅲ～Ⅴ级，伴呛咳，洼田饮水试验阳性	存在吞咽困难	Ⅱ～Ⅴ级，伴呛咳，洼田饮水试验阳性

（四）预防措施

老年人发生噎呛的干预手段是多方面的，应在积极治疗原发病的同时，采取综合全面的措施。因此，要营造舒适的进餐环境，老年人需掌握正确的进餐姿势，照护者给予专业饮食照护、管路管理等可大幅减少或避免噎呛发生。

1. 进餐环境　营造一个安静、舒适、卫生的就餐环境，尽量避免不必要的干扰，让老年人保持情绪稳定，避免不良的刺激，如降低噪声、增亮照明、减少干扰等，从而提高进餐体验。

2. 进餐姿势　进餐姿势正确与否对预防噎呛有着重要的意义。下颚上扬姿势，不仅不便于吞咽，还会增加噎呛风险。老年人进餐时要取坐位，躯干直、头保持正中、上身稍前倾，头略低，下颌微向前，使舌骨肌的张力增高，喉上抬，食物容易进入食管。对于卧床的老年人，照护者应协助其取仰位，抬高床头30°～50°，头偏向一侧或将后背垫起呈坐位姿势。

3. 饮食管理　老年人进餐时不要催促，应鼓励其细嚼慢咽，进餐不要太快，也不能拖延时间太长。选择容易吞咽的食物，其特点为密度均匀、黏性适当、不易松散，通过咽部及食管时易变形且很少在黏膜上残留。进餐时要干稀搭配，不要只食用干硬、黏滞的食物，稠的食物比稀的安全，因为它能较满意地刺激触、压觉和刺激唾液分泌，使吞咽变得容易。对有刺、骨头的菜，先将其剔除。食物温度要适中，过冷、过热均可损伤口腔和食管壁黏膜，从而影响吞咽。

4. 管路管理　对有保留胃管的老年人，必须保证管路完好、通畅。鼻饲前照护者不仅要确认胃管在胃内，还要关注鼻饲液注入的速度、温度及量，一般以 38～43℃最为适宜，速度由慢到快，容量由少到多（每次最多不超过 200ml）。鼻饲前后还需用温热水冲洗胃管，防止堵管。对于卧床的老年人，照护者应先抬高床头再进行鼻饲，进餐完至少 30 分钟后再躺下，以免食物反流，引起噎呛。

（五）噎呛处理

老年人在家中发生噎呛后，照护者应立即询问其是否噎住了，并了解能否咳嗽或说话。照护者应快速做出判断，给予有效的施救，从而迅速清除呼吸道异物，使气道通畅。

1. 自救方法　应鼓励老年人低头咳嗽，重复进行，使异物尽快排出。这种方法适用于异物仅造成呼吸道部分堵塞，气体交换充足的老年人。亦可用勺子柄刺激咽喉，将堵塞的食物呕出或用手指将食物挖出。堵塞严重，刺激咽喉部不能将食物取出时，应根据老年人躯体情况，采取立位、坐位或俯卧位的方法为其进行急救处置。老年人也可将上腹部迅速倾压于坚硬的物体，如椅背、桌子边缘、扶手栏杆等，快速向前冲击腹部，或自己用双手冲击腹部，直至异物排出。

2. 他人救护方法　清醒的老年人取立位或坐位，采取"海姆利克"法急救。照护者站在老年人身后，双臂环抱住老人，一手握拳，使拇指指关节突出点顶住老人腹部脐上正中线部位，另一手的手掌按压在拳头的小指侧，嘱老人张开嘴巴，照护者连续快速的向内、向上推压冲击 6～10 次，使堵塞在气道的食物上移或排出气管。卧位的老年人取头低足高位，呈 30°～45°，协助老人张口，用手或勺子柄刺激咽喉，将食物抠出，或用力拍击老人胸背部，协助其将食物吐出。意识不清的老年人，取平卧位，头偏向一侧，协助老人张口并去除口腔内异物，照护者取骑跨姿势，一只手的掌根部顶住老人腹部脐上正中线部位，另一只手的手掌重叠于手背上，十指相扣，手掌上翘，利用掌根力量快速、连续地向内、向上推压冲击 6～10 次，使堵塞在气道的食物排出气管。

三、烫伤

（一）概述

烫伤是由高温液体（热油、沸水）、高温固体（烧热的金属等）或高温蒸汽等所致的组织损伤，是日常生活中最常见的意外伤害之一。老年人因机体器官及组织功能衰退，肢体反应能力及活动能力下降，皮肤的敏感性降低，阈值升高，皮肤感觉迟钝，触觉、痛觉和温觉减弱，易发生烫伤的风险。老年人发生烫伤后易引起并发症，加重原有疾病，更易造成伤口感染，难以愈合。严重威胁老年人的健康，给生活带来不便，生活质量也明显下降。国内一项调查研究提示，烫伤（包括热力烧伤、电烧伤、化学烧伤）在老年人群中的发生率是 2.0%～8.3%，且呈逐年递增的趋势。因此，老年人及照护者应了解发生烫伤的危险因素，尽量避免烫伤的发生。

（二）引起烫伤的因素

引起烫伤的因素主要包括生理因素、环境因素、病理因素、主观因素及照护者因素。

1. 生理因素　随着年龄增长，老年人器官生理功能逐渐衰退，各感官系统逐渐退化，对温度的敏感性明显降低，感觉、反应相对迟钝，皮肤组织老化、变薄，调节功能及神经末梢的敏感性下降，对疼痛刺激的回避反射减弱，易发生烫伤。

2. 环境因素　老年人黑色素细胞逐渐减少，对有害射线的抵抗力降低，若长时间暴露在强烈的日光下，皮肤易出现晒伤。

3. 病理因素　老年人大多会有多种不同程度的慢性病，如脑血管疾病、糖尿病等，这些老年人多伴有周围神经病变，痛觉、温觉减退，常因泡脚或使用热水袋温度过高，导致烫伤发生。

4. 主观因素　老年人因行动不便、视力衰退、生活自理能力下降，在日常生活中经常会发生不小心绊倒热水瓶、打翻热水杯等，或居家使用取暖器、烤灯时距离及温度不当，而导致皮肤烫伤。

5. 照护者因素　照护者对烫伤的危险因素评估不全，相关预防措施落实不到位，容易发生烫伤。

（三）烫伤居家预防措施

防止老年人发生烫伤的主要措施是提高老年人及照护者的防范意识及措施，掌握烫伤后的急救知识，从而预防或降低烫伤导致的伤害。

1. 知识宣教　向老年人及其照护者宣传预防烫伤方面的知识，了解烫伤发生的危险因素及后果，认识预防烫伤的重要性，增强其安全意识及防范意识。

2. 营造安全、舒适的居家环境　老年人的居家环境应尽量简洁，地面避免摆放热水瓶及其他制热家电，室内温湿度适宜，光线充足，室内每日定时开窗通风。

3. 用电/用火时避免遗忘　记忆力明显减退的老年人应尽量选择智能型家电，当温度过高或待机时间过长时，能自行断电。使用烧水壶时，宜选用有鸣叫提醒功能的类型，这样可减少因遗忘引发的意外。

4. 日常生活方面　沐浴时应先调试好水温再洗澡。正确使用热水袋、暖脚宝、电热毯等取暖设备，避免长时间使用。烹饪时，食材应尽量沥干水分，避免油飞溅，导致局部烫伤。

5. 预防低温烧伤　使用多源频谱仪或红外线治疗仪时，应保持合适距离，一般为30～50cm，时间不宜过长，以避免发生烧伤。对有感觉功能减退、思维和言语功能下降，以及肢体活动障碍的高龄老年人，应特别注意用热安全。

（四）烫伤处理

老年人在家中发生烫伤，应给予及时正确的处理，可降低受伤的程度。

（1）脱离热源，烫伤评估：发现老年人发生烫伤时，照护者可根据现场情况迅速协助其脱离热源，移至安全地带并判断伤情，根据烫伤的部位面积及烫伤的程度，采取相应措施，必要时寻求他人帮助。判断烫伤一般采用三度四分法，详见表4-6，烫伤面积分度详见表4-7。

表 4-6   烫伤深度的判定

深度	特点及临床表现	皮温	创面愈合过程
Ⅰ度烫伤	仅伤及表皮浅层，皮肤灼红，痛觉过敏，烧灼感，干燥，无水疱	略高	3～7天脱屑痊愈
浅Ⅱ度烫伤	伤及表皮的生发层和真皮乳头层，局部红肿，疼痛明显，有大小不等的水疱，内含淡黄色澄清液体，创面红润、潮湿	较高	1～2周愈合，不留瘢痕
深Ⅱ度烫伤	伤及真皮乳头层以下，有水疱形成，去除疱皮后创面微湿，红白相间，痛觉较迟钝	温度较低	3～4周痊愈，可遗留瘢痕，局部功能障碍
Ⅲ度烫伤	无水疱，创面干燥、苍白、焦黄、炭化，创面硬如皮革	局部发凉	3～4周脱痂，有瘢痕，局部功能丧失

表 4-7   烫伤面积分度表

程度	面积评估
特重度	总烫伤面积>50%或Ⅲ度烫伤面积>20%；或已有严重并发症者
重度	总烫伤面积为30%～49%或Ⅲ度烫伤面积为10%～19%；或面积未达到上述比例，但出现吸入性烧伤、复合伤、休克等其中一项情况
中度	总烫伤面积为10%～29%或Ⅲ度烫伤面积<10%
轻度	总烫伤面积<9%的Ⅱ度烫伤

（2）烫伤处理：立即用流动的冷水冲洗，降低皮肤的局部温度，以免热伤害继续深入皮肤深层。若穿着衣服或鞋袜的部位被烫伤，千万不要着急脱去，否则会使表皮随同鞋袜、衣裤一起脱落，这样不但加重疼痛，而且容易导致感染，以致延误病情。最妥善处理方法是仍然穿着衣裤或鞋袜，马上用冷水浇到烫伤处及周围，然后再脱去，必要时用剪刀剪开衣裤或鞋袜。

（3）持续在冷水中浸泡30分钟，若烫伤部位不能浸泡在水中进行"冷疗"时，则可将其部位用毛巾包好，再在毛巾上浇水。

（4）若家中备有药膏，烫伤创面可涂湿润烧伤膏，然后在烫伤处覆盖纱布或毛巾，避免感染。

（5）老年人烫伤面积超过1%时，应送医治疗。烫伤面积在10%～15%即可危及生命，应尽快送医院处理。对于颜面、四肢、生殖器、会阴部烫伤及Ⅱ度以上烫伤，无论面积大小，应立即拨打120急救电话，及时去医院做进一步治疗，途中为避免创面受到污染，可在创面盖一层干净衣物或床单。

四、走失

（一）概述

老年人走失是指其外出后找不到回家的路，因而不知下落。2016年《中国老年人走失状况白皮书》相关调研显示，我国每年走失老年人约为 50 万人，平均每天约有 1370 个老年人走失案例发生。老年痴呆、迷路及精神疾病是老年人走失的重要原因。

（二）引起走失的因素

65 岁以上老年人容易发生走失，比例达 80% 以上。引起走失的因素包括自身因素、环境因素、药物因素。

1. 自身因素 老年痴呆及精神疾病是导致走失的重要原因。老年人走失主要受幻觉、妄想支配，以及记忆力下降、幻觉、反应迟钝，更易走失。这些疾病没有得到及时的诊治，直接增加走失风险。

2. 环境因素 由于照护者监管不周、陌生环境等，发生走失。特别是空巢高龄老年人由于缺乏与子女和亲友之间的交流，在感情上和心理上缺乏支持，容易产生抑郁、焦虑等负面情绪，是导致高龄老年人"主动"走失的原因。

3. 药物因素 某些药物会导致老年人出现定向力障碍，如降压药、抗抑郁药、镇静催眠药。老年人因机体原因，药物代谢减慢，机体耐受性下降，增加了药物不良反应的发生，加大了走失风险。

（三）居家预防措施及处理

（1）照护者应多与老人沟通交流，使其感到温暖和依赖。对走失高风险者，外出一定要陪伴，建议牵着老人的手，告诉老人与照护者失去联系后应原地等待；或老人外出时携带定位器，携带标志卡，卡上标注其姓名、住址、联系电话，将卡缝在其外套上。

（2）保留老人最近的照片，一旦发现其走失，应立即组织寻找或报警。

（3）让老人携带具有定位功能的手表或手机，可在手机上下载定位软件，利用定位软件实时监控其活动情况，也可将老人经常活动的范围设置成"围栏"，当其走出这个范围，监护人电话就会收到报警短信，从而避免走失发生。

（4）一旦发现老年人走失，应立刻发动亲朋好友去其常去、可能去的地方寻找，或利用电视/广播媒体、现代化通信工具寻找，并报当地派出所。

（5）安排熟悉又可实施的活动，这样既可减少午睡或夜间游走机会，亦可分散高龄老人离家的意图。照护者陪伴老人外出，选择视线好，道路平坦、行走安全的地方散步。

（6）利用图画或文字做提示，增加老年人辨认环境的能力；利用颜色或布帘隐藏出口，使高龄老人不易察觉。使用感应门铃、离床警报器、走失警报器等以便老人离开住所时，照护者能及时获取信息。

五、安全器具的选择及使用

（一）拐杖

1. 概述 拐杖，又称手杖、拐棍。老年人因各种原因导致一侧或双侧下肢无力或功能障碍时，需要借助拐杖等辅助工具进行活动。拐杖是老年人"助走"的必备之器，它既可以稳步健身，又可以增强体力。老年人常因疾病或骨关节退行性改变导致步履蹒跚，若身边无支撑物，则很容易跌倒。因此，拐杖成为老年人身边最亲近的物品，充当老年人行走时的"第三条腿"。

拐杖由手柄、支柱和橡皮底端构成，是一种辅助行走的简单器械，通常是一根木制或金属棍子，顶端配有把手，供老年人手握行走，以稳定身体平衡。此外，也有三足或四足的拐杖，它增加了防滑作用，也加大了支撑面，能很好地提高老年人的平衡能力。步行容易疲劳或步行能力差的老年人可以选择带座拐杖，当老年人行走途中感觉疲劳时，可以随时坐下休息。

2. 拐杖的选择

（1）拐杖的长度：是保障老年人安全、最大限度发挥拐杖功能的关键，选择合适长度的拐杖可以使老年人行走起来更舒服、更安全，也使其手臂、肩膀和背部得到充分锻炼。老年人穿上鞋后站立，肘关节屈曲150°，腕关节背屈，小趾前外侧15cm至背伸掌面的距离即为拐杖的合适长度。拐杖的长度应因人而异，即扶手上缘应以脐部上两横指处为宜。

（2）拐杖扶手要求

1）扶手长度要超过手掌的宽度，这样老年人握起来，手腕会比较放松。

2）拐杖扶手握起来感觉要舒服，能确保老年人随时能用上力。

（3）拐杖材质

1）一般要选择结实、耐用、不易变形的木制拐杖，尽量不要用金属拐杖。

2）拐杖的重量建议250～350g，表面不要太光滑，握在手中应具有舒适、安全的感觉。

3）患有关节炎或脑卒中的老年人，需在医生的指导下使用专用的拐杖。

3. 拐杖的使用

（1）使用前的准备：使用前先检查拐杖是否处于完好备用状态，拐杖与地面接触的橡胶垫是否完好、调节高度按钮是否卡紧、拐杖的把手是否有松动等。当老人站直、握紧拐杖与腿平行时，手臂以与拐杖成30°角为宜。

（2）平地上行走时，老年人右手持杖，先向前移动拐杖，一只腿前行，然后另一只腿跟上，如此反复，身体保持平衡。

（3）若高龄老年人一侧肢体不灵便，可先从健侧手臂持杖前移，然后移动患肢，最后移动健肢，如此反复。

（4）上下楼梯行走时，如老年人一侧肢体不灵便，可以采取以下方法上下楼。上楼梯：健侧手持拐杖，站稳→拐杖上台阶→健肢上台阶→患肢跟上。下楼梯：健侧手持拐杖，站稳→拐杖下台阶→患肢下台阶→健肢跟上。

4. 使用拐杖的注意事项

（1）老年人步行时，照护者须陪伴左右。

（2）拐杖底端一定要有防滑的橡胶垫，橡胶和地面的摩擦力大，可以保持拐杖着地时又轻又稳，不会打滑。故需经常检查橡胶垫有无磨损，若使用时间长，橡胶垫脱落，应及时更换，以防摔倒。

（3）行走前检查拐杖是否稳固，橡胶垫是否松脱。

（4）穿着长度合适的裤子（不拖地）及防滑鞋。

（5）确保行走周围环境安全，地面干燥，道路通畅，无障碍物，以免跌倒。

（6）行走前先站稳，步伐不宜太大，速度不宜太快。

5. 适宜人群

（1）老年人在行动时，若感觉自己身体平衡性不好，需要借助支撑物才能保持身体平衡，应该使用拐杖。

（2）视力不好的老年人也应该使用拐杖，帮助其避让行走途中的障碍。

（3）为避免跌倒，严重骨质疏松症老年人建议使用拐杖。

（二）助行器

1. 概述　助行器为步行辅助器，是一类辅助人体支撑体重，保持平衡和辅助行走的器具。老年人行走时容易腰酸腿疼，走路不稳，需要一个助行器来辅助行走，以防跌倒发生。助行器适用于上肢有力量支持及有意识去操作的高龄老年人。助行器是在拐杖的原理上设计而成的，与拐杖相比，稳定性和方便性更好。

2. 助行器的选择及使用　见表4-8。

表 4-8　助行器的选择及使用

种类	适用人群	使用方法
交替式助行器	下肢肌力弱，平衡功能较差的老年人	扶架左右交替向前移动，交替迈步
抬起式助行器	下肢肌力弱，平衡功能较差，但上肢力量较强的老年人	由老人抬起框架或向前放，然后迈步和移动身体，移动性好，但速度慢
前轮式助行器	上肢肌力差，提起助行器有困难的老年人	容易移动
轮式助行	双下肢无力，上肢肌力较弱，手及腕力弱的老年人	可以将肘部支托在台上以承担部分体重和保持身体平衡

3. 使用注意事项

（1）老年人迈步时不要过于靠近助行器，也不要离助行器太远，否则会干扰平衡，有发生跌倒的风险。

（2）在使用助行器前，应仔细检查助行器是否调整到适宜高度，螺丝是否松动，橡胶垫有无磨损，以保障助行器的安全性。

（3）检查步行环境，地面平整、干燥，不宜过于光滑。

（4）使用助行器时应穿合适的服装，不宜穿过长的裤子，也不宜穿拖鞋，建议穿防滑鞋进行练习。

（5）开始使用助行器时应遵循循序渐进的原则，逐步增加练习强度。

（叶思思　邓学学）

第五节　卫生照护

卫生照护是指促进个体生理和心理健康的照料和护理。由于受年龄及疾病的影响，老年人的自我照顾能力降低，通常无法满足自身清洁需要。机体卫生状况较差，对老年人的生理和心理方面均会产生不良影响，因而做好卫生照护，可以有效地预防感染与并发症的发生，使老年人身心处于最佳状态。

一、皮肤护理

皮肤是我们身体最大的器官，由表皮、真皮和皮下组织组成。皮肤还包括由表皮衍生出的附属器，如毛发、皮脂腺、汗腺和指（趾）甲等。完整的皮肤具有保护机体、调节体温、感觉、吸收、分泌及排泄等功能。皮肤的新陈代谢旺盛，其代谢产物如皮脂、汗液及表皮碎屑等与外界细菌及尘埃结合形成污垢，黏附于皮肤表面，如果不及时清除就会刺激皮肤，降低皮肤的抵抗力，破坏皮肤的屏障作用，成为细菌入侵的门户，造成感染。所以，做好皮肤的清洁与护理有助于维持身体的完整性，使人体感觉舒适，预防感染，防止压力性损伤及其他并发症的发生，同时还维护了老年人的自我形象，促使其身心健康。

（一）目的

（1）去除污垢，保持皮肤清洁，增加舒适度，增进健康。

（2）促进患者身体放松，增加患者活动的机会，防止肌肉挛缩和关节僵硬等并发症。

（二）评估

皮肤的状态反映其健康状态，也可提供卫生护理的线索。通过对皮肤的颜色、温度、柔软度、厚度、弹性、完整性、感觉等进行评估可以了解机体的变化。

1. 颜色　正常的皮肤是温暖、光滑、柔嫩、不干燥、不油腻，且没有发红和破损，无肿块与其他疾病的征象。正常人皮肤红润有光泽，皮肤颜色异常可能是机体的病变征兆。

（1）苍白：面色苍白，可能由血红蛋白减少所致，常见于休克或贫血患者；可能出现低血糖；也可能由环境较冷引起。

（2）发绀：口唇、面、耳廓、肢端皮肤黏膜呈青紫色，主要因单位容积血液中还原血红蛋白浓度增高所致。发绀常见于心肺疾病、周围血管疾病等，一般情况下，在皮肤上轻轻施加压力，使皮肤呈苍白状，除去压力，皮肤在 1 秒内恢复原来的颜色，但如果有发绀现象，受压处皮肤的颜色会首先从边缘处恢复，并且比正常皮肤恢复慢。

（3）潮红：面色潮红，由毛细血管扩张充血、血流速度加快及红细胞含量增多所致。一般情况见于运动、饮酒后、环境较热；疾病情况见于发热性疾病，如大叶性肺炎、猩红热、肺结核等。

（4）黄疸：皮肤、黏膜发黄，由血中胆红素浓度增高所致，多见于胆道阻塞等疾病。

（5）色素沉着：由于皮肤基底层的黑色素增多而致部分或全身皮肤色泽加深。

2. 温度　皮肤的温度有赖于真皮层的血循环量。皮肤温度可提示患者有无感染和循环障碍。若局部有炎症或有全身发热时，血液循环量增多，则局部皮温可增高。休克时，末梢循环差，则皮肤温度降低。此外，皮肤的温度还会受室温影响。

3. 柔软性和厚度　皮肤柔软性是指皮肤柔韧度或是否易于活动。儿童皮肤的柔软性最强，老年人最差。皮肤的含水量、油脂情况、质地、饱满性、真皮层纤维的弹性及皮肤水肿等可影响皮肤的柔软性。正常皮肤的厚度，如手掌、足掌皮肤较厚，而眼睑、大腿内侧皮肤则较薄；老年人皮肤较干燥、粗糙；男性皮肤较女性皮肤厚。

4. 弹性　评估皮肤弹性时可从前臂内侧提起一点皮肤，放松时如果皮肤很快复原，表明皮肤的弹性良好。一般老年人或脱水患者的皮肤有皱纹，提起少量皮肤再放松时，皮肤复原较慢提示皮肤弹性较差。

5. 完整性和损伤　正常皮肤是完整、无损伤的。评估皮肤有无破损，有无斑点、丘疹、水泡和硬结；观察并触摸皮肤的损伤和皮疹部位，注意皮肤损伤的范围是局部还是全身；对于行动不便的老年人，应注意评估其受压部位皮肤情况。

6. 感觉　自我感觉清爽、舒适，皮肤无任何刺激感；对冷、热和触摸等感觉良好。通过触摸评估患者皮肤的感觉功能，用轻而有力的压力触摸皮肤，询问感觉，同时让老年人描述对你手指温度的感受。若对温度、压力和触摸存在感觉障碍，提示其皮肤具有广泛性或局限性损伤。皮肤有瘙痒表明皮肤干燥或有过敏情况。

（三）不同部位皮肤卫生照护

1. 皮肤护理用品的选择　根据皮肤的状况，如干燥或油性、完整性、个人的喜好及使用目的和效果来选择皮肤护理用品。

（1）清洁用品：浴皂或沐浴液，可有效地清洁皮肤。人的皮肤为弱酸性质，用 pH 相近的清洁用品才能把毛孔充分打开达到深层清洁的目的，而碱性的清洁用品只能清洁到皮肤表面的污垢，且会带走皮肤表面的水分，从而伤害皮肤。皮肤自身有中和酸碱的作用，使用少量偏碱性的洗浴用品不会对人体产生损害，但若长期使用，则会使皮肤干燥、瘙痒。皮肤容易过敏的患者，应使用低过敏性的浴皂。对于皮肤特别干燥或皮肤有破损者，建议温水清洗。

（2）润肤剂：常用的润肤剂有羊毛脂和凡士林类护肤品，可在体表形成一层油脂面，防止水分蒸发，起到软化皮肤和润滑皮肤的作用。

（3）爽身粉：使用爽身粉可减少皮肤摩擦，吸收多余的水分，阻碍细菌的生长。一般涂抹在腋下、颈部、大腿褶皱处、肘弯、臀部。

2. 皮肤照护前准备

（1）环境准备：调节室温在 24℃以上，湿度为 50%～60%，关门窗。

（2）人员准备：必要时协助老年人大小便。

（3）物品准备：毛巾、梳子、浴毯、皮肤护理用品（浴皂、润肤剂、爽身粉等）、脸盆、水桶（桶内盛 37～39℃温水，根据年龄、季节和个人习惯调节水温）。

3. 不同部位皮肤照护方法

（1）脸部及颈部

1）将包好的毛巾放入水中，彻底浸湿。

2）用温水擦洗眼部，使用毛巾的不同部位，由内眦擦至外眦，轻轻擦干眼部。

3）根据需求选择是否使用浴皂或洁面乳进行面部擦洗。

4）按前额、颞部、面颊、鼻部、耳后、下颌、颈部的顺序彻底洗净并擦干。

5）要点说明：①毛巾折叠可保持擦浴中毛巾的温度，避免边缘过凉刺激皮肤。②擦洗眼部时避免使用浴皂等清洁用品，以免引起眼部的刺激症状，可防止眼部分泌物进入鼻泪管。③浴皂容易使脸部皮肤干燥，除眼部外，其他部位一般采用清水擦洗一遍、浴皂涂一遍、清水擦净、浴巾擦干的顺序擦洗。④眼部分泌物或鼻部分泌物干燥不容易擦掉时，应避免用毛巾强行擦拭，否则容易造成皮肤黏膜的损伤，应使用棉签蘸温水将眼部、鼻部分泌物软化后轻轻擦掉。

（2）手

1）协助老年人取侧卧位或健侧卧位，将其衣袖上卷至肘部。

2）将盛有温水的脸盆放于防水单上，把手放于脸盆内逐一清洗（手心—手背—指缝）。

3）如果手指挛缩，将手浸泡在温水中逐一将手指轻缓地分开清洗干净，用干毛巾擦干，必要时用干净的纱布条分隔开手指，保持手掌和指缝间干燥。

4）要点说明：①水温适当，太热或太冷会使皮肤干燥，注意指尖、指缝、拇指、指关节要清洗干净并擦干。②清洗挛缩或关节僵硬的手指时，动作要轻，顺势操作，避免损伤手指。

（3）四肢

1）脱上衣时先脱近侧肢体后脱远侧肢体；如有肢体外伤或活动障碍，应先脱健侧肢体，后脱患侧肢体，盖好浴毯。

2）将毛巾湿润后涂好浴皂，擦洗上肢，前臂外侧—肘部—上臂外侧—颈外侧—前臂内侧—肘窝—上臂内侧—腋窝，然后用清水擦净，并用浴巾擦干，同法擦洗对侧上肢。

3）擦洗下肢，从踝部洗至膝关节处，再洗至大腿部，擦拭方向为外侧—内侧—下方，洗净后彻底擦干。

4）擦洗足部，将足部轻轻放于盆内，确保足部已接触至盆的底部，清洗足趾—足背—足心—足踝，同时观察皮肤情况，清洗完毕后用毛巾擦干。如果足部干燥，可使用润肤用品。

5）要点说明：①清洗时力量要足以刺激肌肉组织，以促进皮肤的血液循环。②水温不宜过高，以 37～39℃适宜，防止烫伤。③擦洗方向由远端向近端，可促进静脉回流。④清洗足部时适当浸泡，可软化角质层。⑤趾间一般较潮湿，需要彻底清洗分泌物，必要时可使用润肤用品保持皮肤湿润，软化皮肤。

（4）躯干

1）胸部清洁：由颈部向下擦拭，两乳以"8"字形擦洗，女性患者擦洗中应注意擦净乳房下的皮肤皱褶处。必要时可将乳房抬起擦洗下面的皮肤。

2）腹部清洁：以肚脐为中心，以"Z"字形擦洗腹部，最后彻底擦干腹部皮肤。

3）背臀部清洁：协助老年人翻身侧卧，擦拭时从腰骶部由下向上擦拭至肩部，后臀部以打圈的方式擦拭。

4）要点说明：①尽量减少身体不必要的暴露，注意保暖，预防感冒。②擦洗手法需轻柔。③皮肤分泌物和污物容易沉积于皱褶处，从而刺激皮肤，可导致皮肤破损，清洗时应特别注意皮肤皱褶处。④不能进行擦浴的情况：身体虚弱、心率加快、呼吸困难等；严重贫血、出血性疾病及感染性疾病；空腹及饱餐后；收缩压在 200mmHg 以上。

5）注意事项：①皮肤照护过程中要注意保暖；注意水温，防烫伤或受凉。②皮肤照护中注意观察老年人皮肤受压情况，若出现寒战、面色苍白，心率加快等情况，应停止擦洗。③皮肤照护中穿脱衣原则：先穿患侧肢体，后穿健侧肢体，先脱健侧肢体，后脱患侧肢体；擦拭上下身时应注意换盆、换水、换毛巾。④注意隐私保护。

（5）会阴部：因会阴部的解剖结构特点，致病菌容易由此进入体内。此外，会阴部温暖、通风较差、潮湿，利于致病菌滋生。若老年人长期卧床，会阴部空气流通不畅，皮肤容易破损。会阴部皮肤阴毛生长较密，容易导致病菌繁殖，故会阴部护理对预防感染及增进老年人舒适度非常必要。

泌尿生殖系统感染、大小便失禁、会阴部分泌物过多，或尿液浓度过高会导致皮肤刺激或破损，留置导尿管及会阴部手术后的老年人需要进行会阴部清洁护理。

会阴部的各个孔道彼此很接近，容易发生交叉感染。尿道口是相对清洁的部位，肛门是最不清洁的部位。因此，进行会阴部清洁时，应先清洁尿道口，最后擦洗肛门。

1）目的：①去除会阴部异味，预防和减少感染。②防止皮肤破损，促进伤口愈合。③增进舒适度。

2）用物准备：毛巾、浴巾、清洁棉球、一次性手套、浴毯、卫生纸、水壶（内盛37～39℃的温水）

3）男性会阴部护理：①取仰卧位，将盖被折于会阴部以下，将浴毯盖于胸部，显露会阴。②擦洗大腿上部：将浴毯的上半部返折，显露阴茎部位，清洗并擦干两侧大腿上部。③擦洗阴茎头部，轻轻提起阴茎，将浴巾铺于下方，由尿道口向外环形擦洗阴茎头部，更换毛巾，反复擦洗，直至擦净。④擦洗阴茎体部，沿阴茎体由上向下擦洗，应注意阴茎下面皮肤。⑤擦洗阴囊部，小心托起阴囊，擦洗阴囊下面的皮肤皱褶处。

4）女性会阴部护理：①取仰卧位，屈膝，两腿分开。②擦洗大腿上部，将浴毯的上半部返折，显露会阴部，清洗并擦干两侧大腿上部。③擦洗阴唇部位，左手轻轻合上阴唇部位，右手擦洗阴唇外的黏膜部分，从会阴部向直肠方向擦洗（从前向后）。④擦洗尿道口和阴道口部位，左手分开阴唇，显露尿道口和阴道口。右手从会阴部向直肠方向轻轻擦洗各个部位。彻底擦净阴唇、阴蒂和阴道口周围的部分。

5）会阴冲洗：①将便器置于臀下。②一手持装有温水的大量杯，一手持夹有棉球的大镊子，边冲水边擦洗会阴部。从会阴部冲洗至肛门部，冲洗后，将会阴部彻底擦干。③冲洗结束后，撤去便器，协助取舒适卧位。④侧卧位，擦洗肛门。⑤若有大小便失禁，可在肛门和会阴部位涂一层凡士林或氧化锌软膏。⑥协助老人穿好衣裤。

6）要点说明：①仰卧位有利于会阴部护理。②注意保暖，预防感冒，并保护隐私。③擦洗力量适度，避免过度刺激会阴部。④铺浴巾可防止操作中多余的水流入腹股沟处。擦洗的方向为从污染最小的部位至最大的部位，防止逆行感染。由会阴部向直肠方向擦洗，可减少粪便中致病菌向尿道口传播的机会。⑤皮肤皱褶处容易存留会阴部的分泌物，造成致病菌繁殖，需仔细擦洗。同时注意观察会阴部有无红肿、分泌物，以及分泌物的颜色、性状和量。⑥每擦一处，更换毛巾的不同部位。⑦外阴、阴道内有伤口者，排便后应立即进行擦洗。⑧进行会阴冲洗时，用无菌干棉球堵住阴道口，避免液体流入阴道，导致逆行感染。⑨有留置尿管者，注意尿管是否通畅，避免脱离或折叠，还要注意观察尿液颜色和性状，尿道口有无红肿、疼痛。⑩会阴擦/冲洗液可选择碘伏、聚维酮碘、甲硝唑注射液等。

使用甲硝唑注射液对阴道侧切感染者进行冲洗，能促进伤口迅速愈合，能降低感染。使用聚维酮碘进行会阴冲洗，消毒效果好，对皮肤、黏膜无刺激，也不会使皮肤着色。

二、毛发护理

头发清洁是老年人日常卫生护理的一项重要内容。头部受到外力作用前，头发能够起到提前预警和缓冲，为头部提供机械性保护的作用；头发还能预防辐射，为头皮阻挡紫外线；头发还有御寒、引流液体、吸引异性的作用；眉毛及睫毛有阻挡灰尘、保护眼球的功能；鼻毛能黏附和阻挡异物进入鼻腔；胡须、腋毛、阴毛及毳毛等具有阻挡异物、减少局部摩擦、散发热量、调节体温、减少寄生虫侵袭、吸引异性等作用。因此，做好毛发护理对保持个人健康和建立良好的自我形象非常重要。

（一）目的

（1）维持自我形象，保持良好心态，增强自信。
（2）清除头皮屑及灰尘，使头发清洁、易梳理。
（3）保护机体或皮肤，增进上皮细胞营养，促进毛发生长。

（二）评估

（1）观察头发的分布、浓密程度、长度、卫生状况。
（2）观察头发有无光泽，发质是否粗糙，尾端有无分叉。
（3）观察头皮有无痛痒，有无头皮屑，头皮有无抓痕及擦伤等情况。

（三）不同毛发卫生照护

1. 头发
（1）梳头
1）目的：①使头发整齐、清洁，去除头皮屑，减少感染的机会。②按摩头皮，促进头部血液循环，促进头发的生长和代谢。
2）工具：建议使用木梳，塑料梳子梳头时易产生静电反应；梳子齿缝不能过稀也不能过密，过稀不能将头发理顺，也易漏掉头皮屑，过密则梳理费劲，容易扯断头发；不用篦子，篦齿太密，头发常因牵扯而脱落；尽量选用圆钝齿的梳子，以防损伤头皮；梳子应经常清洗，保持干净。
3）梳头时间：宜早晚进行，每次5～10分钟。
4）梳头方法：①分为三个阶段，先梳发尾打结处，然后从中段梳向发尾，最后由发根轻轻刺激头皮，梳向发梢。②梳发时用力轻柔，切忌用力拉扯。若遇长发或头发打结不易梳理，可将头发绕在手指上，也可以用30%乙醇溶液湿润打结处，再慢慢梳理开。③梳头发的方向应与头皮垂直，头顶和头后部的头发向上梳，左右两侧的头发向左右两边梳。不易梳开的脏乱头发要从发梢开始，再向发根移动，切不可从发根硬梳，以免损伤头皮，梳头时宜一束一束地慢慢梳理，不能乱扯乱拉。

5）床上梳头：①将毛巾铺在老人的枕头上，使老人侧卧或把头转向一侧。②将头发分布在左右两侧，梳理一侧，再梳理另一侧。长发者可酌情编成束。③如果头发打结，可用30%乙醇溶液湿润后，再小心梳理。④梳理完毕，撤下毛巾。

（2）洗发

1）原则：安全、舒适。遇有头虱者须经过灭虱处理后再将头发洗净。

2）洗发频率：取决于个人的日常习惯和头发的卫生状况。长期卧床者，可每周洗发一次；对于出汗较多或头发上沾有各种污渍者，应增加洗头次数；根据健康状况、体力和年龄，可采用多种方法洗发。

3）坐位洗发：①准备用品，毛巾2条、洗发液、梳子、40～42℃温水、水壶、座椅。②搀扶老人坐在水盆前，将干毛巾围在其衣领处；手扶盆缘，身体往前倾，闭上眼睛低下头。③操作者一手扶老人头部，一手用湿毛巾蘸水淋湿头发。④将洗发液均匀涂抹于头发上，用十指指腹按摩头皮。⑤搓洗完后用温水冲净洗发液，擦干头发与脸部。⑥将头发梳理整齐，用电吹风机吹干头发。

4）卧位洗发：①准备用品，如塑料杯、小毛巾3条、大毛巾1条、洗脸盆1只、塑料布1块、水壶1只、水桶1个、橡皮管1条、梳子、电吹风、棉球、别针、40～45℃的温水、洗发液。②调整合适体位，将枕头放至肩下，把塑料布和大毛巾垫在老人的头和肩下，解开衣领，将毛巾围在颈部，用别针或衣夹固定，用棉球塞住外耳道。③洗脸盆底部放1块毛巾，将塑料口杯倒扣在毛巾上，另一块毛巾折叠后置于口杯底上，使老人后脑勺枕在毛巾上，将橡皮管一端置于洗脸盆里，另一端置于污水桶内，利于排出污水。④用水壶中的温水充分湿润头发，然后在头发上涂上洗发液，轻轻揉搓头发和头皮，用梳子梳去落发，再用温水反复冲洗。若头发较脏，可反复洗涤2～3次，至洗净为止。⑤洗发后解下颈部毛巾，包住头发，一手托住老人头部，一手撤去洗脸盆，除去耳部棉球，用毛巾擦去头发水分，然后用大毛巾擦干头发，或用电吹风吹干头发，并梳理头发。

（3）灭头虱、虮法：虱子是一类体形很小的昆虫，生长在身体上的称作体虱，体虱常存在于衣物中。生长在阴部的叫阴虱，而阴虱则存在于阴毛处。生长在头部的称作头虱，头虱生长于头发和头皮上，体形很小，呈卵圆形，浅灰色，其卵（虮）很像头屑，系固态颗粒，紧紧地粘在头发上，不易去掉。清除头虱、虮，不仅可以解除老人的痛苦，还能预防由头虱所传染的疾病。

1）常用的灭虱、虮药液

30%含酸百部酊剂：取百部30g放入瓶中，加50%乙醇溶液100ml（或65°白酒100ml），再加入纯乙酸1ml，盖严，48小时后才可使用。

30%百部含酸煎剂：取百部30g，加水500ml煎煮30分钟，以双层纱布过滤，将药液挤出；再将药渣加水500ml煎煮30分钟后，用双层纱布过滤，挤出药液；将两次的药液合并浓缩至100ml，冷却后加入纯乙酸1ml，即制得30%百部含酸煎剂。若无乙酸，可用食醋代替，纯乙酸1ml相当于市售食醋30ml。

2）灭头虱操作步骤：①准备用品，包括胶披肩1件、梳及篦各1把、灭头虱药、浴帽、一次性胶手套、胶围裙、棉花、清水。②用药水把所有头发湿透，反复搓擦，使药水到达头皮，特别留意发根、发缘。③用干净毛巾或浴帽包裹住发缘以上的头部，时间在12小时以上。冲洗前趁头发未干时用密齿梳或篦子从发根起梳匀，篦去附着在头发上的死虱和虮，然后洗头。④彻底更换衣裤、被服，更换下来的衣服、被服用药液浸泡，煮沸消毒处理。

3）灭头虱注意事项：①抹药时防止药液溅入面部及眼部。②与老人有紧密接触者，应同时接受灭头虱治疗，避免交叉感染。③不要长期使用灭虱药，每周可用药一次，用药不得超过3周。若头发过长，可征询其同意将头发剪短，并将剪下的头发裹好后弃于垃圾桶内。④用药后观察局部及全身反应情况。

（4）头发照护注意事项

1）梳头时，除去掉发，动作要轻，不能强行梳拉，要按住发根，从发根至发梢一点一点地梳理。

2）洗发时，将室温调至22～24℃，避免受凉感冒。

3）洗发过程中尽量让老人保持舒适的体位，用指腹轻轻揉搓、按摩头皮。

4）洗发时注意询问老人有无不适、水温是否合适、揉搓力度是否合适。

5）洗完后不宜使用干毛巾用力擦头发，可将毛巾裹住头，轻轻沾干水分；若使用电吹风吹干头发，建议与头发保持10cm左右的距离，以免损伤头发。

2. 面部胡须　由于受到男性激素的影响，男性皮肤不但比女性粗糙，而且毛发较多，油脂分泌也较女性多出2倍。而男性每天刮胡子，也会让面部皮肤表皮不断剥落、更新，快速的新陈代谢导致皮肤松弛老化。

（1）目的

1）增加舒适度，维持自我形象。

2）预防感染、暗疮、皮肤失去弹性等问题。

（2）剃须

1）用物准备：脸盆、毛巾、刷子、肥皂、剃须刀、剃须膏。

2）清洁皮肤：剃须前先要清洁皮肤，应使用中性肥皂洗净脸部。因脸部、胡须处留有污物及灰尘，如剃刀碰伤皮肤，污物及灰尘会引起皮肤感染。

3）软化胡须：脸部洁净后，用热毛巾捂住胡须，或将软化胡须膏涂在胡须上，待胡须软化后，再涂上剃须膏或皂液，以利于刀锋对胡须的切割并减轻对皮肤的刺激。剃须膏是男性剃须的专用品，有泡沫型和非泡沫型两种，还可自动发热。使用剃须膏时，先用温水将胡须湿润后，再挤少量剃须膏均匀地涂抹在胡须上，待泡沫出现片刻后，即可开始剃须。

4）开始剃须：剃须时需绷紧皮肤，以减少剃刀在皮肤上运行的阻力，并可防止碰破皮肤。剃须的顺序：从左至右，从上到下，先顺毛孔剃刮，再逆毛孔剃刮，最后再顺刮一次即可基本剃净。注意不要毫无章法地乱剃。剃刮完毕，用热毛巾把泡沫擦净或用温水洗净后，检查一下还有没有胡茬。

5）注意事项：①剃刮胡须动作要轻柔。②剃须后用热毛巾热敷几分钟使用润肤类用品外涂，可形成保护膜，从而减少皮肤刺激。

三、口腔护理

良好的口腔卫生可促进机体健康和舒适。口腔中常存有大量的正常和致病菌群，正常人每天通过饮水、进食、刷牙、漱口等活动可达到减少和清除致病菌的目的，口腔一般不会出现异常。但当个体处于疾病状态时，机体的防御功能下降，可能伴有进食和饮水障碍，口腔内的致病菌会大量繁殖，导致口腔卫生不洁甚至出现口腔疾病。

（一）目的

（1）保持口腔清洁、湿润，预防口腔感染。

（2）预防或减轻口腔异味，清除牙垢，增进食欲，确保患者舒适。

（3）观察口腔内的变化，提供病情变化的信息。

（二）评估

（1）口腔卫生状况：对口腔黏膜，牙龈、牙齿、舌、唾液及气味等进行评估。

（2）评估老年人每日清洁口腔的情况，如刷牙习惯、刷牙方法、口腔清洁用具的选用，牙膏品牌、牙刷及其他口腔清洁用品等。

（3）评估老年人口腔清洁自理能力。

（4）评估义齿：取下义齿前，先观察义齿配戴是否合适，有无义齿连接过紧，说话时义齿是否容易滑脱。取下义齿后观察义齿内套有无结石、牙斑、食物残渣等。检查义齿表面有无破损、裂痕等。

（三）卫生照护

1. 口腔护理常用溶液及作用

（1）0.9%氯化钠溶液：清洁口腔，预防感染。

（2）朵贝尔溶液（复方硼酸溶液）：轻微抑菌，消除口臭。

（3）0.02%呋喃西林溶液：清洁口腔，有广谱抗菌作用。

（4）1%～3%过氧化氢溶液：遇有机物时放出新生氧，有抗菌、防臭作用。

（5）1%～4%碳酸氢钠溶液：属碱性药剂，用于真菌感染。

（6）2%～3%硼酸溶液：属酸性防腐剂，可改变细菌的酸碱平衡，起抑菌作用。

（7）0.1%醋酸溶液：用于铜绿假单胞菌感染。

2. 口腔卫生指导

（1）清洁用具的选择：选用外形较小、表面平滑、质地柔软的尼龙牙刷，柔软的牙刷可刺激牙龈组织，且不会损伤牙龈。

（2）牙刷在使用间隔时应保持清洁、干燥；牙刷应每三个月更换一次。

（3）牙膏不应具有腐蚀性，以防损伤牙齿；含氟牙膏具有抗菌和保护牙齿的作用，药物牙膏可以抑制细菌的生长，起到预防龋齿和治疗牙齿过敏的作用，可根据需要选择使用。

3. 口腔护理　适合生活不能自理的老年人。

（1）用物准备：治疗碗两个（一个盛漱口溶液，一个盛浸湿的无菌棉球）、镊子、镊子缸、弯止血钳、弯盘、压舌板、纱布、吸水管、棉签、液体石蜡、手电筒、治疗巾；必要时准备开口器；常用漱口液、按需准备口腔外用药。

（2）操作步骤

1）协助老人取舒适体位，可选择侧卧位、仰卧位或半卧位，头偏向一侧。

2）协助老人漱口，观察口腔情况。

3）嘱老人咬合上、下齿，用压舌板轻轻撑开左侧颊部，擦洗左侧牙齿的外面。沿纵向擦洗牙齿，从臼齿向门齿擦洗。同法擦洗右侧牙齿的外面。

4）嘱老人张开上、下齿，擦洗牙齿左上内侧面、左上咬合面、左下内侧面、左下咬合面，以弧形擦洗左侧颊部。同法擦洗右侧。

5）再次漱口及观察口腔情况。

6）必要时涂润唇膏。

（3）注意事项

1）昏迷者禁止漱口，以免引起误吸。

2）对长期使用抗生素或激素吸入者，应注意观察口腔内有无真菌感染。

3）擦拭过程中，应注意使用的棉球不能过湿，防止因水分过多造成误吸。

4）注意勿将棉球遗留口腔。

四、其他护理

（一）指/趾甲的卫生照护

经常修剪指/趾甲，既可以保持老年人的仪表清洁，也可以防止老年人指（趾）甲变形或因嵌甲而引起甲沟炎。人体指/趾甲生长速度平均每日 0.1mm，受疾病、营养状况、环境及生活习惯改变等因素影响，略有差异。一般 15 天左右修剪一次即可。修甲常用工具有指甲刀、磨砂片及竹片等。

1. 修剪指甲

（1）准备物品：脸盆、肥皂、毛巾、指甲刀、护手霜。

（2）将老人的手泡在温水中，然后用肥皂水清洗干净，一方面可松解指甲缝里的污垢，另一方面可暂时软化指甲表面。

（3）洗净后用毛巾擦干双手。

（4）用指甲刀修剪指甲，不要剪得太秃；剪倒刺时千万不要用手撕。

（5）用指甲刀的锉面将指甲边缘锉平，以免粗糙的指甲边缘勾挂皮肤及衣服，或引起指甲破损。

（6）涂擦护手霜。

2. 修剪趾甲

（1）准备物品：脸盆、肥皂、毛巾、指甲刀。

（2）泡脚，时间依趾甲厚度、硬度及老人全身情况而定，待指甲变软后可进行修剪。

（3）用肥皂和水清洗双足并擦干。

（4）用指甲刀修剪趾甲，然后用指甲刀的钝面磨平趾甲边缘。

（5）涂擦润肤霜。

（6）注意事项

1）如果趾甲长到肉里，应尽量剪掉。

2）修理趾甲时，注意观察老人有无鸡眼和胼胝，若有，可用油膏软化，并请医生治疗。

3）为糖尿病患者剪趾甲时要特别小心，防止受伤及发生感染。

4）若趾甲剪得太短，尤其是甲沟两边，要修磨光滑，防止趾甲长进肉里造成嵌甲。

（二）尿失禁老年人的卫生照护

1. 尿布选择

（1）吸水量：尿液的流量速度快，需使用超强吸收能力的纸尿裤，才能防止尿液外漏。

（2）柔软度：尿失禁老年人的皮肤非常脆弱，纸尿裤的表层材质应柔软，才不易摩擦肌肤。

（3）预防回渗：压力性损伤已成为卧床老年人头号"杀手"。尿失禁老年人若护理不周，可能饱受压力性损伤的困扰。因此，选择有预防回渗功能的纸尿裤，可有效地预防。

（4）贴身、有效防漏：纸尿裤穿戴一定要舒适贴身，无论走动、翻身，都不会产生侧漏、后漏的问题。

（5）建议选择一次性尿布。

2. 护理步骤

（1）准备物品：尿布、尿布套、防水布、毛巾、热水、脸盆、卫生纸、爽身粉、污物桶。

（2）关上窗户，拉上窗帘。

（3）将防水布铺在老人的臀下，协助其仰卧。

（4）解开脏的尿布罩及尿布，把脏尿布向里卷起后压在老年人的臀部底下，从会阴部前方向后方擦净，先用卫生纸擦，然后用湿毛巾擦，最后用干毛巾擦干水。

（5）协助老人侧卧，帮其擦肛门和臀部。先用卫生纸擦，再用湿毛巾擦。

（6）把脏尿布及尿布套卷起后抽出来，将干净尿布套及尿布远侧卷上一半后压在老人身下，另一半展开后铺好，在臀部扑上爽身粉。

（7）协助老人仰卧，把卷着的干净尿布抽出后展开，注意不要有皱褶，包好尿布罩。

（8）收拾用物，及时开窗换气。

3. 注意事项

（1）垫尿布时，对于男性，前边的部位要垫厚，女性后边的部位要垫厚，腹部不宜勒紧，背部不要有皱褶，保证腿能自由活动。

（2）注意检查老人的皮肤状况，观察有无皮疹或压力性损伤等。

（3）若使用布尿布，需经常用水煮、晾晒等方法消毒。

（谢　佳　李俊梅）

第六节　通　便　法

正常人每天排便1次或2次，或2～3天排便1次。随着年龄增长及胃肠道功能的改变，胃肠蠕动减缓，老年人的粪便通过肠道的速度明显减慢，致使排便次数减少，每周排便少于 3 次，排便费力，粪质硬结，量少，排不尽感或努力排便时间大于正常排便时间的 25%。研究提示，老年人便秘的发生率在 60 岁以上为 11.5%，70 岁以上为 11.7%～19.5%，其中 95%为功能性便秘。老年人及其照护者由于对便秘相关知识缺乏，通常在便秘发生初期，没有及时识别，从而没有采取有效的措施，使得便秘反复发生。老年人长期便秘，不仅影响其生活，还会影响身体健康。老年人长时间用力排便，容易导致脑血流量及冠状动脉供血发生改变，而脑血流量降低可发生晕厥，冠状动脉供血不足容易发生心绞痛、心肌梗死，甚至猝死。老年人长期便秘还可导致食欲缺乏、嗳气、口苦、腹部胀满，罹患消化道肿瘤、肛周疾病，甚至诱发老年性痴呆等。因此，照护者对居家老年人便秘应该引起重视，及时识别并采取适宜的通便法，减轻其痛苦。

一、概述

（一）概念

通便法是指使用物理通便法或使用导泻药物通便法使肠道内堆积的宿便排出体外，以减轻腹胀及便秘的症状，使排便通畅，减少有害物质的吸收，减少便秘带来的不适，增加人体的舒适感。

（二）目的

（1）减轻腹胀及便秘的症状。
（2）解除便秘。

（三）通便法的类型

1. 物理通便法　包括灌肠和人工取便。
2. 药物通便法　包括外用通便药物和口服通便药物，口服通便药物包括泻下药和促胃肠动力药。

二、物理通便法

长期卧床或活动少的老年人，肠蠕动减慢，或患有肠道器质性疾病、肠道外器质性疾病、服用某些药物等导致长时间不能及时排便，这样恶性循环就容易发生粪便嵌塞，出现腹胀、腹痛等不适症状。照护者采用人工取便方法帮助便秘老人排出大便，从而解除其痛苦。

（一）人工取便法

人工取便是指用手指插入直肠，破碎并取出嵌顿粪便的方法。

（二）操作方法

（1）用物准备：包括手套、2%利多卡因、便盆、纸巾等。

（2）协助老人采取左侧卧位，放松肛门括约肌。

（3）照护者戴手套，将1～2ml的2%利多卡因倒在右手示指端，插入肛门停留5分钟。因利多卡因对肛管和直肠起麻醉作用，能减轻疼痛不适。

（4）嘱老年人张口做深呼吸，插入肛门后轻轻旋转手指，沿直肠壁进入直肠。手指轻轻摩擦，弄碎粪块，取出粪便，这样重复数次，直至取净。注意勿使用器械掏取粪便，在操作中动作应轻柔，避免损伤肠黏膜或导致肛周水肿。

（5）取便毕，病情允许可行热水坐浴，从而促进肛周局部血液循环，减轻疼痛症状，避免病原微生物传播。

（三）注意事项

（1）取便过程中注意观察老年人的生命体征和反应，若出现面色苍白、出汗、疲惫等症状，应暂停休息；若心率明显改变，应立即停止取便。

（2）肛门黏膜溃疡、肛门剧烈疼痛及肛裂者禁止采用人工取便法。

三、药物通便法

老年人是功能性便秘的高发人群，多数情况下通过饮食调整、规律生活，轻、中度功能性便秘能够得到缓解。对于顽固性便秘患者而言，通过改变生活方式若仍然不能缓解症状，就需要到医院及时接受正规治疗。

临床上老年人功能性便秘多采用口服药物通便法，而通便药物的种类较多，疗效各不相同，因此，选择合适的口服通便药物非常重要。通便药分为泻下药和促胃肠动力药两大类。泻下药主要是短期内形成一个强刺激，从而能有效地改善症状，但长期使用可能会影响人体电解质代谢，同时增加耐药性。

（一）通便药种类及选择

1. 泻下药 包括容积性泻药、刺激性泻药、润滑性泻药（又称粪便软化药）及渗透性泻药。

（1）容积性泻药：又称植物性泻剂，包括甲基纤维素、琼脂、果胶等，这类泻药不被肠壁所吸收，在肠管内吸收水分后膨胀，并增加肠道菌群数量，通过增加粪便量，扩张肠道容积，刺激肠蠕动，引起排便反射，从而缓解便秘症状。容积性泻药主要用于粪便干结为主的便秘，能够软化粪便，药效一般在24小时内比较明显，可能需要2～3天才能完全发挥药效。容积性泻药经济实惠，不良反应少，一般便秘者均可使用。

（2）刺激性泻药：作用于肠神经系统，这类药物本身或其代谢产物可以刺激肠壁，增加肠道蠕动，从而促进排便，常在使用容积性泻药无效后应用。其特点是导泻作用快、效力强，粪便嵌塞和需迅速通便者，优先使用。长期使用刺激性泻药可能导致不可逆的肠神经损害，若长期使用蒽醌类泻药可导致结肠黑变病。代表药物有番泻叶、大黄、酚酞（果导片）、蓖麻油、蒽醌类药物等。

（3）润滑性泻药：又称粪便软化药，该类药物具有湿润、软化粪便的功效，能帮助便秘者轻松排便，防止用力过度。对药物性便秘无效，长期使用会影响脂溶性维生素 A、维生素 D、维生素 E、维生素 K 的吸收，餐间服用合适，避免睡前服用。润滑性泻药适用于痔疮、肛裂、手术后、有高血压病史及长期卧床的患者，代表药物有开塞露、液体石蜡等。

（4）渗透性泻药：主要通过将身体内的水分吸收至肠道或防止粪便中的水分被吸收来增加肠道中的水分，同时需补充水分，以减少渗透性泻药使人体脱水的不良反应，这类药在肠道内吸收缓慢，故可维持肠腔内高渗透压，阻止肠管内盐和水分的吸收，从而扩张肠腔、刺激肠蠕动。代表药物有硫酸镁、乳果糖、甘露醇、山梨醇和聚乙二醇等。

2. 促胃肠动力药　是促使胃肠道内容物向前移动的药物，胃动力低下时，胃内容物排空的时间延迟，促胃肠动力药可增加胃动力，促进消化道蠕动，减少药物及食物在胃中滞留时间。代表药物有西沙必利、莫沙必利、多潘立酮等。

（二）外用药物通便法

1. 常用的外用通便剂　开塞露、甘油栓、肥皂栓。

（1）开塞露：主要成分为甘油或山梨醇。其作用为润滑并刺激肠壁，软化粪便，使粪便易排出，泻下作用温和。

（2）甘油栓：主要成分为甘油和明胶。其特点为注入直肠后，不被吸收，能润滑、刺激肠壁，软化粪便使其易排出，泻下作用温和。甘油栓主要用于清洁灌肠或便秘治疗，应用后有肛门不适、烧灼感、腹泻、恶心、胃痉挛及过敏反应等，还可引起直肠出血。

（3）肥皂栓：将普通肥皂削成底部直径约 1cm、长为 3～4cm 的圆锥形。其作用为润滑并刺激肠壁，软化粪便，使粪便易排出。肥皂本身为碱性，容易刺激肛周皮肤黏膜，损伤黏膜。故肛门黏膜溃疡、肛裂及肛门疼痛者不建议使用。

2. 适应证和禁忌证

（1）适应证：对物理通便无效的老年人或长期便秘者。

（2）禁忌证：腹痛症者在诊断不清的情况下不能使用外用药物通便。

3. 操作方法

（1）用物准备：准备开塞露/甘油栓/肥皂栓、手套、纱布、便盆、纸巾等。

（2）体位准备：协助老人取左侧卧位，双腿并拢，双膝弯曲并向腹部靠拢。

（3）戴手套，嘱老人放松做深呼吸，将栓剂的前端轻轻插入肛门后再将药液全部挤入直肠内。

（4）抵住肛门，嘱老人保留 5～10 分钟后再排便。

4. 注意事项

（1）使用开塞露前，先挤出少许液体润滑开口处，再将其插入肛门。

（2）有肛门黏膜溃疡、肛裂及肛门疼痛者，不宜使用外用栓剂通便；肠道穿孔者、恶心呕吐者、剧烈腹痛者、痔疮伴出血者禁用外用栓剂通便；严重心力衰竭者应慎用外用栓剂通便。

（3）冬季使用甘油时，宜用 40℃温水预热后使用。

（4）过敏体质者慎用开塞露；开塞露性状发生改变时禁止使用；开塞露不可长期使用。

（三）口服药物通便法

1. 硫酸镁粉　口服硫酸镁的作用是把水分吸收至肠道，肠腔内液体积聚，刺激肠蠕动，起到导泻作用。小剂量硫酸镁可刺激十二指肠黏膜，反射性地引起胆总管括约肌松弛，胆囊收缩，加速胆汁引流，促进胆囊排空，有利胆作用。

（1）不良反应

1）服用硫酸镁浓度过高或用量过大，可导致组织内大量水分丢失，造成机体脱水及电解质紊乱，如高镁血症、低钙血症，继发心律失常、精神错乱、肌肉麻痹、心律失常、倦怠无力等，甚至引起呼吸抑制、血压急剧下降等。

2）连续使用硫酸镁可致便秘，部分患者可出现麻痹性肠梗阻，停药后好转。

3）硫酸镁苦味强烈，可引起恶心、呕吐不适。

（2）禁忌证

1）心脏传导阻滞。

2）心肌损害。

3）严重肾功能不全。

4）肠道出血者。

5）经期妇女。

6）急腹症患者及孕妇。

7）忌与神经节阻滞药合用。

（3）注意事项

1）肾功能不全、呼吸功能不全及严重心血管疾病者慎用硫酸镁通便。

2）硫酸镁对检验值可能有影响。

3）用药前后及用药时监测心电图、肾功能、血镁浓度，监测膝腱反射及呼吸频率。膝腱反射抑制明显者，则不能再使用硫酸镁；用药前应测定呼吸频率，若每分钟低于16次则应减量甚至停用。

4）硫酸镁主要经肾排泄，肾功能不全时应酌情减量。

5）合并钙缺乏时，应先补充镁，再补充钙。

6）有胃肠道溃疡史者使用硫酸镁时应注意观察有无硫酸镁中毒，如呼吸抑制、肌腱反射消失或尿量减少。

2. 聚乙二醇　通过增加局部渗透压，使水分保留在结肠腔内，从而软化粪便，促进排泄。聚乙二醇分子量大，不容易被吸收，也不会被消化道分解代谢。聚乙二醇同乳果糖类渗透性缓泻剂不同，它不会在肠道内降解，也不产生有机酸或气体，不改变粪便的酸碱性，对肠道的 pH 无影响。聚乙二醇治疗成人便秘时使用方便，起效快。聚乙二醇不含盐，不会增加心血管负担，适合高血压、心血管疾病及肾功能不全伴便秘者。聚乙二醇不含葡萄糖，亦可用于糖尿病患者。老年便秘者使用，不会引起肠胀气，也不会对肝、肾及心功能产生不良影响，同时不会改变肠道吸收功能；对肛裂、痔疮术后、肛周脓肿及长期卧床老年人同样适用。

（1）不良反应

1）当大剂量服用时可出现腹泻，停药后24～48小时即可消失，以后可减少剂量服用。

2）胃肠功能紊乱者，可出现恶心、呕吐、嗳气、腹痛、腹泻等症状，严重者可出现低钠血症、肠穿孔、休克等。

3）罕有荨麻疹、皮疹和水肿等过敏性反应。

（2）禁忌证

1）禁用于炎性肠病、肠梗阻、溃疡性结肠炎、直肠炎及克罗恩病等患者。

2）禁用于肠道闭塞和半闭塞综合征患者，以及未确诊腹痛的患者。

（3）注意事项

1）聚乙二醇与其他药物同时服用时可能会影响其他药物的吸收，建议间隔2小时口服其他药物。

2）便秘者不宜长期使用，根据医嘱间断用药或与其他导泻药物交替使用。

3. 乳果糖　是一种渗透性泻药，能够改善肠道环境，使肠道变成酸性环境，有利于益生菌生长繁殖，抑制有害细菌的生长繁殖，因此对人体肠道微生态有很好的调节作用。酸性肠道环境可抑制肠道的毒素吸收，减少肠道毒素对人体大脑的影响，尤其是在肝性脑病、肝昏迷和昏迷前期服用乳果糖，可减少含氮物质氨的吸收。乳果糖能很好地改变粪便性状，有通便作用，适合便秘人群使用。

（1）不良反应

1）开始服用乳果糖时可出现腹胀，继续使用后症状可消失。若服用剂量高于推荐治疗剂量，可能会出现腹痛和腹泻，此时应减少使用量。

2）若长期大量服用（通常仅见于肝性脑病的治疗），可能会因腹泻导致电解质紊乱。

（2）禁忌证

1）肠梗阻、阑尾炎及不明原因腹痛者禁用。

2）本品含有可吸收的糖，糖尿病（非便秘常规剂量）、半乳糖血症患者禁用。

3）对乳果糖及其组分过敏者禁用。

（3）注意事项

1）若治疗两三天后，便秘症状无改善或反复出现，应查找原因并进行针对性处理。

2）若用于半乳糖血症患者或乳糖酶缺乏症患者，需注意药品中相关糖的含量。

3）每15ml乳果糖中最多含1.7g半乳糖和1g乳糖。在便秘治疗剂量下，一般不会影响糖尿病患者的血糖；用于治疗肝性脑病或昏迷前期患者时，乳果糖剂量较大，故伴有糖尿病病史者应慎用。

4. 西沙必利　属于全肠道动力药，主要用于胃肠道蠕动缓慢引起的食欲缺乏及便秘，该药对轻型功能性便秘有效，严重者效果差。

（1）不良反应

1）大剂量使用可出现肠鸣、腹痛、腹泻等症状。

2）偶尔有过敏反应。

（2）禁忌证

1）乳果糖过敏者禁用。

2）有心血管疾病者禁用。

3）胃十二指肠溃疡伴有出血者禁用。

（3）注意事项

1）餐前 15 分钟或睡前服用。

2）不能与西柚汁同服。

5. 多潘立酮　是一种促进胃肠动力的药物，用于治疗消化不良症、胃食管反流病等上消化道疾病，以及功能性、器质性、感染性、饮食性、放射治疗或化学治疗所引起的恶心、呕吐。

（1）不良反应

1）偶见头痛、头晕、嗜睡、倦怠、神经过敏等。

2）常用剂量极少出现惊厥、肌肉震颤、流涎、平衡失调、眩晕等椎体外系症状。

3）使用较大剂量可引起非哺乳期泌乳，并在一些更年期后妇女及男性患者中出现乳房胀痛现象。

4）伴有心脏病患者、接受化学药物治疗的肿瘤患者、电解质紊乱等严重器质性疾病患者，以及年龄大于 60 岁者，若口服多潘立酮每日剂量超过 30mg，可能增加严重室性心律失常、甚至心源性猝死的风险。

（2）禁忌证

1）对多潘立酮过敏者禁用；机械性消化道梗阻、消化道出血、消化道穿孔患者禁用。

2）分泌催乳素的垂体肿瘤（催乳素瘤）、嗜铬细胞瘤、乳腺癌患者禁用。

3）中、重度肝功能不全者禁用。

4）正在使用酮康唑口服制剂、红霉素等患者禁用。

（3）注意事项

1）多潘立酮性状发生改变时禁止使用。

2）应将多潘立酮放在儿童不能接触到的地方。

3）若使用较大剂量可引起非哺乳期泌乳。

4）如出现用药过量，请及时咨询医生并采取对应治疗措施。

6. 莫沙必利　属于促胃肠动力药，可诱导释放更多的乙酰胆碱来调节肠道，促进胃肠道蠕动而发挥促动力作用。

（1）不良反应：服药后主要表现为腹痛、腹泻、口干、头晕、倦怠、心悸、呕吐、皮疹等。

（2）禁忌证

1）对莫沙必利过敏者。

2）胃肠道出血及穿孔者。

3）肠梗阻患者。

（3）注意事项

1）青少年、肝肾功能不全者及心力衰竭、室性心律失常、心肌缺血患者慎用。

2）老年人用药时需注意观察药物不良反应，便于及时处理。

3）妊娠期、哺乳期妇女应避免使用本药。

7. 番泻叶　作用于结肠,通过肠黏膜和神经丛刺激肠蠕动,反射性地使肠道蠕动增加,促进排便。可能有恶心、呕吐、腹痛及腹泻等症状,还可有头晕、步态不稳、面部麻木等症状。阑尾炎、直肠出血未明确诊断、充血性心力衰竭、高血压、粪便嵌塞及肠梗阻患者禁用。

（四）注意事项

（1）不能连续使用泻药,结肠完全排空后,需要3～4天才能充满。

（2）一般泻药在口服后6～8小时才发挥作用,故应合理安排服药时间,避免夜间服药,影响正常休息。

（3）便秘者应从饮食调节及养成定时排便习惯着手。

（4）遵医嘱选择不同类型的泻药,避免药物使用不当出现不良反应。

（5）腹痛者在诊断不清楚的情况下不能使用泻药。肠痉挛、肠肿瘤、肠梗阻可导致便秘,这种情况首先要治疗原发病。

四、老年性便秘知识拓展

（一）概念

正常人每天排便1次、2次或2～3天排便1次。老年性便秘是指老年人排便次数减少,每周排便少于3次,并且排便费力,粪质硬结,量少,排不尽感或努力排便时间大于正常排便时间的25%。

（二）原因

1. 消化功能减退　老年人消化系统功能衰退,唾液腺、胃肠和胰腺的消化酶分泌量减少,消化吸收功能降低,进食量相对减少。老年人胃肠反射减弱,腹部及骨盆肌肉收缩力下降,导致排便困难。

2. 肠蠕动减慢　老年人体力活动减少,或久病长期卧床,肠蠕动功能减弱,排便无力,粪便在肠道内停留时间过长,水分大部分被肠黏膜重吸收,致使粪便干燥、坚硬,难以排出。

3. 缺乏膳食纤维　老年人牙齿不全,饮食过于精细,缺乏新鲜蔬菜及瓜果等富含膳食纤维的食物,加之老年人偏食、进食单一,肠道中形成的粪便机械性刺激不足以使直肠黏膜充盈扩张,肠蠕动能力减弱,无法产生排便反射。

4. 水分摄入不足　老年人感觉口渴的能力下降,饮水量不足,致使肠道中水分减少,导致粪便干燥。

5. 肛门直肠疾病　老年人因患痔疮、肛裂等疾病,为避免排便时疼痛和害怕出血,常有意识地控制便意,久而久之则发生便秘。

6. 药物因素　老年人罹患多种疾病,长期服用某些药物,如抗抑郁药、制酸剂、解痉药、钙通道阻滞药、利尿药、抗帕金森病药物、铁剂、钙剂、止泻药及非甾体抗炎药等,这些药物会抑制肠蠕动,导致便秘。

7. 排尿不便　老年人由于前列腺肥大、瘫痪或长期卧床,因排尿不畅而减少饮水,致使粪便干结。

8. 排便受阻　肠炎、肠肿瘤、放射治疗反应、手术创伤致肠腔狭窄或粘连，可引起梗阻性便秘。

9. 精神心理因素　老年人因为神经调节功能紊乱导致精神紧张、焦虑、抑郁，因环境或生活规律改变导致胃肠功能紊乱，引起或加重便秘。

（三）老年人便秘预防及饮食建议

详见第三篇第八章第一节。

（夏晓露　王　龙　邓学学）

第五章　常见健康问题的居家照护技能

第一节　老年高血压患者的居家照护技能

一、概述

高血压是一种常见的慢性病，也是老年人群的常见疾病。高血压是以动脉血压持续升高为特征的心血管综合征，是我国心脑血管病最主要的危险因素，也是导致患者死亡的主要因素，长期高血压可影响心、脑、肾等器官功能，最终导致这些器官功能衰竭，严重影响老年人的生存质量。高血压目前无法根治，一旦发现，需要终身管理。

最新发布的《中国居民营养与慢性病状况报告（2020 年）》显示，2020 年我国高血压患者人数已经超过 3 亿，18 岁以上居民高血压患病率为 27.5%。2021 年第七次全国人口普查显示我国 60 岁以上老年人达 26 402 万，半数以上老年人患有高血压，而在年龄≥80 岁的高龄人群中，高血压的患病率接近 90%。伴随着人口老龄化和城镇化进程加速，加上生活方式的改变，我国高血压城乡患病率差别在缩小，但整体呈增长趋势，估计每年新增高血压患者 1000 万例。高血压的患病率随年龄增长而上升，同时，目前高血压发病逐渐趋于年轻化，儿童和中青年高血压患病率呈持续上升趋势。

大量临床试验表明，收缩压下降 10～20mmHg 或舒张压下降 5～6mmHg，3～5 年内心血管病病死率和脑卒中病死率分别下降 38% 和 20%，心力衰竭减少 50% 以上。老年高血压降压治疗根本在于降低老年人心脑血管疾病的发生率和病死率，本节将主要介绍老年高血压患者居家照护技能。

二、高血压相关知识

（一）概念及诊断标准

1. 概念　高血压是一种常见的慢性病，是以动脉血压持续升高[收缩压≥140mmHg 和（或）舒张压≥90mmHg]为特征的心血管综合征，可分为原发性高血压（hypertension）和继发性高血压（secondary hypertension），原发性高血压病因不明，继发性高血压是由某些确定疾病或病因引起的血压升高，约占高血压患者的 5%～10%。我国采用的高血压标准（成人）为收缩压≥140mmHg 和（或）舒张压≥90mmHg。根据血压升高的水平，将高血压分为 1～3 级，见表 5-1。

表 5-1　血压及其分类

类别	收缩压（mmHg）	舒张压（mmHg）
正常血压	<120 和	<80
正常高值	120～139 和（或）	80～89
高血压	≥140 和（或）	≥90
1 级高血压（轻度）	140～159 和（或）	90～99
2 级高血压（中度）	160～179 和（或）	100～109
3 级高血压（重度）	≥180 和（或）	≥110
单纯收缩期高血压	≥140 和（或）	<90

注：当收缩压与舒张压分属不同级别时，以较高的级别为准。

2. 诊断标准

（1）主要诊断标准：依据我国 2018 年版高血压防治指南，高血压的诊断标准：在未使用降压药的情况下，非同日 3 次测量诊室血压，收缩压≥140mmHg 和（或）舒张压≥90mmHg，即可诊断为高血压。收缩压≥140mmHg 和舒张压<90mmHg 诊断为单纯性收缩期高血压。老年人既往有高血压病史，目前正在使用降压药物，虽然血压<140/90mmHg，也应该诊断为高血压。

（2）诊室血压诊断

1）基本标准：①尽量避免 1 次就诊即做出诊断（除外血压≥180/110mmHg 且有罹患心血管疾病的证据）。②确诊高血压：测量 2～3 次诊室血压，通常间隔 1～4 周。③每次就诊时连续测量 3 次，每次间隔 1 分钟以上，结果取后两次测量结果的平均值。④如果条件允许，应通过诊室外血压监测来确诊。

2）理想标准：①初步评估，即测量双臂血压，如果多次测量后双臂血压差值>10mmHg，则采用较高值；如果双臂血压差值>20mmHg，则考虑动脉闭塞或严重狭窄而导致。②立位血压，即有直立性低血压时需评估，老年人或糖尿病者初次就诊时需评估。③无人看管的诊室血压，可以提供更标准的评估，测量结果通常低于一般诊室血压测量值，但对应的诊断阈值未确定，大多数情况下仍需评估诊室外血压后再次确认。

3）诊断：2～3 次诊室血压测量结果均≥140/90mmHg，提示高血压。

（3）高血压的诊断检查

1）胸部 X 线片：提示主动脉增宽、延长和扭曲，左心室扩张、肥厚。

2）心电图：有左心室肥大、缺血性改变或心律失常改变。

3）超声心动图：与胸部 X 线片、心电图比较，超声心动图是高血压患者诊断左心室肥厚最敏感、可靠的方法。超声心动图可见心脏左心室和左心房增大，左心室壁收缩活动的减弱。

4）生化检查：血胆固醇、三酰甘油、低密度脂蛋白及血糖可增高，高密度脂蛋白降低；后期可有肌酐、尿素氮增高。

5）眼底检查：眼底动脉变细、扭曲、反光增强、交叉压迫；视网膜出血、渗出、视盘水肿。

（二）临床表现

1. 症状和体征　多数起病隐匿，病程缓慢。早期无特异性表现，多数被发现是在体检测血压时发现血压升高或出现心、脑、肾等并发症。常见症状：头痛、头晕、心悸、颈项板紧、失眠、乏力、疲劳、烦躁、易怒、注意力不集中等，也可出现视物模糊、鼻出血等严重症状，典型的高血压头痛在血压下降后即可消失，症状轻重与血压升高程度不一定成正比。血压受季节、昼夜或情绪等因素影响可出现较大的波动，冬季血压较高，夏季较低，夜间血压较低，清晨起床后及情绪波动较大时血压迅速升高。其他体征还有主动脉瓣区第二心音亢进、收缩期杂音或收缩早期喀喇音，以及头颈部动脉搏动等。

2. 恶性或急进型高血压　舒张压持续≥130mmHg，伴有头痛、视物模糊、眼底出血、渗出和视盘水肿，出现持续的蛋白尿、血尿、管型尿等肾损害表现；若病情进展迅速，不及时治疗，预后不良，常因为出现肾衰竭、脑卒中或心力衰竭而导致死亡。

3. 高血压急症　是指短时期内（数小时或数天）高血压患者出现严重危及生命的血压重度升高，舒张压＞130mmHg 和（或）收缩压＞200mmHg，伴有心、脑、肾、眼底或大动脉的严重功能障碍或不可逆损害。

（1）高血压危象：在高血压病程中，因紧张、疲劳、寒冷、突然停服抗高血压药等诱因，小动脉发生剧烈痉挛，血压急骤上升，影响重要脏器血液供应而产生危急症状，患者出现头痛、烦躁、恶心、呕吐、心悸、气急、胸闷、眩晕、视物模糊等严重症状，常伴心绞痛、心功能不全等。

（2）高血压脑病：发生于重症高血压者，过高的血压突破了脑血流自动调节范围，脑组织血流灌注过多而引起脑水肿，出现弥漫性剧烈头痛、呕吐、意识障碍、精神错乱，严重者抽搐、昏迷，甚至死亡。

4. 老年高血压　年龄≥65 岁而达到高血压诊断标准者即为老年高血压。具体内容见第二篇第三章第四节。

5. 并发症

（1）心脏损害：长期持续的高压致使心脏左心室后负荷增加，心脏左心室肥厚、扩大，发生心室重构，称为高血压心脏病，最终导致充血性心力衰竭。动脉粥样硬化的发生和发展是由高血压导致的，常同时合并冠心病，患者容易发生心律失常、心绞痛、心肌梗死等。

（2）脑部损害：可并发多种急性脑血管疾病，如脑出血、短暂性脑缺血发作、脑血栓形成等。

（3）肾损害：长期持久血压升高使肾细小动脉硬化，引起肾单位萎缩、消失，导致进行性肾炎硬化，继而出现蛋白尿、肾功能损害，最终可导致慢性肾衰竭。

（4）主动脉夹层：高血压是发生主动脉夹层最主要的危险因素，50%～70%的主动脉夹层患者伴有高血压。患者典型症状为突然发作、剧烈持久的胸背部不能耐受的撕裂性疼痛，伴有虚脱表现，但血压下降不明显，甚至升高，脉搏细数或消失，两侧肢体脉搏和血压明显不等，重者可发生休克或猝死。

（三）危险因素

原发性高血压的病因尚未明确。目前学者普遍认为是在一定的遗传背景下由于多种后天环境因素作用，是遗传易感性和环境因素相互作用的结果，由正常血压调节机制失代偿所致，其中遗传因素约占 40%，环境因素约占 60%。主要的发病因素包括可干预因素和不可干预两大因素，见表 5-2。

表 5-2　高血压的发病因素

可干预的因素	不可干预的因素
高钠低钾饮食	年龄
吸烟和饮酒	性别
超重和肥胖	种族
血脂异常	遗传
糖尿病	—
情绪	—

1. 高钠低钾饮食　在全球心血管病死亡人数中，因钠盐摄入过多而死亡的人数有 165 万。中国心血管报告 2018 中指出，我国居民的每日摄盐量明显高于 WHO 的建议用盐量（每人<6g/d），而欧美国家人群的盐摄入量普遍低于这一标准。相关研究表明，钠盐（氯化钠）是原发性高血压重要的易患因素，盐与血压存在剂量效应关系。研究表明，钠盐的摄入量与心血管病危险直接相关，还与靶器官损害相关，包括心肌肥厚、肾损害、血管重塑、胰岛素抵抗、代谢综合征、内皮功能受损等，且这种关系既来源于钠盐对血压的影响，也有独立于血压之外的机制。还有研究提示，适度减少钠盐摄入能降低血压正常人群和高血压患者的收缩压与舒张压水平，还可减少脑卒中及心血管疾病的发生。膳食钠盐摄入量平均每日增加 2g，收缩压和舒张压分别增高 2.0mmHg 和 1.2mmHg，钠盐摄入量与血压水平和高血压患病率呈正相关，而钾盐摄入量与血压水平呈负相关。

2. 吸烟和饮酒　吸烟是导致高血压的重要危险因素之一，烟草中含有大量尼古丁，尼古丁会使小动脉持续性收缩，动脉壁的平滑肌变性，血管内膜逐渐增厚，形成小动脉硬化。吸烟对血脂代谢也有影响，能升高血胆固醇、低密度脂蛋白胆固醇，降低高密度脂蛋白胆固醇，加快动脉粥样硬化进程，导致急进型恶性高血压、蛛网膜下腔出血、冠心病、心肌梗死等事件的发生。相关研究证实，过量饮酒会使血压明显升高，高血压患病率随饮酒量增加而升高。平均每天饮酒>3 个标准杯（1 个标准杯相当于 12g 酒精，约合 360g 啤酒，或 100g 葡萄酒或 30g 白酒），收缩压与舒张压分别平均升高 3.5mmHg 与 2.1mmHg，且血压上升幅度随饮酒量增加而增大。

3. 超重和肥胖　超重或肥胖者患高血压的风险是体重正常者的 3～4 倍。体重指数（body mass index，BMI）、腰围是衡量超重和肥胖的两个指标。BMI 是目前国际上常用的衡量人体胖瘦程度及判断是否健康的一个标准。计算方法：BMI=体重（kg）/身高（m²）。BMI 评判标准见表 5-3。腰围可反映中心性肥胖程度，成人平均腰围为（80.3±0.3）cm，男性的为（82.3±0.3）cm，女性的为（78.2±0.3）cm，若男性腰围>90cm，女性腰围>85cm，发生高血压的风险是腰围正常者的 4 倍以上。中心性肥胖者高血压的患病风险是正常者的 1.284 倍，腰围身高比>0.5 的危险人群与正常者相比罹患高血压的 OR 值为 1.448。研究提示，腰围越大，患高血压的风险越高，我国腰围与高血压风险关系见表5-4。

表5-3　BMI评判标准

项目	BMI标准（kg/m²）
过轻	＜18.5
正常	18.5～23.9
超重	24～27.9
肥胖	28～32
非常肥胖	＞32

表5-4　腰围与高血压风险关系

分组	腰围（cm）	发病率（%）
第一分位组	腰围＜84	30.3
第二分位组	84≤腰围＜89	37.4
第三分位组	89≤腰围＜95	42.2
第四分位组	腰围≥95	47.6

（四）高血压的危险度分层

高血压患者的病情，结合血压升高的程度和有无其他心血管危险因素、糖尿病、靶器官损害和并发症，将血压的危险度分为低危、中危、高危、极高危4层，见表5-5，以此作为治疗及判断预后的根据。

表5-5　高血压危险度分层标准

其他危险因素和病史	血压水平		
	1级	2级	3级
无其他危险因素	低危	中危	高危
1～2个危险因素	中危	中危	极高危
3个以上危险因素或糖尿病或靶器官损害	高危	高危	极高危
有并发症	极高危	极高危	极高危

注：危险度分层（10年中发生主要心血管事件的危险度）；低危组低于15%；中危组15%～20%；高危组20%～30%；极高危组30%以上。

1. 其他心血管危险因素　男性＞55岁、女性＞65岁；吸烟；血胆固醇浓度＞5.72mmol/L（220mg/dl）、低密度脂蛋白胆固醇浓度＞3.3mmol/L（130mg/dl）或高密度脂蛋白胆固醇浓度＜1.0mmol/L（40mg/dl）；早发心血管病家族史（一级亲属发病年龄＜50岁）；腹型肥胖（腹围：男性≥85cm、女性≥80cm）或BMI＞28kg/m²；高敏C反应蛋白（hCRP）≥1mg/dl；缺乏体力活动。

2. 靶器官损害　左心室肥厚（心电图或超声心动图）；颈动脉超声证实有动脉粥样斑块或内膜中层厚度（LMT）≥0.9mm；血肌酐浓度轻度升高：男性115～133μmol/L（1.3～

1.5mg/dl），女性 107～124μmol/L（1.2～1.4mg/dl）；微量白蛋白尿为 30～300mg/24h 或尿白蛋白/肌酐比值为男性≥22mg/g、女性≥31mg/g。

3. 并发症　心脏疾病（心绞痛、心肌梗死、冠状动脉血运重建、心力衰竭）、脑血管疾病（短暂脑缺血发作、脑出血、缺血性脑卒中）、肾病[糖尿病肾病、血肌酐浓度升高（男性超过 133μmol/L 或女性超过 124μmol/L），临床蛋白尿＞300mg/24h]、血管疾病（主动脉夹层、周围血管病）、高血压性视网膜病变（出血或渗出，视盘水肿）。

（五）治疗方案及原则

1. 原发性高血压的治疗目标　降低血压，使血压恢复至正常（BP＜140/90mmHg）或理想水平（BP＜120/80mmHg）。对于中青年者（＜60 岁），高血压合并肾病者应使血压降至 130/80mmHg 以下，而对于老年人尽量降至 150/90mmHg。血压降低至理想目标，可减少心脏、脑、肾并发症的发生，降低致残率和病死率，从而提高生存质量。

2. 非药物治疗　包括改善生活方式，去除不利于身心健康的因素。

（1）控制体重：尽量控制 BMI＜24kg/m²。

（2）减少膳食中脂肪的摄入量：少吃或不吃肥肉及动物内脏。

（3）限制钠盐的摄入量：膳食中约 80%钠盐来自烹调用盐和各类加工腌制品，应减少烹调用盐和食用各类加工腌制品，每人每日食盐摄入量＜6g。

（4）适宜运动：运动有助于减轻体重和改善胰岛素抵抗，稳定血压水平。

（5）戒烟限酒。

（6）保持乐观心态，提高应激能力等。

3. 药物治疗　常用的降压药物通常分为 6 大类。

（1）利尿药：包括噻嗪类、呋塞米和保钾利尿药等，噻嗪类应用最为普遍，对老年高血压有较强的降压效应，但长期应用可引起血钾降低，血糖、血尿酸、血胆固醇升高，乏力、尿量增多，糖尿病及高脂血症者慎用，痛风者禁用。

（2）β 受体阻滞药：此类药物降压和抗心律失常作用良好，而且可减少心肌耗氧量，适用于轻、中度高血压，对合并冠心病的高血压更为适用，对老年高血压疗效相对较差，但心脏传导阻滞、哮喘、慢性阻塞性肺疾病和周围血管病者禁用，且长期应用者不可突然停药，以免引起血压突然升高。常见的不良反应主要有心动过缓、乏力及四肢发冷等。

（3）钙通道阻滞药：可用于中、重度高血压，对老年高血压有较好的降压效果，尤其适用于老年收缩期高血压。

（4）血管紧张素转换酶抑制剂：对各种程度的高血压均有一定程度的降压作用，可改善心室重构，延缓肾功能恶化，减少心力衰竭患者的再住院率，降低患者病死率，但高血钾、妊娠、肾动脉狭窄者禁用。最常见的不良反应为干咳，干咳发生率为 10%～20%，停药后症状可消失。

（5）血管紧张素 Ⅱ 受体阻滞剂：直接作用于血管紧张素 Ⅱ 型受体，阻断血管紧张素 Ⅰ 型受体直接引起血管收缩、水钠潴留及细胞增生等，综合作用使血压下降。适应证和禁忌证与血管紧张素转换酶抑制剂相同。这类药降压作用起效缓慢，但持久而平稳。低盐饮食或与利尿药联合使用能明显增强疗效。目前主要用于有血管紧张素转换酶抑制剂适应证又不能耐受其不良反应的患者。

（6）α受体阻滞药：选择性阻滞突触后 α₁ 受体而引起周围血管阻力下降，产生降压效应，代表性制剂为哌唑嗪。主要优点为可以使血脂降低，对胰岛素抵抗、前列腺肥大也有良好作用。主要不良反应为直立性低血压。

常用降压药分类、名称、剂量及用法见表 5-6。

表 5-6　常用降压药分类、名称、剂量及用法

分类	名称	剂量（mg）	用法（次/天）
利尿药	氢氯噻嗪	12.5	1～2
	呋塞米	20～40	1～2
	螺内酯	20～40	1～2
	氨苯蝶啶	50	1～2
	吲哚帕胺	1.25～2.5	1
β受体阻滞药	美托洛尔	25～50	2
	阿替洛尔	50～100	1
	倍他洛尔	10～20	1
	比索洛尔	5～10	1
	拉贝洛尔	100	1
钙通道阻滞药	硝苯地平控释片	30～60	1
	硝苯地平缓释片	5～10	1
	维拉帕米缓释剂	240	1
	地尔硫草缓释剂	90～180	1
血管紧张素转换酶抑制剂	硝苯地平	5～10	3
	尼卡地平	40	2
	尼群地平	10	2
	氨氯地平	5～10	1
血管紧张素Ⅱ受体阻滞剂	卡托普利	12.5～50	2～3
	依那普利	10～20	2
	雷米普利	2.5～10	1
	培哚普利	4～8	1
α受体阻滞药	氯沙坦	50～100	1
	缬沙坦	80～160	1
	厄贝沙坦	150～300	1
	替米沙坦	40～80	1
	奥美沙坦	20～40	1

三、高血压的照护

（一）病情观察

1. 监测血压变化　照护者或高血压老人要规范实施自我血压监测，测量方法及监测频

率详见第二篇第三章第四节。建立血压登记本，每次测血压后记录血压值、心率及测量时间；观察服药后血压、清晨血压、睡觉前血压变化情况；自觉头晕不适时增加监测血压频次。定期门诊复诊，血压达标者每3个月复诊1次，血压未达标者2~4周复诊1次，每次复诊时带上血压登记本。

2. 观察用药后的不良反应 在高血压用药过程中，照护者要观察老年人有无直立性低血压、咳嗽、水肿、乏力、尿量增多等不良反应，复诊时如实告知医生，便于医生根据情况调整用药，不可自行停药或减量。

3. 观察有无高血压急症表现 照护者应密切观察老年人有无烦躁、恶心、呕吐、心悸、气急、胸闷、眩晕、视物模糊、弥漫性剧烈头痛、意识障碍、精神错乱等典型的高血压急症表现，一旦出现，立即就近医院就诊。

4. 观察有无心、脑、肾等靶器官损害的征象 如突然出现呼吸困难、心悸、咳粉红色泡沫痰等急性肺水肿表现；发生持续的睡眠状态，能被唤醒又很快入睡，或有对时间、地点、人物的定向力发生障碍的神志改变；突发身体一侧失去控制，不能正常使用的暂时性偏瘫；失去了说话能力的失语；一侧肢体出现感觉异常：感觉减退、感觉过度的偏身感觉障碍；突发的剧烈胸背部撕裂样疼痛；出现排尿困难、尿频、尿急、血尿、腰痛、眼睑及双下肢水肿等肾损害的表现，如有上述情况发生，立即就近医院就诊。

（二）饮食照护

1. 合理膳食 重点是限制钠盐和总热量摄入，保证营养均衡。中国营养学会推荐健康成人每日食盐摄入量小于6g。预防和治疗高血压花费成本最小的有效措施是限制钠盐摄入。避免高盐摄入的措施包括以下内容。

（1）每人每餐摄盐量小于2g，每人每日摄盐总量小于6g（普通啤酒瓶盖去胶垫后一平盖相当于6g）。

（2）避免进食高盐食物和调味品，如香肠、腊肉、罐头、火腿肠、腌菜、腌肉、咸菜、榨菜、老干妈、饭扫光、酱萝卜等加工食品，以及海带、海鱼、带鱼、咸鱼及海蟹等海产品。

（3）有些蔬菜本身自带特殊味道，可利用蔬菜自身风味优势来调味，如姜、洋葱、香菇、番茄、青椒等和味道清淡的食物一起烹煮，可起到相互协调的作用。

（4）利用醋、柠檬汁、番茄汁、苹果汁等各种酸味调味汁来增加食物味道。

（5）早餐尽量不吃咸菜或豆腐乳，一块 $4cm^3$ 的腐乳含盐量为5g。

（6）非糖尿病的高血压老人，可使用糖醋调味，以减少对咸味的需求。

（7）采用富钾低钠盐代替普通食盐，但伴有肾功能不全的老年人应慎用，以防血钾升高。

2. 限制总热量 尤其是油脂的类型和摄入量，油脂、蛋白质和碳水化合物是供给人体热量的三大营养素，如果这三种食物摄入过多，超过人体需要的消耗量，超过的部分就会转化成脂肪储存下来，造成肥胖。油脂分为饱和脂肪和不饱和脂肪，分别含饱和脂肪酸和不饱和脂肪酸，不饱和脂肪酸能降低胆固醇水平，对身体有益。饱和脂肪酸是无益的，摄入过多会造成肥胖和血脂异常。

（1）减少动物油和胆固醇的摄入：来自动物性食物的饱和脂肪酸和胆固醇是导致血脂异常的确定性危险因素，需严格限制。饱和脂肪酸主要存在于肥肉和动物内脏中。高胆固醇的食物主要有动物内脏、蟹黄、鱼籽、蛋黄、鹌鹑蛋、鱿鱼、墨鱼等。

（2）减少反式脂肪酸的摄入：反式脂肪酸的主要来源为含人造酸奶食品，包括各类西式糕点、巧克力派、咖啡伴侣、速食食品等，不饱和脂肪酸高温或反复加热后会形成反式脂肪酸，有害健康。美国已规定食品标签必须注明反式脂肪酸含量，且含量不得超过2%。

（3）适量选用橄榄油：橄榄油富含有单不饱和脂肪酸，主要是油酸，对降低血胆固醇、三酰甘油和低密度脂蛋白胆固醇有益。高血压老人适当选用橄榄油，每周3次或隔日1次即可。橄榄油可做凉拌菜，也可炒菜，烹调温度注意需要控制在150℃以下。

（4）高血压老人食用烹调油的注意事项：选择安全的食用油，即卫生学指标、工艺及质控标准严格满足国家标准的食用油；选择脂肪酸数量及构成比合理的油脂，如橄榄油、茶油等；每日烹调油用量<25g（半两，相当于2.5汤匙）；控制烹调温度，油温不宜太高。油温越高、烹调时间越长，不饱和脂肪酸氧化越快，营养成分流失越多。

3. 营养均衡

（1）适量补充蛋白质：蛋白质摄入不足可影响血管细胞的代谢，血管的老化就会加剧，加速高血压和动脉硬化的形成，而适量摄取蛋白质有益于血管。富含蛋白质的食物包括牛奶、鱼类、鸡蛋清、瘦肉、豆制品等，鱼类蛋白是优质蛋白，应多吃鱼类。

（2）增加新鲜蔬菜和水果：多吃蔬菜和水果，有利于控制血压，主要原因如下。

1）蔬菜和水果含钾高，能促进体内钠的排出。

2）有助于减少总能量超标的风险，避免肥胖。

3）增加水溶性维生素，特别是维生素C的摄入。

4）增加膳食纤维，特别是可溶性膳食纤维的摄入。高血压老人应每日食用400～500g新鲜蔬菜，如土豆、蘑菇等，香蕉、橘子等水果1～2个。对伴有糖尿病的高血压老人，在血糖控制平稳的前提下，可进食适量的含糖量低的水果，如苹果、西红柿、猕猴桃、草莓、梨、柚子等。

（3）增加膳食钙摄入：低钙膳食易导致血压升高。钙摄入量与年龄相关性收缩压升高幅度呈负相关，钙摄入量<500mg/d的人群，收缩压随年龄增加而上升得最为明显，钙摄入量为500～1200mg/d者次之，而钙摄入量>1200mg/d者最低。我国居民人均膳食钙摄入量为390.6mg/d，远低于我国营养学会的钙推荐量（800mg/d）。补钙简单、安全和有效的方法是选择适宜的高钙食物，特别是保证乳类及其制品的摄入，即每日250～500ml脱脂或低脂牛奶。对乳糖不耐受者，可试用酸牛奶或去乳糖奶粉。部分老年人需在医师指导下选择补充钙制剂。

（三）运动照护

运动可增加能量消耗、降低血压、改善糖脂代谢等。长期、有规律的运动可以有效降低血压、改善血液和老年人情绪，提高老年人体力活动能力和生活质量。运动是原发性高血压治疗的重要组成部分，高血压老人在血压达标的情况下，建议在医护人员指导下进行适宜运动，由医生根据年龄、血压水平、个人兴趣爱好开具运动处方。运动处方包括运动方式、运动强度、运动频率、运动时间、运动项目及注意事项。继发性高血压应针对其原发病因治疗，也应在专业人士指导下适宜运动。

1. 运动方式选择　以有氧运动为主，力量运动为辅。

（1）有氧运动：是指运动强度相对较低、持续时间较长、大肌群参与的、以有氧代谢为主要代谢形式的运动形式，这种运动通常是全身的，且以提高人体心肺功能为主要目的。例如，脚踏车、健步走、太极拳、气功、游泳、放松疗法、广场舞和门球等，这类有氧运动对原发性高血压和正常人血压都有很好的影响。适当的运动治疗可以减少药物用量，降低药物副作用，稳定血压。

（2）力量运动：主要指抗阻运动，即中等负荷、持续、缓慢、大肌群、多次重复的一种力量练习方式，它不仅能提高肌肉力量和耐力，同时对心血管功能也有良好的效应，如箭步蹲、下蹲、前臂弯举哑铃、俯卧撑、上楼梯、提踵等，力量运动过程中要避免精神过度紧张，运动时不要屏气，保持自然的呼吸状态，当出现头晕、恶心、呕吐等症状时应该停止运动，若安静休息仍然不能缓解，应就医。

2. 运动频率及时间　建议每周进行 3～5 次有氧运动，如步行、慢跑、骑车、游泳和跳舞等，运动持续时间以 30～45 分钟为宜，其中包括热身和整理活动各 5～10 分钟。每周 3～5 次力量运动，如上楼梯、下蹲、箭步蹲等，每次 30～45 分钟，每个动作做 8～10 次为 1 组，重复 4 组，5～10 分钟完成，包括热身和整理活动。

3. 运动强度　有效并安全的运动强度推荐是中等强度。评价中等强度的方法如下所述。

（1）主观感受：运动中自觉心搏加快、周身发热，但又不是大汗淋漓，自我感觉有点累。

（2）客观表现：运动中呼吸频率加快、微微喘，可以与人交流，但不能唱歌。

（3）步行速度：每分钟 120 步左右。

（4）心率：运动中的心率=170–年龄；在休息后 10 分钟内，锻炼所引起的呼吸频率增加应明显缓解，心率也恢复到正常或接近正常，否则应考虑运动强度过大。

运动强度过大则可使血压波动过大、心率剧增，引起头晕、头痛等症状，也有发生脑血管意外及心绞痛的可能。

4. 运动项目

（1）散步：每天 1～2 次，选择傍晚时刻，空气清新、安全、空旷的地方散步，散步是防治高血压最简单的运动方式。

（2）慢跑：适合轻型高血压老人，运动中以每分钟 120 步最为合适，心率维持在 120～136 次/分，开始阶段持续 15～30 分钟，之后根据血压情况及身体耐受力可逐渐增加时间长度。

（3）骑自行车：对于高血压合并冠心病的老年人骑自行车益处较大，在运动中可以加快冠状动脉血液流速，达到缓解病情的效果。

（4）太极拳：对于高血压患者来说，可以使全身肌肉放松，增强身体的平衡能力及协调能力，可单独练习也可以与他人一起练习，运动强度较低，运动时间以身体感觉疲累为止，休息即可恢复。

5. 注意事项

（1）如停止运动，蓄积效果 2 周内可完全消失，因此要坚持长期运动。

（2）运动疗法需结合药物治疗，过程中不要轻易撤药，特别是 2 级以上的高血压老人。

（3）运动时的心率有所下降，β受体阻滞药和利尿药可减弱人体在热和湿环境中运动时的温度调节能力等。

（4）在运动时考虑药物对血管反应的影响，如服用β受体阻滞药可最大和次最大负荷运动。

（5）不可在饥饿状态或饱腹后立即运动，应在休息半小时后开始运动，宜在下午进行运动。

（6）避免选择晨起空腹运动，因为早上人体血压处于高峰期，早晨空气湿度较大，气温偏低，血管处于相对收缩状态，如若受到运动影响，血液流速加快、心率加快，可导致血压快速升高，不利于降压，还可能会并发心脑血管疾病，建议选择傍晚，穿着宽松适宜的衣服，合适的运动鞋，空旷安全的环境进行有氧运动及力量运动。

（7）减少久坐等静态行为，每静坐一小时进行短时间站立或适当的身体活动。

（8）运动强度由低到高，随着运动时间的延长和身体对运动耐受性的提高，可适当增加运动时间及强度。

（9）如遇有不能坚持运动的雷电、暴雨、沙尘的天气，可以在家进行一些运动项目，如健身操、踢毽子和爬楼梯等。

（四）用药照护

1. 遵医嘱服药　高血压是老年人常见的慢性病，故应严格遵照医生医嘱长期服用降压药。高血压老人服用降压药使血压降至目标水平后，应继续服用维持量，以保持血压的相对稳定，对于无症状者更应强调长期药物治疗的重要性。照护者应知晓老年人常用降压药的名称、剂量、用法、作用及不良反应。指导或协助老年人遵医嘱服药，为防止漏服药，可使用闹钟或把降压药放在指定容器、指定地点的方式提醒服药，因为忘记服药或在下次吃药时补上上次忘记的药物，均可导致其血压控制不佳。

2. 不可自行停药/减药　定期复诊，需在医生指导下逐步减少降压药使用剂量。自行减药或减量，都可导致血压控制效果不理想；突然停药可导致血压突然升高，合并冠心病突然停用β受体阻滞药可诱发心绞痛、心肌梗死等。

（五）心理照护

（1）高血压作为一种慢性病，需要终身管理。因此老年人要端正态度，积极配合治疗，不能有抵触心态，个人应进行自我心理调节，从而减轻精神压力，保持心态平衡。

（2）长期精神紧张焦虑、抑郁是导致高血压和其他一些慢性病的重要原因。对于高血压老人，这种精神状态常使其采用不健康的生活方式，如吸烟、酗酒、缺乏运动等，照护者应当及时识别患者不良情绪，采取针对性的干预措施，可通过陪伴、劝导和适宜运动来改善老年人精神状态，必要时可寻求专业人员帮助。

（六）自我血压监测

血压监测是评估血压水平、诊断高血压及观察降压疗效的主要手段，主要包括诊室血压、动态血压及家庭血压监测三种方式。而居家高血压老人进行家庭血压监测是评估血压变化情况和降压治疗效果的重要参考指标，可提高血压控制率，也可提高老年人长期进行降压治疗的积极性和依从性。家庭血压监测方法详见第二篇第三章第四节。

（七）健康教育

1. 疾病知识宣讲　通过医院/社区门诊医护工作者讲解、健康教育讲座、宣传册、宣传海报资料、电视、APP 等多媒体了解高血压基本知识，疾病发生、发展过程及预后情况，从而认识高血压的危害。

2. 学习正确的血压监测技术　具体见第二篇第三章第四节。

3. 生活方式健康教育

（1）饮食：建议选择低盐、低脂、低糖、富含高维生素、高纤维素饮食。减少钠盐摄入，建议饮食中钠摄入量<6g/d，减少胆固醇和饱和脂肪酸摄取，胆固醇摄取量<300mg/d，脂肪占总热量的 30% 以下，饱和脂肪酸占总热量的 10% 以下，运动与饮食相结合在改善血脂和血压方面作用最强。

（2）戒烟：不吸烟，彻底戒烟，杜绝二手烟。

（3）限酒：不饮酒或限制饮酒量，以酒精量计算，男性<25g/d，女性<15g/d，酒精量=饮酒量（ml）×酒精度数（%）×0.8。

（4）通过减少热量摄入、保持规律运动来控制体重，尽可能控制 BMI<24kg/m^2。腰围：男性<90cm，女性<85cm。

（5）采用中–低强度有氧运动和肌肉力量练习相结合的运动方式，运动适量，循序渐进，短时间、多次积累，每日累计 30～60 分钟中等强度有氧运动，整个时长包括热身准备及整理活动，每周 3～5 天的运动时间，运动项目有步行、慢跑、打太极、骑车、游泳和跳舞等，运动时避免精神过度紧张；运动时不要屏气；出现头晕、恶心、呕吐等不适应该停止运动，安静休息或就医。

4. 药物健康教育　服用药物进行降压治疗时，不可随意停药、减药或减少服用剂量，定期社区或医院复诊。用药过程中，照护者及老年人应知晓常用降压药的名称、剂量、用法、作用及不良反应，如有不适，及时到社区或医院就医。

5. 心理健康教育　高血压老人要养成良好的生活方式，生活规律，不熬夜，保持心理平衡，避免情绪大起大落，学会应激处理技术和心态，工作、生活张弛有度，注意劳逸结合，时常参加社区医院关于高血压方面的讲座，与高血压患者多沟通，分享治疗心得，多了解成功案例，树立战胜疾病的信心。

6. 高血压合并疾病的相关宣讲　老年高血压合并疾病的降压目标见第二篇第三章第四节。

（八）安全照护

（1）当老年人有头晕、心悸、乏力、眼花、视物模糊等症状时，照护者应协助其卧床休息，然后进行血压测量，及时与家庭医生联系。怀疑高血压急症时应该立即就医。

（2）高血压老人改变体位时动作应缓慢，应做到"3 个半分钟"：起床前先静卧半分钟，再坐起半分钟，再双下肢下垂坐床上休息半分钟，然后下地活动，活动宜缓慢。

（3）用药过程中，照护者及高血压老人应知晓常用降压药的名称、剂量、用法、作用及不良反应，在观察药物疗效的同时，注意观察药物不良反应，避免出现直立性低血压。老年人外出活动时，有他人陪同，若单独外出，建议携带诊疗卡片，写明姓名、家庭住址、单位住址、联系人、电话及所患疾病名称等，若有意外事件发生，可得到他人及时救治。

（刘　媛　马　青）

第二节　慢性阻塞性肺疾病患者的居家照护技能

一、概述

慢性阻塞性肺疾病（chronic obstructive pulmonary disease，COPD），是呼吸系统的常见病和多发病，是慢性气道阻塞性疾病（即慢性支气管炎、肺气肿）的总称。2018 年由中国医学科学院王辰院士牵头的"中国成人肺部健康研究"结果显示，成人 COPD 的总体发生率为 8.6%，40 岁以上的人群患病率高达 13.7%，男性患病率是女性的 2 倍多（11.9% *vs.* 5.4%），老年患者占所有 COPD 患者的 56.7%。COPD 是一种慢性疾病，其病情长期迁延，若不加以控制，疾病容易反复，甚至恶化，部分晚期患者可能出现劳动能力丧失，甚至丧失自理能力的情况，不但严重影响患者个人的日常生活和劳动能力，生存质量也会下降，同时也给家庭及社会带来极大的经济和社会负担。在欧盟，COPD 每年的直接经济负担约为 386 亿欧元，占呼吸道疾病总直接经济负担的 56%。在美国，COPD 的预计直接经济负担是 295 亿美元。我国目前暂时缺乏 COPD 经济负担方面的权威数据。

WHO 预计，至 2060 年全球因 COPD 及相关并发症死亡的人数每年将超过 540 万人。COPD 是 2017 年中国国家层面死亡和伤残调整寿命年（disability adjusted life year，DALY）下降的主要原因。尽管与过去 20 年相比，中国 COPD 的 DALY 出现了明显的下降，但与全球相比，中国 COPD 的 DALY 仍然处于较高水平。人群因患 COPD 而致残、丧失劳动力，占疾病负担的首位，这可能与我国吸烟问题未得到很好的控制有关；由于各种原因 COPD 的漏诊率高，尤其在农村多数确诊老人已进入晚期，从而使得 COPD 的发病率和患者病死率明显被低估。当前的医疗保健制度和急性目标疾病的护理，已远不能满足老年人疾病反复发作的需求。故对老年人的保健和服务转向长期化或流程化，居家照护已成为护理发展的趋势。目前国内多注重对 COPD 急性加重期住院老人的治疗与护理，而轻视出院后居家照护。本节将就 COPD 的基本知识及居家照护技能分别进行阐述，从而减少老年人再入院率及病死率，提高其生活质量。

二、COPD 相关知识

（一）概念

COPD 是一种常见的、以持续性呼吸道症状和气流受限为特征的，可以预防和治疗的疾病。呼吸道症状和气流受限是由气道和（或）肺泡异常导致的，气道和（或）肺泡异常的原因通常是有明显的有毒颗粒和气体暴露。其气流受限呈不完全可逆，进行性发展，主要伤及肺部。COPD早期病变仅限于细小气道，表现为闭合容积增大。当病变侵入大气道时，最大通气量下降，肺通气功能明显障碍；随着肺通气障碍的日益加重，膨胀的肺泡挤压其周围的毛细血管，使毛细血管大量退化而减少，肺泡间的血流量减少，导致通气血流比例失调，使换气功能障碍。通气和换气功能障碍导致二氧化碳潴留，进而发展为呼吸衰竭，甚至死亡。

（二）临床诊断

对任何有呼吸困难、慢性咳嗽、咳痰和（或）有危险因素暴露史的老年人都应该考虑到COPD的诊断。诊断必须依据肺功能检查、临床表现、危险因素、接触史、体征及实验室检查等资料综合分析判断来确定。根据老年人的肺功能分级（表5-7），当前症状的性质和程度，急性加重史和未来风险及存在的共患疾病来对COPD老年人进行综合评估，以便最终指导治疗。

表 5-7 COPD 气流受限严重程度的肺功能分级

分级	临床特征
I级（轻度）	$FEV_1/FVC<70\%$，$FEV_1\geq80\%$预计值，伴或不伴有慢性症状（咳嗽咳痰）
II级（中度）	$FEV_1/FVC<70\%$，$50\%\leq FEV_1<80\%$预计值，常伴有慢性症状（咳嗽、咳痰、活动后呼吸困难）
III级（重度）	$FEV_1/FVC<70\%$，$30\%\leq FEV_1<50\%$预计值，多伴有慢性症状（咳嗽、咳痰、呼吸困难），反复出现，急性加重
IV级（极重度）	$FEV_1/FVC<70\%$，$FEV_1<30\%$预计值或$FEV_1<50\%$预计值，伴有慢性呼吸衰竭，可合并肺源性心脏病及心功能不全或心力衰竭

FEV_1. 第1秒用力呼气容积；FVC. 用力肺活量。

1. 肺功能检查 是判断气道阻塞和气流受限的主要客观指标，对COPD诊断、严重程度评价、进展状况、预后及治疗反应等有重要意义。FEV_1/FVC是COPD诊断的金标准，可评价气流受限的程度。在吸入支气管舒张剂后，如果 $FEV_1/FVC<70\%$，可确定为不完全可逆的气道阻塞和气流受限。FEV_1占预计值百分比（$FEV_1\%$预计值）是评估COPD中、重度气流受限的良好指标，变异性小，易操作。

2. 胸部 X 线检查 早期可无变化，以后逐渐出现慢性支气管炎和肺气肿的影像学改变，如肺纹理增多、紊乱或稀疏等。除原有肺、胸基础疾病及急性肺部感染的特征外，还可有肺动脉高压征。

3. 动脉血气分析 早期无异常，随着病情进展可出现低氧血症、高碳酸血症、酸碱平衡失调等。

4. 其他 COPD合并细菌感染时，外周血白细胞计数增多，核左移。痰培养可能检出病原菌，常见病原菌为肺炎链球菌、流感嗜血杆菌、卡他莫拉菌、肺炎克雷伯菌等。

5. 严重程度分级和病程分期 对于确诊为COPD的老年人，根据其$FEV_1\%$预计值下降的幅度，将其分为4级。根据症状和体征的变化，将COPD分为急性加重期和稳定期。

急性加重期指在疾病过程中，短期内咳嗽、咳痰、气短和（或）喘息加重，痰量增多，呈脓性或黏液脓性，可伴发热等症状，需改变 COPD 患者的日常基础用药。稳定期是指咳嗽、咳痰、气短等症状稳定或症状较轻的阶段。

（三）临床表现

1. 慢性咳嗽 常为最早出现的症状，随着病程发展可终身不愈，以晨起和夜间阵咳明显。当气道严重阻塞，通常仅有呼吸困难而不表现出咳嗽。

2. 咳痰 一般为白色黏液或浆液性泡沫痰，偶可带血丝，清晨排痰较多。急性发作期痰量增多，可有脓性痰。

3. 气短或呼吸困难 早期在劳力时出现，以后逐渐加重，以致在日常生活甚至休息时也感到气短，但由于个体差异，部分人可耐受。

4. 喘息和胸闷 是部分患者特别是重症患者表现或急性加重时出现。

5. 其他 如疲乏、消瘦、焦虑、抑郁等，常在 COPD 病情严重时出现，并非 COPD 的典型表现。

6. 急性加重期症状 患者在短期内咳嗽、气短或喘息加重，痰量增多呈脓性或黏液脓性，可伴发热等症状明显加重的表现。此外亦可出现全身不适、失眠、嗜睡、疲乏、抑郁和精神紊乱等症状。患者出现运动耐力下降、发热和（或）胸部影像异常，可能为 COPD 加重的征兆。至少具有以下 3 项中的 2 项即可诊断：①气促加重；②痰量增加；③痰变脓性。

（四）COPD 的危险因素

1. 有害气体和有害颗粒 如香烟、烟雾、粉尘及刺激性气体（二氧化硫、二氧化氮、氯及臭氧等），这些因素可损伤呼吸道上皮细胞，纤毛运动减弱，纤毛脱落和巨噬细胞吞噬功能下降；肥大细胞、杯状细胞增生，分泌亢进，支气管黏膜充血，易致气道净化功能下降。同时刺激黏膜下感受器，引发副交感神经功能亢进，使支气管痉挛，通气障碍。还可产生过多的氧自由基，刺激中性粒细胞释放弹性蛋白酶，抑制抗蛋白酶系统，破坏肺弹性纤维，促使肺气肿的形成。

2. 感染 病毒、细菌和支原体感染是本病发生及加重的重要因素之一。常见病毒为鼻病毒、流感病毒、腺病毒及呼吸道合胞病毒；常见细菌为肺炎球菌、流感嗜血杆菌和葡萄球菌等。

3. 气候 冷空气刺激及气候突然变化使呼吸道黏膜防御能力减弱，容易继发感染。

4. 蛋白酶-抗蛋白酶失衡 有研究提示，α_1-抗胰蛋白酶缺乏与肺气肿的发生有密切关系。

5. 炎症 气道、肺及肺血管的慢性炎症是 COPD 的特征性改变。

6. 内在因素 自主神经功能失调、机体营养不良等均可参与本病的发生和发展。

三、COPD 的照护技巧

（一）病情观察

照护者应重点观察 COPD 老人病情变化，包括咳嗽、咳痰、意识状态及皮肤口唇发绀情况等，并做好记录。

1. 咳嗽　观察老年人是急性咳嗽还是慢性咳嗽，咳嗽起始时间，是否伴随咳痰、痰液性状及颜色。慢性咳嗽常为首发症状，可呈间歇性或干咳。晨间起床时咳嗽明显，呈间歇性。随着病情的发展早晚或整日均可有咳嗽，睡眠期间可有阵咳或排痰。

2. 咳痰　常为白色泡沫状黏痰，晨间排痰较多，合并感染时痰量明显增多，可有脓性痰、痰中带血或咯血。

3. 气短或呼吸困难　劳力性呼吸困难是特征性症状。早期仅出现在劳累或上楼时等，随着病情发展进行性加重，可影响老年人日常生活，轻度活动甚至是休息也会出现气短或呼吸困难，引起患者焦虑。

4. 喘息胸闷　少数 COPD 老人重症或急性加重期可有喘息症状，甚至休息状态下也会感到气促，劳累后出现胸闷不适。

5. 呼吸　COPD 老人的呼吸浅促，以保证通气量充足。由于气流阻力增加，患者呼吸时常有斜角肌、胸锁乳突肌等辅助呼吸肌一起参与呼吸运动，出现缩唇呼气，该呼气方式能延长呼气时间，以便将肺内残气尽量呼出。

6. 发热　密切观察 COPD 老人体温变化，体温超过 37.3℃应予关注，提示可能出现肺部感染，加强体温监测，必要时给予对症处理。

7. 意识　COPD 老人出现嗜睡、神志淡漠或兴奋躁动，提示病情变化或疾病加重。在稳定期不会出现嗜睡症状，有嗜睡症状意味着其出现了急性加重的情况。此时通常伴有 Ⅱ 型呼吸衰竭、高碳酸血症、呼吸性酸中毒等，可能会有生命危险，应及时就医。

8. 肺气肿体征　呼吸困难加重时 COPD 老人通常采取前倾坐位，部分发生胸腹矛盾运动。胸廓前后径增大，肋间隙增宽，过度膨胀，呈桶状，呼吸运动减弱，触觉语颤减弱或消失。肺部叩诊过清音，心浊音界减小或不易叩出，肺下界和肝浊音界下降。听诊，两肺呼吸音降低，可闻及喘鸣音和吸气捻发音，心音遥远，在剑突处最清晰响亮。

9. 皮肤、口唇发绀　提示 COPD 老人缺氧，继发性红细胞增多，血液黏稠度增加，随之血流阻力增高。醛固酮增加，使水钠潴留，肾小动脉收缩，肾血流量减少也加重水钠潴留，血容量增多，最终形成肺动脉压升高。

10. 其他症状　伴有右心衰竭者，可见下肢凹陷性水肿，以踝部最为明显，还可有颈静脉怒张、肝大、心悸等。晚期还可伴有食欲下降、体重下降、焦虑、抑郁和功能障碍等。

（二）日常生活照护

1. 戒烟酒　戒烟能够改变 COPD 患者预后，是延缓疾病进展的最有效方法之一。戒烟可减轻咳嗽、咳痰、气短和气促症状，还可有效减缓肺功能进行性下降。故照护者应保证居家老人室内空气流通，平时少用刺激性强的清洁剂，每天定时开窗通风，还要监督老年人避免暴露在二手烟环境中，避免或防止粉尘、烟雾及有害气体吸入。戒烟酒无论是对有气流受限还没有症状的老人，还是对于重症 COPD 老人都是适用的。不要以"现在开始戒烟已经晚了"这样的借口而放弃戒烟，因为虽然戒烟不能使肺部功能恢复正常，但及时戒烟也能够明显延缓肺功能进行性下降的速率，进而降低老年人的病死率。戒烟方法详见第三篇第八章第三节。

酒精属于辛辣饮品，COPD 患者饮酒后可出现呼吸道刺激性症状，导致咳嗽、咳痰、喘息等症状加重。若正在使用头孢类抗生素，饮酒可引起双硫仑反应。故建议 COPD 老人戒烟酒。

2. 饮食照护

（1）补充足够的蛋白质：蛋白质的质和量对防治 COPD 的作用很大。黄豆及其制品有人体所需要的优质蛋白，可补充 COPD 给人体组织蛋白造成的损耗。另外，COPD 患者因病情反复发作，蛋白质丢失较多，饮食中应供给充足的蛋白质食物以满足机体的需要和改善过敏状态。每天供给蛋白质 70～100g 为宜，其中优质蛋白质不少于 1/3，鸡蛋、鸡肉、瘦肉、牛奶、动物肝、鱼类、豆制品等食物中含优质的蛋白质。寒冷季节应补充一些含热量高的肉类暖性食品以增强御寒能力，适量进食羊肉、狗肉、牛奶、动物肝脏、鱼类等。牛奶是高蛋白的食物，无禁忌证者建议每天进食适量牛奶。

（2）进食富含维生素食物：新鲜蔬菜和瓜果富含维生素 A 和维生素 C，可增加机体免疫功能，减轻呼吸道感染症状，促进支气管黏膜修复。新鲜桂圆、梨、枇杷、茄子、猕猴桃、柿子、杏仁、核桃、鲜枣、橘子、冬瓜、丝瓜、柚子等含有丰富的维生素 C；动物肝脏、鱼肝油、蛋、奶、绿叶蔬菜及黄色蔬菜（如西兰花、菠菜、豌豆苗、韭菜和胡萝卜等）含有丰富的维生素 A。故建议老年人可多食用新鲜的蔬菜及水果。

（3）补充微量元素：铁、锌、硒等是机体必需矿物质，也是微量元素，其缺乏将影响疾病的转归，可导致缺铁性贫血等。从促进食欲和改善膳食结构出发，可适当增加海产品、鱼虾、淡菜等富含微量元素的食物，多吃粗粮，如紫薯、燕麦、小米等。

（4）多吃全谷物：全谷物包含三个部分，麸皮层、胚乳及胚芽，只要这三个部分以其原始比例存在，就可以被认为是全谷物。对 COPD 老人来说，全谷物营养丰富，富含粗纤维，有益消化及减少慢性炎症。因此，应减少精制碳水化合物的摄入量，因为其中的热量较多，而营养非常少。

（5）多饮水：照护者应鼓励老年人多饮水，有利于痰液稀释，从而保证气道通畅，建议无肾功能损害者每日饮水量应在 2000ml 左右。茶叶中含有茶碱，能兴奋交感神经，扩张支气管，缓解咳喘症状，可饮淡茶水，但不宜饮用浓茶。

（6）忌生冷及咸食：忌食各种生冷瓜果、冰激凌、冰镇汽水、凉拌菜等，这类冷食有碍脾胃，对人体的水湿运化不利，可聚湿生痰，从而可加重 COPD 老人症状。西瓜建议是现买现吃，如果买回的西瓜温度较高，需要冷处理一下，可将它放入冰箱降温，把温度调至 15℃，放置时间不宜超过 2 小时，这样既可防暑降温，又不伤脾胃。咸食可使体内水钠潴留，加重支气管黏膜水肿充血，加重咳嗽、气喘等症状，故每日摄盐量应低于 6g，包括各类腌腊制品、豆腐乳等。

（7）忌辛辣刺激性食物：辛香湿燥之品，易于化燥，增加痰液黏度，可伤及肺，对疾病恢复不利。故应禁食辣椒等食物。对有腥味的鱼、虾、蟹等，有过敏史者应禁忌；建议尽量避免进食油炸排骨、烤羊肉串、肥肉、动物内脏、动物油等食物。

少量多餐：食物使胃部扩张挤压肺部，可使部分 COPD 老人在吃饱后感到呼吸更加困难。故建议每日少量多餐进食高热量及高纤维食物，变原先的一日三餐为五餐。

3. 呼吸功能锻炼 指导老年人坚持进行呼吸功能训练，可增加胸、膈呼吸肌肌力和耐力，从而改善呼吸功能。进行呼吸功能锻炼时，全身肌肉要放松，节奏要自然轻松，动作由慢而快。呼吸功能锻炼不可操之过急，要长期坚持锻炼。呼吸功能锻炼不宜在空腹及饱餐时进行，在饭后 1～2 小时进行为宜。

4. 保证充足睡眠

（1）营造安静和舒适环境：照护者应给 COPD 老人积极营造有利于睡眠的环境，如避免强烈光线刺激和噪声，睡前不运动，进行缓慢深呼吸，或采用温水洗脚、温水沐浴或背部按摩等方法，以保证全身肌肉放松，从而促进睡眠。

（2）限制睡前液体摄入量：睡前尽量减少液体摄入量，嘱咐老年人睡前排尿，以免夜间起床排尿。

（3）鼓励老年人白天参加适宜的娱乐和活动，尽可能减少白天睡眠时间和次数。

（4）保持良好的生活习惯：注意起居有常，劳逸结合，避免劳累。限制午后饮咖啡，不擅自服用镇静催眠药物，以免诱发或加重呼吸衰竭；睡眠时建议取侧卧位，可减少气道陷闭发生，从而提高睡眠质量。

5. 皮肤护理　COPD 属消耗性疾病，故大多数老年人体型偏瘦，除了加强营养以外，还应做好皮肤护理，应做到"五勤"。

（1）勤翻身：对不能自行翻身的老人，应帮助每 2 小时翻身一次，必要时每小时翻身一次。照护者给长期卧床的老人翻身时，应将其身体抬起，避免受压和摩擦；对于偏瘫老人注意不要将身体偏瘫一侧压在下面，如因改变体位必须压在下面，要尽量缩短受压时间。翻身时避免拖、拉、推等动作，防止擦破皮肤。

（2）勤擦洗：对大小便失禁、出汗和分泌物过多的老人应及时擦洗干净，从而保持皮肤清洁、干燥。

（3）勤按摩：对易发生压疮的老人要经常检查皮肤情况，定期用温水擦浴，按摩受压部位，按摩时用力要适当，以促进血液循环。

（4）勤整理：床铺要保持清洁、干燥、平整、无褶皱。不使用破损的便盆，以免擦伤皮肤。对使用石膏、牵引、夹板的老人，衬垫应平整、松软适度，尤其要注意骨突处的衬垫。

（5）勤更换：被污染的衣物要及时更换，不可让老人直接卧于橡胶单或塑料单上；对大小便失禁的老人应及时更换尿布。

6. 心理护理　焦虑和抑郁等心理障碍是 COPD 常见的合并症。研究表明，COPD 稳定期合并焦虑、抑郁的概率分别达 40.63%、39.58%。亦有研究显示，COPD 急性加重患者合并焦虑和（或）抑郁者占比 46.7%，同时合并焦虑抑郁者占 35.6%；仅合并焦虑者占 6.7%，仅合并抑郁者占 4.4%。可见，COPD 合并焦虑抑郁的患病率较高。

（1）COPD 属慢性消耗性疾病，故照护者应指导老人了解本病的发生、发展和治疗知识，并使其了解疾病的病因及其转归，引导老年人适应慢性病并以积极的态度对待。

（2）照护者应多与老人进行交谈，了解其心理状态，建立良好的关系。平时陪伴其参加适宜的娱乐活动，读书、看报、写字、绘画、看戏（相声或小品）、听音乐等，使其保持乐观开朗的情绪，避免忧思恼怒对人体的不利影响。

（3）照护者多关注老人心理状态，指导其保持情志畅达，少思少忧，有利于症状的减轻。

（4）照护者发现老人有不良情绪时，应积极进行情绪疏通，若仍不能缓解，应及时就医，必要时进行心理咨询或药物治疗。

（三）药物照护

原则：遵医嘱正确用药，注意观察疗效和不良反应。

1. 支气管舒张剂　是 COPD 稳定期老年人最主要的治疗药物，能使气短症状明显缓解，生活质量明显提高，主要包括 β₂ 受体激动药和抗胆碱药，首选吸入治疗。短效制剂适用于各级 COPD 老年人，按需使用，以缓解症状；长效制剂适用于中度以上老年人，可预防和减轻症状，增加运动耐力。短效 β₂ 受体激动药主要有沙丁胺醇、特布他林等定量雾化吸入剂，24 小时内不超过 12 喷；长效 β₂ 受体激动药主要有沙美特罗、福莫特罗等，每日吸入 2 次。短效抗胆碱药主要有异丙托溴铵定量雾化吸入剂；长效抗胆碱药主要有噻托溴铵。高剂量茶碱因其潜在的毒副反应，因此不常规应用，详见第二篇第四章第二节。

2. 糖皮质激素　长期规律吸入糖皮质激素适用于重度和极重度且反复急性加重的老年人，可减少急性加重次数、增加运动耐量、改善生活质量，但不能阻止 FEV_1 的下降趋势。详见第二篇第四章第二节。

3. 祛痰药　常用药物有盐酸氨溴索、乙酰半胱氨酸、羧甲司坦、桉柠蒎肠溶软胶囊、标准桃金娘油肠溶胶囊等。如果 COPD 老年人因细菌感染引起痰多，还需要抗生素的治疗，如左氧氟沙星、莫西沙星、头孢克洛、头孢克肟、头孢呋辛等药物。

（四）家庭氧疗

详见第二篇第四章第一节。

（五）康复训练

康复训练是 COPD 老年人缓解期重要的自我保健措施之一，能提高其体力、耐力和抵抗力，改善通气功能，增强自信心。

1. 病情缓解期间　要注意全身运动锻炼，结合呼吸训练能有效挖掘呼吸功能潜力。锻炼方式、速度、距离，根据老年人身体状况决定，应量力而行、循序渐进，以其不感到疲劳为宜。老年人可以做一些伸腿动作、散步、慢跑、太极拳、体操、家庭劳动等，从而增强耐力，提高体质。

2. 康复锻炼　包括全身性运动锻炼和呼吸肌功能锻炼。

（1）全身性运动锻炼

1）制订个体化的运动项目：在评估老年人的活动耐力和限制后，根据老年人的习惯和兴趣，共同确定运动项目（如散步、慢跑、游泳、跳舞、太极拳、爬楼梯等）。

2）运动应遵循的原则：循序渐进，持之以恒。运动频率以每周 3～5 次，每次 30～45 分钟为宜；运动场地应选在空气新鲜、安静的地方；运动强度宜在安全的范围，运动后最适宜心率（次/分）=170-年龄，且运动后心率在 3～5 分钟内恢复为适宜。

3）注意事项：餐后、饥饿时不宜运动；夏季应选择在清晨及傍晚运动，冬季则应选择在上午或下午，避开最冷或最热的时间；注意补充水分，避免因呼吸道干燥引起排痰困难；体力劳动不能完全代替运动锻炼。

（2）呼吸肌功能的锻炼：COPD 老年人通过正确呼吸练习，可增强呼吸肌的肌力和耐力，增加膈肌的活动度；提高肺泡换气量以减少呼吸时能量的消耗；纠正和改善老年人呼吸困难症状和肺功能指标。同时，可以促进气管内痰液的排出，改善肺通气功能，提高机体抵抗力。

缩唇呼吸：为呼吸功能锻炼的基础，通过缩唇呼吸增加气道外周阻力，提高气道内压，防止小气道过早陷闭减少肺内残气量，同时增加肺通气量，从而提高老年人的动脉血氧饱和度。缩唇呼吸和腹式呼吸练习详见第三篇第九章第一节。

（3）全身运动锻炼：能明显提高老年人的肺活量、最大通气量、最大呼气高峰流速等主要肺功能指标。其步骤如下。

1）平静呼吸。

2）立位吸气，前倾呼气。

3）单举上臂吸气，双手压腹呼气。

4）平举上肢吸气，双臂下垂呼气。

5）平伸上肢吸气，双手压腹呼气。

6）抱头吸气，转体呼气。

7）立位上举吸气，蹲位呼气。

8）腹式缩唇呼吸。

9）平静呼吸。

（4）有效的咳嗽训练：能及时清除呼吸道分泌物，预防感染。具体方法：将痰液分两次咳出，即先进行 5～6 次深呼吸，在深呼吸后保持张口，将痰咳至喉部，再迅速咳出。咳嗽时，老人取坐位，屈膝，前臂垫枕，使胸腔扩张，从而增加咳痰的有效性，咳嗽后进行放松性呼吸。深吸气，短暂闭气，放松呼气，重复以上程序；深吸气，腹肌收缩、张口连续咳嗽 2～3 次，中途不换气。反复 2～3 次，休息几分钟后可再开始。

（5）排痰训练：包括体位引流，胸部叩击、震动训练。目的是促进呼吸道分泌物排出，减少气流阻力，减少支气管、肺部的感染。

1）体位引流：对有大量痰液者应做好体位引流，并准备好吸痰器，避免发生因痰液引流不畅而窒息的情况，操作注意事项如下所述。

a. 体位引流前 15 分钟可遵医嘱给予支气管扩张剂。

b. 引流体位：体位取决于分泌物潴留部位和患者的耐受程度。一般采用抬高病灶部位的位置，引流支气管口向下，便于潴留的分泌物因重力作用进入支气管、气管。

c. 引流时间根据患者病情定，每日 1～3 次，每次 15～20 分钟，于餐前、餐后 1～3 小时进行，晨起时立刻进行，效果更好。

d. 病变部位不同时，应先从病变严重或分泌物潴留较多的部位开始；肺脓肿、咯血患者应将病肺处于低位，以免感染健侧肺。引流肺上叶应取坐位或健侧卧位；引流肺中叶应取仰卧稍向左侧；引流肺下叶尖端应取俯卧位；引流肺舌叶应取仰卧位稍向右侧。

e. 注意评估患者的耐受度，操作中发现患者头晕、疲劳、面色苍白、脉搏细数、心率超过 120 次/分，应立即停止操作，通知医生。

　　f. 患者配合：照护者指导患者做腹式呼吸，并辅以叩击背部、震荡。

　　g. 注意观察患者引流出的分泌物的性状、颜色、量。

　　h. 每日痰量少于 30ml 者可以考虑停止体位引流。

　　2）胸部叩击、振动：对卧床老人，嘱其定时进行深呼吸，并协助拍背、翻身，合理使用胸背部叩击和特质的按摩器有利于分泌物的排出，有助于黏稠、脓痰脱离支气管壁。方法：照护者用虚拳侧部以腕力在引流部位胸壁上双手轮流叩击，叩击拍打后用双手交叉重叠于胸壁部加压，此时嘱老人做深呼吸、有效咳嗽，促进分泌物排出，时间为 1～5 分钟。

　　（6）理疗：如吸入治疗、超短波治疗等，有助于消炎、抗痉挛，有利于排痰保护黏膜和纤毛功能。压缩空气雾化器吸入治疗每次 10～15 分钟，每日一次，7～10 次为一疗程。超短波治疗的方法是应用无热量或微热量，每日一次，15～20 次为一疗程。

　　（7）疫苗注射：主要指流感疫苗和肺炎疫苗。接种流感疫苗可预防流感，避免流感引发的急性加重，适用于各级临床严重程度的 COPD 老人。建议每年注射 1 次流感疫苗，每 5 年注射 1 次肺炎疫苗。研究提示，流感疫苗、肺炎链球菌疫苗、细菌溶解物、卡介菌多糖核酸等对预防 COPD 老人反复感染可能有益。

　　（六）安全照护

　　1. 居家环境安全　COPD 的发作和急性加重与环境因素密切相关，应积极寻找诱发因素，并采取避、忌、替、疑应对法。因此，选择良好的室外环境，营造一个既符合卫生要求又美观舒适的居室环境，对患者的生理和心理健康大有益处。具体来说，应该符合以下要求。

　　（1）开窗通风：这是保持居室空气新鲜的主要方法。开窗通风，把室内二氧化碳等有害气体排出，让新鲜空气进入。清晨或雨雪过后，空气中氧气浓度高，污染物也少，是开窗换气理想时机。关于每次开窗的时间，80m^2 的房间，在无风天气，室内外温差为 20℃时，室内外空气交换一遍约需 9 分钟；室内外温差为 15℃时，需 11 分钟。因此，一般每次开窗 20～30 分钟为宜，当然还要根据具体情况调节。寒冷季节居室内防寒保暖严密，室内通风换气则更重要。

　　（2）适宜的温度和湿度：室温宜保持在 22～24℃，湿度保持在 50%～60%。居室内的温度不宜过高，也不能过低。温度过高，呼吸时呼吸道水分丢失过多，会引起气道干燥，分泌物干黏难以咳出；温度过低则会给气道造成不良刺激，引发气道狭窄。冬季房间内建议有取暖设备，以免因受凉而发病或使病情加重，用火炉取暖时，切忌把室温搞得时高时低。不适宜的湿度对健康影响颇大，湿度低于 30%时，人会感到咽喉干燥，呼吸道内分泌物干黏，致使呼吸道局部防御功能下降，可诱发慢性支气管炎。湿度高达 80%以上时，人体会感到沉闷不适；且湿度过高易致霉菌生长，引发过敏反应，使 COPD 老人病情加重。房间内建议有加湿器，使室内能保持一定的湿度，暖湿的空气有助于化痰。

　　（3）室内布置：适当的室内装修确能给居室带来几分宁静，但装饰材料选择不当也会带来许多烦恼与苦闷。老年人的居室装修时应避免使用油漆和其他易引起过敏的装饰材料，以免引发过敏反应，导致疾病急性发作。家具的配置要简单明了，易清洁，只放些日常生活必需的物件，室内预留较多的活动空间。座椅要舒适，建议有扶手。床铺的质地不宜过软或过硬，放置以南北方向较好，这样合乎生理特点，气血通畅，对人体健康有益。还应经常适时打扫房间，保持室内的清洁卫生，避免尘土飞扬。房间打扫和喷洒杀虫剂时，老年人建议离开。床上用物要勤清洗，起床后整理床铺时不要太用力，以免尘埃飞扬。不要使用鸭绒制品，如鸭绒被、鸭绒枕等，避免诱发呼吸道炎症反应。

（4）无害气体环境：空气中的有害及刺激性气体，如烟雾、粉尘、煤气、瓦斯等对呼吸道有刺激作用，故 COPD 老年人应尽可能减少有害气体对呼吸道的刺激，如避免从事纺织、木材、食品、造纸、化工等方面的工作，减少在雾霾、风沙天气外出活动等。寄生虫、花粉、真菌、宠物毛等能引起支气管的特异性过敏反应，故不要在卧室内摆放花草，家里不宜养宠物。

（5）无烟环境：吸烟是导致 COPD 发病或急性加重的重要因素。因为香烟中含有许多有毒物质，可严重损伤呼吸道上皮和肺泡上皮，导致慢性支气管炎和肺气肿。吸烟还可降低老年人免疫功能。研究提示，吸烟者患 COPD、肺气肿的概率比不吸烟者高 4～5 倍；COPD 老年人戒烟可延缓疾病进展，减少疾病反复发作。COPD 老年人家庭的厨房应注意通风或装置脱排油烟机，减少有害气体对黏膜的损害。

2. 减少去公共场所　公共场所人口相对比较密集，空气流通差，容易造成呼吸道疾病的传播与流行，尤其是呼吸道感染性疾病，对 COPD 老年人健康非常不利。公共场所有很多致敏抗原，如尘埃、尘螨、花粉、某些食物、化学气体、细菌、真菌和寄生虫等，过敏是导致 COPD 的一个辅助因素。因此，COPD 老年人应少去公共场所。在呼吸道传染病流行期间，更应该避免去人群密集的公共场所。季节交替时，照护者要指导老年人根据气候变化，及时增减衣物，避免受凉感冒。

3. 跌倒预防

1）照明：对于视力下降的老年人，要特别注意室内采光，可在走廊和卫生间等地方安装地灯，保证夜间照明。

2）地面：保持地面清洁、干燥，避免物品四处堆放；穿防滑及合脚的鞋，地面水渍及时清扫。

3）室内设施：家具尽量简单、实用，清理不必要的杂物，物品固定摆放，放在老年人熟悉的位置，易拿取。卫生间、浴室应设有扶手，铺设防滑砖。

4）避免老年人独居或更换其熟悉的环境，适时使用辅助工具，如轮椅、助步器。

5）服用特殊药物，如降压药、降糖药、利尿药等应观察药物副作用，避免引起头晕跌倒。

4. 用药安全

（1）照护者要熟悉各种药物使用方法，是吸入药还是口服药，并注意观察用药疗效及不良反应。

1）吸入给药：起效快，药物直达呼吸道，且给药剂量小，全身吸收少，不良反应少且轻微，用于 COPD 的维持治疗。详见第二篇第四章第二节。

2）口服给药：主要用于祛痰，稀释痰液，使痰液更易排出。例如，氯化铵口服液、氨溴索片、羧甲司坦片等。若细菌感染引起的 COPD 加重，则需要使用抗生素，如阿奇霉素、茶碱缓释片、泼尼松等，不建议长期使用，常见不良反应有恶心、呕吐、血糖升高、心律不齐及癫痫发作等。若发现上述不良反应，请立即就医。

（2）遵医嘱服药，不随意停药及减药。抗生素的使用应在医师指导下使用，不可擅自服用。

四、知识拓展

COPD 常合并其他疾病（合并症），可发生在不同程度气流受限的患者中，对患者门诊就诊次数、住院次数和病死率有显著影响，可严重影响疾病转归。一些合并症的症状与 COPD 类似，还容易被忽视，如心力衰竭导致的呼吸困难，抑郁症导致的乏力及体能下降等。COPD 本身也对其他疾病的预后产生不良影响。因此，照护者应了解 COPD 合并症相关知识，从而有助于对 COPD 老年人进行居家照护。

1. 心血管疾病　是 COPD 最常见的合并症，主要包括缺血性心脏病、心力衰竭和高血压。

（1）缺血性心脏病：COPD 患者常合并缺血性心脏病，但临床上常漏诊。心血管危险因素可通过综合风险量表来评估。COPD 急性加重期间及急性加重后至少 90 天内，合并缺血性心脏病的高风险患者发生心血管事件（心肌梗死、卒中、不稳定型心绞痛、短暂性脑缺血发作、死亡）的风险增加。COPD 急性加重住院治疗与急性心肌梗死、缺血性卒中和颅内出血 90 天病死率相关。单纯肌钙蛋白异常的患者短期（约 30 天）和长期死亡风险增加。COPD 患者缺血性心脏病的治疗应按照缺血性心脏病指南进行，无论是治疗心绞痛还是心肌梗死，应用高选择性 β_1 受体阻滞药治疗是安全的，若有应用指征，则获益多于潜在风险，同时亦应遵循 COPD 的治疗常规。合并不稳定型心绞痛时应避免使用大剂量的 β_2 受体激动药。

（2）心力衰竭：COPD 患者收缩性或舒张性心力衰竭的患病率为 20%～70%，年发病率为 3%～4%。心力衰竭加重需与 COPD 急性加重进行鉴别，合并 COPD 常是导致急性心力衰竭患者住院的原因。对于接受长效支气管舒张剂治疗的 COPD 患者，如呼吸困难无明显好转，应注意是否有心力衰竭。COPD 患者心力衰竭的治疗应按照心力衰竭指南进行，选择性 β_1 受体阻滞药用于有明确心血管适应证的 COPD 患者，不推荐仅用于 COPD 急性加重的预防，同时亦应遵循 COPD 的治疗常规。有证据表明，长效 β 受体激动药+长效抗胆碱能药双支气管舒张剂可改善心脏结构和功能，故照护者应督促老年人遵医嘱使用吸入剂，并观察药物疗效及不良反应。在常规治疗基础上加用无创通气，可改善因 COPD 急性加重所致高碳酸血症患者和心力衰竭所致急性肺水肿患者的预后。

（3）高血压：是 COPD 患者最常见的合并症，对疾病进展有较大影响。COPD 患者合并高血压的治疗，应按照高血压指南进行，可选用选择性 β_1 受体阻滞药，不会改变长效 β 受体激动剂疗效或增加心血管疾病风险，同时亦应遵循 COPD 指南的治疗常规。

2. 骨质疏松症　是 COPD 的主要合并症之一，与健康状况和预后差相关，但临床上常存在诊断不足。骨质疏松症与肺气肿、低体重指数相关。全身应用激素治疗显著增加骨质疏松症发生的风险，故应尽量避免在 COPD 急性加重时反复使用全身激素治疗。COPD 老年人合并骨质疏松症，仍应遵循慢阻肺的治疗常规。

骨质疏松症生活方式干预包括鼓励进食富含钙、低盐和适量蛋白质的均衡膳食；适当户外活动，有助于骨健康的体育锻炼和康复治疗；避免烟酒和慎用影响骨代谢的药物等；采取各种措施积极预防跌倒，避免使用增加跌倒风险的药物，必要时使用各种关节保护器；遵医嘱使用抗骨质疏松治疗。

3. 焦虑和抑郁　是 COPD 重要的合并症，常发生于年轻女性、吸烟、FEV_1 较低、咳嗽、圣乔治呼吸问卷评分较高及合并心血管疾病的患者。抑郁与较差的健康状况、急性加重风险增加和急诊入院相关。故照护者应多关心老年人，及早发现其不良情绪，必要时向专科医生进行心理咨询并治疗。肺康复可以改善患者焦虑和抑郁不良情绪，而抑郁情绪又是肺康复计划中断的一个危险因素。因此对 COPD 老年人焦虑和抑郁的早期识别、早期诊断、早期治疗尤为重要。

4. 肺癌　肺气肿和肺癌的相关性高于气流受限和肺癌的相关性，同时具有肺气肿和气流受限者患肺癌风险最大，而高龄和大量吸烟史进一步增大了肺癌患病风险。肺癌发生的常见危险因素包括年龄 > 55 岁，吸烟史 > 30 年包，胸部 CT 检查发现肺气肿，存在气流限制 $FEV_1/FVC < 0.7$，体重指数 $< 25kg/m^2$，有肺癌家族史。低剂量胸部 CT 筛查可及时发现早期肺癌，可作为改善肺癌长期生存率的潜在措施。肺癌是轻度 COPD 患者死亡的最常见原因，合并 COPD 使肺癌患者预后更差，增加术后并发症，如支气管胸膜瘘、肺炎、长时间漏气、长时间机械通气等。对于 COPD 患者，预防肺癌最好的措施是戒烟。COPD 患者合并肺癌的治疗应按照肺癌指南进行，但由于 COPD 患者的肺功能明显降低，肺癌的外科手术常受到一定限制。肺癌患者合并 COPD 的治疗与 COPD 常规治疗相同。

5. 代谢综合征和糖尿病　COPD 患者常合并代谢综合征和糖尿病，代谢综合征是一组以肥胖、高血压、糖尿病、血脂异常等多种代谢紊乱为表现的症候群，在 COPD 中发生率较高，且合并代谢综合征可增加 COPD 患者死亡风险。其可能的发生机制包括 COPD 患者体内系统性炎性因子水平上升、胰岛素抵抗、吸烟及糖皮质激素的使用。香烟中的尼古丁可激活雷帕霉素靶蛋白诱导骨骼肌产生胰岛素抵抗。可见，吸烟不仅能导致 COPD 的发生及疾病进展，还可直接或间接导致代谢综合征的发生。在临床上，气流受限的 III、IV 级（GOLD 分级）COPD 患者需要长期使用吸入糖皮质激素，急性加重时需使用静脉激素，使重度、极重度 COPD 患者合并代谢综合征的风险增高。

对于 COPD 合并代谢综合征或糖尿病的治疗，首先需要控制相关危险因素，即戒烟、控制体重、避免滥用糖皮质激素，其次是针对其发病机制，抑制系统性炎症反应、减轻胰岛素抵抗。现应用于临床的治疗方法包括支气管舒张剂、降糖药、胰岛素增敏剂、降压药、降脂药等，上述药物的使用可延缓 COPD 合并代谢综合征或糖尿病的进展，减少其心血管疾病等并发症的发生率。

6. 胃食管反流病　是 COPD 急性加重的独立危险因素，其机制仍未阐明。质子泵抑制剂常用于胃食管反流病的治疗。一项小规模单盲研究显示，质子泵抑制剂可以降低急性加重的风险，但它们预防急性加重的价值仍存在争议。COPD 合并胃食管反流病最有效的治疗方法仍有待明确。为避免发生胃食管反流病，建议餐后避免剧烈运动及卧床休息。避免进食辛辣刺激食物，少食多餐，进食不宜过快，一次勿食太饱，以免引起胃潴留。睡觉时采用右侧卧位，抬高床头 10cm，促进胃排空。不穿紧身衣、系紧身腰带，避免增加腹内压，有助于防止反流。必要时遵医嘱规律服用促进胃肠道蠕动、抑制胃酸的药物。

7. 支气管扩张 对于支气管扩张症，其主要治疗方法为根据病变区域不同进行体位引流，并配合吸入治疗。必要时做痰液细菌培养和药物敏感试验，根据病原菌选用适合的抗生素进行抗感染治疗。对于存在细菌定植或反复下呼吸道感染的患者，需要关注吸入糖皮质激素治疗与肺炎的关系，权衡利弊，最终决策是否应用。

8. 阻塞性睡眠呼吸暂停（obstructive sleep apnea，OSA） COPD 患者合并 OSA 的患病率为 20%～55%，中重度 COPD 患者 OSA 患病率可高达 65.9%，当两者并存时称为重叠综合征（overlap syndrome，OS）。OSA 患者睡眠时血氧饱和度下降频繁，出现低氧血症和高碳酸血症的睡眠时间比例更长，心律失常更频繁，更容易进展为肺动脉高压，并发慢性呼吸衰竭和心功能不全。OSA 作为 COPD 的合并症之一，对 COPD 的病理变化、气道炎症和全身炎症、COPD 急性加重发生率及治疗选择和预后均有影响。故此类患者应常规进行睡眠问卷筛查，如睡眠呼吸暂停初筛量表（Stop-Bang 量表），使用睡眠监测仪评估夜间低氧和低通气。对于 OS 患者，治疗 COPD 或 OSA 中的一种疾病对另一种疾病的影响尚无明确结论。对于以 COPD 为主的 OS 患者，建议在 COPD 治疗基础上给予无创正压通气治疗。氧疗是 COPD 患者日间严重低氧血症（静息动脉血氧饱和度≤88%）的主要治疗手段，与生存率改善相关。目前不建议对 OS 患者单独使用氧疗。对于以 OSA 为主的 OS 患者，持续正压通气是首选方案。对伴有日间高碳酸血症的 OS 患者进行双水平正压通气治疗，可改善日间二氧化碳分压水平，提高生活质量，降低病死率。

9. COPD 急性加重的预防 COPD 患者反复发生急性加重将严重影响 COPD 患者的生活质量和预后。常导致肺功能进行性下降，COPD 急性加重是病残率和病死率升高、生活质量下降相关的主要因素。减少 COPD 急性加重发生频率的干预措施包括增加适宜运动、心理干预、社会支持、遵医嘱服药等。此外，应戒烟、流感疫苗和肺炎球菌疫苗接种、长效支气管舒张剂吸入或长效支气管舒张剂和糖皮质激素联合吸入、抗氧化剂和黏液溶解剂（N-乙酰半胱氨酸、厄多司坦及羧甲司坦）口服。在吸入药物治疗的基础上，有研究表明 PDE-4 抑制剂（罗氟司特）、大环内酯类抗生素及对维生素 D 重度缺乏患者给予补充维生素 D 能有效预防 COPD 急性加重，但仍需更多循证医学证据验证。

（伍通美 张剑书）

第三节 糖尿病患者的居家照护技能

一、概述

糖尿病是一种代谢性疾病，根据病因学分型，可分为 1 型糖尿病（diabetes mellitus type

1，T1DM）、2 型糖尿病（diabetes mellitus type 2，T2DM）、妊娠糖尿病和特殊类型糖尿病。根据最新的调研结果，我国糖尿病患者估计有 1.297 亿（其中男性患者 7030 万，女性患者 5940 万），糖尿病已经成为最常见的慢性病。糖尿病的并发症分为急性和慢性两大类。急性并发症包括各种急性感染、糖尿病酮症酸中毒、高渗性高血糖状态、糖尿病乳酸性酸中毒和低血糖。慢性并发症包括微血管和大血管病变、冠心病、高血压、肾病、眼部并发症（视网膜病变、白内障、屈光异常、糖尿病眼底病变等）、神经病变（周围神经病变、自主神经病变和中枢神经系统病变）、糖尿病足、糖尿病皮肤病、糖尿病性阳痿、糖尿病高脂血症等。

2021 年我国第七次全国人口普查数据显示，65 岁及以上人口为 19 064 万人，占比 13.50%，表示我国已经进入老龄化社会，但随着我国最近几十年经济的飞速发展，人们的生活水平不断提高，久坐、高能量/高脂肪饮食及环境因素的影响，我国老年糖尿病患者（指年龄≥65 周岁的糖尿病患者）数量呈现逐年增长的趋势。2019 年的数据显示，我国年龄≥65 岁的老年糖尿病患者约为 3550 万，居世界首位，占全球老年糖尿病患者的 1/4，且呈现上升趋势。目前尚无老年糖尿病患者并发症发生率的确切数据，但年龄和病程成为糖尿病慢性并发症发生的高危因素，老年人易伴发多种慢性病，老年 2 型糖尿病患者合并高血压和（或）血脂异常的比例高达 79%。因此，做好居家老年糖尿病患者的管理尤为重要，其管理内容包括健康教育、饮食控制、合理运动、药物治疗、自我血糖监测等。本节将主要介绍老年 2 型糖尿病居家照护相关知识。

二、糖尿病相关知识

（一）老年糖尿病的诊断标准

糖尿病（diabetes mellitus，DM）是由遗传因素和环境因素相互作用而引起的一组以慢性高血糖为特征的代谢异常综合征。老年人是 2 型糖尿病的高发人群，其诊断标准为典型糖尿病症状（烦渴多饮、多尿、多食、不明原因的体重下降），加上随机静脉血浆葡萄糖浓度≥11.1mmol/L；或加上空腹静脉血浆葡萄糖浓度≥7.0mmol/L；或加上葡萄糖负荷后 2 小时静脉血浆葡萄糖浓度≥11.1mmol/L；或加上糖化血红蛋白≥6.5%。无糖尿病典型症状者，需改日复查确诊。

（二）诱因

1. 遗传因素　糖尿病有遗传性，这里的遗传不是指糖尿病本身，而是指糖尿病的易感性，即父母患有糖尿病，其子女不一定就会患糖尿病，只是其子女比其他非糖尿病父母的子女更容易患上糖尿病。

2. 生理因素　衰老、体力活动减少及肥胖。

3. 与疾病相关的因素　体内代谢紊乱相关性疾病，如高脂血症、高血压等。

4. 不良生活习惯　高脂肪/高能量饮食、缺乏运动、吸烟、饮酒等。

（三）典型表现

1. 多食　糖尿病患者在进食后，体内胰岛素的分泌量没有相应地增加或产生胰岛素抵抗（胰岛素抵抗是指各种原因使胰岛素促进葡萄糖摄取和利用的效率下降），导致血液中的葡萄糖没有被充分利用，随尿液排出体外，人体没有足够的能量来支撑运动，因此就有了饥饿感，导致多食。

2. 多尿　糖尿病患者的血糖浓度过高，大量的葡萄糖就从肾脏排出，肾小球滤液中的葡萄糖又不能完全被肾小球再吸收，以致形成渗透性利尿，出现多尿症状。

3. 多饮　多尿导致体内水分流失，患者就会感到口渴，导致糖尿病患者出现饮水次数增多和饮水量增大的现象。

4. 体重减轻　体内的葡萄糖不能被充分利用，人体就会分解体内的脂肪和蛋白质来补充能量和热量。长此以往，脂肪和蛋白质减少，就会导致人体体重减轻。

糖尿病的典型临床表现为多食、多尿、多饮及体重减轻，但也有很多老年 2 型糖尿病患者在疾病的早期无明显临床表现，这时就需要定期做糖尿病筛查，以便早期发现、早期诊断及早期规范治疗。

（四）高危人群

1. 有糖尿病家族史者　糖尿病（尤其是 2 型糖尿病）具有明显的遗传性。糖尿病遗传涉及多个基因，这些基因变异后使人更容易患上糖尿病。因此，有糖尿病家族史的人要保持良好的生活方式，平时合理运动，注意日常饮食起居，防患于未然。

2. 超重或肥胖者　研究提示，相比正常人群，超重/肥胖/腹型肥胖的人群糖尿病发病风险更高。肥胖者由于摄入过多的饮食，对胰岛素的需求就会增多，导致胰岛细胞负荷过重，刺激胰岛 B 细胞过度分泌，就会导致胰岛功能衰竭，从而患糖尿病。肥胖者为了预防糖尿病的发生应该控制体重，规律运动，合理饮食。BMI 分类及相关疾病发病的危险性见表 5-8。

表 5-8　BMI 分类及相关疾病发病的危险性

WHO 标准	亚洲标准	中国标准	相关疾病发病的危险性
BMI＜18.5kg/m²	BMI＜18.5kg/m²	BMI＜18.5kg/m²	低（但其他疾病危险性增加）
BMI≥18.5kg/m²	BMI≥18.5kg/m²	BMI≥18.5kg/m²	平均水平
BMI≥25kg/m²	BMI≥23kg/m²	BMI≥24kg/m²	增加
BMI≥30kg/m²	BMI≥25kg/m²	BMI≥28kg/m²	中度增加
BMI≥35kg/m²	BMI≥30kg/m²	BMI≥30kg/m²	严重增加
BMI≥40kg/m²	BMI≥40kg/m²	BMI≥40kg/m²	非常严重增加

3. 有高血压或高血脂者　血脂、血压和血糖是相互影响的，有高血压或高血脂的患者应定期进行糖尿病筛查。

4. 睡眠障碍者　国外学者的研究结果提示，与每天睡眠 7～8 小时的人相比，那些睡眠时间不足 5 小时的人患糖尿病的比例要高出 2.5 倍。睡眠障碍通过影响机体糖代谢的调节功能，而引起食欲失调，从而导致机体超重或肥胖，间接导致胰岛素抵抗和 2 型糖尿病。糖尿病患者的睡眠质量对其健康状况有显著影响，睡眠质量越差，血糖控制水平越差，其健康水平越低。因此，提高糖尿病患者的睡眠质量有助于改善其健康状况。

5. 心理压力大者　糖尿病患者的心理状态严重影响其生活质量和治疗效果。精神紧张会导致肾上腺激素、甲状腺激素等激素的分泌增多，使得血糖升高；长期精神紧张会使中枢神经系统发生紊乱，同时导致内分泌失调。因此，无论是糖尿病患者还是健康人群都应该保持乐观的心态，学会自我调节情绪。

6. 吸烟和酗酒者　多数学者认为短期少量吸烟或饮酒不会影响糖尿病的发病，但长期大量吸烟或饮酒会增加 2 型糖尿病的发病率。饮酒、吸烟、运动量、年龄及家族史与糖尿病之间存在明显的相辅相成作用。日本学者的研究成果提示，瘦人同样面临着糖尿病的威胁，与胖的男性比较，如果饮酒量增多，其患糖尿病的概率也会随之增高。关于吸烟、饮酒影响 2 型糖尿病的发病机制，目前尚不清楚，有学者认为与胰岛素抵抗有关。

7. 妊娠期女性　患妊娠糖尿病（gestational diabetes mellitus，GDM）的女性发生 2 型糖尿病风险要比妊娠期血糖正常的女性高 7 倍。在妊娠期，胎盘会分泌出一种减弱胰岛素作用的激素，这种激素有可能会引发糖尿病。多数妊娠糖尿病只是暂时性的，生产后会自然恢复，也有少数妊娠糖尿病患者在康复数年后再患糖尿病。妊娠糖尿病与后代患 2 型糖尿病的风险也有关，患妊娠糖尿病的产妇因为血糖控制不佳，易导致后代青少年期肥胖，容易促使 2 型糖尿病提前发病。

（五）糖尿病的分型

我国目前采用 WHO（1999 年）糖尿病病因学分型体系。根据病因学证据将糖尿病分为 4 大类，即 1 型糖尿病（分免疫介导性和特发性）、2 型糖尿病、特殊类型糖尿病和妊娠糖尿病。

1. 1 型糖尿病　又称胰岛素依赖性糖尿病，病因和发病机制尚不清楚，显著的特征为胰岛 B 细胞显著减少和消失所导致的胰岛素分泌显著下降。1 型糖尿病极易出现糖尿病酮症酸中毒、高血糖高渗压和乳酸中毒，主要依靠胰岛素来进行治疗。

2. 2 型糖尿病　是由于胰岛素抵抗或胰岛功能受损导致胰岛素调控葡萄糖代谢能力下降（血液中的葡萄糖不能顺利地进入细胞内）所导致的。2 型糖尿病与人们的生活方式有很大关系，如过量饮食、缺乏运动、吸烟、饮酒等，另外与遗传也有很大关系，具有这种遗传基因的人，一旦肥胖、压力过大或运动不足就会发病。1 型糖尿病和 2 型糖尿病的鉴别要点如表 5-9 所示。

表 5-9　1 型糖尿病和 2 型糖尿病的鉴别要点

鉴别要点	2 型糖尿病	1 型糖尿病
起病方式	缓慢而隐匿	多急剧，少数缓慢
起病时体重	多超重或肥胖	多正常或消瘦
三多一少症状	不典型，或无症状	常典型
酮症或酮症酸中毒	倾向小	倾向大
C 肽释放试验	峰值延迟或不足	低下或缺乏

鉴别要点	2 型糖尿病	1 型糖尿病
自身免疫标记	阴性	阳性支持，阴性不能排除
治疗方式	生活方式、口服降糖药或胰岛素	依赖外源性葡萄糖
相关的自身免疫	并存概率低	并存概率高

3. 特殊类型糖尿病　根据 WHO 在 1985 年的规定，除了 1 型糖尿病、2 型糖尿病、妊娠糖尿病之外的糖尿病都称为特殊类型糖尿病。它包括的范围很广，包括由其他疾病间接导致的糖尿病，如胰腺疾病（如胰腺发炎）、内分泌疾病（间接影响到胰腺分泌）、服药（如调节血糖的药、避孕药）等。

4. 妊娠糖尿病　孕妇不注重饮食，加上胎盘分泌多种对抗胰岛素和血糖升高的激素（如黄体酮、雌二醇、人胎盘生乳素等），就容易患妊娠糖尿病。它包括糖尿病妊娠（先患糖尿病，再妊娠）、妊娠糖尿病（先妊娠，后患糖尿病）和妊娠期显性糖尿病（指妊娠期任何时间被发现且达到非妊娠人群糖尿病诊断标准：空腹血糖≥7.0mmol/L 或葡萄糖负荷后 2 小时静脉血浆葡萄糖≥11.1mmol/L，或随机血糖≥11.1mmol/L）。

（六）糖尿病急症

1. 糖尿病酮症酸中毒　是指体内胰岛素缺乏，升糖激素（如胰高血糖素、生长激素及肾上腺皮质激素等）相对或绝对升高，临床以高血糖、高血酮和代谢性酸中毒为主要特征。临床表现为呼气有烂苹果味，多饮、多食、多尿，症状加重时可出现食欲下降、恶心呕吐、烦躁、嗜睡甚至昏迷。若老年糖尿病患者出现以上症状，应及时就医。

2. 非酮性高血糖高渗透压昏迷　临床症状为血糖明显升高、血浆渗透压升高、无明显酮症酸中毒和代谢性酸中毒、脱水和意识障碍等，患者表现为烦渴、多饮、淡漠、嗜睡，甚至出现幻觉和昏迷等。若老年糖尿病患者出现以上症状，应及时就医。

3. 低血糖　是指非糖尿病患者的血糖＜2.8mmol/L，而正在接受药物治疗的糖尿病患者的血糖＜3.9mmol/L。主要表现有饥饿感、面色苍白、心悸、疲劳、四肢乏力、冒汗、手抖；老年人常以头晕、精神不集中、反应迟钝、嗜睡、烦躁、惊厥等为首发症状。若老年糖尿病患者出现以上症状，应及时就医。低血糖处理见第二篇第六章第三节异常血糖的识别。

（七）糖尿病并发症

1. 糖尿病心血管病　主要包括动脉粥样硬化性心血管疾病（atherosclerotic cardiovascular disease，ASCVD）和心力衰竭，其中 ASCVD 包括由动脉粥样硬化所导致的冠心病、脑血管疾病和周围血管疾病，它是 2 型糖尿病患者主要的致残和致死原因。除年龄本身就是 ASCVD 的危险因素外，吸烟、肥胖或超重、高血压、血脂异常等也是老年糖尿病患者发生 ASCVD 的重要危险因素。针对老年糖尿病患者，主动筛查是较好的识别和预防 ASCVD 的手段，每年需要评估 ASCVD 发生的风险因素，如有无心血管病史、年龄、是否吸烟、是否有高血压、是否血脂异常、是否超重或肥胖，有无慢性肾病、蛋白尿等，以便早期识别、早期诊断和早期干预。

2. 糖尿病肾病　导致糖尿病肾病的主要原因：糖尿病容易引起全身毛细血管病变，而肾小球在人体内起着过滤作用，肾小球的过滤膜是由毛细血管组成的。糖尿病使肾小球发生硬化，肾小动脉产生玻璃样病变，不但造成过滤体内废物的能力降低，而且造成体内的蛋白质随尿液排出体外，出现尿蛋白（尿中含有蛋白质）症状。糖尿病肾病症状有贫血、身体乏力、面色苍白，尿蛋白，颜面水肿。糖尿病肾病的筛查一般采用血肌酐和尿白蛋白/肌酐比值。

3. 糖尿病视网膜病变　因高血糖引起视网膜微血管发生病变，毛细血管周围细胞坏死，血管屏障功能受损，糖尿病视网膜病变是糖尿病常见的微血管并发症之一。2 型糖尿病患者应在确诊后进行首次综合性眼检查，无糖尿病视网膜病变者以后至少每 1～2 年进行一次复查；有糖尿病视网膜病变者，则应增加随访频率，其中轻度非增殖性视网膜病变患者每年一次，中度非增殖性视网膜病变患者每 3～6 个月一次，重度非增殖性视网膜病变患者每 3 个月一次。

4. 糖尿病神经病变　是糖尿病在神经系统发生的多种病变的总称，神经病变可累及中枢神经和周围神经。其中远端对称性多发性神经病变（distal symmetrical multiple neuropathy，DSPN）是糖尿病神经病变的典型代表，临床上表现为肢体产生剧烈的疼痛、麻木、运动障碍等。故对于老年糖尿病患者应该每年进行 DSPN 评估，以便早期识别，降低足溃疡和截肢的风险。除了 DSPN 外，糖尿病神经病变还有糖尿病自主神经病变，包括心血管神经病变（如心脏自主神经病变）、消化系统自主神经病变、泌尿生殖系统自主神经病变和其他自主神经病变（表现为分泌汗液减少或无汗）。因此，老年糖尿病患者需要注意预防糖尿病神经病变。

5. 下肢动脉病变和糖尿病足　下肢动脉病变是一种周围动脉疾病，表现为下肢动脉的狭窄和闭塞。糖尿病患者的下肢动脉病变指下肢动脉粥样硬化性病变（lower extremity atherosclerotic disease，LEAD）。LEAD 的患病率随着年龄的增长而增加。我国 50 岁以上 2 型糖尿病患者中 LEAD 既往诊断率为 10.6%，新诊断率为 11.8%，漏诊率为 55.7%。建议有 LEAD 发病危险因素（如血脂异常、高血压、心脑血管病变）的糖尿病患者每年进行一次 LEAD 筛查，日常生活中注意控制血糖，保持良好的生活方式。

糖尿病足是指糖尿病患者因下肢远端神经异常和下肢远端周围血管病变导致足部感染、溃疡，是糖尿病严重慢性并发症之一，严重者可能导致截肢和死亡。老年糖尿病患者应将血糖控制在目标范围，日常生活中戒烟限酒。糖尿病老人每天检查足部有无损伤及溃疡；修剪指甲时不要过度修剪，防止足趾的损伤；鞋袜要宽松，新鞋要避免磨损；对于视力不好者，需要照护者帮助定期检查足部情况和鞋袜的情况，做到早识别和早预防。

三、老年糖尿病患者居家照护技巧

（一）健康教育

糖尿病是一种慢性病，对老年糖尿病患者而言，他们大多患有其他疾病，因此，需要针对老年糖尿病患者本人及照护者进行糖尿病方面的健康教育。通过健康教育，普及糖尿病相关知识，使患者能正确地了解和认识糖尿病，从心理上树立战胜疾病的信心，从而积极进行糖尿病自我管理；通过健康教育，也让老年糖尿病患者的照护者知道如何参与到疾病管理中，从而提高其治疗依从性，提升其生活质量。

健康教育的方式包括个体教育、集体教育、个体和集体教育相结合及远程教育（如通过互联网上网方式或手机 APP，使老年糖尿病患者在家也能接受健康教育）。

1. 自我管理　老年糖尿病患者在确诊后应接受糖尿病自我管理教育，掌握疾病相关知识和技能，并且不断学习；自我管理教育是糖尿病患者的必修教育课，该课程应包含延迟和预防 2 型糖尿病的内容，并注重个体化原则。

2. 饮食管理　饮食教育与管理有助于糖尿病患者改善糖耐量，降低糖尿病前期发展为糖尿病的风险，并有助于减少糖尿病患者慢性并发症的发生。对糖尿病患者制订饮食教育与个体化管理，并与运动、戒烟一起作为糖尿病及其并发症防治的基础。

3. 教育指导　糖尿病患者的教育和指导应该是长期、及时、多种形式的教育。当血糖不达标需调整治疗方案时，或出现并发症，或需进行胰岛素治疗时，必须对患者进行具体的教育和指导。

4. 用药指导　使用口服降糖药、胰岛素控制高血糖的患者，应遵医嘱用药，不得自行停药或更改药物剂量，避免导致引起高血糖或低血糖反应。故医护人员应指导老年糖尿病患者或其照护者遵医嘱规范服药及正确注射胰岛素。

5. 个体教育　可采取一对一的个体化教育指导方式对老年糖尿病患者进行糖尿病教育，重要知识点反复指导，如胰岛素注射、血糖监测等。在制订健康教育目标时应重视患者的参与积极性，并且在实施方案过程中重视患者的反馈，以便及时调整方案。

6. 定期随访　老年糖尿病患者血糖达标后应每 3 个月进行社区门诊随访，每年进行糖尿病并发症评估，从而确保对并发症能够早发现、早诊断、早干预。

7. 数字化健康　通过互联网远程医疗提供在线糖尿病教育，使患者不必到社区或医院就诊，就医便捷，且无交通成本。新型冠状病毒肺炎疫情期间，线上糖尿病管理减少了患者之间交叉感染的机会。故应鼓励糖尿病患者加入线上糖尿病管理系统，社区及医院应该配备专职的线下和线上教育者，从而规范线上管理方案。

（二）饮食照护

对老年糖尿病患者来说，饮食照护是血糖管理的基础。随着血糖的升高，人体胰岛素分泌量也会增加，但老年糖尿病患者由于胰岛功能减退，胰岛素分泌绝对或相对不足，胰岛素分泌不能在进食后随血糖升高而增加，因而不能起到有效降低血糖的作用。因此，饮食照护是实现老年糖尿病患者自我管理的重要环节。老年糖尿病患者或照护者应根据患者实际情况（如身体健康状况、是否有糖尿病的并发症、个人运动情况等），合理选择食物种类，设计食谱，科学进食。

1. 食物交换份法　学会使用食物交换份法，既能控制热量摄取，又能保证摄取足够、均衡的营养。食物交换份法即是将食物分成几类，如含碳水化合物的食物、含碳水化合物的水果、含蛋白质的食物、含蛋白质的乳制品、含维生素和矿物质的蔬菜等不同种类，然后以 80 千焦（kJ）为一个交换单位，计算出各类食物在这个交换单位内的大致重量。医护人员或营养师根据老年糖尿病患者的体重、性别、每天的运动量、是否有并发症等因素计算出个人需要摄入的热量，根据营养均衡的原则，计算出每类营养需要多少个交换单位，患者即可以在每类食物中选择和交换食物。一个交换单位内各类食物的量见表5-10。

表 5-10 一个交换单位内各类食物的量

类别	名称	量
含碳水化合物的食物	米饭	55g
	面条	80g
	挂面	20g
	面包片	30g
	意大利面	50g
	花卷	40g
	馒头	35g
含碳水化合物的水果	橘子	200g
	菠萝	150g
	枇杷	200g
	樱桃	150g
	草莓	250g
含蛋白质的食物	大豆	20g
	豆浆	500g
	五花肉	20g
	牛肉	40g
	鸡蛋	50g
含蛋白质的乳制品	脱脂奶粉	20g
	豆奶粉	20g
	普通酸奶	120ml
	脱脂牛奶	240ml
	鲜牛奶	150ml
含维生素、矿物质的蔬菜	白萝卜	300g
	西蓝花	220g
	莴笋	330g
	小白菜	400g
	黄豆芽	400g

2. 设计食谱 首先要根据老年糖尿病患者的体重、体形、性别、是否有并发症等因素来计算患者每天所需要的热量及营养，再来设计一天所需的饮食量。

（1）计算 BMI 及判断体型：详见本章第一节。

（2）计算每日所需热量：根据患者的年龄、体型、性别、运动量等因素制订。一般来说，年轻患者热量高于年长患者，活动量大的患者热量高于活动量小的患者，男性患者热量高于女性。每日需要热量和标准参见表 5-11。

表 5-11　每日每千克体重所需热量（kJ）

体型/活动量	卧床	轻体力	中等体力	重体力
超重或肥胖	63	84～105	126	146
正常	63～84	126	146	167
消瘦	84～105	146	167	188～209

3. 降血糖饮食的小窍门

（1）适量摄入粗粮：建议每日适量摄入粗粮，因为粗粮的血糖生成指数较低，可以降低食物的血糖生成指数。在做饭的时候可以放一些易消化吸收的粗粮，如玉米面、荞麦、小米面、全麦粉、燕麦等。

（2）带皮的食物（除肉类）建议带皮吃，因为皮不容易消化，而且能延长食物进入小肠的时间，同时对血糖的影响也较小。

（3）重视食物加工方式

1）减少食物加工时间：加工时间越长，食物温度就会越高，淀粉糊化就越好，导致食物血糖生成指数越高，同时对血糖影响就越大。

2）食物的颗粒大小会对食物血糖生成指数产生影响，食物颗粒越小，就越容易被水解吸收，那么食物血糖生成指数也就越高。

3）烹饪食物过程中可以加点醋或柠檬汁。因为酸能延缓食物在胃内排空的时间，同时也可以延长其进入小肠的时间，从而降低食物的血糖生成指数。

4）能生吃的食物就不熟吃，因为生吃不仅可以减少脂肪和盐的摄入量，还能延长食物在胃中停留的时间。

（4）合理三餐进食量

对血糖控制达标者，其一日三餐应各占早餐、午餐、晚餐的 1/3，或按 1/5、2/5、2/5 的比例来搭配。需要注意的是无论早、中、晚三餐比例如何，都应该遵循一天的食物总摄入量不变。

（5）外出就餐的注意事项

1）外出就餐需要随身携带降糖药，不能随意中断。

2）就餐时尽量选择热量不高的食物，以及不饮含糖的饮料及酒水。

3）宜选择清淡（如清蒸、炖煮）食物，避免进食油炸、辛辣及浓汤类食物。

（6）进餐顺序：正确的进餐顺序对糖尿病患者来说非常重要。一般按照蔬菜—主食—肉类—汤的顺序，这样能更好地帮助其控制进食量。在进餐时先进食粗纤维的蔬菜，便于增加饱腹感，从而减少主食量的摄入。因为这些粗纤维在胃里的消化时间长，血糖上升速度相对变慢，可有效控制餐后高血糖。当然，糖尿病患者还要控制高脂食物的摄入，每日摄油量不超过 25g。汤放到最后喝，是因为如果先喝汤，很快就有饱腹感，但是过一会儿又感到饥饿，就需要再次进食来充饥，这样很不利于血糖控制。

（7）限制甜食摄入：甜食包括各类糖果、点心、蜂蜜及各种含糖饮料。一般情况下，糖尿病患者每日的摄糖量应该小于 10g。但若糖尿病患者出现低血糖症状，应尽快进食糖类来纠正低血糖；一些含有果胶、膳食纤维的水果（如桃子、山楂、草莓等），适量摄入不但不会导致血糖大幅度波动，因其含有丰富的维生素 C，还能帮助消化，预防动脉硬化，延缓衰老。

（三）运动照护

对于老年糖尿病患者来说，适宜的运动锻炼也是糖尿病管理的一个重要组成部分。运动，不仅可以增强患者心肺功能，控制血糖与体重，减少心血管疾病危险因素，还可以舒缓心情，放松心态，以积极的态度面对疾病。

老年糖尿病患者的运动需要遵循个体化原则。由于机体器官及功能老化，多数老年患者伴一种或多种慢性病（如关节炎、心血管疾病、眼病等），故不适宜剧烈运动，建议老年糖尿病患者在运动前找专业人员进行健康评估，制订运动处方。评估内容包括年龄、疾病史、体力活动水平及个人运动爱好等。

1. 运动方式　包括有氧运动和无氧运动。老年糖尿病患者一般可以参加中等强度的有氧运动，体力较弱的老年人，建议参加低强度的有氧运动。中等强度的有氧运动包括慢跑、快步走、上下楼梯、骑自行车、老年体操等，低强度的有氧运动包括散步、干家务活、步行、打太极拳、钓鱼等。同时，部分老年人也可以参加抗阻运动，如举哑铃、俯卧撑、卷腹运动等，从而锻炼四肢和肌肉，达到预防和延缓糖尿病并发症的目的。

2. 运动时间及频率　建议选择餐后 1～2 小时运动，每次运动时间以 20～45 分钟为宜，每周运动 5～7 天。

3. 运动强度　应遵循循序渐进的原则，从小运动量开始，逐渐增加运动量及强度。运动强度可通过主观疲劳感来评估，在中等强度运动中常感到心搏加速、微微出汗、轻微疲劳感，也可以表现为在运动中能说出完整的句子但不能唱歌。

4. 注意事项

1）运动前、中、后注意观察有无低血糖反应，如头晕、手抖、出冷汗等，此时应立即停止运动，进食含糖类食物，必要时就医。

2）若在餐前运动，应先进食一些碳水化合物。

3）注意服药时间与运动时间的间隔，评估运动对药物的影响。

（四）用药照护

为了更好地管理血糖，老年糖尿病患者及其照护者应了解降糖药物的使用方法、剂量、注意事项及药物不良反应，同时做好用药及自我血糖监测记录。降糖药根据给药途径分为口服药（如格列本脲、格列吡嗪、格列喹酮、格列美脲、瑞格列奈、那格列奈、二甲双胍、阿卡波糖、伏格列波糖、罗格列酮、吡格列酮）及皮下注射的胰岛素。

1. 常用口服降糖药物　根据效果的不同，分为以促进胰岛素分泌为主要作用的药物和通过其他机制降低血糖的药物，前者包括磺脲类、格列奈类、二肽基肽酶Ⅳ抑制剂，后者包括双胍类、噻唑烷二酮类、α-糖苷酶抑制剂和钠-葡萄糖共运蛋白 2 抑制剂。常用口服降糖药物服药时间及注意事项见表 5-12。

2. 胰岛素　按作用、起效快慢和维持时间分为速效胰岛素、短效胰岛素、中效胰岛素、预混胰岛素及超长效胰岛素，均可皮下注射，糖尿病患者及其照护者要了解常用胰岛素起效时间和注射时间，遵医嘱正确注射胰岛素，并做好自我血糖监测。

表 5-12　常用口服降糖药物服药时间及注意事项

常用降糖药	规格（mg/片）	服药时间	常见不良反应
二甲双胍	500 850	餐中或餐后服用	恶心、呕吐、食欲下降、腹泻、腹痛等
二甲双胍缓释片	500	餐前或餐后均可，整片吞服	恶心、呕吐、食欲下降、腹泻、腹痛等
阿卡波糖	50	餐前即刻或开始吃第一口饭时嚼碎吞服	胃肠胀气、腹泻、腹痛等
格列齐特	80	餐前 30 分钟	低血糖及胃肠道反应
格列齐特缓释片	30	餐前 30 分钟，整片吞服	低血糖及胃肠道反应

（1）常用胰岛素注射时间及储存方法见表 5-13。

表 5-13　常用胰岛素注射时间及储存方法

分类	常用胰岛素名称	注射时间	储存方法
速效胰岛素	诺和锐	注射后 10 分钟内进餐	未开封的胰岛素应放在 2～8℃冰箱中储存；使用中的胰岛素常温（25℃以下）保存，不超过 28 天
	优泌乐	注射后 15 分钟内进餐	
短效胰岛素	诺和灵 R	注射后 30 分钟内进餐	
	优泌林	注射后 30 分钟内进餐	
中效胰岛素	诺和灵 N	常用于睡前注射	
	优泌林 N	常用于睡前注射	
预混胰岛素	诺和灵 30R	注射后 15～30 分钟内进餐	
超长效胰岛素	来得时	常用于睡前注射	
	诺和平	常用于睡前注射	

（2）胰岛素皮下注射操作步骤

1）操作前

环境准备：光线充足，温湿度要适宜。

用物准备：将 400U 胰岛素制剂、胰岛素专用注射器（或胰岛素笔）、酒精消毒液、消毒棉签、锐器盒、血糖记录本及笔等放在方便操作的桌面。胰岛素准备：检查胰岛素有效期及瓶口是否密封无损，专用注射器的有效期和包装是否完好（短效胰岛素外观澄清，若浑浊或有异物则不能使用；中效胰岛素及预混胰岛素外观浑浊为正常情况）。

操作者自身准备：取适量洗手液清洁双手，用流动水冲洗干净并擦拭。

患者准备：协助取坐位或卧位，检查注射部位皮肤有无皮下脂肪增生、炎症、水肿、溃疡或感染等情况，评估患者的配合程度。

2）操作中

查对：操作前核对胰岛素注射剂量。

皮肤消毒：以注射点为圆心，自内向外消毒，消毒范围直径为 50m，消毒 2 次。

胰岛素消毒：消毒笔芯前端橡皮膜，第一次待干后再进行第二次消毒，取出胰岛素笔针头，检查有效期，打开包装，顺时针旋紧针头，取下针头保护帽。

排气步骤：注射前将剂量调节旋钮拨至 2U，针尖向上直立，手指轻弹笔芯架数次，使空气聚集在上部后，按压注射键，直至一滴胰岛素从针头溢出，即表示活塞杆已与笔芯完全接触，且笔芯内的气泡已排尽。

再次查对：再次核对胰岛素注射剂量，摘去针头保护帽，将旋钮调至所需剂量。

胰岛素注射：左手捏起注射部位的皮肤，右手握注射器快速进针，右拇指按压旋钮缓慢匀速注射药液，注射完毕后针头在皮下停留 10 秒后再顺着进针方向快速拔出针头，观察穿刺点有无出血，切勿用干棉签按压。

3）操作后：将用过的棉签和针头丢弃在备好的医疗废物处理盒/瓶里，不能随意丢弃。盖上笔盖，清洁双手并记录胰岛素用量及时间。

（3）胰岛素注射途径：包括皮下注射和静脉注射两种，居家主要采用皮下注射。

（4）胰岛素注射部位的轮换方案

1）将注射部位分为四个等分区域（大腿或臀部可等分为两个等分区域），每周使用一个等分区域并始终按顺时针方向轮换。

2）在任何一个等分区域内注射时，连续两次注射应间隔至少 1cm（或大约一个成人手指的宽度）的方式进行系统性轮换，以避免组织创伤。

3）照护者或老年糖尿病患者要学会皮下注射胰岛素时注射部位的轮换方案。糖尿病专科医护人员至少每年应评估一次其轮换方案。

4）若注射部位有硬结，可局部热敷，但要避免烫伤。注射胰岛素时应严格无菌操作，避免注射部位皮肤感染。

（5）注意事项

1）注射前用药准备：应熟悉各种胰岛素的名称、剂型及作用特点。正确保存胰岛素，避免太阳直晒、温度过高、过冷、剧烈晃动等，否则可因蛋白质凝固变性而失效。

2）糖尿病患者注射胰岛素前要准备好食物，注射后按要求及时进餐。

3）每次注射胰岛素前确认有足够剂量的胰岛素；胰岛素笔芯是否损坏；如果胰岛素出现固体、颗粒物或结晶，则不能使用。

4）若糖尿病患者注射的胰岛素为混悬液（如中效胰岛素或预混胰岛素），应在室温下双手水平滚动胰岛素笔芯 10 次，然后上下翻转 10 次直至药液成为均匀白色混悬液为止。注射预混胰岛素前，为保证剩余的胰岛素能被充分混匀，应确保胰岛素笔中的预混胰岛素大于 12U。若不足，应及时更换新笔芯。

5）要注意观察注射部位的皮肤有无瘀斑、瘀点、红肿、硬结，正确进行注射部位轮换。胰岛素注射常用的部位有上臂前外侧部、大腿前外侧部、臀部外上 1/4 区、腹部（避免在以脐周为圆心、半径 1cm 的圆形区域内注射）、大腿外侧、上臂外侧和臀部外上侧。

6）胰岛素注射针头应一次性使用。

（6）胰岛素注射的不良反应及处理

1）低血糖反应：老年糖尿病患者注射胰岛素后自诉有心慌、出汗、饥饿、头晕等症状，应考虑低血糖反应。低血糖反应处理详见本篇第六章第三节。

2）过敏反应：表现为注射部位瘙痒，有可能出现荨麻疹样的皮疹，全身性荨麻疹很少见。

3）注射部位皮下脂肪萎缩或增生：采用多点、多部位皮下注射，以及按规定更换针头可预防注射部位皮下脂肪萎缩或增生。

4）水肿：在胰岛素治疗初期部分患者可因水钠潴留而发生轻度血管水肿，一般不需特殊处理，可自行缓解。

5）视物模糊：部分糖尿病患者出现视物模糊，多为晶状体屈光改变，常在数周内恢复。

（五）自我血糖监测

自我血糖监测是糖尿病管理中的重要环节。建议血糖达标者每周监测 2～4 次空腹或餐后血糖；或在就诊前 1 周连续监测 3 天，每天监测 7 次（三餐前和三餐后 2 小时、睡前）；使用胰岛素治疗者可根据胰岛素治疗方案监测血糖。血糖监测方法详见本篇第三章第六节。

（六）皮肤照护

1. 皮肤瘙痒的照护 避免用力抓挠；洗澡不宜太勤，水温不宜过高，禁用碱性肥皂；可用有保湿功能的润肤露；皮肤无破损时，可用炉甘石洗剂、炉甘石薄荷脑洗剂等外擦。必要时可遵医嘱使用止痒的药物，如开瑞坦等。

2. 避免皮肤破损 患糖尿病的老年人如果皮肤出现伤口可能难以愈合，故应避免皮肤皲裂。冬季或天气干燥时要涂抹皮肤保湿剂，如凡士林润肤露等。皮肤有伤口时，应由专业人员进行处理。

3. 糖尿病足的预防

（1）选择适宜鞋子：不宜过大/小，鞋底厚而软，不宜穿尖头鞋；每次穿鞋前检查鞋子里是否有异物，避免磨破足部；穿新鞋时观察是否合脚；勿赤脚穿鞋。

（2）选择合适袜子：选择质地柔软的棉袜/毛线袜，勿穿尼龙袜、补丁袜。

（3）加强足部卫生：每日洗脚的水温宜低，不宜长时间泡脚；每日检查足部有无皮肤皲裂、水疱、小伤口、鸡眼，以及足趾有无溃疡及水肿，发现足部皮肤异常及时通知专业人员给予处理。

（4）定期修剪趾甲：宜在洗脚/洗澡后进行，要保证光线充足，修剪指甲要避免剪得太深，围绕趾甲平剪，再用锉刀磨平，不要伤及皮肉。

（七）血糖异常的处理

详见本篇第六章第三节。

（马红萍　方荣华）

第四节　冠心病患者的居家照护技能

一、概述

2015 年，WHO 公布，全球有 1770 万人死于心血管疾病，占总死亡人数的 31%。在这些死亡人数中，670万人死于脑卒中，740万人死于冠心病。我国慢性病患者病死率高于全球平均水平，占总死亡人数的85%，其中心血管疾病患者病死率为41%，居首位。我国心血管疾病现患病人数约为2.9亿，60岁以上人群中缺血性心脏病的患病率为2.78%。随着患者数量增加，医疗负担也随之加剧，2016年急性心肌梗死医疗费用高达190.85亿元。

康复治疗及护理在减轻冠心病的致残程度和复发率方面起到积极作用。我国多数老年人采取居家养老，而老年人因多重慢性病、多重用药及文化程度较低等因素导致其服药依从性较差、自我效能欠佳，而冠心病病因复杂，病程长，病情多变，出院后需长期服药、自我管理及随访。因此，对老年冠心病患者的居家照护就显得格外重要。居家照护技能包括心理、饮食、运动、服药、心理及健康教育等。通过对老年冠心病患者进行干预，改善其心肺功能，可帮助其缓解症状或延缓疾病进展，避免不良事件发生，从而提高生活质量。本节主要就冠心病的居家照护相关知识进行介绍。

二、冠心病相关知识

（一）概念及分型

冠心病（coronary heart disease，CHD）又称冠状动脉粥样硬化性心脏病，是指冠状动脉粥样硬化使血管腔狭窄、阻塞和（或）因冠状动脉功能性改变（痉挛）导致心肌缺血、缺氧坏死而引起的心脏病。冠心病主要与年龄、性别、生活环境、饮食习惯、肥胖、遗传因素及某些疾病（如血脂代谢异常、糖尿病、血压持续增高）等有关，这些因素可以是获得性行为（如吸烟）、遗传素质（如家族性高脂血症）或实验室检测指标（如尿酸或纤维蛋白原）等。临床上可将冠心病分为无症状性冠心病、心绞痛、心肌梗死、缺血性心脏病、猝死等，其中心绞痛和心肌梗死最为常见。

（二）临床表现

1. 心绞痛　表现为胸骨后的压榨感、闷胀感，持续3～5分钟，常放射到左侧臂部、肩部、下颌、咽喉部及背部，也可放射到右臂。

2. 心肌梗死　发生前一周左右常有前驱症状，如静息和轻微体力活动时发作的心绞痛，伴有明显的不适和疲惫。发病时表现为持续性剧烈压迫感、闷塞感，甚至刀割样疼痛，位于胸骨后，常波及整个前胸，以左侧为重。部分患者可沿左臂尺侧向下放射，引起左侧腕部、手掌和手指麻刺感；部分患者还可放射至上肢、肩部、颈部及下颌，以左侧为主。疼痛部位与心绞痛部位一致，但持续时间更久，疼痛更严重，休息和含化硝酸甘油不能缓解。有时候可表现为上腹部疼痛，容易与腹部疾病相混淆。还有患者伴低热、烦躁不安、多汗和出冷汗，或恶心、呕吐、心悸、头晕、极度乏力、呼吸困难，甚至濒死感，持续30分钟以上，常达数小时。一旦出现以上症状应立即就医。

3. 无症状性心肌缺血　部分患者在发生了心源性猝死，或常规体检时心肌梗死才被发现。部分患者由于心电图有缺血表现，或心律失常，或因为运动试验阳性而做冠状动脉造影才发现。这类患者发生心源性猝死和心肌梗死的概率和有心绞痛的患者相同，故平时应重视心血管检查。

4. 心力衰竭和心律失常 部分患者心绞痛发作，后来由于心肌广泛纤维化病变，心绞痛逐渐减少甚至消失，却出现心力衰竭的症状，如气紧、水肿、乏力等，或出现各种心律失常，表现为心悸。也有部分患者从来没有心绞痛，而直接表现为心力衰竭和心律失常。

5. 猝死型冠心病 是指由冠心病引起不可预测的突然死亡，在急性症状出现 6 小时内发生心搏骤停所致。主要是由缺血造成心肌细胞电生理活动异常，而发生严重心律失常导致。

（三）危险因素

1. 性别、年龄 性别是冠心病患者重要的不可变的危险因素。男性的心血管病发病率及病死率较女性高 10 倍，女性在绝经后冠心病发病率迅速增加，其原因在于女性绝经后缺少了雌激素对血管内皮的保护作用，因此加强绝经期女性冠心病预防十分重要。冠心病随着年龄增长而风险增加，但目前由于人们生活水平提高、生活方式改变等因素影响，冠心病的发病已呈低龄化趋势。

2. 大气污染 2010 年中国疾病负担研究显示，环境大气污染和室内空气污染是影响中国伤残调整寿命年的第四位和第五位危险因素。大气污染长期作用对心血管病的影响更大。一项香港居住地调查研究发现，年人群居住地 PM2.5 浓度每升高 $10\mu g/m^3$，总心血管疾病死亡风险增加 22%，缺血性心脏病死亡风险增加 42%，缺血性脑卒中发病风险增加 21%。

3. 血脂异常 指总胆固醇（total cholesterol，TC）＞5.18mmol/L，低密度脂蛋白胆固醇（low-density lipoprotein，LDC-C）≥3.37mmol/L，高密度脂蛋白胆固醇（high-density lipoprotein，HDL-C）＜1.04mmol/L，三酰甘油（triglyceride，TG）≥1.7mmol/L。中国多项前瞻性队列研究已证实，胆固醇是动脉粥样硬化性心血管疾病最重要的且有因果关系的危险因素，血清 LDL-C 或非 HDL-C 水平升高可预测冠心病发病危险，血清 LDL-C 水平升高是我国 2017 年心血管疾病患者死亡的第三大危险因素，仅次于高血压和高钠饮食。

4. 高血压 是全球性的公共卫生挑战，中国高血压调查研究结果显示，我国 18 岁及以上人群血压正常高值检出粗率为 39.1%。还有研究发现，血压正常高值人群总心脑血管事件风险增加 37.0%，缺血性脑卒中风险增加 56.0%。血压的长期升高不仅使患者动脉内膜易发生损伤，导致内膜下组织暴露，血液中的血小板在内膜黏附、聚集，形成附壁血栓，内皮细胞损伤，LDL-C 易进入动脉壁，引发动脉粥样硬化，还会使心、脑、肾等器官受到损害，引起左心室肥厚、肾小球硬化、局部或全身动脉硬化等改变，最终导致冠心病、脑卒中和肾衰竭等心血管疾病。高血压是一项可以控制的冠心病危险因素，因此预防高血压，可减少冠心病事件的发生。

5. 糖尿病 中国慢性病前瞻性研究显示，糖尿病患者的全因死亡率显著高于无糖尿病者，糖尿病增加了缺血性心脏病、脑卒中、慢性肝病、感染、肝癌、胰腺癌、女性乳腺癌和生殖系统癌症的死亡风险，其中心血管病死亡风险的增加尤为突出，且农村高于城市。中国学者的研究发现，糖尿病明显增加了缺血性心脏病和脑卒中风险，50 岁前诊断为糖尿病的患者平均寿命估计缩短 9 年。因此加强对糖尿病的宣传教育，早发现、早诊断、早治疗，并规范治疗，对减少心血管事件的发生十分重要。

6. 肥胖和超重 我国将 BMI≥28kg/m² 定义为肥胖。过度肥胖是心血管疾病的主要危险因素。肥胖与动脉粥样硬化疾病相关，肥胖通过降低胰岛素敏感性，增强游离脂肪酸转化，增加交感神经紧张性及高凝状态，最终激活全身炎症状态，导致冠状动脉性疾病。中国慢性病前瞻性研究发现，保持正常的 BMI 可预防主要冠心病事件（5.8%）、缺血性心脏病（7.8%）、缺血性脑卒中（4.5%）和 2 型糖尿病（34.4%的）的发生。腹型肥胖者（男性腰围≥90.0cm，女性腰围≥85.0cm）发生缺血性心脏病风险较腰围正常者（男性腰围＜85.0cm，女性腰围＜80.0cm）增加 29.0%，急性冠心病事件风险增加 30.0%，缺血性心脏病死亡风险增加 32.0%。因此，采取健康合理的生活方式，积极控制 BMI，使其维持在正常范围内，可有助于降低冠心病的发病率。

7. 吸烟 全球每年约 190 万人因为吸烟或二手烟暴露导致冠心病而失去生命，约占全球冠心病死亡人数的 20%。2017 年全球约 38.2 万人由于暴露于二手烟导致冠心病而死亡，占冠心病总死亡人数的 4.3%。一项对相隔 15 年的两项中国前瞻性数据的分析发现，中国吸烟男性的超额死亡风险 15 年间约增加 1 倍。若不采取有效戒烟措施，预计中国 2020～2030 年因烟草造成的死亡人数将从 100 万增至 200 万左右，预计 2050 年将达到 300 万。戒烟花费小，对降低心脑血管疾病发病风险有重大意义，同时可减轻社会负担。

8. 心理社会因素 包括环境应激源和个性特征模式两方面。暴露于应激源可以指急性的一次应激，也可以指高度紧张工作条件下的长期慢性紧张。个人应对环境紧张的行为反应包括焦虑、烦躁、抑郁等心理因素，还包括不健康的生活方式，如吸烟、酗酒、不合理的饮食习惯及缺乏运动等。

三、冠心病的居家照护技巧

（一）病情观察

冠心病是老年人常见的慢性病，其并发症主要有急性心肌梗死、心律失常、脑血管意外等，对于居家老年人及其照护者来说，病情观察尤为重要。

（1）观察有无头痛及头痛性质，视力、语言表达能力及有无恶心、喷射性呕吐等脑血管病的表现。

（2）观察有无咳嗽、咳痰、痰液性状、呼吸困难及突然胸骨疼痛等心脏损害表现。

（3）观察尿量、昼夜尿量比例，有无颜面、四肢水肿，以便早期发现有无肾功能损害。

（4）定期门诊随访，复查心电图、心脏彩超、血糖、血脂及肝肾功能等指标。

（5）对于突发的胸闷、心前区压榨性疼痛、头痛、烦躁、出汗、恶心、呕吐等情况时，照护者应保持冷静，让老年人立即平卧休息，抬高头部45°，给予硝酸甘油舌下含服，并拨打 120 急救电话。若患者出现意识不清或昏迷，应协助其头偏向一侧，取出活动义齿，及时清理呕吐物，保持气道通畅。在搬动患者时，动作轻柔，不要随意搬动头部，以免加重病情。

（二）养成良好的生活方式

生活方式与许多慢性病发病率相关。良好的生活方式包括合理的饮食方式、戒烟酒、适宜运动、充足睡眠、良好的心态。

1. 饮食照护

（1）控制总热量：老年冠心病患者在饮食方面，首先应控制总热量，保证每日营养供给，从而维持正常体重。常见食物热量、脂肪及嘌呤含量见表5-14；常见高/低脂食物见表5-15。

表5-14　常见食物热量、脂肪及嘌呤含量

食物名称	热量（kcal）	脂肪（g）	嘌呤（mg）
菠菜	92	0.5	13.3
奶粉	1512	11.1	15.7
柠檬	134	0.3	3.4
鸡蛋白	151	0	3.7
鸡蛋黄	1407	29.7	2.6
芹菜	71	0.3	8.7
辣椒	256	0.2	14.2
姜	84	0.2	5.3
白菜	97	0.3	9.7
橙子	181	0.2	3.0
橘子	168	0.2	2.2
西瓜	105	0.1	1.1
苹果	193	0.2	1.3
猪血	80	0.6	11.8
海参	122	0.1	4.2
白米	769	0.3	18.4
玉米	391	0.6	9.4
面粉	152	1.2	17.1
蜂蜜	1294	0.2	1.2
土豆	340	0.3	3.6
豆芽	384	15.1	166.0
乌鱼	180	10.4	183.2
猪肝	119	2.9	229.1
猪脑	525	8.7	65.3
羊肉	832	13.0	111.5
牛肉	1050	19.5	83.7
鸡腿肉	601	5.9	140.3
鲫鱼	382	3.2	137.1
猪肉	483	3.2	132.6
豆腐	214	2.7	55.5

表 5-15　常见高/低脂食物

食物种类	低脂食物	高脂食物
碳水化合物	米、面、杂粮	油饼、油条、炸糕、甜面包圈、炸面圈、糕点、饼干
蔬菜	生的蔬菜或蔬菜汁	炸蔬菜、奶油拌的蔬菜
水果	新鲜水果或果汁	馅饼里的水果、椰子、干水果，加糖的果汁或饮料，含果汁多的水果
乳制品	脱脂奶、不含脂肪的酸奶或奶酪	全脂奶、加糖的酸奶
肉、蛋和豆制品	瘦肉、去皮禽肉或鱼、豌豆、扁豆或黄豆制品	花生、花生酱、坚果、香肠、多数红肉、带皮的鸡肉、油浸的鱼罐头
其他	无糖软饮料	蜂蜜、糖、软饮料、糖果、沙拉酱

（2）适量蛋白质：蛋白质是维持心脏功能必需的营养物质，能够增强抵抗力。高动物性蛋白膳食可促进动脉粥样硬化的形成。而植物蛋白中大豆蛋白属于优质蛋白，易被人体吸收，且其含有丰富的维生素、矿物质和大豆异黄酮等营养素，有利于控制血脂。研究发现，用大豆蛋白代替高脂血症患者膳食中的动物性蛋白能够降低血清 TC 水平，同时对降低血压也有一定效果。老年冠心病患者应以植物蛋白为主，少量动物蛋白。对合并肾功能不全者，则应限制蛋白质的摄入。豆类因富含植物蛋白、维生素、钙、铁、磷及水溶性纤维素等，是冠心病患者蛋白质的适宜选择。

（3）低盐饮食：限制钠盐摄入不仅可以预防高血压，也有助于降低心血管病发病和死亡风险。大量摄入钠盐不仅对血压有影响，也可能损害心、脑、肾等器官，摄盐量每增加2g，高血压的患病风险将增加 35%。在日常生活中，咸菜、腌制类食物、午餐肉、罐头产品、咸鸭蛋等含盐量均较高，应尽量少吃或不吃。食盐的摄入量可随季节及活动量适当增减。夏季出汗较多，户外活动多，可适当增加盐的摄入量。冬季出汗少，活动量相应减少，应控制盐的摄入。日常生活中应注意烹饪时少放盐或其他富含钠的调料（如酱油、味精、鱼露等），并控制餐桌上的用盐量，养成清淡饮食的习惯。建议冠心病老人每日食盐摄入量＜5g。

（4）充足的维生素和矿物质：一项纳入 95 个队列研究的荟萃分析显示，水果、蔬菜的摄入量低于 800g 将增加冠心病、脑卒中、心血管疾病、癌症和全因死亡率的风险。因此增加蔬菜和水果摄入，除了可降低成年人高血压、脑卒中及主要心血管疾病发病风险，还有助于绝经早期妇女降低血 LDL-C 水平。但果汁不能代替鲜果。蔬菜可选择胡萝卜、番茄、蒜、蘑菇、洋葱、芹菜、银耳、苋菜、香菇、木耳、海带、紫菜等。水果可选择含有丰富的维生素 C 及钾，如猕猴桃、柑橘、柠檬、苹果、香蕉、橙子等的水果。

近年来研究发现，维生素 D 缺乏会增加罹患动脉粥样硬化的风险，从而导致心血管疾病发病风险升高。国外研究还发现，维生素 D 缺乏与冠心病的发病率和严重程度相关。镁对心血管系统有保护作用，它能维持正常血管功能，是维持心肌正常结构及节律所必需的营养素。低镁能诱发动脉粥样硬化，刺激或激活网状系统中的巨核细胞，当增加镁的摄入时冠心病症状可得到缓解。人们在提高钙的摄入量时，也就增加了镁的摄入量。含硒及钙较多的食物有牡蛎、鲜贝、虾皮、海虾、海鱼等。补硒能够抗动脉粥样硬化，可降低全血黏度、血浆黏度，增加冠状动脉血流量，减轻心肌损伤程度。新鲜蔬菜和水果中含有丰富的维生素 C、无机盐、纤维素和果胶，因此应多进食，膳食还应注意选择含镁、铬、锌、钙、硒元素丰富的食品。常见食物种类中的微量元素及其作用见表 5-16。

表 5-16　常见食物种类中的微量元素及其作用

种类	微量元素	作用
小米、玉米、豆类及豆制品、枸杞、桂圆等	镁	镁可以影响血脂代谢和血栓形成，促进纤维蛋白溶解、抑制凝血或对血小板起稳定作用，防止血小板凝聚
酵母、牛肉、肝、全谷类、干红糖等	铬	铬能够增加胆固醇的分解和排泄，微量铬可以预防动脉粥样硬化的形成，降低胆固醇
肉、牡蛎、蛋、奶等	锌	锌铜可影响血清胆固醇的含量
奶类、豆制品、海产品	钙	膳食中的钙含量增加，可预防骨质疏松症、冠心病及高脂膳食引起的高胆固醇血症

（5）规律饮食：老年冠心病患者饮食要规律，建议少量多餐，定点用餐，切忌暴饮暴食。平时不宜吃得过饱、过多，因为饱餐会使胃肠道扩张，过多的食物摄入可增加机体代谢负荷，加速心肌缺血。老年冠心病患者要掌握早餐宜好、午餐可饱、晚餐宜少的原则。一般来说，早餐占全天热量的 35%～40%，以豆类、牛奶、鸡蛋为主，午餐占 45%，晚餐占 20%～25%。进食过程中应细嚼慢咽，切忌挑食偏食，因为细嚼慢咽有助于食物充分吸收，而挑食偏食则不利于营养素全面摄取。

（6）茶、含糖饮料和咖啡：茶叶中含有茶碱、维生素 C 等，茶碱能减少肠道对脂肪的吸收，有助于消化，茶叶中还含有不饱和脂肪酸，有降低胆固醇的作用，因此适量饮用淡茶能助消化。与不饮茶者相比，每天喝茶的人发生心肌梗死和脑卒中的风险较低。研究发现，每周 3 次及以上饮茶者，心血管疾病发病风险和死亡风险更低，尤其是长期保持饮茶习惯有助于预防心血管疾病；绿茶能够降低缺血性心脏病及脑卒中的发病风险。但长期饮浓茶会影响铁及钙的吸收，睡前饮浓茶可导致中枢神经兴奋而影响睡眠质量。

含糖饮料是指添加糖含量在 5% 以上的饮品。含糖饮料摄入过多容易增加肥胖、糖尿病与心血管疾病（脑卒中、心肌梗死）发病风险，可增加脑卒中、冠心病及总死亡风险。摄入添加人工甜味剂饮料也有同样的健康风险。因此，建议不喝或少喝含糖饮料。

适量饮用咖啡（即每日 1 杯）对心血管具有保护效应。饮用咖啡与进餐时间建议相隔半小时以上，以免影响食物中的钙、铁、维生素 B_6 的吸收。但是浓咖啡中含咖啡因较多，可兴奋大脑，影响睡眠质量，对老年冠心病患者健康不利。

2. 戒烟酒　酒精不仅对肝脏有损害，还增加多余热量，促进新陈代谢，增加心脏耗氧量，导致心脏负荷过重，诱发心律失常，加重冠心病病情。因此，老年冠心病患者应戒酒。烟草中含有多种有害成分，研究提示，心血管疾病死亡的风险与吸烟量直接相关，吸烟使心血管疾病病死率增加 50%。吸烟还与血栓形成、斑块不稳定及心律失常相关。戒烟对心脏病患者的好处毋庸置疑，观察性研究显示，戒烟 1～2 年可使因吸烟所增加的冠心病风险下降 50%，戒烟获益在最初数月即可出现，戒烟 5～15 年后冠心病风险可接近于不吸烟者。因此，老年冠心病患者应当戒烟酒。

3. 适宜运动　冠心病的发生和发展与生活方式息息相关，药物治疗与生活方式相结合是最有效的冠心病二级预防策略。运动不仅是健身手段，也是防病治病的重要措施，这一观点已经得到医学界的肯定。通过有效的运动刺激，可改善血管内皮功能，稳定冠状动脉斑块，促进侧支循环建立，改善心功能，降低再住院率及病死率，提高患者生活质量。

运动分为有氧运动和无氧运动。有氧运动是指有氧气供能为主的运动，通常是大肌肉群参与，持续运动至少数分钟以上，如步行、游泳、骑车、舞蹈、某些球类等。无氧运动是指肌肉在"缺氧"的状态下剧烈运动，常见的无氧运动包括短跑、举重、投掷、跳高、跳远、拔河、俯卧撑、潜水、肌力训练（长时间的肌肉收缩）等。老年冠心病患者应根据自身条件进行运动，即个性化原则。运动前应咨询医护人员，由其进行全面评估，制订运动处方，处方内容包括运动前准备、运动方式选择、运动强度、运动频次、运动时间及注意事项等。同时还应遵循循序渐进的原则，由简单运动到复杂运动，由小运动量到大运动量，做自己比较熟悉的运动。

（1）运动方式：居家老人宜以有氧运动为主，抗阻力运动为辅，选择全身性、有节奏的、容易放松的、便于全面监控的项目，如散步、气功、太极拳、步行、娱乐性球类、郊游等。可选择的运动类型如下所述。

1）散步或慢跑

原则：散步是指每小时行进 3km；快步行走是指每小时行进 5km；疾步是指每小时行进 6km；慢跑是指每小时行进 8km。散步适合各种类型的冠心病患者，它是防治冠心病简单易行的运动方式，主要是下肢肌肉运动，经常散步或慢跑有利于下肢肌肉运动，使小血管扩张，血管阻力降低，减轻心脏负担；也可使血压平稳下降，脉搏平稳，增强消化系统功能。

地点选择：应选择空气清新、环境优美的地方，如小区花园、河边、湖旁等划定的行走路线，以掌握和控制活动量，如遇到上坡、下坡时应放慢速度。

持续时间：运动前要热身，运动后要做恢复运动。散步或慢跑时间逐渐增长，以 15～30 分钟为宜。速度宜慢不宜快，以免发生意外。

注意事项：散步及慢跑时衣服不宜穿着过多，冬天袜子要合脚舒适。散步姿势应保持正确，眼平视，腹内收，抬头挺胸，自然放松。散步时应放松心情，一边散步，一边欣赏大自然。老年人适应一段时间后，根据既往记录调整运动量。必要时随身携带急救药。

2）太极拳：是中国传统的健身方式，其动作舒缓自然，动中有静，对防治冠心病有显著作用，特别是对合并高血压的冠心病者更为合适。长期练习可使全身肌肉放松，促进血液循环，同时还有助于消除精神紧张，使血压下降。改善平衡性和协调性。其练习注意事项如下。

合理选择动作：太极拳种类繁多，有繁有简，开始可以选择太极拳中一些最自然、放松的动作，编成太极操，但要注意避免下肢独立，左、右蹬脚等难度较大的动作。

练拳前准备：一般来说，练拳以清晨为宜，建议排空大小便，饮用豆浆牛乳类的饮料，或吃几片饼干，但忌吃得过饱，接着可结合散步做一些热身运动，站立片刻，调匀呼吸，排除杂念准备操拳。

用意不用力：太极拳的每一个动作都是由意识来支配的。老年人在操练时，建议能选择一个清静避风的环境，不要一边练拳一边与人交谈，从而失去锻炼的功效。还要注意量力而行,如年高体弱者,忌用力抬腿或下蹲,练拳时应尽量做到柔和,呼吸顺畅,心无杂念,避免造成呼吸急促、心搏增快等。活动3~5分钟后心率应恢复正常。

练拳时应控制呼吸:匀细深长的呼吸不但有"吐故纳新"的效果,同时也能改进心肺功能。由于控制呼吸是一种与动作相结合的腹式运动,初学者应慢慢适应,不要急于求成,忌故意用力呼吸,以免出现头晕及目眩症状。

适度为宜:老年冠心病患者居家练拳时要随着身体素质的增强,逐渐做到行气结合,得心应手,忌操之过急。

3)骑自行车:也是非常适合老年冠心病患者的一项运动项目,可选择室内自行车(动感单车),运动负荷容易调整,运动量亦容易计算,避免了马路上交通拥挤而导致精神紧张,甚至意外发生。

4)游泳:是一个老少皆宜的运动,尤其对老年冠心病患者。游泳是一项非常值得推广的强身健体的好方式,能锻炼心肺功能。长期坚持游泳,可减少心脏搏动次数,增强血管壁的弹性,让心脏变得有力。由于在水中的热量消耗比在陆地上高很多,因此血管的舒缩功能和中枢神经系统对体温的调节功能都显著增强。室外游泳时,人体吸收光照,而阳光中的紫外线可促进肠道对钙磷的吸收,有益于骨骼钙化以维持正常功能;冠心病老人如果长期坚持游泳,受益匪浅。但是游泳并不适合每例冠心病患者,病情不稳定者,则不宜进行游泳。以下是游泳的注意事项。①水温过低时不宜游泳,因为水温过低会引起血管收缩,甚至肌肉痉挛,易诱发冠心病。②不要单独游泳,以防意外发生。③为减少水温与室温的差异,应做好下水前的热身运动。④游泳时间控制在半小时左右。游泳时间过长容易引起肌肉痉挛,可导致心绞痛,甚至心肌梗死发作。游泳速度不宜过快,距离不宜过远。

(2)运动强度:应根据老年冠心病患者自身条件确定运动强度。慢跑的运动强度比散步大,适用于症状轻的老年冠心病患者,冠心病患者慢跑时的最高心率可达120~130次/分。适宜运动强度的主要指标包括运动后3~5分钟心率可恢复正常;运动时微微出汗;轻度呼吸加快,但不影响对话;早晨起床时感觉舒适,无持续的疲劳感和其他不适感。

(3)运动频次:有氧运动3~5天/周,建议每周7天。抗阻力运动2~3天/周,至少间隔1天。

(4)运动时间:建议老年冠心病患者的运动时间在每天30~60分钟;对于刚发生心血管事件的患者,从每天10分钟开始,逐渐增加运动时间。

(5)注意事项

1)应避免突然开始及突然终止运动。运动前后应有10~15分钟的准备和放松时间。运动过程中若出现胸闷、憋气、胸痛等不适,应立即停止运动,舌下含服硝酸甘油1~2片,并及时前往医院就诊。

2)运动时间一般建议在餐后1~2小时开始为宜。阴天、闷热或寒冷天气应减少或停止活动,避免跌倒等意外事件发生。高温或湿度高的天气也应暂停运动。

3)运动前后避免情绪激动。因为精神紧张、情绪激动可使血中儿茶酚胺浓度增加,从而增加心室颤动风险。

4)应制订合理的运动强度,运动要循序渐进,持之以恒,从轻量级运动开始,不宜突然从事剧烈运动。总之,保证安全有效是运动的前提。

5）运动不能完全取代药物治疗。建议运动时携带急救药品（如硝酸甘油），必要时准备救生卡，注明姓名、年龄、地址、联系电话、疾病名和药物名等。

4. 心理照护　老年冠心病患者由于心肌缺血，常诱发心绞痛，使其心功能、活动耐力、自理能力、社会角色都受到限制，尤其在急性心血管事件后更容易发生不良心理问题，若得不到有效的社会支持可能导致紧张、焦虑、抑郁行为，甚至是自杀等，这些负性情绪不仅会加重病情，还会导致患者的治疗依从性下降，从而影响治疗效果。照护者要及时识别老年冠心病患者的不良情绪，如有无坐卧不安、心绪烦躁、食欲下降、不愿意参加平时喜欢的运动、入睡困难、易醒等症状，针对其心理问题，制订针对性干预措施，满足其合理需求。例如，创造舒适、温馨、安全的家庭生活环境，指导患者进行腹式呼吸法、冥想放松法等，从而使其放松，减轻不良情绪，使其积极配合治疗。

1）社会支持：是指从家人、朋友、同事等关系中获得物质或精神上的支持。社会支持水平高低与患者生活质量高低呈正相关，人们获得社会支持越高，疾病恢复程度越高。社会支持不足的患者出现焦虑、抑郁的概率要高得多。因此，照护者及居家老人应该重视现有的社会关系，多与朋友、原先同事进行沟通交流。

2）心理弹性：是个体面对逆境和困难时，发挥潜意识未觉醒力量增加自身的心理抗压能力，充分发动自身和周边资源，积极调整个人心态面对挑战的心理转变，以期达成目标或是希望的结果。拥有较好的心理弹性将预示更高的生活质量；同时，对疾病和创伤的认知更加灵活，适应性也更强。故老年人身处逆境时，照护者应该鼓励其积极调整心态，激发其对生活的希望，坚信能够战胜困难，必要时可寻求专业人士帮助。

（三）用药照护

1. 常用药物作用及注意事项　冠心病患者药物治疗始终贯彻于疾病管理之中，其治疗常用药物分类、作用、不良反应及注意事项如下。

（1）β受体阻滞药：常用药物有阿替洛尔、美托洛尔、盐酸索塔洛尔、盐酸普萘洛尔、卡维地洛。其作用有改善缺血、减轻症状；抑制心脏肾上腺素能受体，从而减慢心率，减弱心肌收缩力，降低血压，减少心肌耗氧量和心绞痛发作，增加运动耐量。能够降低心肌梗死后稳定型心绞痛患者死亡和再梗死的风险。注意事项：用药后要求静息心率降至55～60次/分；严重心绞痛患者如无心动过缓症状，可降至50次/分；如无禁忌证，应作为稳定型心绞痛的初始治疗药物。

（2）硝酸酯类药物：常用药物有硝酸甘油、硝酸异山梨酯、单硝酸异山梨酯等。该类药是抗心肌缺血的血管扩张剂首选，能够通过降低心脏前后负荷保护心脏；扩张冠状动脉，增加缺血区心肌供血量，缩小心肌梗死范围；降低心力衰竭发生率和心室颤动发生率；舒张侧支循环动脉，增加缺血区域的血流供应，预防和逆转冠状动脉收缩和痉挛。不良反应包括头痛、面部潮红、反射性心率加快及低血压；首次舌下含服硝酸甘油时，应注意可能发生直立性低血压；使用治疗勃起功能障碍的药物西地那非者24小时内不可应用硝酸甘油等硝酸酯类药物，以避免引起低血压，甚至危及生命；严重主动脉瓣狭窄或梗阻性肥厚型心肌病引起的心绞痛，不宜使用硝酸酯类药物，因其有发生晕厥的风险。

（3）钙通道阻滞药：常用药物有苯烷胺类，如维拉帕米；二氢吡啶类，如硝苯地平、氨氯地平、非洛地平等；苯并硫氮杂䓬类，如地尔硫䓬。该类药物对变异型心绞痛或以冠状动脉痉挛为主的心绞痛，是一线治疗药物；地尔硫䓬和维拉帕米能够减慢房室传导，常用于伴有心房颤动或心房扑动的心绞痛患者。常见的不良反应包括外周水肿、便秘、心悸、面部潮红、低血压，以及头痛、头晕、虚弱无力等。

2. 用药指导

（1）遵医嘱用药：不得擅自增减药量、停药，或滥用药物，以免发生不良反应或延误疾病治疗。

（2）掌握用药时间：照护者或老年冠心病患者要掌握用药适宜时间，从而提高药物疗效，常见用药时间如表 5-17。

表 5-17　常见用药时间

服药时间	内容
空腹	空腹服药是指清晨空腹将药服下
餐前	餐前服药是指在餐前 30～60 分钟服药
与餐同服	与餐同服是指吃第一口饭时与药同时服下
餐后	餐后服药是指餐后 15～30 分钟服药
睡前	睡前半小时服药

（3）选择正确给药途径：口服给药是一种简单、安全的给药方法，应尽量采用。注意选择方便老年人服用的药物剂型，如老年人吞服片剂或胶囊困难时，可选择颗粒型。照护者协助老年人服药时，不能用酒代替温水服药，以免产生毒性反应，也不能用饮料、茶水、牛奶代替温水服药，这样不利于药物吸收。

（4）监测药物不良反应：观察老年人有无颜面潮红、头晕、头痛等症状，以及有无口干、恶心呕吐、腹泻、皮疹等症状，及时将这些信息反馈给医护人员。

（5）服药时体位：可采取站位或坐位服药，躺着服药片或药丸，药物容易黏附在食管壁上或在食管中溶化，若在食管壁上停留的时间过长，不仅影响疗效，还可能刺激食管，引起咳嗽或局部炎症，严重的甚至损伤食管壁，发生溃烂。服药时应用温水送服，不要干吞，否则药物易粘在食管壁上，损伤黏膜，导致出血。

（6）药物保存：根据药物说明书正确保存药物。硝酸甘油见光易分解，应保存在避光的深色容器内，且应避光、干燥保存，开瓶使用后 6 个月应更换一次，从而保证疗效。

（四）疾病自我管理

冠心病是一种行为相关性疾病，患者生活质量改善的关键在于建立健康的生活方式。健康生活方式有助于促进患者身体、心理、社会各方面良好适应。而健康生活方式的养成离不开患者疾病自我管理，对于不能自理的居家老年冠心病患者则更多依赖于照护者为其提供必要的信息支持（如疾病相关知识、饮食、运动等），鼓励并督促其进行疾病自我管理，从而提高其治疗依从性，减缓疾病进程，提高生活质量。

（孙黎明　张剑书）

第五节 阿尔茨海默病患者的居家照护技能

一、概述

阿尔茨海默病（Alzheimer's disease，AD），首先由德国的神经病学家 Alzheimer 描述而得名，最常见于 65 岁以上的老年人，其发病率随年龄增长而增高。我国 60～69 岁人群中，AD 患病率为 2.3%，70～79 岁人群为 3.97%，80 岁及以上人群为 20%～32%。AD 起病隐匿，病情呈进行性加重，平均生存率为 8～12 年。近年来，随着我国人口老龄化趋势加快及心血管病流行趋势增加等多种因素的影响，AD 患者人数也逐渐增多。2019 年流行病学调查结果显示，我国 AD 患者人数超过 750 万，预计到 2050 年，患病总人数将超过 2000 万。

老年期痴呆是指发生在老年期，以认知功能缺损为主要临床表现的一组综合征。根据其发病机制又可分为 AD、血管性痴呆及混合性痴呆，以及其他类型痴呆，包括帕金森病、酒精依赖、脑外伤、内分泌代谢疾病等引起的痴呆。AD 作为老年期痴呆中最常见的类型，已成为影响老年人健康的第三大杀手，仅次于心脑血管疾病和恶性肿瘤。

AD 老年人会出现进行性认知功能下降、精神行为症状及日常功能减退，严重影响老年人社交、工作与生活；疾病中晚期易发生跌倒、烫伤、烧伤、走失等意外及吞咽障碍、肺部感染、压力性损伤等多种并发症，需要他人长期全面照护，给家庭及社会带来沉重的照护和经济负担。国内调查显示，我国 AD 患者年人均花费高达 14 万元，其中药物及诊疗费用占约 32.5%，照护费用占约 51.9%；约 57% 的照护者需要全天陪同患者，而近 67% 的照护者对疾病知识认识不够，照护过程中感到巨大的压力。故宣传并普及 AD 相关知识，对指导居家 AD 老年人的照护尤为重要。

二、阿尔茨海默病相关知识

（一）概念及病理改变

1. 概念 AD 是一组病因不明的原发性退行性脑变性疾病，其发生为多种因素相互作用的结果，是老年期痴呆中最常见的类型，以进行性发展的神经系统变性为特征，是导致老年人失能最重要的原因。

2. 病理改变 AD 患者脑部神经细胞会受到破坏，脑部有明显的萎缩，脑回变窄，脑沟变宽，在神经细胞之间形成大量以沉积的 β 淀粉样蛋白为核心的老年斑和神经细胞内存在神经元纤维缠结是 AD 最显著的组织病理学特征。

（二）临床表现

主要表现为认知功能障碍、精神行为症状及日常生活能力下降三大症候群。这三大症候群之间紧密联系并相互影响，日常生活能力下降可用于预测认知障碍的发生，精神行为症状恶化会加重认知功能衰退风险，也会导致日常生活能力进一步下降，同时认知功能障碍又可预测精神行为症状的发生。

1. 认知功能障碍 包括学习和记忆受损、语言障碍、执行功能障碍、复合性注意障碍、视结构空间障碍及社会认知受损。

（1）学习和记忆受损：常见的首发症状为近事记忆受损，表现为不能记住和学习新事物，逐渐表现为往事不能回忆，严重者表现为不能找到回家的路、忘记家人姓名等，最终出现完全性遗忘。

（2）语言障碍：包括命名和（或）找词困难、语法错误、语言连续性及逻辑性受损等，还包括理解困难、书写错误等沟通障碍；表现为能理解他人语言但不知如何作答，或用词不当，导致不愿与外界交流，晚期甚至出现缄默不语。

（3）执行功能障碍：可早期出现，包括推理、处理复杂事务能力受损，判断力、决策能力、社会交往及工作能力下降。

（4）复合性注意障碍：轻度表现为完成任务时间较以往延长、工作中频繁出现失误等；严重时出现无法完成心算、不能复述新信息等。

（5）视结构空间障碍：对周围环境（时间、地点、人物）及自身状态（姓名、年龄、职业等）的认知能力缺失，表现为经常迷路、走失、记不清自己的子女、分不清白昼、不会辨别时钟等。

（6）社会认知受损：表现为性格改变、自私、日常行为不顾及他人感受等。

2. 精神行为症状 主要表现为情感淡漠、激越、易激惹、妄想、抑郁、自私、偏激固执、多疑、出现幻觉、自言自语、焦躁不安、随地便溺、尾随、不注意个人卫生，甚至当众裸体等；常有情绪不稳定、不愿社交等前驱症状。

3. 日常生活能力下降 日常生活能力包括基本日常生活能力和工具性日常生活能力。基本日常生活能力主要包括如厕、梳洗、行走、穿脱衣及洗澡；工具性日常生活能力主要包括使用电话、购物、做家务、备餐、洗衣、独自搭乘公交、遵医嘱服药及自理经济。伴随着 AD 的病程进展，患者会出现不同程度的日常生活能力下降。AD 症候群类型及表现详见表 5-18。

（三）病程分期

1. 早期（遗忘期） 主要表现为近期记忆力下降，逐渐出现定向力障碍，活动范围减少，生活尚能自理，病程可持续 1～3 年。

2. 中期（混乱期） 表现为近期、远期记忆均受损，完全不能学习新事物，伴有失认、失语及明显的人格改变，行为明显异常，日常生活需要部分辅助照护。此期是本病照护最艰难的时期，多发生在起病后的 2～10 年。

表 5-18　AD 症候群类型及表现

症候	类型	具体内容及表现
日常生活能力下降	基本日常生活能力	如厕、进食、穿脱衣、梳洗、行走和洗澡
	工具性日常生活能力	使用电话、购物、备餐、做家务、洗衣、独自搭乘公交车、遵医嘱服药和自理经济

续表

症候	类型	具体内容及表现
精神行为症状	情感淡漠/漠不关心	对日常活动和自我管理关注度下降，社交活动、面部表情、言语交流、情感反应明显减少，动机缺乏等
	激越/攻击	身体的攻击行为，如抓、咬、踢等；身体的非攻击性行为，如尖叫、抵抗、防御、自我保护动作等；非攻击性言语；攻击性言语
	抑郁/心境恶劣	情绪低落、悲观、无助感、无望感等消极情绪
	焦虑	反复询问即将发生的事情，或害怕独处，也有老年人表现为害怕人群、旅行、黑暗或洗澡之类的活动等
	易激惹/情绪不稳	容易发火、心情很容易变化、异常缺乏耐心等
	情感高涨/欣快	过于高兴，感觉过于良好，对别人并不觉得有趣的事情感到幽默并开怀大笑，存在与情景场合不符的欢乐
	食欲和进食障碍	体重增加或减轻，喜欢食物的口味发生变化等
	幻觉	包括视幻觉和听幻觉，以视幻觉多见，常见的视幻觉表现为凭空看见家中有人，或看见去世的亲人等
	妄想	五种典型妄想：认为物品被窃、住的房子不是自己的家、配偶（或照料者）是冒充的、自己会被遗弃及配偶不忠等
	异常运动行为	整天漫无目的地走或跟随照料者，晚间要求外出等
	脱抑制	行为突兀：涉及与陌生人说话自来熟，不顾及他人感受或出现某些异于社会道德的行为
认知功能障碍	学习与记忆	即刻记忆，近事记忆（自由回忆、线索回忆和再认）
	语言	运动性语言（命名、流畅性、语法和句法），感觉性语言
	执行能力	计划，决策，工作记忆，反馈或纠错能力，习惯抑制，灵活性
	复合性注意	持续注意，分配性注意，选择性注意，处理速度
	视结构-知觉能力	在熟悉的地方迷路，不会辨别时钟，不能识别面孔或常见物品
	社会认知	情绪识别，心理推测，行为调控

3. 晚期（极度痴呆期）　生活完全不能自理，大小便失禁；智能完全丧失，无自主运动，缄默不语；常因肺部感染、压力性损伤等并发症而死亡，多出现在发病后的 8~12 年。

（四）AD 的危险因素

目前并不清楚导致 AD 的病因，临床上尚无任何一种可有效治疗 AD 的药物，其根本原因在于 AD 是一种复杂的多因素疾病，其发病是由遗传和环境因素相互作用的结果。因此，了解 AD 发病的相关可控危险因素对于疾病的预防和延缓病程有着深远的影响。

1. 血管危险因素　各种危险因素并非单一出现，通常伴随多种因素相互作用，且伴随因素越多，患病率增幅越大。

（1）高血压：被认为是 AD 的独立危险因素之一。研究发现，中年期高血压可使老年期 AD 发病风险增加近一倍。高血压能导致各种心脑血管疾病，从而影响颅内病理变化，导致神经元纤维缠结增多，从而影响 AD 的发生及进展。

（2）糖尿病：一项纳入 13 351 例 48~67 岁受试者的队列研究显示，中年期糖尿病患者 20 年后认知功能下降风险增加 19%。糖尿病控制不佳及病程较长者均与更大幅度的认知功能下降有关；糖尿病患者 AD 的发病率是非糖尿病患者的两倍，且糖尿病前期状态及糖尿病相关并发症如糖尿病肾病、糖尿病视网膜病变等也会增加患 AD 的风险。

（3）血脂异常：流行病学研究提示，中年期胆固醇水平是 AD 的独立危险因素，血清总胆固醇水平高（≥6.5mmol/L）者 AD 的发病风险增加，血脂异常可影响脑内神经炎性斑块的形成等神经退行性病理变化及血脑屏障的完整性。

（4）吸烟与过度饮酒：吸烟能增加自由基的产生，激活脑内的氧化应激反应从而出现颅内病理改变，能使 AD 的发病风险增加 56%；另外过度饮酒也会增加 AD 的患病风险。

（5）超重或肥胖：超重或肥胖的患者脂肪组织含量丰富，易产生大量的细胞因子激活炎症反应及出现胰岛素抵抗从而提高 AD 患病率。

2. 社会心理因素

（1）低教育程度：农村地区受教育程度远低于城市地区，AD 的发生率通常更高，可能与教育程度高的人知识储备更丰富有关。

（2）睡眠障碍：与 AD 的发生可能存在双向关联，长期睡眠不足会使认知功能下降速度加快，而认知功能下降也会影响老年人的睡眠质量。失眠患者的 AD 发病风险是无失眠者的 1.5 倍。

（3）抑郁状态：长期抑郁状态容易过度激活下丘脑-垂体-肾上腺轴，长时间暴露在糖皮质激素中会导致海马体积的减小，从而更易发生 AD。

（4）其他：已有多项临床研究提示，嗅觉、听觉和视觉等感觉系统的异常也能够增加 AD 的患病风险。大量流行病学研究结果提示，伴有意识丧失的脑外伤史也与 AD 发病相关，可能与脑外伤导致的神经炎症反应、弥漫性脑损害有关。

（五）AD 的危害

1. 对患者的危害 AD 由于认知功能障碍会影响老年人的日常生活能力，出现吞咽困难，影响老年人进食，甚至出现生活完全不能自理。疾病早期容易发生跌倒、烫伤等意外事件；中晚期又因长期卧床、大小便失禁导致营养不良、肺部感染、压力性损伤等多种并发症，再加上疾病通常伴随精神行为异常症状的出现，严重影响老年人的生活质量。

2. 对照护者的危害 目前临床上暂无治疗和延缓 AD 病情进展的特效药物。随着年龄的增加，病情会持续恶化且无法恢复。当医师诊断家人患有 AD 时，家属会感到惊慌失措，照护 AD 老年人需要走过漫长而艰难的道路。由于对 AD 疾病相关知识认识不足，对居家照护技能了解不够，照护责任分担不均，照护本身对生活及工作的冲击，角色的冲突及不适应，心力及体力的消耗等，可使照护者感到身心俱疲，甚至成为"隐形患病者"。

三、阿尔茨海默病的居家照护技巧

照护 AD 老年人是异常辛苦的，因为其除了会患有因正常老化而产生的疾病，出现行动不便等问题外，还会出现一些不可理喻或让人难以忍受的行为。因此，对 AD 老年人的居家照护除了需要耐心与情商之外，还需要学习一些照护技能。

（一）病情观察

AD 大多数起病隐匿，要更好地照护老年人，照护者首先要了解疾病特点，做好病情监测，观察病情进展及患者日常生活中的各种变化，如睡眠习惯变化、心理变化及行为改变等，从而配合医护人员及时干预，延缓疾病进展。

1. 识别 AD 的早期征兆

（1）记忆力下降，影响正常生活：正常情况下我们偶尔会忘记上班时间、朋友电话，过一会通过提醒又会想起。而 AD 老年人忘记的频率较高，有时经过提醒后，仍然无法记起该事件。因此，老年人通常会反复发问、重复购物，甚至重复服药等。AD 老年人容易忘记近期或刚刚发生的事情，甚至连重要日期及重大事件也不能回忆。

（2）解决问题或统筹事情有困难：正常情况下我们在管理自身财务方面可能会收支不平衡。而 AD 老年人在计划、执行某件事情或简单的处理数字过程中都会遇到困难，如简单的处理每月的账单或依照熟悉的食谱做菜也会出现问题。他们不能完全专心投入某件事情，对待自己以前熟悉的事情也需要花更长时间来处理。

（3）对时间、地点完全错乱：正常情况下我们在不熟悉的地方可能会迷失方向，有时会忘记当天是几月几日。而 AD 老年人会完全搞不清楚几月几日，白天还是黑夜，不清楚自己所处何地，也不知自己怎样来的此地，甚至在自己家附近也找不到回家的方向。

（4）原本熟悉的事务也不能胜任：AD 老年人通常会忘记原本熟悉的事务，或遗漏重要的步骤导致无法顺利完成，就如同有多年工作经历的银行职员不清楚如何清点钞票、地理老师分不清东南西北、资深护士不会打针输液、多年驾龄的出租车司机经常开错道路等。

（5）书写不能或简单的言语表达出现困难：正常情况下我们有时会突然忘记某个字眼，而 AD 老年人忘记的频率更高，他们有时候甚至会用其他的说法来代替简单的词语。例如，他们会把"笔"说成"用来写字的东西"，把"快递员"说成"送快递的人"，把"厨师"说成"做饭的人"。部分老年人在参与某次交流会谈过程中，会出现语言表达及理解困难，他们可能无法跟上讨论的节奏，会谈可能会出现中断、重复，甚至完全不能进行下去。

（6）对视觉影像和空间的关系理解有困难：正常情况下我们可能会因为各种眼部疾病而出现视觉障碍，或出现视物模糊，看不清东西。而 AD 老年人可能在判断距离远近、阅读、颜色对比上出现困难。AD 老年人可能会把镜子里的自己误认为是另一个人，认为屋子里还有其他人在。

（7）东西错乱摆放且无法回头寻找：正常情况下我们有时会任意摆放自己的物件，可能会忘记放置的位置，但仔细回忆仍然能够找到。而 AD 老年人表现会更夸张，更频繁，且经常是放在不合理的位置。例如，将鞋放在被子里、蔬菜放在衣橱里、衣物放在鞋柜里等。AD 老年人把东西弄丢以后，完全没有思路寻找，并且找不到东西时还经常怀疑是他人偷窃。

（8）不愿参加工作及社交活动：平时的兴趣爱好、运动、工作及社交活动逐渐减少，常会推掉各种重大的事务，对许多事情提不起兴趣，常在电视机前发呆数小时，甚至家庭事务也需要催促或诱导才能完成。

（9）是非判断力及识别能力减弱：正常情况下我们有时也会做出错误的抉择，而 AD

老年人通常发生频率更高，且偏差更大，容易轻信他人，如经常听信推销广告而花费大量金钱、给陌生人借钱、买不新鲜的蔬菜水果、过马路不看红绿灯、开车常发生交通事故等，穿着打扮与当时的季节、场合不相符或直接蓬头垢面、不修边幅。

（10）性格及情绪发生改变：一个人的性格伴随人的一生，可能会随着年龄的增长出现少许改变；而 AD 老年人会出现大幅度的性格改变及情绪波动，如以前乐观外向变得抑郁寡欢、沉默寡言，或变得焦躁易怒、多疑、口不择言，或失去自我控制，或变得过度外向，特别害怕或过度依赖家庭中某个成员等。

2. 学会鉴别症状

（1）AD 老年人都会出现记忆障碍，但并不是遗忘、记忆力减退就是 AD 的表现，必须同时具备记忆障碍及严重程度会影响其社会及职业功能这两点。正常情况下我们也会有忘记某件事，过一阵又想起的经历，如我们平时从客厅走向厨房，却忘记到厨房要拿什么东西；或将衣物放进洗衣机清洗，直至第二天才想起衣物没有晾晒；而 AD 老年人甚至是遗忘"要去厨房拿东西"和"把衣物放在洗衣机清洗"这整件事情。

（2）针对 AD 老年人进行非常简单的测试，如要求老年人记几样物品，过几分钟后让他说出几样物品的名字，他们不仅会忘记这几件物品，甚至会忘记"做过测试"这件事情本身。

（3）AD 老年人会出现日常生活自理能力下降，导致失用症，但这并非是运动功能减退所引起，而是在运动功能完好的情况下出现执行上的困难，如如何使用微波炉、洗衣机等。

（4）AD 老年人在感官功能正常的情况下，出现不认识某些物品（烧水壶、剪刀等）且不知道这些物品的功能。而对于计算能力，AD 老年人甚至无法完成简单的计算，如买东西不知道价钱本身代表的价值，不知道应该找/付多少钱等。

（二）危险因素的管理

由于目前尚无有效阻止 AD 发生或延缓其进展的治疗药物，因此针对尚未出现 AD 病理改变或处于疾病早期阶段的老年人，识别和有效管理危险因素及加强保护性因素，可以避免或延缓 AD 相关的病理改变。

1. 血压管理　高血压是 AD 的重要危险因素之一。研究证实，使用降压药的人群 AD 患病风险降低了 16%，控制血压能有效降低认知功能障碍发生率。高血压管理包括药物、饮食、运动、心理、自我血压监测及教育。具体内容见本章第一节。

2. 血糖管理　多项研究显示，糖耐量异常的人群接受生活方式干预可以延迟或预防 2 型糖尿病的发生。因此，糖尿病前期的老年人应该通过饮食控制和适度的运动来降低糖尿病的发病风险。对于 2 型糖尿病老年人的血糖控制目标应个体化，根据老年人的年龄、合并症、并发症等不同而有所差异。目前研究者对于生活方式干预及药物治疗糖尿病能有效降低 AD 患者认知功能下降的风险尚存争议，但 WHO 仍然建议患有糖尿病的老年人应进行规范的生活方式和（或）药物干预来控制高血糖，这对老年人的预后利大于弊。具体内容见本章第三节。

3. 血脂管理　建议血脂异常的老年人进行规范的生活方式干预，特别是饮食结构的调整，必要时使用降脂药物，从而降低 AD 患病风险。

4. 戒烟和限酒　吸烟容易导致认知功能下降，烟草烟雾也会对被动吸烟者的认知功能造成损害。通过生物-心理-社会干预模式对烟草依赖者进行健康教育，督促其戒烟，对改善认知功能有益。研究提示，适度饮酒对认知功能有保护作用，但过度饮酒又会加重认知功能障碍。因此，应提倡戒烟和避免过度饮酒。戒烟限酒方法详见第三篇第八章第三节。

5. 日常生活方式管理　休闲活动可分为三大类：智力活动、体力活动和社交活动。休闲活动作为老年人日常生活的一部分，对预防 AD 有着重要作用。体力活动可以改善脑部血液供应，促进神经发生和突触形成，减少神经元丢失，并且在患 AD 的区域保留脑容量。另外，老年人的认知功能还会受到社交活动的影响，社交活动参与越多，认知功能下降越慢。因此，要鼓励老年人参与社交活动，增加他们的社会参与感，从而延缓认知功能下降。老年人社交管理详见第三篇第七章第二节。

6. 提升知识储备　主要在疾病早期有效，随着脑损伤病理的增加而逐渐失去作用。疾病早期，可鼓励有条件的老年人参加老年大学，这样不仅能提高其文化水平，还能丰富其晚年生活，从而有效延缓疾病的进展。晚年教育作为一种知识储备，有助于降低与低教育水平相关的认知下降风险。

7. 抑郁管理　对于有抑郁症状的 AD 老年人应积极就医，并规范药物治疗，从而改善其认知功能，还可通过人际心理治疗来提高老年人对疾病的认识，提高治疗积极性，增加其与照护者的相互理解，提高老年人解决问题的能力，从而改善其生活质量。具体管理方法详见本章第十三节。

8. 睡眠管理　长期睡眠不足、睡眠质量下降会影响老年人精神运动及认知处理速度。因此，要密切关注老年人的睡眠质量及有无睡眠呼吸暂停等，必要时遵医嘱使用药物治疗。具体管理方法详见第三篇第八章第三节。

（三）日常生活照护

首先应评定 AD 老年人功能衰退程度，从而针对性地给予照护。照护者应发挥 AD 老年人剩余功能，督促其洗脸、刷牙等基本日常生活，增加老年人参与度，延缓疾病进展。

1. 穿着　老年人因为疾病影响可能会出现穿错衣服、穿衣不整齐、不合气候及场合、拒绝更换衣物等情况。AD 老年人常见穿衣问题及应对方式见表 5-19。

表 5-19　AD 老年人常见穿衣问题及应对方式

常见问题	可能原因	应对方式
穿错衣服	不清楚穿衣顺序	老年人若能自己穿衣，可将衣物按先后顺序整齐叠放，让其自行穿衣
穿着不整齐	动作不灵活、不知如何拉拉链及扣纽扣	尽量为老年人准备简单易穿的衣物，减少拉链、纽扣的设计
不合气候及场合	不能选择合适衣物	帮助老年人根据天气增减衣物；或选择好两件衣服，让他二选一
拒绝更换衣物	只喜欢特定的衣物	可以多准备几套同样式老年人喜欢的衣物，便于衣物更换清洗

2. 洗澡　一定要给 AD 老年人安排充足的洗澡时间，营造一个安全轻松的环境，帮助调节适宜水温，同时注意保护其隐私。AD 老年人常见洗澡问题及应对方式见表 5-20。

表 5-20　AD 老年人常见洗澡问题及应对方式

常见问题	可能原因	应对方式
拒绝洗澡	对洗澡认识不够, 不清楚为何要洗澡	尽量选择固定的洗澡时间及方式
		每次洗澡后让老年人在日历上做标记, 帮助其记录洗澡时间, 等其下次拒绝时以标记来说服
		根据老年人自身情况选择适宜的洗澡方式, 可在浴室淋浴, 也可在房间内擦洗, 非必要避免天天洗澡
		当老年人完成洗澡后给予适当鼓励, 增加其积极性
	因曾经摔倒而对洗澡产生阴影	做好浴室的防滑处理: 地板上安装防滑条、墙壁上设置扶手等
	心情不好不想洗	选择合适的时间, 如阳光充足、老年人心情好的时候
		洗澡过程中可以为其准备喜欢的物品或播放其爱听的音乐
		答应其洗澡后可以满足其某个愿望
		实在不愿意也不可强求
	感觉自身隐私受到侵害, 不愿他人帮忙	帮助老年人洗澡时让老年人主动选择洗澡顺序, 同时动作应轻柔
		帮助过程中可用毛巾适当遮挡隐私部位或从背后帮助老年人清洗
	感觉水流声过吵, 浴室温度过低	可提前为老年人放好洗澡水, 天气寒冷时可提前打开暖气供暖
洗不干净	洗澡时间过短或动作不灵活	给老年人充足的时间准备, 不催促老年人洗澡
	沐浴液的选择不当	选择易清洗的沐浴液
洗澡时间过长	不清楚洗澡顺序, 在浴室呆坐	耐心指导老年人, 一个指示, 一个动作, 适时提供帮助

3. 排泄　在照顾 AD 老年人排泄方面要注意保持通往卫生间的道路畅通, 将卫生间设置在醒目、老年人容易找到的地方, 注意识别老年人的尿意信号, 或根据老年人以往习惯定时带他如厕等。AD 老年人常见排泄问题及应对方式见表 5-21。

表 5-21　AD 老年人常见排泄问题及应对方式

常见问题	可能原因	应对方式
随处便溺	找不到卫生间	夜间限制饮水量, 卫生间设置醒目标识或床旁备马桶椅供老年人半夜方便
	来不及脱裤子	为老年人准备易穿脱的裤子
	不清楚要大小便或不懂表达如厕需要	定时带老年人如厕, 白天可隔 1~2 小时 1 次
		提前识别老年人拉扯裤子等尿意信号, 预测其需要
	大小便失禁	定时如厕, 为老年人选择合适的纸尿裤、尿片等失禁护理用品, 要定时更换, 做好会阴部及肛门周围的清洁, 保证床单和局部皮肤清洁干燥
便秘或腹泻	活动减少或药物影响	增加饮水摄入, 多食新鲜蔬菜及水果等纤维素丰富的食物, 督促老年人多活动, 从而促进排便; 记录老年人排便排尿情况, 必要时就医处理
玩排泄物	对排泄物感到好奇	千万不能责怪老年人, 帮助清洁后让其做一些其他事情转移其注意力

4. 睡眠　AD 老年人随着认知功能减退及生活能力的衰退会出现夜间易醒, 且醒来的次数越来越多, 睡眠质量下降; 老年人会出现黑白颠倒、白天打瞌睡等情况。睡眠时间虽然延长, 但大都是效率低的浅睡眠。因此, 照护者要尽量让 AD 老年人白天多参加户外活动, 夜间减少活动及刺激。AD 老年人常见睡眠问题及应对方式见表 5-22。

表 5-22　AD 老年人常见睡眠问题及应对方式

常见问题	可能原因	应对方式
白天嗜睡，日夜颠倒	日夜节奏异常，白天卧床时间过久	增加白天的活动及刺激，制订规律的作息时间
夜间活动或夜间躁动	焦虑、抑郁等精神症状致老年人难以入眠	需寻求专业帮助，同时多陪伴老年人，避免与其发生争执
	夜间尿频	减少晚餐后的饮水摄入，夜间可为老年人准备纸尿裤等

（四）饮食照护

让 AD 老年人养成定时进餐的习惯，食谱应简单，但应富含营养，提倡少食多餐，鼓励其自行进食，避免多食、厌食和误食。

1. 饮食种类选择　地中海饮食是一种以蔬菜、水果、鱼类、五谷杂粮、豆类和橄榄油为主的饮食模式。研究发现，地中海饮食可以降低心脏病的患病风险，还可减少脑部血管损伤，从而降低脑卒中发生率和记忆减退的风险，可有效改善老年人的认知水平。因此，饮食中可多选择水果与深绿叶蔬菜、豆类、坚果、粗粮、家禽等；使用富含不饱和脂肪酸的食用油来烹饪，如橄榄油等；适当增加深海鱼类的摄入，减少奶油、红肉等的摄入。

2. 进食问题　AD 老年人因为患病原因通常不知温饱，可能会出现吃完还想再吃，或拒绝吃东西，或因吞咽困难引起呛咳、食物包在口中不吞咽的情况，以及因饮食不当导致营养不良、体重下降等情况。AD 老年人常见进食问题及应对方式见表 5-23。

表 5-23　AD 老年人常见进食问题及应对方式

常见问题	可能原因	应对方式
吞咽障碍	大脑功能退化	参照后文伴发症 AD 老年人的照护之吞咽障碍的照护
拒绝吃东西	口腔疾病	指导并监督老年人正确刷牙，保持口腔清洁卫生，可让老年人餐后漱口，减少口腔内食物残留，必要时到口腔科就诊
	抑郁或心情不佳	提供愉快的用餐环境 让老年人吃自己喜欢的食物 尽量选用同时间、同位置、同方式进餐，菜色及餐具应尽可能简单 必要时就医，积极控制抑郁症状
	感觉不到饥饿	少食多餐，将食物放在老年人不易触及的地方，以免一次过量进食
	不会使用复杂餐具	建议食物简单、软滑，可将食物切成小块便于夹取，同时简化餐具或直接让老年人用手拿取
	活动减少	带领老年人动起来，增加其活动量，让其做一些力所能及的事情
	腹胀便秘	督促老年人多饮水，多食新鲜蔬菜、水果等粗纤维的食物，协助排便
食物含在口中不咽下	多见于疾病终末期	可通过语言、轻触老年人嘴角或出示空汤匙来提醒其咀嚼、吞咽；通过提醒后仍不吞咽就需要将其口腔内食物取出，以免窒息

（五）用药照护

AD 的病程呈持续进展，而药物治疗也会伴随其中，加上老年人多患有多种慢性病，多重用药。因此，照护者应重视居家 AD 老年人的药物治疗，遵医嘱协助服药，服药过程中需要注意以下几点。

1. 全程陪伴　AD 老年人通常会忘记吃药、吃错药或重复服药，导致药物剂量不准确，影响治疗效果，故照护者应全程陪伴老年人服药，帮助其将药物全部服下，以免遗忘或漏服。另外，老年人可能会不承认自己患病，或因幻觉、多疑而认为给的是毒药，通常会拒绝服药，这就需要照护者耐心劝说，向其解释；劝说无效者，可以将药物碾碎拌在饭中让其服下。对于拒绝服药的老年人，一定要看着老年人把药物吃完，让其张开嘴，确保药物咽下，以免其在无人查看时将药物吐出。

2. 重症老人服药　治疗 AD 的药物大都以口服为主，AD 老年人后期多伴有吞咽困难，不宜吞服药片，此时建议将药碾碎后溶于水中服用。

3. 药品管理　部分 AD 老年人可能会伴有抑郁症，出现幻觉及自杀倾向，对于此类老年人，一定要将药物保管好，放在其不能触及的地方，确保用药安全。

4. 熟悉常用药物的不良反应　AD 老年人服药后常不能主动诉说不适，这就需要照护者遵照医嘱及通过药物说明书熟悉常用药物的用法，细心观察有无药物不良反应，以便及时与医生沟通，调整用药方案。AD 不同种类药物及不良反应见表 5-24。

表 5-24　AD 不同种类药物及不良反应

药物种类	适应证	药物名称	不良反应
胆碱酯酶抑制剂	轻中度 AD	多奈哌齐	腹泻、肌肉痉挛、乏力、恶心、失眠等不适
		卡巴拉汀	呕吐，也可引起心动过缓
兴奋性氨基酸受体拮抗剂	中重度 AD	盐酸美金刚	多为轻中度头晕、头痛、便秘、嗜睡等

（六）安全照护

AD 老年人因判断能力及身体协调性降低，在日常生活中发生走失、跌倒等意外事件的概率也会增加。因此，照护者应该管理好危险物品，让老年人远离危险物品/环境，保证居家或生活环境安全，妥善应对其激越情绪，防止意外事件发生。

1. 营造适宜环境　对于 AD 老年人来说，经常变换居家环境容易引起其不安甚至恐惧。一个熟悉的生活环境能带来安全感，从而有助于病情的稳定及日常功能的维持。但当遇到不得已的情况必须更换住所时，如一位长期独居的老人患病，子女为了更好地兼顾工作和生活，不得已将其接到一个完全陌生的地方照护，这时候建议将新的住所按照原来的样式布置，可以将原来的家具搬过来，维持原样，让其感觉是在熟悉的环境下生活。AD 老年人由于判断力减弱，很可能无法顺利通过马路；夜间出行，可能会因为光线不足而找不到回家的路，故照护者不能让老年人处于一个完全陌生的户外环境，如公共厕所；多人乘坐电梯时，常会出现照护者在电梯内，老年人在外的情况，这些都是极其危险的，一定要避免让老年人处于这些危险的环境中，从而保证其安全。照护者可为居家老年人营造以下环境。

（1）厨房设置

1）可安装煤气外泄报警器，安装有安全开关的煤气炉。

2）应随时清理冰箱，扔掉腐烂及过期的食物。必要时可加装安全锁，避免老年人打开冰箱却忘记关上，或一次吃下过多的食物。

3）随时检查灭火器及各种报警器工作是否正常。

4）建议橱柜也能安装安全锁，将菜刀、剪刀等锐器放入其中，清洁剂也要注意妥善保管。

5）地面要保持干燥，建议使用防滑地板。

（2）客厅设置

1）保持室内光线充足，但应避免过于刺眼，每个房间的亮度尽量一致。

2）地面或墙壁建议设置简单，减少不必要的装饰。

3）建议客厅不要摆放镜子，以免老年人出现幻觉。

4）将家中家具摆放整齐，家具建议选择重量较大不易移动的，如有锐角应用厚垫包裹以防刮伤。

5）尽量将通道清空，减少不必要的地毯使用。

6）家中建议不要使用玻璃门，否则会让老年人误以为门是开着的而误闯。

7）家中未使用的插座应用儿童安全插头盖住，避免在家中使用延长线，如果必须使用，需将其妥善固定。

（3）卧室设置

1）如果是楼房，建议将老年人的卧室安排在一层，如果不得已要住楼上时，也应将窗户设置活动锁，注意窗户、阳台等处的安全隐患。

2）家中建议不要使用电热毯、热水袋等物品，以免烫伤。

3）对于上下床不方便的老年人，可将床放在靠墙的位置或在地板上放置床垫以保护老年人。

4）在通道上可安置一些小夜灯，且开关要设置在明显且老年人容易触到的地方，便于夜间如厕。

（4）卫生间设置

1）可在卫生间门外张贴醒目标志，随时将卫生间门打开，便于老年人快速找到。

2）保持地板干燥，可贴上防滑条。

3）在浴缸或马桶坐旁设置扶手，且扶手的颜色建议与墙壁形成对比使其显而易见。

4）建议使用恒温水龙头，避免老年人因感觉减退而导致烫伤。

（5）楼梯设置

1）楼梯间保持畅通，避免堆放杂物。

2）保证光线充足，光线太亮或太暗均不利于行走。

3）可在楼梯靠墙边加装扶手，同时在每个台阶上加装防滑条。

（6）出入口设置

1）在家中大门入口可以粘贴醒目标识，方便老年人辨认。

2）对于严重认知障碍的老年人可将出口遮挡，避免其趁家人不注意自行外出，找不到回家的路。

3）可在家门安装报警器，如果老年人开门外出就会出现报警声，这样可以及时阻止其私自外出。

（7）庭院设置

1）家中庭院可适当养殖一些绿色植被，但要避免有毒有刺之物，以免老年人误服引起中毒。

2）可在庭院外设置围墙，庭院内适当增加一些供老年人休闲娱乐的设施，减少其外出的冲动。

3）可在庭院内种植老年人喜欢的蔬菜或饲养家畜，并让其参与其中，这样也能促进老年人与照护者之间的关系。

2. 维持固定习惯　AD 老年人大都需要一个稳定的感觉，可为其制订规律的作息时间表，如何时起床、吃饭、散步、读报、运动、就寝等，让其知道下一阶段应该做什么，这样不仅能减轻其焦虑，还能促使其更加独立，也能减轻照护者负担。对于活动量大的老年人，规律的作息有助于分散其多余的精力，以免其胡思乱想，并且白天适度的活动还能提高其夜间睡眠质量。

3. 妥善应对激越情绪　当老年人出现不配合照护时，可以稍等片刻，避免正面冲突，待其情绪稳定后再实施。当老年人出现暴力行为时，照护者要保持镇定，千万不能使用暴力来解决问题，试着引开其注意力，待其情绪稳定后去医院就诊。

4. 预防意外事件发生　AD 老年人可能会发生跌倒、烫伤、烧伤、误服中毒、自伤或伤人等意外事件，照护者一定要提高警惕，从生活中的小事着手，从而减少意外事件发生。

（1）防跌倒：将 AD 老年人常用的日常生活用品放在其熟悉并且看得见找得着的地方，减少室内物品位置的变动；室内建议安置地灯，卫生间设置扶手；地面建议安装防滑地板，不要让老年人穿塑料拖鞋；发现地面有水渍时要及时清理干净。还应观察老年人的自身感觉，主动询问有无头晕、身体无力等不舒服的情况，必要时让其卧床休息；若不配合，照护者就需要严密防范。避免跌倒发生。

（2）防烫伤：家中的热水瓶尽量放在 AD 老年人够不到的地方，让其远离热源；AD 老年人通常会出现感觉障碍，明明很烫的水在其看来也是正常水温，这样就很容易导致烫伤。故建议不要让老年人使用热水袋，洗澡时建议使用恒温热水器，喝水时也需要关注水温。

（3）防烧伤：不要让 AD 老年人单独使用煤气炉、打火机等，因为其可能会忘记关火而导致烧伤，甚至引发火灾。

（4）防误服：有的 AD 老年人会有食欲亢进，或好奇心强烈的现象，可能会误服清洁剂、肥皂、樟脑丸等。故照护者应将此类物品放入加锁的柜中，且不能让其知道钥匙的位置，从而避免误服。

（5）防自伤或伤人：减少老年人单独行动，将家中的锐器、利器、电熨斗等放在隐蔽处，避免其因不愿给家人增加负担或在抑郁、幻觉的支配下出现自伤或伤人。

5. 防走失　AD 老年人由于认知功能出现障碍，可能还沉浸在过去的生活中，起床后还吵着要去上班；对过去熟悉的事情、人物都感到陌生，或想寻找某个人或物品，总会试着想外出，但通常会因为判断力不足，极易出现走失或迷路，甚至进入不安全的环境。预防老年人走失可以参考以下技巧。

（1）有计划地安排老年人一天的活动，鼓励其参与日常家务活动，避免胡思乱想，减少私自外出的机会。

（2）保证老年人居家环境安静，避免其想躲避嘈杂而外出；老年人坚持外出时，照护者可陪其到庭院或周边的公园走走。

（3）若家庭条件许可，可以设置一个庭院，庭院外用围栏圈挡，庭院内养殖一些草木花果，从而提供其一个自由活动的空间。

（4）使用窗帘或屏风将主要的出口遮挡，以免老年人看见门就想出去，家里的门窗建议都上锁，或安装报警器。

（5）让周围的人都知晓老年人情况，必要时能提供帮助，及时联系家人。

（6）家中准备一些老年人的照片，方便其走失后寻找。

（7）为老年人准备名片放在其身上，名片上要留老年人的姓名、住址及家人的联系方式。

（8）可在老年人随身携带的物品（钥匙圈、皮夹等）上留下家人联系方式。

（9）申请一个防走失的爱心手环，此手环不易拆掉，也不容易遗失。

（10）佩戴有定位功能的手表，可以帮助寻找走失的老年人。

（11）照护者平时要细心照料老年人，减少其不必要的外出，或陪同外出，在人多或乘坐电梯时一定要紧握其双手，避免走散。

（七）心理照护

心理照护不仅包括针对 AD 老年人的心理照护，还要考虑到照护者所面临的压力及心理调适。

1. 针对 AD 老年人的心理照护

（1）维护老年人的尊严及价值感

1）老年人患病以后，会出现各种不良情绪。在照护过程中，需要帮助老年人维护尊严及价值感。AD 老年人需要来自家庭的成就感及认同感，也希望自己对家庭能做出贡献。故应让老年人参与家务劳动及家庭聚会，让其体会到自身的价值。例如，洗碗这一件简单的事情，对于老年人来说，洗碗过程可能会花大量的时间，或因忘记洗碗方法而浪费大量的水，甚至会洗不干净，但只要其愿意参与，就值得称赞。照护者在遇到此类情况时，只要没有安全隐患或时间上的考虑，就可以放手让其去做。这样更有利于转移老年人注意力，减少不良情绪的发生。

2）老年人有时会表现得如同孩童一般，但照护者千万不能用对待小孩子的态度去对待他，任何一个不恰当的言语或举动都可能让其觉得受伤。要以照护小孩子的心情及心态来爱护及赞美老年人。在外人面前尽量避免讨论病情及行为症状，要顾及老年人的面子。

3）在日常照护过程中，还要注意维护老年人的尊严。例如，当老年人不小心尿湿裤子时，千万不要责备他，而要告诉他："没关系，换条裤子就好了"。同时，照护者也需要留意老年人喝水的时间及下次可能排尿的时间，到时候提醒其如厕，这样就可避免再次尿湿裤子引起其不适。

（2）保证良好沟通，减少冲突：有些照护者在照护过程中缺乏耐心，认为老年人反正都会弄得一团糟，最后还得自己收拾，倒不如先帮他做好，这些都是不正确的想法。就好比吃饭这件事情来说，如果老年人长期依赖照护者喂食，这样不仅使其体验不佳，也会让照护者更加疲惫，倒不如让其自己试着进食，哪怕弄得满地都是，这样能有效降低冲突，缓解老年人与照护者之间的紧张关系。因为疾病的关系，老年人与照护者之间常会存在沟通不良的情况，单纯依靠言语沟通不能取得明显的改善，这时就需要利用面部表情、各种姿势等非语言表现形式来与老年人沟通。

AD 老年人远期记忆受损的时间较晚，照护者可通过与老年人谈论愉快的往事，来促进彼此之间的交流。照护者不要与老年人起正面冲突，不要与其发生争执。采取恰当措施化解当下的矛盾，使其保持良好心情，这样才能让其更好地配合照护。经常称赞老年人，站在其立场考虑问题，有助于增进照护者与老年人之间的关系，从而使整个照护过程更加顺利。具体可参照下面的沟通技巧。

1）说话时，照护者应保持与老年人的眼神交流，确保自己在老年人的视线范围内，保证其能看到您，听到您在和他说话。在交流过程中可以经常唤出老年人的名字及说出照护者的姓名，让老年人知道是谁在照护他，这样更能增加彼此之间的信任。

2）指示老年人做某件事情时，可指导他将复杂的步骤拆分为几个简单的步骤，试着一步步引导，并肯定他已经完成的部分。一次只问一个问题，不要一次性给老年人下达太多指示。例如，要说"妈妈，睡觉时间到了，我们先去洗漱再去睡觉"，就应先说"妈妈，我们去洗漱"，再说"妈妈，我们去睡觉"，让老年人一步一步地完成，更能增加其成就感。

3）与老年人说话时应放慢语速，尽量降低音量，使用简单易懂的语言，必要时重复这些话；询问问题时，问题要尽量简洁，建议让老年人能用"是"或"不"来回答。

4）多肯定、少否定、勿争辩、不纠正；多说"你能……"，少说"你不能……"；照护者尽量不要催促或责骂老年人，也不要表现出同情的态度，不要一直询问老年人"记不记得……"等。

5）经常和老年人谈论其喜爱的事情、以往的兴趣爱好及平时所关心的人和事，激发其生活的积极性。

6）当老年人出现语言交流障碍时，可以采用表情、手势、书写等方式和他交流；可以握住老年人的手，点头致意，在他不抵触的情况下轻拍其肩膀或适当拥抱、抚摸其双手来表达关心。

（3）多陪伴和关心老年人：家人在工作之余要多陪伴老年人，为其提供多方面的帮助，多举办一些家庭活动，邀请亲戚朋友多来家里聚聚，陪伴老年人外出散步，消除其内心的孤独、寂寞感，使其感到温馨与幸福。

（4）疏导不良情绪：照护者日常生活中多安慰、支持、鼓励老年人，及时发现其悲观情绪，播放一些轻松愉快的音乐以活跃气氛，缓解其压抑、悲观的心情。

2. 针对照护者的心理照护　照护者需要足够的耐心，与老年人说话时态度要温和，要理解老年人的不良情绪都是疾病导致的，其实老人可能自己都不知道自己现在的状态，其内心可能远比我们想象中孤独、落寞与恐惧，故需要对其多几分包容。照护一位 AD 老年人是十分辛苦的，只有亲身经历者才能够体会。面对一位 AD 老年人，无论您照护得多么周到，也只是延缓病情进展，并不会促使其疾病逆转甚至痊愈，您可能会感觉不到照护成就，会感觉自己的付出毫无意义，常感到无奈且沮丧。为了更好地照护老年人，照护者会把更多压力加在自己身上，这样很容易造成照护者身心不适。因此，照护者应学会自我心理调节，找出情绪的宣泄口，才能更好地照护老年人。具体可参考以下方式调节。

（1）保证自身健康：许多照护者可能会有"一切为了老年人"的想法，通常会忽略自身的不适；一开始相信只要自己用尽全力，老年人就有可能复原；随着时间推移，发现老年人病情只会逐渐恶化，故照护 AD 老年人是一个漫长的过程。因此，照护者必须首先保证自身健康，才能保证照护质量。

（2）主动寻求帮助：照护 AD 老年人是一个漫长的过程，长期依赖一个人的照护会让照护者身心疲惫，千万不要认为寻求帮助就是不孝顺或不负责任的行为，这也是为了保证 AD 老年人得到高质量照护而做的长远规划。

（3）保证足够的休息时间：可以寻找适当的机会让自己喘息一会儿，从而缓解疲劳，释放压力。例如，有条件的家庭可以安排老年人参加日间照护中心的活动，照护者可在白天做一些自己喜欢的事情，或周末交由其他家属暂时照看，以此得到放松。

（4）避免压抑情绪：我们都知道每个人都是有情绪变化的，千万不能为了照护老年人一味地压抑自己内心的不满与委屈，一定要寻找身边的人倾诉或做一些自己喜欢的事来转移注意力。

（5）懂得赞赏自己：要始终坚信所有的付出都是值得的，坚信自己的照护工作是一件有价值的事情，老年人病情持续进展并不是照护不周的问题，而是疾病本身的不可控制，千万不能否定自己的价值，要懂得赞赏自己。

（6）记录照护过程：每位 AD 老年人的照护都是不尽相同的。照护者可以记录照护过程，如老年人的一些习惯、您是如何指导或帮助老年人完成一些日常活动的，或老年人可能出现的问题及您的应对策略等，这样可方便其他人接替你的工作，也能帮助更多的人。

（7）适当参加社交活动：许多照护者可能会想着将自己的全部时间及精力都花在照护老年人身上，因此放弃自己原来的兴趣爱好及社交圈，久而久之，就会与社会脱节。当照护工作结束后，照护者会感觉茫然不知所措，失去生活的动力与方向。因此，在不影响正常照护的同时，照护者可以适当参加社交活动。

（八）伴并发症 AD 老年人的照护

1. 吞咽障碍　AD 老年人由于大脑的退化性病变，极易发生吞咽功能障碍。长期吞咽障碍又容易引起老年人发生营养不良、感染、窒息死亡等并发症。吞咽障碍是指由于食管括约肌或食管的功能受损，不能够将食物安全有效地送到胃内提供机体必需的营养和水分的进食困难。老年人主要表现为口中残留大量食物却无法咀嚼下咽，吞咽过程中有食物停顿感或梗阻感，或是吞咽时食物直接从口角溢出、出现流涎等情况，极易造成老年人窒息。面对老年人的吞咽困难，可以从以下几个方面进行改善。

（1）提供安静的进食环境：许多 AD 老年人容易注意力分散，情绪极易受环境影响而波动。为老年人提供一个安静、轻松、愉快的进食环境，可使其保持良好的情绪状态。避免进食的同时看电视，让老年人专心投入进食中，避免发生误吸或影响进食效果。

（2）做好餐具的管理：AD 老年人吞咽反射较慢，进餐时提前准备好餐具可以刺激老年人的感觉器官，增加吞咽反射的敏感性，从而增加其进食的积极性。AD 老年人由于记忆功能障碍，会出现不认识食物的情况，也可能会出现忘记自己正在用餐而突然停止进食或拒食，故而选用色彩鲜明的餐盘或老年人以前使用的餐具更能增加老年人进食的欲望，提醒其顺利进食。

（3）养成合理的进餐方法：AD 老年人常会因为不能正确地使用餐具，一次性将过量的食物放入口中，甚至用双手抓取大量的食物不断塞满口腔，进食毫无节制。因此，建议为老年人准备小的金属匙，每次容纳食物量避免过多，进食速度避免过快，每餐控制在 45分钟左右，给老年人充足的时间咀嚼及吞咽。重度吞咽障碍需要鼻饲的老年人每次应管喂少量食物，速度要慢，两次管喂之间至少间隔 2 小时。

（4）协助老年人采取舒适的进食体位：轻度吞咽障碍的老年人尽量取坐位，头稍向前倾；长时间卧床或无法久坐者，可采取仰卧位，将床头抬高 30° ～40° ，更有利于食物顺利进入胃内；需要鼻饲管喂的老年人应取半卧位或头偏向一侧，床头抬高 30° ，鼻饲后须保持 30～60 分钟才能调整为平卧位，避免食物反流导致误吸。

（5）合理选择食物种类：轻度吞咽障碍者，可以选择正常饮食或汤面、菜泥等半流质食物；重度吞咽障碍者可选择牛奶、米汤、豆浆等流质食物。选择密度均匀、适当黏稠性、营养丰富的食物有助于降低误吸发生率，改善营养状况，这可能与此类食物通过咽及食管时容易变形，不易在黏膜上残留有关。可将食物煮得软烂而方便进食或加入淀粉类勾芡，也可将食物打碎后加入增稠剂做成泥状，以利于吞咽，避免呛咳，或让老年人进食果冻类食物以补充水分。

（6）协助进行适当的吞咽训练

1）可以让老年人经常活动颈部，增强颈部肌肉的力量，利用颈部的屈伸活动促发老年人的吞咽运动，防止老年人的吞咽肌群出现萎缩。

2）让老年人反复进行深吸气–憋气–咳嗽的训练，促进其喉部闭锁及提升其将气道异物咳出的能力。

3）给予咽部冷刺激，可增加老年人咽部吞咽反射区域的敏感度，强化反射，利于其感觉功能的恢复。

4）可以训练老年人空吞咽、点头样吞咽、手法辅助吞咽等动作技巧，增加食团内压力，有利于其最大限度地完成吞咽动作，使食物顺利进入胃内。

（7）噎食的照护及急救处理：噎食是 AD 老年人发生窒息的主要原因，因而要警惕。对于轻度噎食者，可以让老年人饮水或使用香油润滑食管促进食物顺利通过，或用手指刺激老年人咽喉部引发其恶心，将食物呕吐出来。照护者应掌握基本的急救技能，必要时可采用海姆利希（Heimlich）手法进行急救处理（让老年人呈站立或坐位，照护者站于其身后，双臂环绕老年人腰部，一手握拳将拇指侧放在老年人胸廓下脐上的腹部，另一手握住拳头，快速向内向上冲击老年人的腹部 6～8 次，重复进行，直至异物排出），从而降低噎食造成的死亡率。

2. 预防肺部感染

（1）AD 老年人中晚期由于吞咽功能的下降，很容易引发误吸和呛咳，导致出现吸入性肺炎，从而发生肺部感染。因此，在老年人进食时建议保持坐位或半卧位，缓慢少量进食，当发现老年人呛咳时要及时拍背。

（2）做好老年人的个人卫生，督促或协助其漱口或刷牙，避免食物残渣遗留，使用义齿者要做好义齿的清洁与存放，保持口腔清洁卫生。

（3）鼓励老年人咳嗽咳痰，经常活动及更换体位，促进痰液的排出。关注老年人痰液的颜色、性状及量，如出现血性、大量黄色黏稠痰液等情况需要及时就医处理。

（4）定时为老年人翻身拍背，注意拍背要避免在餐后进行，避免手掌直接接触老年人皮肤，拍背时手势呈空心状，由下至上，由身体外侧到身体近侧，还要避开脊柱、皮肤破损等部位，同时要观察老年人的面色及不适感。

3. 预防压力性损伤

（1）加强翻身，避免局部组织长期受压，至少每2小时一次。

（2）翻身后，使用软枕垫于老年人空隙处，减少骨突处所承受的压力。

（3）做好皮肤清洁，注意动作轻柔，避免摩擦过大而造成皮肤损坏。

（4）对于大小便失禁者，要及时做好二便的清洁，保持床单、被套清洁干燥。对于长期大小便失禁导致肛门周围红肿者建议使用皮肤保护剂。

（5）对于早期尚有残存活动力的老年人可鼓励其自行床上活动，晚期完全丧失活动能力者，需要照护者帮助活动四肢，促进血液循环。

（6）要注重老年人的营养支持，提升机体抵抗力，有助于组织的修复，促进创面的愈合。

（九）康复训练

对 AD 老年人还应进行适宜的功能锻炼，如穿衣、淋浴等生活能力训练，逻辑思维和表达能力训练，以及适当的体能训练；有助于延缓疾病进展，提升老年人生活质量。

1. 认知功能训练　是指通过对不同认知领域和认知加工过程的训练来提升认知功能，增加认知储备，可通过纸笔面谈形式，针对记忆、注意力和执行加工过程等多个认知领域开展训练。对 AD 老年人给予适度的刺激可以引发老年人的兴趣并激发较多的反应，能让其保持良好的心情，有助于延缓病情的恶化。但并非刺激越多越好，外在刺激过少会使老年人感觉无事可做从而嗜睡，而外在刺激过多又容易引发老年人的负面情绪，导致入睡困难，从而影响睡眠质量。建议采用涵盖多认知领域的综合性、个体化的认知训练方案，联合生活方式干预、有氧锻炼及神经调控技术等其他非药物治疗手段，进行多模式综合干预，维持或改善老年人的日常生活能力和社会参与能力，提高老年人的生活质量。具体的训练包括以下几个方面。

（1）智力训练：可以让老年人玩拼图游戏或棋牌游戏，对一些实物、图片、单词做归纳整理，进行由简单到复杂的数字概念训练及计算能力训练。可陪同老年人做一些益智的桌面游戏，如"认识色彩""开心数数字""小猫钓鱼"等，不仅能训练老年人的智力，还能增强老年人动手能力，提升生活质量。

（2）记忆训练：鼓励老年人回忆以往的生活经历，帮助其认识目前生活中的人和事，以尽可能多地恢复记忆从而减少错误判断。鼓励老年人参加一些力所能及的社交活动，通过语言、动作、声音等信息刺激，提升其记忆力；也可以利用老年人本人或家人的照片或视频激发其以往的记忆。疾病中晚期出现严重记忆障碍者，对于老年人容易忘记的步骤或事务，设立提醒标志，可通过制订作息计划、挂放日历等，来帮助老年人记忆。

（3）社会适应能力训练：指导老年人适应日常生活，平时穿宽松的衣物，进食、洗漱、穿衣等尽量让其自行完成，减少不必要的依赖。

（4）语言功能及表达能力训练：与老年人一起读报、看电视、玩纸牌等，同时提问活动中的内容，让老年人参与回答，训练思考问题及动手的能力。也可在讲诉某件简单事情后，提问让老年人回答；让老年人叙述自身经历的最难忘的事情，或让其解释一些简单词语的含义；还可以告诉老年人一些常见的节日，并让其重复，引导阅读，以此提高语言能力。

2. 运动功能训练　研究证实，运动康复训练对轻中度 AD 老年人肢体运动能力的恢复有积极作用，主要包括运动疗法、体育锻炼和失用症的康复训练。

（1）运动疗法：是指通过徒手或借助器械进行训练，帮助老年人改善运动功能的方法。早中期建议以训练协调和平衡能力为主，可让老年人按动计数器，抓取玻璃球或堆积木，记录规定时间内完成动作的次数；分别在坐位和立位下训练老年人的平衡功能，观察老年人保持的状态。晚期老年人长期卧床，照护者要给予关节及四肢的被动活动，每个关节活动 3～5 次，尽可能加大关节活动范围。

（2）体育锻炼：让老年人定期参与锻炼可以改善老年人在日常生活中的表现，提升认知水平及平衡能力。具体项目应以有氧运动为主，包括游泳、散步及球类运动等。疾病早期可以让老年人做体操、跳舞等全身运动，中期可让其在家属陪同下散步或做简单的手指操。锻炼前需要做好准备工作，训练后也应有适当的放松；建议每天锻炼 40 分钟，每周训练 3～5 天。

（3）失用症的康复训练：训练过程中减少指令性语言，多提示老年人，可以选择日常生活中由一系列分解动作组成的完整动作来进行训练。例如，泡茶后喝茶、摆放餐具后吃饭等；老年人穿衣分不清衣服前后、里外时，可在用言语提醒老年人的同时手把手教老年人穿衣；老年人不能启动迈步，但能自动跨过障碍物时，可以为老年人准备一个"L"形的拐杖，当不能迈步时，将拐杖的水平部横放在老年人面前，这样能诱发其迈步的本能。

AD 病因不明、受多种因素相互作用影响，病情呈进行性加重，严重影响老年人生活，给照护者带来巨大的经济和照护压力。在照护过程中，照护者首先要学会识别 AD 的早期症状；管理好老年人血压、血糖及血脂水平，鼓励其参加社交活动，提升其知识储备；做好老年人穿衣、洗澡、排泄、睡眠、饮食等日常生活管理；关注老年人的异常情绪，全程陪伴老年人服药；为老年人设置安全的居家环境，避免其发生跌倒、烫伤、走失等意外事件；对待老年人要有耐心，同时要肯定自身照护的价值；相信照护者做到以上几点，一定能提高 AD 老年人的生活质量。

（刘海燕　李　霞）

第六节　骨质疏松症患者的居家照护技能

一、概述

随着人口老龄化加剧，器官功能衰退，老年人慢性病患病率不断攀升。而骨质疏松症是一种与增龄相关的骨骼疾病，初期通常无明显症状，随着疾病进展可导致骨质疏松性骨折，是老年患者致残、致死的主要原因。原发性骨质疏松症是一种常见于绝经后妇女和老年人的慢性疾病，其特点是骨量减少、骨折风险高。

随着老龄化进展加速，老年骨质疏松症已成为全球面临的重大公共健康问题。据估计，全球大约有 2 亿人患有骨质疏松症，而 2018 年流行病学调查提示，我国年龄≥65 岁老年人骨质疏松症患病率为 32.0%，预计到 2050 年患者将达到 2.02 亿人，脆性骨折患者将达599 万人，医疗费用支出将高达 1754 亿元。纠正影响骨质疏松症危险因素的生活方式，可降低发病风险；对疾病早发现、早诊断、早治疗，可减少骨折发生风险。因此，本节将主要介绍老年骨质疏松症相关知识，旨在帮助照护者及居家老年人了解如何早期发现、预防和治疗，从而避免骨质疏松脆性骨折导致的残疾或死亡。

二、骨质疏松症相关知识

（一）概念

骨质疏松症（osteoporosis，OP）是一种最常见的骨骼疾病，它以骨量低，骨组织微结构损坏，从而导致骨脆性增加，容易发生骨折为特征的全身性骨病。骨质疏松症的主要特征是骨强度下降和骨折风险增加。骨质疏松症分为原发性骨质疏松症和继发性骨质疏松症两大类。其中，原发性骨质疏松症包括绝经后骨质疏松症（Ⅰ型）、老年骨质疏松症（Ⅱ型）和特发性骨质疏松症（包括青少年型）。继发性骨质疏松症是指由任何影响骨代谢的疾病和（或）药物及其他明确病因导致的骨质疏松。骨质疏松性骨折的危害巨大，是老年患者致残和致死的主要原因之一。研究发现，髋部骨折后 1 年之内，20%的患者会死于各种并发症，约 50%的患者致残，导致其生活质量明显下降。

（二）临床诊断

骨质疏松症的诊断推荐使用 WHO 诊断标准，即基于双能 X 线吸收测定法测量，骨密度值下降等于或超过同性别、同种族健康成人的骨峰值 2.5 个标准差为骨质疏松；此外，发生了脆性骨折在临床上即可诊断为骨质疏松症。

1. 骨质疏松症的确诊

（1）骨质疏松症诊断主要基于双能 X 线吸收测定法（dual energy x-ray absorptiometry，DXA）骨密度测量结果和（或）脆性骨折。

1）骨密度低于同种族同性别正常青年人峰值骨密度的 1 个标准差及以内属正常。

2）降低 1～2.5 个标准差为骨量低下或低骨量。

3）降低≥2.5 个标准差为骨质疏松症。

4）骨密度降低程度符合骨质疏松症诊断标准，同时伴有一处或多处脆性骨折为严重骨质疏松症。

5）骨密度通常用 T 值（T-Score）表示，T 值=实测值–同种族同性别正常青年人峰值骨密度）/同种族同性别正常青年人峰值骨密度的标准差。①测量部位可以是中轴骨（腰 1～腰 4、股骨颈或全髋），或是桡骨远端1/3。②如髋部或椎体发生脆性骨折，不依赖于骨密度测定，临床上即可诊断骨质疏松症。③而肱骨近端、骨盆或前臂远端发生脆性骨折，即使骨密度测定提示低骨量（$-2.5<T$ 值<-1.0），也可诊断骨质疏松症，骨质疏松症具体诊断标准见表 5-25 及表 5-26。

表 5-25　基于 DXA 骨密度 T 值骨质疏松症诊断标准

分类	T 值
正常	T 值$\geqslant-1.0$
低骨量	$-2.5<T$ 值<-1.0
骨质疏松	T 值$\leqslant-2.5$
严重骨质疏松	T 值$\leqslant-2.5$ 合并脆性骨折

注：DXA 为双能 X 线吸收测定法；T 值是参考认可的中国人群参考数据库。

表 5-26　骨质疏松症诊断标准

骨质疏松症的诊断标准（符合以下三条中之一者）
髋部或椎体脆性骨折
DXA 测量的中轴骨骨密度或桡骨远端 1/3 骨密度的 T 值$\leqslant-2.5$
骨密度测量符合低骨量（$-2.5<T$ 值<-1.0）+肱骨近端、骨盆或前臂远端脆性骨折

注：DXA 为双能 X 线吸收测定法。

（2）对于儿童、绝经前女性和 50 岁以下男性，其骨密度水平的判断建议用同种族的 Z 值表示，Z 值=（骨密度测定值−同种族同性别同龄人骨密度均值）/同种族同性别同龄人骨密度标准差。将 Z 值$\leqslant-2.0$ 视为"低于同年龄段预期范围"或低骨量。

2. 骨质疏松症鉴别诊断　骨质疏松症可由多种病因导致，对于诊断或怀疑骨质疏松症的老年人至少要做以下基本检查：肝肾功能、血常规、尿常规、血钙、血磷和碱性磷酸酶。原发性骨质疏松症老年人的血钙、血磷和碱性磷酸酶水平通常在参考范围，当有骨折时血碱性磷酸酶水平可有轻度升高。

（三）临床表现

1. 全身疼痛　以腰背部疼痛常见，部分表现为全身疼痛，严重时翻身、起坐和行走困难。可伴肌肉痉挛，甚至活动受限。

2. 脊柱变形　骨质疏松症可表现为脊柱畸形、驼背或身高缩短等。

3. 骨折　骨质疏松症老年人易发生脆性骨折。

（1）脆性骨折是指低能量或非暴力导致的骨折。例如，从站立高度或低于站立高度跌倒，或因其他日常活动而发生的骨折。

（2）胸椎、腰椎、髋部、肱骨近端及桡骨、尺骨远端等部位容易发生骨折。

4. 对心理状态及生活质量的影响　骨质疏松症及其骨折对老年人心理状态的危害常被忽视，应重视和关注骨质疏松症老年人的心理异常情况。主要不良情绪包括焦虑、抑郁、恐惧、自信心丧失等。由于担心骨折，老年人被迫放弃很多爱好，或不敢从事自己喜欢的运动；还可能因为疼痛、无力，导致入睡困难、睡眠质量下降等，从而影响其生活质量。

（四）骨质疏松症及跌倒危险因素

1. 骨质疏松症危险因素　骨质疏松症的危险因素包括遗传因素和环境因素等多方面，主要分为不可控因素与可控因素，见表5-27。

表5-27　骨质疏松症危险因素

类别	内容
不可控因素	年龄；过早停经史（年龄<45岁）、种族、脆性骨折史、家族脆性骨折史
可控因素	低体重（BMI<18.5kg/m²）、大量饮酒（>2U/d）、高钠摄入、
	低骨密度、钙和（或）维生素D摄入减少、制动、吸烟、日常活动减少
	内分泌疾病：糖尿病、甲状旁腺功能亢进、甲状腺功能亢进等
	风湿免疫性疾病：类风湿关节炎、系统性红斑狼疮等
	消化系统疾病：炎症性肠炎、吸收不良等
	神经肌肉疾病：癫痫、阿尔茨海默病等
	血液系统疾病：多发性骨髓瘤、淋巴瘤等
	其他疾病：中度至重度慢性肾病、器官移植后、肿瘤转移等
	药物：促性腺激素受体激动药、糖皮质激素

注：1U相当于8～10g乙醇，相当于285ml啤酒、120ml葡萄酒、30ml烈性酒。

2. 跌倒　骨质疏松症老年人容易发生脆性骨折，而跌倒的危险因素包括环境因素和自身因素等。因此，针对居家骨质疏松症老年人应重视跌倒相关危险因素的评估及干预。跌倒危险因素见表5-28。

表5-28　跌倒危险因素

类别	危险因素
环境因素	低亮度照明、路障、湿滑、地面障碍物、环境缺乏浴室内的辅助装置、宽松的地毯
医疗相关因素	年龄、镇静药物（精神类药物、解痉药、麻醉镇痛药）、心律失常、直立性低血压、视力不良、脱水状态、焦虑和激动、跌倒史或害怕跌倒、抑郁症、解决问题或精神敏锐度和认知能力减退、维生素D缺乏、急迫性尿失禁、营养不良
神经和肌肉骨骼相关因素	驼背、平衡能力下降、本体感觉下降、肌力下降/肌少症、活动能力下降、心血管功能失调

三、骨质疏松症患者的照护

（一）病情观察

1. 观察疼痛及乏力　照护者要注意观察老年人疼痛情况，如腰痛、乏力或全身骨痛，必要时遵医嘱用药。此种情况下，建议老年人适当休息，避免劳累或活动后加重疼痛。若老年人出现腰部或髋部突发性疼痛，应怀疑椎体或髋部骨折可能，必须立即就医检查。

2. 气短及呼吸困难　驼背和胸廓畸形者常伴胸闷、气短、呼吸困难等。因此，照护者应观察老年人咳嗽、胸闷、呼吸频率情况。对于髋部骨折老年人，要预防营养不良、压力性损伤、坠积性肺炎、跌倒及口腔感染等发生；长期卧床老年人骨丢失加速，并常因感染等使骨折极难愈合。因此，骨质疏松症老年人要避免跌倒发生。

3. 不良情绪　常见的不良情绪包括焦虑、恐惧、抑郁，甚至自杀倾向等。因此，照护者应加强老年人心理状态的观察，必要时在专业人员指导下进行心理咨询或药物治疗。

（二）饮食照护

1. 饮食原则　结合我国人群膳食结构，参考国内外文献和相关指南，建议骨质疏松症高风险人群遵循以下膳食原则。

（1）膳食多样化：平均每日摄入 12 种以上，每周 25 种以上食物，包括谷薯类、蔬菜水果类、畜禽鱼蛋奶类、大豆坚果类等食物，其中以谷类为主。

（2）保证谷薯类摄入：每天谷薯类食物 250～400g，其中全谷物和杂豆类 50～150g，薯类 50～100g；蔬菜 300～500g，深色蔬菜应占 1/2；新鲜水果 200～350g。注意果汁不能代替鲜果。

（3）保证蛋白质摄入：每日平均摄入总量 120～200g，优先选择鱼和禽类。每天 1 个鸡蛋，不弃蛋黄；经常吃豆制品，适量吃坚果；保证乳及乳制品摄入，摄入量相当于每天液态乳 300g（约 300ml）为宜；每周摄入鱼肉 280～525g、畜禽肉 280～525g、蛋类 280～350g。

（4）足量饮水：成年人每日 1500～1700ml，提倡饮用白开水和淡茶水；不喝或少喝咖啡、含糖饮料及碳酸饮料。

（5）清淡饮食：少吃高盐和油炸食品。老年人食盐量每日不超过 5g，每日烹调油摄入 25～30g，食物要煮熟煮透。

（6）控制添加糖的摄入量：每日摄入不超过 50g，建议控制在 25g 以下。

（7）少食用烟熏和腌制肉制品。

（8）戒烟限酒。

（9）若遇食品采购困难，或因长期食欲缺乏、疾病等原因导致食物摄入量减少，可在医生或营养师指导下应用营养制剂（均衡型肠内营养制剂，蛋白质补充剂及维生素、矿物质补充剂等）进行补充。

2. 蛋白质

（1）充足的蛋白质摄入有助于维持骨骼和肌肉功能，降低骨质疏松性骨折后并发症的风险。蛋白质是骨合成胶原蛋白的主要营养物质。

（2）钙的摄入量可能会影响蛋白质对骨骼健康的作用。

1）有研究表明，在每日摄入至少 800mg 钙的情况下，饮食中动物蛋白含量的增加与髋部骨折风险的降低有关，而在低于 800mg 钙摄入量的情况下，高动物蛋白摄入反而升高髋部骨折风险。

2）建议骨质疏松症高危老年人在钙摄入充足的前提下，每日摄入蛋白质 0.8～1.0g/kg，将每日的蛋白质总量均衡分配到一日三餐中，这更加有利于蛋白质合成。

3. 矿物质

（1）钙

1）钙是人体骨骼的重要组成部分，钙的主要来源是富含钙的食物。

2）在我国人群日常饮食中，含钙较高的食物主要包括乳制品和深绿叶的蔬菜，但由于我国人群对牛奶中的乳糖不耐受较为常见，造成日常饮食中钙含量偏低。

3）鉴于我国人群一般饮食中的含钙量较低，可以通过饮用牛奶或摄取钙剂来增加钙摄入量。①牛奶和乳制品是膳食钙的良好来源，鲜奶钙含量为 1000～1200mg/L，脱脂奶粉更高一点。若对牛奶中的乳糖不耐受，可选择无乳糖牛奶。②大豆及豆制品、绿色蔬菜是钙良好的来源。③连骨或带壳吃的小鱼、小虾及一些坚果类食物的含钙量也较高。④考虑到食物的丰富多样性，建议每日至少饮用 300ml 牛奶，外加深绿叶蔬菜等其他富含钙的食物以满足机体需要，使抗骨质疏松药物发挥应有的作用。

4）若膳食钙摄入不足，可以补充元素钙制剂，口服含 500～600mg 元素钙的钙剂，500～600mg 元素钙相当于 500～600ml 牛奶。①不同种类的钙剂中元素钙含量不同。②在不同种类的钙剂中，碳酸钙的元素钙含量最高。③由于碳酸钙在胃酸的环境下解离为钙离子后才能吸收，碳酸钙需在餐时胃酸充足时服用。④柠檬酸钙（又称枸橼酸钙）不依赖于胃酸，一天中任何时间都可服用，更适合于胃酸缺乏或服用胃酸抑制剂如质子泵抑制剂的人群。⑤高钙血症或高尿钙症患者禁用钙剂。⑥钙剂使用应注意安全性，用量过大而使得每日钙的总摄入量远超出推荐量，可能增加泌尿系结石和血管钙化的风险。每日 800～1200mg 元素钙摄入（包括食物和钙剂）是相对安全的剂量范围。

5）不同年龄和生理状态下对钙的需求不同：中国营养学会推荐 65 岁以上人群的钙摄入量为 1000mg/d，可耐受最高摄入量 2000mg/d。

6）常见食物含钙量见表 5-29。

表 5-29　常见食物含钙量（mg/100g）

食物名称	含钙量	食物名称	含钙量	食物名称	含钙量	食物名称	含钙量
虾皮	991	黑豆	224	油菜	108	银耳	36
干酪	799	海蟹	208	榛子	104	标准粉	31
苜蓿（炒）	713	青豆	200	牛奶	104	母乳	30
全脂奶粉	676	豌豆（干）	195	柠檬	101	荠菜	29
芝麻	620	大豆	191	小白菜	90	橙子	20
海带（干）	348	蚌肉	190	枣	80	大米	13
河虾	325	苋菜（红）	178	鲫鱼	79	羊肉（瘦）	9
花生仁	284	豆腐	164	杏仁	71	鸡肉（带皮）	9
紫菜	264	油菜心	156	豇豆（干）	67	牛肉	9
木耳	247	扇贝	142	西兰花	67	米饭	7
雪里蕻	230	蛋黄	112	草鱼	38	猪肉	6

7）影响钙吸收的因素：食物中的草酸和植酸可与钙形成沉淀而使钙的吸收率降低。在选用蔬菜时，应注意草酸含量，可采用适当措施去除妨碍钙吸收、利用的因素，如先焯后炒（使部分草酸溶于水）。常见蔬菜中钙和草酸含量见表 5-30。

表 5-30　常见蔬菜中钙和草酸含量（mg/100g）

食物名称	含钙量	草酸含量	理论上计算可利用的钙量
芫荽	252	231	150
圆白菜	123	22	114
小白菜	159	133	100
马铃薯	149	99	99
青菜	149	109	86
芹菜	181	231	79
茼蒿	108	106	61
芋头	73	63	45
绿豆芽	53	19	45
葱	95	115	44
蒜	65	42	44
大白菜	67	60	38
蒜苗	105	151	38
韭菜	105	162	34
厚皮菜	64	471	−145
圆叶菠菜	102	606	−147

（2）磷

1）约 85% 的磷存在于人体骨骼中。磷酸盐在大多数食品中都很丰富，如禽肉类、鸡蛋，特别是在加工食品和苏打水中。

2）因其食物含量丰富，通常很难出现磷摄入不足，只有在严重营养摄入不足的状态下，才会因为磷摄入过少而出现骨矿化受损，引起佝偻病或骨软化症。

3）总体而言，不建议常规补充磷酸盐。

（3）镁

1）镁是酶的激活剂，参与许多酶促反应，也是细胞内的重要离子，对于维持体内钙和钾的稳态都是必需的。

2）尽管镁在食品中分布广泛，如粗粮、深色蔬菜、坚果和水果。调查发现，我国中老年人镁摄入量仍达不到中国营养学会推荐的适宜摄入量：成年人镁推荐摄入量 330mg/d，65 岁以上老年人镁推荐摄入量为 320mg/d。故骨质疏松症老年人应多食富含镁的粗粮、深色蔬菜、坚果和水果。

3）目前尚无证据建议防治骨质疏松症需要常规补充镁。

（4）钠

1）钠是人体不可缺少的营养素。

2）钠盐摄入增加可促进尿钙排出，有增加肾结石和骨量丢失的风险。

3）钠盐的摄入与髋部或椎体骨密度降低相关。

4）建议骨质疏松症人群进食低盐饮食，成人每日食盐不超过 6g，老年人不超过 5g。

4. 维生素

（1）维生素 D：是人体必需的营养素，除脂肪较多的野生海鱼和受阳光照射后的蘑菇富含维生素 D 以外，其他种类食物含维生素 D 量很低或缺乏。因此，人体如阳光照射不足，很容易出现维生素 D 缺乏或不足。

1）如不能经常外出进行户外活动，尤其是在冬季不能充分暴露皮肤，就不易通过阳光照射获得维生素 D。一般认为，血清 25（OH）D 低于 20ng/ml 为维生素 D 缺乏，25（OH）D 20～30ng/ml 为维生素 D 不足。我国人群维生素 D 缺乏的发生率较高，尤其是冬季。

2）维生素 D 缺乏或不足的人群需要通过阳光照射或补充维生素 D 来纠正维生素 D 缺乏或不足。阳光照射的注意事项：①在可以暴露四肢皮肤的夏季，尽量通过阳光照射获得维生素 D，照射时要求四肢暴露、不使用防晒霜、不隔玻璃、不打伞。②选择比较理想的时间为 10：00～14：00 照射，持续时间为 15～30 分钟，频率为每周 2～3 次。③老年人和皮肤颜色较深的个体，需要更长时间的阳光照射。④在无法暴露四肢皮肤的季节，可以根据基础 25（OH）D 水平，遵医嘱决定维生素 D 的补充剂量。

3）中国营养学会推荐 65 岁以上老年人每日维生素 D 摄入量为 15μg。

4）维生素 D 还具有刺激各种免疫细胞的分化和功能、促进巨噬细胞产生抗微生物肽，以增强呼吸道抵抗细菌和病毒的能力，有助于预防急性呼吸道感染。

（2）维生素 K

1）维生素 K 是 γ 谷氨酸羧化酶的辅酶，参与包括骨钙素在内的多种骨代谢相关蛋白的羧化，促进蛋白质与钙离子结合。

2）维生素 K 在钙盐沉积中发挥不可缺少的作用。

3）维生素 K 还通过抑制 NF-κB 活化等途径促进成骨、抑制骨吸收，双向调节骨代谢平衡，是一种对骨骼健康重要的维生素。

4）自然界中维生素 K 有叶绿醌（维生素 K_1）和甲基萘醌（维生素 K_2）两种亚型，维生素 K_1 食物来源丰富，菠菜、羽衣甘蓝、西兰花、卷心莴苣是成人及儿童维生素 K 的主要食物来源，葵花籽油和大豆油中维生素 K_1 含量也较高。

5）维生素 K_2 则主要由肠内微生物内源性合成，在纳豆、奶酪中含量较高。

6）建议骨质疏松症人群和高危人群保证深绿叶蔬菜的摄入量，占每日蔬菜量的 1/2，以满足维生素 K 摄入。

（3）维生素 A

1）维生素 A 是一类具有视黄醇生物活性物质的总称，主要来源于海水鱼和哺乳动物的蛋黄和肝脏，以及含有 β 胡萝卜素和其他胡萝卜素的蔬菜和水果，如胡萝卜，为机体生长发育所必需。

2）维生素 A 摄入过量可促进骨吸收，导致骨量丢失，骨密度降低，骨折风险增加；而缺乏同样会对骨骼产生不利影响。

3）膳食中维生素 A 的推荐供给量男性为 800μg/d，女性为 700μg/d。

（4）维生素 E

1）维生素 E 包含生育酚和生育三烯酚两大类生物活性物质。

2）其最好来源为植物油。

3）维生素 E 通过抗氧化、抗炎症和免疫调节等机制影响骨代谢，在细胞和骨质疏松症动物模型中被证实可通过多种信号因子调节途径，促进成骨和抑制破骨。

4）推荐成年人膳食维生素 E 的适宜摄入量为 14mg/d。

（5）维生素 C

1）维生素 C 广泛存在于新鲜水果和蔬菜中，如橘子、新枣、酸枣、柠檬、猕猴桃、绿叶蔬菜、青椒、番茄、大白菜等，也是谷物和果汁中常添加的营养强化剂。

2）维生素 C 在促进胶原蛋白合成、骨基质发育、促进软骨细胞和成骨细胞分化、限制骨吸收方面发挥重要作用。

3）高膳食维生素 C 可降低 29%的髋部骨折发生风险，降低 33%的骨质疏松症发生风险，降低髋骨骨折风险。

4）中国营养学会推荐成人每天维生素 C 摄入量应达到 200mg 以预防各种慢性病。

5）老年人，应特别注意增加膳食中富含维生素 C 的食物摄入。

6）骨质疏松症老年人应尽可能增加新鲜蔬菜水果的摄入，从而增加膳食维生素 C 的摄入，鉴于维生素 C 良好的安全性，也可以考虑适当使用维生素 C 补充剂，可耐受最高摄入量为 1000mg/d。

5. 其他

（1）黄酮类化合物：是广泛存在于植物中的脂溶性多酚类化合物，是"天然的植物雌激素"，存在于各种植物和食物中，以大豆中的含量最多，其他还包括柑橘类水果、黄瓜、茶及红酒等。黄酮类化合物被认为有助于减少骨质流失。

（2）鞣花酸：是植物组织中的一种天然多酚组分，广泛存在于各种软果，如树莓、蓝莓、草莓、葡萄及各种坚果等。对骨代谢有保护作用。

（3）咖啡因：咖啡因及与其相关的甲基黄嘌呤广泛存在于植物中，如咖啡豆、茶叶等，并作为添加剂加入碳酸饮料及能量饮料中。研究提示，每日摄入大于 300mg 咖啡因使得老年女性的腰椎部位骨质流失比低咖啡因摄入的老年妇女更多。因此，建议骨质疏松症人群及高危人群每天咖啡因摄入量不超过 300mg。

（4）老年人钙的摄入达到每日推荐量 800～1000mg。

（三）运动照护

适量规律运动，尤其是负重运动，可以增加骨峰值和延缓骨量丢失。缺乏运动使骨钙含量及骨形成降低，而抗阻力训练是预防肌少症和脆性骨折最经济有效的方法。

1. 总体原则 运动之前要进行评估。骨质疏松症好发于老年人，多合并高血压、心脏病等多种慢性病，因此在开始运动之前应咨询医生意见，并经医生评估后选择合适的运动方式。

（1）对老年骨质疏松症人群，建议减少久坐。

（2）建议每周至少进行 150 分钟中等强度运动，或每周至少 75 分钟的高强度有氧运动；或效果相当的中等强度和高强度组合的有氧运动。

（3）应进行中等强度或更高强度的肌肉强化活动。每周 2 天或更多时间以使主要肌肉群参与，获得更多的健康益处。

（4）鼓励进行多元身体活动，应进行包括有氧运动、肌肉强化和平衡训练活动在内的多元身体活动。

（5）需注意的是，无论是户外还是居家活动，都要量力而行，应根据自身健康水平，决定身体活动的努力程度。

1）开始运动要有一段时间的适应期，一般两周左右，采取低强度的运动，如慢跑、快步走、健身操等，从而调节呼吸功能和心肺功能，以及必要的肌肉适应力。

2）每次运动前必须做准备活动，运动后要做整理运动。

3）运动强度要适宜，从运动的安全性和有效性角度考虑，以中等强度为宜。

4）运动时心率达到最大安全运动心率的60%～70%（最大安全运动心率=220−年龄）。若运动后疲劳感在休息10～20分钟逐渐恢复正常，这样的运动量就合适。若运动后疲劳乏力不因休息而减轻，甚至睡眠后仍感不适，则应减少运动量或改变运动项目。

5）循序渐进，坚持全面、系统、持久的运动。运动的效果在于持之以恒，因此应坚持规律运动，3～5次/周，每次30～40分钟。

6）运动方式的选择，推荐规律的负重及肌肉力量练习。肌肉力量练习包括重量训练、其他抗阻运动、慢跑、行走、瑜伽、太极拳、舞蹈、乒乓球等。

（6）因为慢性病不能每周进行150分钟中等强度的有氧运动时，应尽其能力和条件允许进行身体活动。

2. 运动方式　包括有氧运动、肌肉强化型身体活动、平衡活动和多元身体活动。

（1）有氧运动

1）有氧运动以有氧代谢为主要供能途径，在一段时间内有节律地运动躯干、四肢等大肌肉群的身体活动。

2）可居家进行的运动：健骨操、跳舞（社交舞）、有氧健身操、步行、慢跑、原地蹬地跑、太极、骑自行车（固定）、家居劳动（拖地、清扫、手洗衣服等）、庭院作业（整理花坛）等。

3）年老体弱的骨质疏松症老年人，一定要根据自身身体状况和场地条件决定运动方式和强度。

（2）肌肉强化型身体活动

1）肌肉强化型活动是指能增强肌肉强度、力量、耐力和质量的活动。

2）运动时利用关节对抗自由重量、机械或自身体重的阻力进行移动活动。为达到力量平衡，必须进行各肌肉群的活动。

3）其基本原理在于间接产生对骨骼的机械刺激，以关节反作用力和使肌肉加强的力量，增加腰椎和股骨颈骨密度。

4）训练要求达到高负荷（70%～90%的最大重复次数），即每次2～3组，每组8～12次，每周3次，每次45～70分钟。

5）肌肉强化型活动方式：推举杠铃；推举、背部下拉、坐姿划船和旋转躯干；带负重背包的背部伸展练习，腿举、卧推、躯干伸展、屈肘、屈腕、反向屈腕、三头肌屈伸、前臂内旋和旋后。

6）骨质疏松症妇女的背部肌肉力量明显降低，通过俯卧位反重力伸展加强这些肌肉力量，可降低椎体骨折风险。

7）更年期妇女采取"高负荷低重复"的强化运动而不是"低负荷高重复"的阻力运动，有助于增强骨密度。

8）施加始终超过运动阈值的负荷峰值比重复次数对骨量增加更为重要。

9）渐进式阻力训练是绝经后妇女改善脊柱和髋部骨密度的最佳方法。对有脊椎骨折风险的老年骨质疏松症患者，应慎重使用向前弯曲和扭转躯干的器械，必须调整设备以确保正确适当的设置。

（3）平衡活动

1）平衡活动可以提高抵抗身体内外因导致跌倒风险，也有助于在出现跌倒的情况下降低骨折风险。

2）平衡活动包括足跟到足尖走路、踏步走直线、头顶书平衡走、从坐姿到站立的练习，以及使用摆动板来加强背部、腹部和腿部的肌肉力量，改善平衡功能。

3）建议每周进行 3 天或以上的平衡运动。

（4）多元身体活动

1）多元是指兼有氧运动、肌肉强化和平衡活动的身体活动类型。

2）可在家里或社区环境进行，包括步态、协调和身体功能训练。

3）娱乐活动，如舞蹈、太极拳和园艺等，有助于增加或保持骨量，可根据自身特点制订。

4）多种活动方式对股骨颈和大转子骨密度有积极影响，脊柱的获益最大。

5）建议所有老年人做多元身体活动，包括负重活动、平衡训练、慢跑、低冲击运动、肌肉力量和模拟功能性任务，以确保骨密度增加或至少保持骨密度。

6）老年肥胖患者减重治疗中，体重减轻引起的骨密度降低可能加剧与年龄相关的骨丢失，从而增加骨折风险。推荐阻力运动或有氧运动与阻力运动相结合，以防止骨质流失。

3. 运动持续时间

（1）老年人每周至少应进行 150 分钟中等强度的身体活动，或相当量（75 分钟）的高强度活动，也可结合中等强度和高强度活动来完成相当的活动量，在 1 周内贯穿进行。每周至少 3 天的身体活动有助于降低受伤风险，防止过度疲劳。根据个人喜好，可以在 1 天或 1 周内分次完成。

（2）步行是老年人易接受、受伤风险极低、并可全年各种场合下都能进行的运动。步行是维持骨密度和防止骨丢失的一种便捷方法。

（3）影响步行效果的因素有速度、强度和频率。步行或慢跑达到足够高的机械应力，形成刺激骨量的地面反作用力才是有效的。

（4）研究发现，持续超过 6 个月步行，围绝经期和绝经后妇女股骨颈骨密度增加。

（5）快走或慢跑对绝经期妇女的髋骨和脊柱骨密度有益。

（6）低冲击运动如慢跑结合散步，有助于减少绝经期妇女髋部和脊柱骨密度降低，建议每天至少 30 分钟。

（7）瑜伽和太极拳是越来越流行的运动方式，也深受骨质疏松症老年人的欢迎。

1）从轻强度的冥想哈达瑜伽到中等强度的力量瑜伽，这种有氧运动可增强肌肉的作用。

2）太极拳通常被归类为一种轻强度的身体活动，有增强肌肉的作用。

3）太极拳对缓解腰椎和股骨近端的骨密度下降和降低骨代谢的生物标志物有积极作用，为有效达到强健骨骼的作用，建议至少持续 12 个月。

4）中华医学会骨质疏松和骨矿盐疾病学会推荐健骨操作为骨质疏松和中老年人的日常活动。

4. 运动强度　有氧运动强度以绝对强度和相对强度两种方式表示。绝对强度指在不考虑人的心肺功能等生理承受能力的情况下，在活动期间消耗的能量和绝对物理负荷量。老年人大多数使用相对强度来衡量。相对强度是做一项活动所需的努力程度，属于生理强度的范畴，更多考虑身体活动时个体生理条件的反应和耐受能力。

（1）相对强度使用自我感知运动强度来衡量，以 0 到 10 级测量。使用相对强度时需关注体力活动对心率和呼吸的影响，以个体主观用力和疲劳感的程度来判断身体活动的强度。

1）0 级：休息状态；1～2 级：感觉弱或很弱；3～4 级：感觉温和；5～6 级：中等；7～8 级：疲惫感；9～10 级：非常疲惫。

2）一般而言，做中等强度运动时，可说话但不能唱歌；高强度运动时不得不为说几句话而停下换气。

3）在 0～10 级的范围内，中等强度的活动是 5 级或 6 级，活动需要中等程度的努力，呼吸频率和心率明显增加。高强度活动从 7 级或 8 级开始，使人的呼吸频率和心率显著增加。

4）2 分钟的中等强度活动和 1 分钟的高强度活动是一样的。

5）老年人进行相对中等强度、相对高强度的活动或两者结合来达到提高心肺健康水平，如高强度和高速度的步行，中间穿插慢跑、攀爬和跨步能减少骨密度的降低。

（2）建议骨质疏松症老年人在专业人员的指导下拟定运动处方，处方内容包括运动方式、运动强度、持续时间及注意事项等。专业人员制订运动处方的依据视老年人的肌肉力量、运动范围、平衡、步态、心肺功能、合并症、骨密度、既往骨折的病史及跌倒的风险而定。

（3）高强度的运动对于增加年轻人的骨量是有效的，对于一些老年骨质疏松症患者来说并不适用。

（4）应坚持循序渐进的原则。对于严重骨质疏松症患者，应避免引发骨折等运动损伤的活动。

5. 运动的禁忌证

（1）绝对禁忌证：当骨质疏松症老年人合并心力衰竭、严重心律失常、不稳定型心绞痛、近期急性心肌梗死、严重未控制的高血压（超过 210/110mmHg）、全身急性炎症、传染病、急性心包炎、心肌炎、室壁瘤、发绀型先天性心脏病等器质性心脏病。

（2）相对禁忌证：骨关节病影响运动时、严重肝肾疾病、贫血等。

（四）药物照护

抗骨质疏松症药物治疗，不包含钙和维生素 D。

（1）药物治疗适应证

1）经骨密度检查确诊为骨质疏松症的患者。

2）已经发生过椎体和髋部等部位脆性骨折者。

3）骨量低下但具有高骨折风险的患者。

（2）抗骨质疏松症药物：抗骨质疏松症药物有多种，作用机制也有所不同，或以抑制骨吸收为主，或以促进骨形成为主，另外还有其他机制类药物和中药。不同抗骨质疏松症药物种类及注意事项见表5-31。

1）骨吸收抑制剂：双膦酸盐、降钙素、雌激素、选择性雌激素受体调节剂、NF-κB受体激活蛋白配体抑制剂等。

2）骨形成促进剂：主要包括甲状旁腺激素类似物。

3）其他机制类药物：活性维生素D及其类似物、维生素K₂类和锶盐，中药有骨碎补总黄酮制剂、淫羊藿苷类制剂和人工虎骨粉制剂等。

表5-31　不同抗骨质疏松症药物种类及注意事项

种类	作用机制	常见药物	注意事项
双膦酸盐类	抑制破骨细胞的功能	阿仑膦酸钠	空腹服药，200~300ml白开水送服，服药后30分钟内不能平卧、进食。胃和十二指肠溃疡、反流性食管炎者慎用
降钙素类	抑制破骨细胞的生物活性和减少破骨细胞的数量	依降钙素、鲑降钙素	面部潮红、恶心等不良反应
雌激素类	抑制骨转换阻止骨丢失	替勃龙、戊酸雌二醇、酚吗通等	定期（每年）规范乳腺和子宫检查
甲状旁腺激素类似物	促进骨形成	特立帕肽	用药期间应监测血钙水平
选择性雌激素受体调节剂类	发生不同的生物效应受体调节剂类	雷洛昔芬	出现潮热和下肢痉挛症状，潮热症状严重的围绝经期妇女暂时不宜服用
锶盐	具有抑制骨吸收和促进骨形成的双重作用	雷奈酸锶	不宜与钙和食物同时服用
活性维生素D及其类似物	促进骨形成和矿化，并抑制骨吸收	骨化三醇、α-骨化醇	长期使用应注意监测血钙和尿钙水平
维生素K₂	可以促进骨形成、抑制骨吸收	四烯甲萘醌	餐后服用，少数患者会出现胃部不适、腹痛、皮肤瘙痒、水肿和氨基转移酶暂时性轻度升高
NF-κB受体激活蛋白配体抑制剂	骨吸收抑制剂	迪诺塞麦	需补充充足的钙剂和维生素D
中药	补肾强骨	骨碎补总黄酮制剂	具体参见中药制剂药物说明书

（3）疗效监测：建议每6~12个月到医院进行系统地观察中轴骨（腰椎和股骨近端）骨密度的变化，有助于评价药物的疗效。为了将精确度误差降至最低，连续骨密度测量建议在同一台仪器由同一技术员实施。

（4）药物治疗疗程

1）抗骨质疏松症药物疗程应个体化，所有治疗应至少坚持1年。

2）由于双膦酸盐类药物治疗超过 5 年的获益证据有限，而且使用超过 5 年，可能会增加罕见不良反应（如下颌骨坏死或非典型股骨骨折）的风险，建议双膦酸盐治疗 3～5 年后需考虑药物假期。

3）使用特立帕肽不应超过 2 年。

（五）心理照护

1. 精神情感支持

（1）通过加强与患有骨质疏松症的老年人沟通，建立医患之间的信任，让患者正视病情，帮助患者建立信心，配合治疗和康复。

（2）舒缓情绪：鼓励他们主动倾诉内心感受，对于不同的患者，有针对性地分析其心理状态，通过暗示、情景想象等心理疗法，帮助患者科学地舒缓紧张、焦虑的情绪。

（3）及时察觉他们的情感支持需求，如患者情绪低落、独自流泪、有倾诉意愿时等，鼓励患者情感表达。

（4）接纳他们的情感，对患者的任何想法和情绪均不排斥或否定。

（5）通过目光接触、点头、拍肩、握手甚至拥抱等非语言行为，提供情感支持。

2. 社会家庭支持

1）对患有骨质疏松症的老年人的家属进行相关健康教育，帮助家属理解和照顾患者，给予患者更温暖的关怀和支持。

2）可以让他们与患者之间相互鼓励，分享克服困难的方法和勇气，有助于帮助他们更积极主动地进行治疗。

3. 动态观察心理状态　对骨质疏松症老年人进行动态观察，及时发现其紧张、焦虑、抑郁等不良情绪，并采取针对性的措施。多数老年人愿意接受心理干预，少数老年人可能因为对心理干预缺乏认识而拒绝。

4. 其他心理干预技术

（1）放松训练疗法：包括胸、腹式呼吸放松技术及渐进性肌肉放松技术等。

（2）腹式呼吸放松技术：操作步骤详见第三篇第九章第一节。注意不要过分追求时间长度，并不是越长越好。每日练习 1～2 次，每次 5～15 分钟。

（六）其他照护

1. 戒除不良习惯　包括戒烟、限酒、避免过量饮用咖啡、避免过量饮用碳酸饮料、尽量避免或少用影响骨代谢的药物等，详见第三篇第八章第三节。

2. 跌倒预防

（1）跌倒预防是骨质疏松症老年人规范化管理的一项重要内容。

（2）跌倒危险因素包括环境因素和自身因素等，详见第二篇第四章第四节。

3. 定期随访

（1）骨量正常的老年人：每年定期到社区卫生服务中心进行 1 次随访。

（2）骨量低下不伴有骨折老年人：每年应到社区卫生服务中心随访至少 2 次。

（3）诊断为骨质疏松症的老年人，遵医嘱每 3～6 个月到社区卫生服务中心随访 1 次。

四、知识拓展

（一）骨质疏松症高危人群筛查

对罹患骨质疏松症的老年人采用骨质疏松症风险 1 分钟测试题或亚洲人骨质疏松自我筛查工具进行高危人群筛查。本部分主要介绍骨质疏松症风险 1 分钟测试题，见表 5-32。

表 5-32　骨质疏松症风险 1 分钟测试题

分类	编号	问题	回答
不可控因素	1	父母有骨质疏松症病史或轻摔后发生骨折的经历？	是□否□
	2	父母是否有驼背？	是□否□
	3	实际年龄是否超过 40 岁？	是□否□
	4	成年后是否轻摔后发生骨折？	是□否□
	5	是否经常摔倒（去年超过 1 次）或因身体虚弱而担心跌倒？	是□否□
	6	40 岁后身高是否减少超过 3cm？	是□否□
	7	体重是否过低（BMI＜19kg/m²）？	是□否□
	8	是否连续 3 个月以上服用"可的松、泼尼松"等激素类药品？	是□否□
	9	是否患有类风湿关节炎？	是□否□
	10	是否患有甲状腺功能亢进、甲状旁腺功能亢进、1 型糖尿病、营养或胃肠道功能障碍？	是□否□
	11	（女士回答）是否在 45 岁以前就绝经了？	是□否□
	12	（女士回答）除了绝经、怀孕、子宫切除外，是否曾停经超过 12 个月？	是□否□
	13	（女士回答）是否在 50 岁前切除卵巢又没有接受激素替代治疗？	是□否□
	14	（男士回答）是否出现过阳痿、性欲减退或其他雄激素过低的相关症状？	是□否□
	15	是否经常大量饮酒（每天至少 1 斤啤酒或 3 两葡萄酒或 1 两烈性酒）？	是□否□
	16	是否目前或曾经一段时间吸烟？	是□否□
	17	是否每天运动量少于 30 分钟（包括家务、走路、跑步等）？	是□否□
	18	是否不能食用乳制品，又未补充钙剂？	是□否□
	19	每天的户外活动是否少于 10 分钟而又未补充维生素 D？	是□否□

注：共 19 个问题，只要其中一道题的回答为"是"，提示有发生骨质疏松症的风险。答案中的"是"越多，风险越高。

（二）骨质疏松症康复治疗

康复治疗的目的是改善或恢复由疾病和损伤引起的功能障碍。平衡功能对于骨质疏松症老年人极其重要，因此推荐从以下五个方面对骨质疏松症老年人功能障碍及其程度进行评定，为其康复治疗提供依据，使其康复更具有针对性、个体化和科学性。

1. 身体功能的评定　对老年性骨质疏松症人群可以进行疼痛、关节活动范围、肌力、平衡功能、心理状态五项身体功能的评定，这需要专业人员协助才能完成。

（1）疼痛评定推荐使用视觉模拟评分进行。

（2）关节活动范围评定建议使用量角器进行，测量关节活动度是评价运动系统功能状态基本、重要的手段之一。

（3）肌力评定建议使用徒手肌力检查法进行，肌力的评定有助于判断骨质疏松症患者的跌倒风险。

（4）平衡功能的评定推荐使用 Berg 平衡量表（Berg balance scale，BBS）进行，该量表具有较好的信效度，其评估的内容全面，对患者有指导意义，而且评定所需设备少，应用方便，可以定量反映平衡功能。

（5）心理状态评定建议使用汉密尔顿焦虑量表和（或）汉密尔顿抑郁量表进行。

2. 康复训练

（1）低频脉冲电磁场能促使成骨细胞增生，抑制破骨细胞生成，改善骨代谢，增加骨量和骨强度，可减轻骨质疏松症老年人的疼痛，提高其生活质量，可作为骨质疏松症的辅助康复治疗措施。

（2）引导骨质疏松症老年人进行抗阻训练，从而提高肌肉力量，促进骨形成，具体训练强度由康复治疗师根据患者评定状况而定。骨质疏松症老年人常见的抗阻力训练形式有负重抗阻运动、对抗性运动、克服弹性物体运动、使用力量训练器械等。

（3）全身振动训练可作为改善骨质疏松症老年人骨密度、运动能力和相关功能参数的治疗手段。在进行全身振动训练时，振动刺激参数频率为 12～30Hz，振幅为 3～8mm。

（4）推荐骨质疏松症老年人进行平衡训练以改善平衡能力，预防跌倒和骨折。改善平衡的运动，如太极拳，对跌倒风险较高的老年人是有效的。平衡功能障碍和肌力减退是髋部骨折的危险因素，随着年龄的增长，肌力减退可能会影响平衡功能。因此，应尽可能采取措施纠正潜在的肌力衰减，改善平衡。

平衡训练的基本原则是从静态平衡训练开始，过渡到自动态平衡，再过渡到他动态平衡，逐步缩减人体支撑面积，提高身体重心，在保持稳定性的前提下逐步增加头颈和躯干运动，从睁眼训练逐步过渡到闭眼训练。

常用的平衡训练包括静态平衡训练、动态平衡训练和体位进行性平衡训练，动静态平衡训练都能显著提高个体稳定极限的方向控制能力。

（5）跌倒风险较高的老年人在康复理疗师的指导下使用拐杖、支架或髋部保护器

1）疼痛、骨折是骨质疏松症老年人最普遍的临床症状和不良结局，矫形器通过限制关节的异常活动范围，稳定关节、减轻疼痛或恢复其承重功能，也可以固定和保护关节，促进痊愈。

2）助行器可帮助步行困难的老年人支撑体重，保持平衡、减轻下肢负荷，降低跌倒频率，预防骨折的发生。

3）行动不便者可选用拐杖、助行器等辅助工具，以提高行动能力，减少跌倒发生。

4）急性椎体骨折或多发性椎体骨折后慢性疼痛患者可使用躯干矫形器，如背部支撑，紧身胸衣；髋关节保护器可以降低跌倒风险高的老年人髋部骨折的发生率。

（马　青　张剑书）

第七节　衰弱患者的居家照护技能

一、概述

随着全球老龄化及老年疾病相关研究的深入，衰弱已成为现代老年医学研究的热点问题之一。衰弱是一种临床综合征，其特征是生理储备功能减弱、多系统功能失调，使机体对应激和保持内环境稳定的能力下降，对应激事件的易感性增加。衰弱在老年人群中的患病率为 4.9%～27.3%，而在社区老年人中的患病率 6.9%～14.9%。衰弱可以增加老年人负性事件的发生，如跌倒、失能、住院，甚至缩短生存期等，加剧其不良健康结局风险，同时也增加了照护者及社会养老医疗的负担。近年来，医学界和长期照护领域及政府相关人员越来越关注老年衰弱问题，对衰弱老年人进行居家照护，不仅可以缓解养老机构及医院床位短缺的压力，而且有利于老年人保持良好的精神心理状态，激发其战胜疾病的信心，增进与家人的感情，弥补家庭在老年照护中的不足，提高家庭的照护能力。

二、衰弱相关知识

（一）概念与评估

1. 概念　衰弱（frailty）是指老年人因多种生理系统累积衰退，身体功能储备降低，导致抗应激能力及维持体内平衡能力下降，对外界微小刺激即发生不良反应的一种非特异性状态。

2. 衰弱的评估　衰弱的诊断和评估目前缺少统一的金标准，大多数学者在临床评估和临床研究中采用 Fried 衰弱诊断标准、Rockwood 衰弱指数和 FRAIL 量表。

（1）Fried 衰弱诊断标准：此诊断标准简单，能反映患者潜在的病理生理机制，具有预测预后价值等优点。缺点则是低体能评估耗时，衰弱前期是否有预测价值不明。Fried 衰弱表型见表 5-33。

表 5-33　Fried 衰弱表型

序号	检测项目	男性	女性
1	体重	过去 1 年体重下降＞10 磅（4.5kg）或＞5%体重	
2	行走时间（4.57m）	身高≤173cm：≥7 秒	身高≤173cm：≥7 秒
		身高＞173cm：≥6 秒	身高＞173cm：≥6 秒
3	握力	BMI≤24.0kg/m²：≤29kg	BMI≤23.0kg/m²：≤17kg
		BMI 24.1～26.0kg/m²：≤30kg	BMI 23.1～26.0kg/m²：≤17.3kg
		BMI 26.1～28.0kg/m²：≤30kg	BMI 26.1～29.0kg/m²：≤18kg
		BMI＞28.0kg/m²：≤32kg	BMI＞29.0kg/m²：≤21kg
4	体力活动	每周小于 383kcal	每周小于 270kcal
		（约散步 2.5 小时）	（约散步 2 小时）

续表

序号	检测项目	男性	女性	
5	疲乏	CES-D 的任何一个问题得分 2~3 分	0 分：<1 天	
		您过去的 1 周内以下现象发生了几天?	1 分：1~2 天	
		我感觉我做每一件事都需要经过努力;	2 分：3~4 天	
		我不能向前行走	3 分：>4 天	

注：CES-D. 流行病学调查用抑郁自评量表；散步 60 分钟约消耗 150kcal 能量。

评分标准：具备表中 3 条及以上被诊断为衰弱；不足 3 条为衰弱前期，0 条为无衰弱健康老人。

抑郁自评量表（self-report depression scale，CES-D）（表 5-34）由美国国立精神研究所研制。量表主要用于流行病学调查，用以筛查有抑郁症状的对象，以便进一步检查确诊，也有人用于临床检查，评定抑郁症状的严重程度。可以用于检查治疗之前、之中和之后的情

表 5-34　CES-D

	在过去的一周内	偶尔或无	有时或少许	时常或一半时间	大多数或持续
1	一些通常并不困惑我的事使我心烦	0	1	2	3
2	我不想吃东西；我胃口不好	0	1	2	3
3	我觉得即便有爱人和朋友帮助也无法摆脱这种苦恼	0	1	2	3
4	我感觉同别人一样好	3	2	1	0
5	我很难集中精力做事	0	1	2	3
6	我感到压抑	0	1	2	3
7	我感到什么事都很吃力	0	1	2	3
8	我觉得未来有希望	3	2	1	0
9	我认为我的生活一无是处	0	1	2	3
10	我感到恐惧	0	1	2	3
11	我睡觉不解乏	0	1	2	3
12	我很幸福	3	2	1	0
13	我比平时话少了	0	1	2	3
14	我感到孤独	0	1	2	3
15	人们对我不友好	0	1	2	3
16	我生活快乐	3	2	1	0
17	我曾经放声痛哭	0	1	2	3
18	我感到忧愁	0	1	2	3
19	我觉得别人厌恶我	0	1	2	3
20	我走路很慢	0	1	2	3

注：问题 4、8、12 和 16 内容是正向的，评分=所有问题的得分之和。

结果统计和分析：主要指标为总分，其中总分≤15 分为无抑郁症状，16~19 分为可能有抑郁症状，≥20 分为肯定有抑郁症状。评分结果不证明抑郁，但是得分越高，抑郁的可能性越大。

况。主要调查在最近的一周内老年人的感受如何，0 分：偶尔或无（少于 1 天）；1 分：有时或少许（1~2 天）；2 分：时常或一半的时间（3~4 天）；3 分：多数时间或持续（5~7 天）。

结果统计和分析：主要指标为总分，其中总分≤15 分为无抑郁症状，总分为 16~19 分为可能有抑郁症状，总分≥20 分为肯定有抑郁症状。评分结果不证明抑郁，但是得分越高，抑郁的可能性越大。

（2）Rockwood 衰弱指数（frailty-index，FI）：指个体在某一个时间点潜在的不健康测量指标占所有测量指标的比例。FI 能很好地预测老年人衰弱程度及临床预后，但由于 FI 评估的项目众多，过程耗时较长，且需要专业人员进行，故本书不做详细介绍。

（3）FRAIL 量表：国际营养和衰老学会采用衰弱问卷式评分（FRAIL 标准），FRAIL 量表见表 5-35，是一种临床评估衰弱简便快速的方法，包括以下 5 项，符合 3 项或以上即为衰弱。

表 5-35　FRAIL 量表

序号	条目	询问方式
1	疲乏	过去 4 周内大部分时间或所有时间感到疲乏
2	阻力增加/耐力减退	在不用任何辅助工具及不用他人帮助的情况下，中途不休息爬 1 层楼梯有困难
3	自由活动下降	在不用任何辅助工具及不用他人帮助的情况下，走完 1 个街区（100m）较困难
4	疾病情况	医生曾告诉你存在 5 种以上如下疾病：高血压、糖尿病、急性心脏病发作、脑卒中、恶性肿瘤、心力衰竭、哮喘、关节炎、慢性肺疾病、肾病、心绞痛等
5	体重下降	1 年或更短时间内出现体重下降≥5%

标准：具备≥3 条可诊断为衰弱，<3 条为衰弱前期，0 条为无衰弱健康老人。

在衰弱的诊断和评估过程中，需要注意的是，衰弱和虚弱是不同的概念，应避免混淆，两者的区别见表 5-36。

表 5-36　衰弱与虚弱概念的比较

指标	衰弱	虚弱
定义范围	特指一重要老年综合征	泛指
诊断标准	Fried 衰弱诊断标准 5 项中≥3 项；衰弱指数≥0.25 等	年龄≥75 岁，有心身疾病；入住医疗、养老机构；日常生活活动能力受损
预后	易发生跌倒等临床事件	不一定

（二）临床表现

1. 非特异性表现　不明原因的体重减轻，活动耐力下降，肌力减退（握力下降），感觉疲乏无力，行走速度减慢，容易反复出现感染等。

2. 谵妄　衰弱老年人多伴有脑功能下降，表现为神志恍惚、注意力不集中、言语不连贯、反应迟钝、对时间和地点的定向障碍（如对现在什么时间、自己在哪不清楚）、记忆及理解困难，以及对周围环境与事物的觉察清晰度降低等，以夜间更加明显。

3. 跌倒　平衡功能及步态受损是跌倒的重要危险因素，在具有同样危险因素的情况下，衰弱的老年人，更容易出现跌倒。

4. 波动性失能 整个功能状态会出现断断续续的恶化和失能状态。

（三）危险因素

1. BMI 研究表明，当老年人存在糖尿病、动脉粥样硬化性疾病、关节炎等慢性病时，肥胖与衰弱及衰弱前期存在关联。

2. 步行速度 是目前临床评估老年人身体活动能力的主要手段，步行速度减慢预示老年人身体衰弱、自主活动能力下降、住院指征增加及生存期降低。步行速度与衰弱老年人病残程度高度相关，被认为是衰弱的高度预测标志。有研究认为，步行速度≥0.9m/s 可以排除老年人衰弱的可能性。

3. 认知程度 衰弱与各种痴呆存在关联，尤其是血管性痴呆。最新研究发现，认知速度减退与衰弱明显相关，认知程度下降与衰弱老年人病死率增加有关。

三、衰弱的照护技巧

（一）病情评估

1. 了解患病情况、用药史及跌倒史

（1）患病情况：收集所照护老年人做过哪些外科手术，患有哪些慢性病。

（2）用药史

1）了解老年人的药物过敏史及具体表现：包括服用青霉素、头孢及磺胺等是否有皮疹、呼吸困难、腹痛等过敏表现。

2）掌握服药知识：包括药物作用，降糖、降压还是祛痰平喘等；服用方法，吞服还是咀嚼服用等；服用时机，餐前、餐后还是餐时服用等。

3）服药依从性评估：是否遵医嘱服药，有无自行减药及停药等。

4）药物疗效及不良反应观察：有无出现皮疹、头晕、腹泻、腹痛及便秘等。

（3）跌倒史

1）了解老年人有无跌倒史，跌倒发生的地点及时间。

2）了解导致跌倒发生的因素。

2. 评估跌倒风险

（1）判断老年人意识状态，有无嗜睡、昏睡、意识迷糊、谵妄及昏迷等。

（2）疲乏及活动能力的评估：可采用"起立-行走"计时测试法。

方法：测试时老年人穿平常穿的鞋，坐在有扶手的靠背椅子上（椅子高约45cm，扶手高约 20cm），双手放在扶手上。如果使用助行具，则将助行具握在手中。在距离座椅 3m 远的地方贴一条明显的标志物。当测试者发出"开始"的指令后，老年人从靠背椅上站起，站稳后，按平时走路的步态向前走 3m，过粗线转身，然后走回到椅子前，再转身坐下，靠到椅背上。测试过程中不能给予任何躯体帮助。正式测试前，允许老年人练习 1～2 次，以确保其理解整个过程。

评分标准：用时<10 秒，可自由活动；用时<20 秒，部分可独立活动；用时为 20～

29 秒，活动不稳定；用时＞30 秒，存在活动障碍。除了记录所用时间外，对测试过程中的步态及可能会摔倒的危险性按以下标准打分。1 分，正常；2 分，轻微异常；3 分，轻度异常；4 分，中度异常；5 分，重度异常。

（3）肌力评估分级

0 级：完全瘫痪，肌力完全丧失；Ⅰ级：可见到或触摸到肌肉轻微收缩，但不能抬起；Ⅱ级：肢体可在床上移动，但不能抬起；Ⅲ级：肢体能抬离床面，但不能对抗阻力；Ⅳ级：能做对抗阻力运动，但肌力减弱；Ⅴ级：肌力正常。

（4）饮食状况评估

1）根据老年人能够吞咽食物的软硬程度判断其咀嚼功能。

2）评估味觉、嗅觉及感觉功能。

（5）跌倒风险评估

1）生理因素：评估老年人步幅大小、步态是否平稳、行走是否连续。

2）病理因素：了解老年人是否有脑卒中、脑梗死后遗症、帕金森病、心绞痛、青光眼、白内障、痴呆、眩晕及贫血等疾病。

3）药物因素：评估老年人是否服用催眠药、镇静药、降压药及利尿药等。

4）外界因素：评估环境是否会对老年人身体造成影响，如房间灯光太暗、地面湿滑不平、家居摆放不合理、衣服及鞋子不合适等。

3. 评估居住环境

（1）室内温度：老年人的体温调节能力较弱，室温应以 22～24℃为宜。室内温度过高会使人的神经系统受到抑制，也可能干扰消化及呼吸功能，同时也可能导致老年人口干舌燥、心情烦闷等；室内温度过低，则会因冷刺激使血管收缩而导致老年人血压升高，同时温度低还可能导致肌肉紧张，使老年人手脚行动不便而导致跌倒。

（2）室内湿度：以 50%～60%为宜。湿度过低，空气干燥，可使人体水分蒸发过快，散失大量热量，导致呼吸道黏膜干燥、口干舌燥等，对患有心脏疾病、呼吸道疾病的老年人不利；湿度过高，空气潮湿利于细菌繁殖。

（3）室内采光：老年人视力下降，甚至患有眼疾，所以应重视室内采光。室内尽量采用自然光，自然光在视觉上能给人舒适感，不易产生视觉疲劳，适量的日光照射可以改善皮肤和组织器官的营养状况。夜间照明尤其重要，老年人的床头应设床头灯或台灯，光线要柔和，开关应放在老年人伸手易触及的地方。

（4）室内通风：室内要经常通风，从而保证空气清新。居室空气浑浊可增加呼吸道疾病传播的风险。若老年人失禁，应及时清理排泄物，加快通风，避免房间异味残留。

4. 评估支持情况及照护者的能力与需求　老年人面临着退休、丧偶、身体功能退化、疾病缠身、社会经济地位下降等情况，这些改变可能给老年人的心理造成很大的压力，容易引起心理和精神方面的问题，如烦躁、焦虑及抑郁等。同时，老年人的一些行为问题也可能会影响老年人本身的安全和照顾者负担。因此，对需要长期照护的老年人进行心理、社会功能方面的评估是非常有必要的。

本节将介绍 3 个常用的评估量表，老年人抑郁量表–短式（the geriatric depression scale short form）见表 5-37，社会支持评定量表见表 5-38，照顾者负担量表见表 5-39。

表 5-37　老年人抑郁量表–短式

项目	得分	
	1分	0分
1. 你满意目前的生活吗？	否	是
2. 你是否对许多活动不感兴趣？	是	否
3. 你觉得生活空虚吗？	是	否
4. 你会经常感到无聊吗？	是	否
5. 大部分时间你会觉得精神很好吗？	否	是
6. 你会害怕不好的事情发生吗？	是	否
7. 大部分时间你觉得快乐吗？	否	是
8. 你经常觉得没有希望吗？	是	否
9. 你是否比较喜欢待在家里，而比较不喜欢外出做一些新奇的事情？	是	否
10. 你觉得记忆力有问题吗？	是	否
11. 你认为现在能活着是件美好的事吗？	否	是
12. 你觉得现在的你是很没有价值的吗？	是	否
13. 你觉得精力充沛吗？	否	是
14. 你觉得你现在的处境是没希望的吗？	是	否
15. 你觉得大部分的人都过得比你好吗？	是	否

注：此表共有 15 个条目，每个条目都是按是否回答，其中第 1、8、10、12、13 条目反向计分，总分为 0～15 分，4 分以下为正常，5～9 分为轻度抑郁，10～15 分为重度抑郁。

表 5-38　社会支持评定量表

下面的问题用于反映您在社会中所获得的支持，请按各个问题的具体要求，根据您的实际情况填写，感谢合作。

1. 您有多少关系密切、可以得到支持和帮助的朋友？（只选 1 项）

（1）一个也没有

（2）1～2 个

（3）3～5 个

（4）6 个或 6 个以上

2. 近一年来您：（只选 1 项）

（1）远离家人，且独居一室

（2）住处经常变动，多数时间和陌生人住在一起

（3）和同学、同事或朋友住在一起

（4）和家人住在一起

3. 您和邻居：（只选 1 项）

（1）相互之间从不关心，只是点头之交

（2）遇到困难可能稍微关心

（3）有些邻居很关心您

（4）大多数邻居都很关心您

4. 您和同事：（只选 1 项）

（1）相互之间从不关心，只是点头之交

（2）遇到困难可能稍微关心

（3）有些同事很关心您

（4）大多数同事都很关心您

5. 从家庭成员得到的支持和照顾（在合适的框里打"√"）

	无	极少	一般	全力支持
A. 夫妻（恋人）				
B. 父母				
C. 儿女				
D. 兄弟姐妹				
E. 其他成员（如嫂子）				

6. 过去，在您遇到急难情况时，曾经得到的经济支持和解决实际问题的帮助的来源有：

（1）无任何来源

（2）下列来源（可选多项）

A. 配偶　B. 其他家人　C. 亲戚　D. 同事　E. 工作单位　F. 党团工会等官方或半官方组织　G. 宗教、社会团体等非官方组织　H. 其他（请列出）

7. 过去，在您遇到急难情况时，曾经得到的安慰和关心的来源有：

（1）无任何来源

（2）下列来源（可选多项）

A. 配偶　B. 其他家人　C. 亲戚　D. 同事　E. 工作单位　F. 党团工会等官方或半官方组织　G. 宗教、社会团体等非官方组织　H. 其他（请列出）

8. 您遇到烦恼时的倾诉方式：（只选 1 项）

（1）从不向任何人倾诉

（2）只向关系极为密切的 1～2 个人倾诉

（3）如果朋友主动询问，您会说出来

（4）主动倾诉自己的烦恼，以获得支持和理解

9. 您遇到烦恼时的求助方式：（只选 1 项）

（1）只靠自己，不接受别人帮助

（2）很少请求别人帮助

（3）有时请求别人帮助

（4）有困难时经常向家人、亲友、组织求援

10. 对于团体（如党组织、宗教组织、工会、学生会等）组织活动，您：（只选 1 项）

（1）从不参加

（2）偶尔参加

（3）经常参加

（4）主动参加并积极活动

注：量表计分方法为第 1～4，8～10 条，每条只选 1 项，选择 1、2、3、4 项分别计 1、2、3、4 分，第 5 条分 A、B、C、D 四项计分，每项从无到全力支持分别计 1～4 分，第 6、7 条若回答"无任何来源"则计 0 分，回答"下列来源"者，有几个来源就计几分；社会支持评定量表，其中客观支持分为第 2、6、7 条评分之和；主观支持分为第 1、3、4、5 条评分之和；对支持的利用度为第 8、9、10 条评分之和。

结果判断：分数越高，社会支持度越高，一般认为总分<20 分，为获得支持较少；总分为 20～30 分为具有一般社会支持度；总分为 30～40 分为具有满意的社会支持度。

表 5-39　照顾者负担量表

条目	评分				
1. 您是否认为，您所照料的患者会向您提出过多的要求？	0	1	2	3	4
2. 您是否认为，由于护理患者会使自己时间不够？	0	1	2	3	4
3. 您是否认为在照料患者和努力做好家务及工作之间，你会感到压力？	0	1	2	3	4
4. 您是否认为，因患者的行为而感到为难？	0	1	2	3	4
5. 您是否认为，有患者在您身边而感到烦恼？	0	1	2	3	4
6. 您是否认为，您的患者已经影响到您和您的家人与朋友的关系？	0	1	2	3	4
7. 您是否认为，对未来感到担心？	0	1	2	3	4
8. 您是否认为，患者依赖于您？	0	1	2	3	4
9. 当患者在您身边时，您感到紧张吗？	0	1	2	3	4
10. 您是否认为，由于护理患者，您的健康受到影响？	0	1	2	3	4
11. 您是否认为，由于护理患者，您没有时间办自己的私事？	0	1	2	3	4
12. 您是否认为，由于护理患者，您的社交受到影响？	0	1	2	3	4
13. 您有没有由于患者在家，放弃请朋友来家的想法？	0	1	2	3	4
14. 您是否认为，患者只期盼您的照顾，您好像是患者唯一可依赖的人？	0	1	2	3	4
15. 您是否认为，除外您的花费，您没有多余的钱用于护理患者？	0	1	2	3	4
16. 您是否认为，您有可能花更多的时间护理患者？	0	1	2	3	4
17. 您是否认为，开始护理以来，按照自己的意愿生活已经不可能了？	0	1	2	3	4
18. 您是否希望，能把患者留给别人来照顾？	0	1	2	3	4
19. 您对患者有不知如何是好的情形？	0	1	2	3	4
20. 您认为应该为患者做得更好的事情是吗？	0	1	2	3	4
21. 您认为在护理患者上能做得更好吗？	0	1	2	3	4
22. 综合看来您怎么评价自己在护理上的负担？	0	1	2	3	4

注：照顾者负担量表由 Zarit 等于 20 世纪 80 年代发表，用于测量照顾者的负担程度，是目前应用最为广泛的照顾者测量工具。该表包括角色负担和个人负担两个维度，22 个条目，每个条目按负担轻重分成 0～4 分五级评分，其中 0 分表示从来不，4 分表示几乎经常，得分越高，负担越重；总分为 0～88 分。

（二）饮食照护

老年衰弱综合征在饮食摄入上没有一定的界限和要求，应根据其自身特点和身体状况来合理膳食。饮食摄入的基本原则：低盐、低脂、易消化及富含维生素食物。患有衰弱综合征的老年人还需要特别注意蛋白质和维生素 D 的摄入。

1. 饮食相关评估

（1）饮食需求中存在的问题：生理问题、精神问题、口腔问题、对膳食结构成分的了解程度等。

（2）进食习惯及饮食形态：是否足食定量，是否具有不当的饮食习惯，食物是流质、半流质还是固体。

（3）进餐环境：进餐氛围是紧张、局促还是轻松、愉快；食具选择是否恰当；餐桌桌面的大小、高低；进餐周围环境等。

（4）进食情况：咀嚼能力、吞咽功能、食欲、进餐自理程度（包括进餐前准备、进餐时姿势、上肢运动、关节活动、麻痹状态、关节变形情况、握力及视力等）。

（5）评估每日液体的摄入量。

（6）对需要治疗饮食的老年人还需评估其家属对治疗饮食的理解、接纳及遵守程度。

2. 饮食种类

（1）软质饮食：适用于咀嚼消化能力较差的老年人。食物要求以软烂为主，如软米饭、面条，菜肉以切碎、煮烂为宜。

（2）流质饮食：适用于咀嚼消化能力差伴有慢性病的老年人。食物呈半流质状态，如米粥、面条、馄饨、蛋羹等。此种食物无刺激性，纤维素含量少，且营养丰富。

（3）流质饮食：仅适用于进食困难的老年人，或采用鼻胃管者，宜短时间使用。食物呈流质状态，如奶类、豆浆、米汤、果汁、菜汁等。此种饮食因所含热量及营养素不足，故不推荐长期使用。

3. 养成良好的饮食习惯

（1）少量多餐、定时定量，避免暴饮、暴食或过饥、过饱，食物种类的改变不宜过快。

（2）两餐之间可加点心，水果可在餐前1～3小时或餐后1小时使用，晚餐不宜过饱。

（3）避免独自一人进餐，从而影响其食欲。

4. 食物选择

（1）食物种类应尽可能多样化，蔬菜、水果要选深色的，如蓝莓、花椰菜、番茄等。

（2）碳水化合物要选未经过加工的全谷制品，如全麦面包、全谷早餐、面食、糙米饭、燕麦片、大麦等。

（3）蛋白质要从鱼肉、鸡肉、低脂肪酸乳酪、豆腐、面筋中摄取。

（4）建议不进食过量的糖及含糖高的食物。

（5）避免进食加工的点心、糕饼及饮料等，避免反式脂肪酸、防腐剂、过多的饱和脂肪酸及食糖摄入。

5. 食物烹饪要求

（1）选择食物要荤素搭配，营养全面，主食提倡米、面、杂粮混食，注意每日摄盐量不超过6g。不选择精加工的点心、糕饼及饮料，避免反式脂肪酸、防腐剂、饱和脂肪酸及食糖摄入过多。

（2）饮食以清淡、软食为主，利于咀嚼及消化吸收。

（3）饭菜的制作形状应根据老年人身体功能状况决定，如小块、小片、丝状、饭团等，以便夹取，方便食用。

（4）老年人消化道对食物的温度较为敏感，饮食宜温偏热，但不宜过烫，以免损伤食管壁黏膜等。

（5）为有吞咽障碍的老年人烹饪食物时，为防止误吸，应将食物去骨、剔刺、切细、煮软，黏稠度要高。

（6）注重色、香、味，从而刺激老年人食欲，可使用醋、姜、蒜调味。

（7）食物中要含有膳食纤维，以促进肠胃蠕动，预防便秘和肠道肿瘤。

6. 经口进食者照护要点　对于可自行或协助经口进食的老年人，应尽量让老年人自行进食，这样可预防进食时发生呛咳、呕吐、误吸等意外事件，同时可以锻炼吞咽功能，提高其生活质量。

（1）进餐前半小时开窗通风，收拾餐桌、椅及床上不需要的物品，调整餐桌与椅子的高度，饮食温度以38～40℃为宜。

（2）协助或提醒老年人餐前洗手、漱口，服用餐前药物，必要时协助进行自我血糖监测或胰岛素注射。

（3）协助老年人取舒适体位，将食物、餐具等放在易取放的位置。不能自行进食的老年人，应给予喂食；有眼疾或双目被遮盖的老年人应在喂食前告知食物名称。

（4）进餐过程中注意观察老年人有无恶心、呕吐或呛咳，提醒或协助老年人餐时服药。

（5）进餐后撤去餐具，协助老年人洗手、漱口。

7. 鼻饲饮食者照护要点　鼻饲饮食适用于严重吞咽困难、口腔疾病、口腔手术后不能经口进食及拒绝进食的老年人。

（1）老年人取坐位，鼻饲液温度以38～40℃为宜。

（2）取下胃管末端的纱布，接注射器于胃管末端，回抽见少量胃内容物后，确定胃管在胃内后注入20～30ml温开水。

（3）缓慢注入鼻饲液或药物，避免注入速度过快及注入空气，药片可研碎溶解后注入。一次鼻饲量不超过200ml，时间间隔不少于2小时。新鲜果汁与奶液应分别灌注，以免产生凝块。每次用注射器抽吸鼻饲液时，应反折胃管末端，鼻饲完毕，应再次注入20～30ml温开水。

（4）将胃管末端反折并用纱布包好，用别针把胃管固定于老年人衣领处。协助老年人清洁口腔、鼻腔。鼻饲用注射器应每餐后清洁，每天消毒。鼻饲完毕后维持坐位20～30分钟。

（三）运动照护

运动干预是目前预防和治疗衰弱综合征的首选方案。运动（包括抗阻力运动、耐力训练、平衡训练等）能够改善老年人肌肉力量，提高平衡能力，增强生理功能，从而改善衰弱状态。目前，国外学者推荐的衰弱老年人的运动模式主要有单纯依靠运动干预的居家锻炼模式和以运动干预为主，结合营养、心理干预的运动衰弱干预试验。

居家锻炼模式包括抗阻运动、有氧运动、平衡训练和柔韧性训练四种运动类型，根据老年人计时行走测试得分和运动目的，选择不同的运动方式。居家锻炼模式所提倡的运动方式简单、易学，通过自身力量进行锻炼，无须专业人员指导，适合老年人在家应用。

1. 运动类型

（1）抗阻运动：通过哑铃、杠铃、弹力带等对上肢和下肢进行抗阻运动，可增加肌肉质量，提高肌力，延缓骨量丢失。但哑铃、杠铃的训练着重上肢，重量需根据身体状况进行选择，使用不当易造成肌肉损伤。使用弹力带运动易操控，安全性好，携带方便，上下肢可同时训练，尤其适合老年人进行力量训练。骑自行车、游泳、使用健身器械也有利于增强老年人的肌肉功能。

（2）有氧运动：老年人常见的有氧运动包括爬楼梯、慢跑、步行及健身操等。步行是老年人首选的运动方式,安全、简单、锻炼强度容易控制。研究表明,简单的步行锻炼不仅可以对衰弱症状产生积极的影响,还可以改善其认知功能,愉悦身心。

(3)平衡训练:训练方式主要包括直线行走、闭眼单足站立、双足提起脚尖维持站立等,此方法简单、易学,但对于中枢神经系统病变而导致平衡能力差的老年人而言难度较大,存在一定危险性,有发生跌倒的风险。因此,老年人进行平衡训练过程中需要家属或专职人员陪伴。

(4)柔韧性训练:太极拳和瑜伽是最常见的柔韧性训练方法。太极拳是一种动作缓慢的运动方式,强度、力度、节奏、时间都可以由练习者自己调控,但不适用于运动功能障碍者(如脑卒中、帕金森病患者等)。简单的瑜伽动作(如坐姿、扭转及平衡等)可以养心神,壮筋骨,改善老年人的平衡能力,但不能提高其肌力;复杂的动作虽然能够提高老年人的骨骼肌力量,增加关节协调性,但难度大,对训练者要求高,需要专业人员指导,不适合老年人群。

2. 运动强度　可通过心率、最大耗氧量、最大负荷重量进行监测。老年人运动适宜心率为(170–年龄)次/分。多项研究证实,步行时心率为最大心率的70%～75%,可提高患者舒适度。运动强度分为低、中、高三种强度。低强度运动时身体没有出现负荷的感觉,包括散步、做简单的伸展运动等。中强度运动时会感觉到心率与呼吸增快,如做家务、跳健身操、快走、打太极拳、骑车、爬楼梯等。高强度的运动有快跑、打羽毛球等。与低强度运动相比,中高强度运动能使老年人获益更多。心率监测简单、易实施,方便老年人在运动过程中进行自我监测。衰弱老年人应根据自身情况选取适宜强度的运动。

3. 运动频率和持续时间　WHO 建议所有老年人定期进行身体活动,运动的频率和持续时间根据老年人的年龄、性别、身体状况和衰弱程度等因素来制订。在制订新的锻炼计划之前应咨询医生。一般建议老年人每周进行至少150～300分钟的中强度有氧活动,或至少75～150分钟高强度的有氧运动。衰弱老年人可根据身体情况进行低强度运动,在身体耐受的情况下可循序渐进地过渡到中强度的运动。过低或过高的运动频率都会影响治疗效果。运动量过低不能达到预期治疗效果,运动量过高会导致老年人过度疲劳,甚至发生二次损伤,降低老年人参与的积极性和依从性。老年女性患者肌肉蛋白合成速度较男性慢,肌肉质量较低,因此,老年女性需要增加运动频率、延长运动时间,以达到相同的合成代谢反应。

4. 运动原则　抗阻力运动2～3次/周,每次3组,每组重复8～12次,每次至少持续45分钟。有氧运动以步行为主,每周150分钟,行走时间从5～10分钟开始,循序渐进延长至15～30分钟,心率为最大心率的70%～75%。以有氧运动和抗阻力运动为主,平衡训练和柔韧性训练为辅,可使其体能、肌力、衰弱和生活质量得到改善。多种锻炼方式更有益于改善机体功能,增强肌力,提高运动能力,减缓衰弱症状。

5. 注意事项

(1)运动前准备:运动前后均应进行热身运动5～10分钟,以减少肌肉拉伤及关节扭伤。关节病变者运动前应带上护膝、护腕、护腰带。老人要穿舒适的运动鞋及较为宽松的衣裤,气温过高或过低时不宜运动。

（2）运动时间：宜在餐后 1～2 小时内，应循序渐进，初期运动时间应控制在 10～15 分钟，待身体适应后再将运动时间提高到每次至少 30 分钟。衰弱老年人应避免运动量过大、过猛的活动。

（3）下列几种情况应暂停运动

1）血糖大于 16.7mmol/L，尿酮体阳性。

2）明显的低血糖症（血糖低于 4.0mmol/L）或血糖波动大。

3）急性感染。

4）血压超过 180/120mmHg。

5）稍微活动一下就感到胸闷、气喘者。

6）合并心功能不全、严重糖尿病肾病、眼底病变及脑卒中等。

（4）运动过程中应严密观察老年人的反应，如出现以下情况需及时处理。

1）低血糖反应：若出现心慌、手抖、出冷汗、意识障碍提示可能为低血糖发生。低血糖处理详见第二篇第六章第三节。

2）心绞痛或心肌梗死：若运动后出现胸闷、胸痛，疼痛放射至颈部、胳膊、后背及上腹部，以及上不来气、出汗等症状，考虑心绞痛或心肌梗死。其处理详见第二篇第五章第四节。

3）脑卒中：若运动后出现四肢活动不灵、嘴角歪斜、恶心、呕吐、意识不清等症状，应警惕脑卒中，立即呼叫 120 急救电话，急诊救治。详见第二篇第六章第二节。

（四）药物照护

衰弱老年人的治疗以运动和营养干预为主。目前用于治疗衰弱的药物较少，主要有维生素 D、内分泌激素类药物（如雄激素、孕酮、生长激素等）等，但衰弱老年人大多合并其他慢性病，故照护者应根据老年人的疾病及个体情况，遵医嘱给予用药照护。照护者应掌握给药方法和注意事项，在取得老年人信任和配合的前提下，督促或协助老年人遵医嘱服药。

1. 服药前准备

（1）环境整洁，室内温度适宜，环境安静，光线明亮适宜。照护者衣着整齐，洗净双手。

（2）检查服药时间是否正确，备好药杯（内盛药物）、水杯（内盛温水），必要时备量杯、汤勺、滴管等。

2. 协助服药

（1）协助老年人取立位、坐位或卧位。

（2）遵医嘱用温水送服。对于留置胃管者，将药片碾碎兑适量温水，先回抽少量胃内容物后，再向胃管内后注入 20～30ml 温开水，将液体状药物注入胃管，完毕后再次注入 20～30ml 温开水。

（3）观察用药后有无不良反应。

3. 注意事项

（1）服药前可先让老年人喝一小口水润喉，再将药物服下。鼓励老年人自行服药，必要时给予帮助，这样可达到锻炼肢体功能的目的。

（2）不能用果汁、牛奶、饮料、茶等代替温水服药。

（3）若服药量较多，应分次口服，避免发生误吸或噎呛。

（4）服药后如出现异常应及时就医。

（5）维生素 D 服用注意事项

1）口服后多饮水。常见副作用包括异常口渴、眼睛发炎、皮肤瘙痒、呕吐、腹泻及尿频。

2）维生素 D 忌与米汤一起服用，因米汤中含有一种脂肪氧化酶，能溶解和破坏维生素 D。

3）忌与苯巴比妥、苯妥英钠等一起服用，因苯巴比妥和苯妥英钠均有酶诱导作用，能使维生素 D 代谢率提高，从而影响钙的平衡。

（6）不得擅自购买服用激素类药物，亦不随意停药。

（7）阿司匹林宜在早上顿服，避免与非甾体抗炎药同服，否则有增加胃、十二指肠溃疡的风险。

（五）心理照护

在对衰弱老年人进行心理照护的过程中，照顾者不仅要识别不良心理，识别方法详见第二篇第六章第五节，而且还要掌握一定的心理照护技能，从而更好地对衰弱老年人进行心理照护。

1. 倾听　是心理照护的第一步，良好的倾听技巧既表示对老年人的尊重，还有利于老年人在宽松的氛围下诉说烦恼。

2. 沟通

（1）语言沟通：照护者在与衰弱老年人进行语言沟通的过程中，要保持诚恳的态度，声音要柔和悦耳，语速要慢，吐字要清晰，熟练掌握聆听和打断的技巧。

（2）非语言沟通

1）照护者仪容：应端庄、整洁，给老年人留下亲切、可信任的印象，从而为良好的沟通打下基础。

2）面部表情：要善于控制自己的面部表情，目光在对方的嘴、头顶、脸颊的两侧为宜，表情要轻松自然。

3）行为举止：是一个人内在素养的外在体现，也是沟通过程中照护者给对方的印象，良好的站姿、坐姿会让人感觉亲切有礼貌。

4）沟通的距离：距离是人与人之间的空间大小。照护者要根据老年人的年龄、性别、文化程度、熟识程度等因素来调节与老年人的沟通距离。以 0.5～1.0m 的距离为宜。

5）沟通的环境：不同的环境能传递不同的信息，与老年人沟通时尽量选择温馨的环境，能让其感到放松和舒适。

3. 陪伴　是解决衰弱老年人孤独、寂寞的良药，具有简单易行的特点。根据陪伴者的不同可以将陪伴分为专业陪伴和非专业陪伴。非专业性陪伴适合所有的老年人，对于居家老年人，子女可通过帮助做家务、聊天、陪同出游、购物等老年人喜欢的方式进行陪伴，而不是简单的探望。也可以鼓励老年人的亲朋好友定期对老年人进行探望，或通过电话等其他形式对其进行陪伴。

4. 团体训练

（1）认知法：衰弱老年人的认知功能可以依靠感知、想象和认知活动来训练，训练的内容主要包括三个方面：认知纠偏、情绪矫正和行为练习。

1）阅读：可以陪伴老年人读书、看报，分享阅读心得，这样可以收到益智、移情的效果。

2）多媒体手段：可陪老年人观看有针对性的幻灯片、电影等，从而影响思想和行为。

3）艺术类欣赏：通过欣赏音乐、美术、戏剧等艺术，陶冶老年人的情操。

（2）操作法：主要是通过言语和操作来提升心理健康水平。

1）游戏：是人们普遍喜欢的活动，使老年人在游戏中获得轻松愉快的体验。

2）手工制作：这种方法可以锻炼手指的灵活性，通过参加小组活动及家庭聚会，可以使老年人尽快建立新的人际关系，提升他们的自信心。例如，折纸、剪纸、编织等。

3）绘画/唱歌：通过绘画活动，可以提高老年人的想象力和创造力。唱歌能利用收腹呼吸法锻炼腹式呼吸，还能提高人体免疫力。

（3）心理减压方法：运动是缓解心理压力最好的方法之一，适宜的运动可增进老年人的体质，又能够减压。老年人可以学习自我调节，如太极、写字绘画、种植花草等，这也是缓解心理压力的有效方法。

（六）安全照护

衰弱老年人容易发生跌倒，因此，居家照护中应重视安全照护，详见第二篇第四章第四节。

（吉林霞　张剑书）

第八节　谵妄患者的居家照护技能

一、概述

谵妄是一种急性神经精神性症状，影响老年人的整体认知功能和日常生活能力，特别是注意力、记忆力和意识水平。谵妄是老年人常见的临床综合征，国外综合性医院老年人谵妄总体发病率为29%～64%，其中发病率较高的是重症监护病房（占比37%～66%）、术后病房（占比11%～51%）、临终关怀病房（占比47%），而内科住院老年人发病率为3%～29%。

美国用于谵妄治疗的年均费用为1640亿美元，欧洲国家甚至高达1820亿美元。谵妄的发生不仅给老年人家庭及社会带来巨大的经济负担，还会延长其住院时间，增加再入院率及病死率。因此，国外越来越多的医疗机构已将谵妄作为老年人医疗照护质量评估的重要指标。我国住院老年人谵妄的发病率为 10%～60%，手术病房为 15%～65%，重症监护病房高达 70%～87%。

随着我国人口老龄化加重和脑器质性疾病的逐年增加，我国老年人口不断增长，谵妄的发病率也呈明显上升趋势，老年谵妄的有效防控和照护无疑成为迫切需要重视的问题。因此，照护者需要通过动态观察居家老人病情变化，及早识别谵妄，及时就医，从而采取有效措施，降低病死率。本节将主要介绍谵妄相关知识及居家照护技巧。

二、谵妄相关知识

（一）概念

谵妄是指一种由多种因素引起的急性可逆性的脑器质性疾病综合征，常在数小时至数天内发生，临床上以急性意识障碍为基本特征，合并注意力不集中、睡眠觉醒周期变化、认知与情感障碍、精神运动与行为障碍，是常见的可危及生命的临床综合征，又称急性脑综合征。谵妄导致老年人认知功能下降，觉醒度改变，感知觉异常，日夜颠倒。谵妄并不是一种疾病，而是由多种原因导致的临床综合征，常见于老年人。

老年人由于神经系统功能减退或颅内病变，以及轻度痴呆，对各种有害因素（如有毒物质等）、不良环境与心理因素的抵抗力减弱，容易导致脑功能衰竭而发生谵妄。谵妄是一种急性、可逆性意识障碍，是老年人常见的认知障碍，多见于 65 岁以上的老年人群。

（二）病因

1. 感染性疾病所致的谵妄　一般有发热，而且发病较急，血液培养可能找到病原体，血清学检查则有可能发现特异性抗体或抗原。颅内感染多伴有脑膜刺激征，脑脊液检查有很大帮助。

2. 颅内疾病所致的谵妄　一般发病很急，而且症状严重。脑 CT 扫描和 MRI 对上述疾病有肯定的诊断价值。颅脑损伤的诊断还可依据肯定的头部外伤史。

3. 代谢障碍或内分泌疾病所致的谵妄　老年人先有某一脏器或内分泌系统疾病，发病缓慢，病程较长。细致的体格检查可以发现相应的体征，如呼出气体的气味有提示意义："肝臭"见于肝性脑病，"尿臭"见于尿毒症，烂苹果味为糖尿病酮症酸中毒。

4. 中毒或其他意外事故所致的谵妄　多发生于特殊环境或条件之下，而且起病急骤。中毒物质、药物接触史及发病过程对诊断有相当大的价值，故应认真观察老年人的体征，如瞳孔大小（颠茄类、可待因、氰化物中毒者瞳孔放大；吗啡类药物、氯丙嗪、水合氯醛、毒蕈和有机磷中毒者瞳孔缩小）、呼出气体的气味（酒味提示乙醇中毒，大蒜味提示有机磷中毒，苦杏仁味提示氰化物、木薯、苦杏仁中毒）等，对诊断意义重大。

（三）诊断

临床医护人员对谵妄的认知率和诊断率低，尤其轻度谵妄病例漏诊率在 70% 以上，即使在美国也有 32%～67% 的谵妄老年人未被诊断。因此，照护者对谵妄老年人的识别也就更低。因谵妄本身具有波动性，仅靠经验判断容易漏诊，只有依靠规范的监测才能有效地早期识别。

1. 诊断标准　目前推荐采用美国精神障碍诊断与统计手册第五版（diagnostic and statistical manual of mental disorders-Ⅳ，DSM-5）和国际疾病分类第十版精神与行为障碍分类（ICD-10）对谵妄进行诊断。

（1）对谵妄保持高度警惕，并能从详细的病史和精神状态检查中认识其主要症状和体征。任何时候老年人在近期内出现思维、脾气、行为、知觉和意识方面的变化时，都应该考虑到谵妄。若症状或行为的改变呈急性或亚急性出现，症状在白天波动，睡眠觉醒周期发生典型变化，即可诊断为谵妄。

（2）对老年人的感知功能进行评价，包括下述定向力、近记忆力及认识功能。

1）定向力评价：如提问今天是几月几日、你在何处、你在这已住多久等。

2）近记忆力评价：让老年人重复三个互不相关的概念，如绿色、书、1943，并在3分钟后复述。

3）认识功能的测验：要求老年人顺拼和倒拼自己的名字，顺着和倒着复诵一组数字，临摹一个几何图形。

（3）实验室检查：包括血常规、尿常规、血清学、血液化学（电解质、谷草转氨酶、糖、肌酐、胆红质、碱性磷酸酶、乳酸脱氢酶、钙、磷）、甲状腺功能、胸部 X 线、心电图和脑电图。另外可以有针对性地进行一些检查，如对某些药物、重金属和有毒物质的监测，血和叶酸水平的测定，脑扫描及腰椎穿刺。心电图对谵妄的诊断至关重要，不但有助于鉴别器质性与功能性疾病，也有助于鉴别急性药物中毒和其他谵妄的形式。谵妄患者心电图特点为双侧弥漫性的慢波，与病情的严重程度相平行。老年人原发性变性痴呆，心电图出现波动缓慢，这也是应用心电图观察老年人谵妄的主要局限性。因此，重复检查心电图可能有助于鉴别谵妄和痴呆。随着老年人脑功能障碍好转，心电图转为正常。

2. 鉴别诊断　与谵妄相类似的病理现象包括痴呆、其他器质性脑综合征和假性谵妄。在鉴别诊断中，痴呆可能是最重要的。老年人谵妄和痴呆都很常见，且均为器质性原因引起，而且谵妄通常重叠在本已存在的痴呆之上。痴呆伴有比较固定的病理性损伤，一般呈缓慢隐袭起病，而谵妄的发生一般比较突然，典型表现伴有注意力、睡眠周期和行为的波动。老年人突然出现认识、注意力方面的障碍，症状波动，夜间为重，在诊断为其他疾病之前，首先应该怀疑谵妄。其他有别于痴呆的特点是意识状态模糊，定向力常受到损害，感知障碍，常有躯体疾病或药物中毒的可能。对老年人的症状不能明确用痴呆还是谵妄来解释时，宁可暂时诊断为谵妄，因为这样就可采取比较积极的措施，而这些治疗措施通常是生命攸关的。

（1）痴呆与谵妄：痴呆通常是慢性起病，进行性加重，以记忆、智力损害为主。谵妄常急性起病，经过治疗大多可以纠正。但越来越多的证据显示，痴呆是谵妄的主要危险因素，谵妄的发生可以造成认知的永久损害和增加痴呆的发生。

（2）其他器质性脑综合征与谵妄：其他器质性脑综合征，如遗忘综合征、器质性幻觉、器质性妄想综合征、器质性情感综合征、器质性人格障碍等，并不表现为意识水平上的损害，并无典型的定向力和记忆力方面的障碍，白天症状没有很大的波动，睡眠觉醒周期亦无特征性的变化。

（3）假性谵妄与谵妄：假性谵妄是暂时性的认识功能方面的障碍，没有器质性的原因，可能是老年人尤其是那些原来就患有认知功能障碍的老年人及情感性精神病、精神分裂症、暂时性反应性偏执狂或非典型精神病老年人的表现。患假性谵妄的老年人缺乏弥漫性脑功能障碍的实验室证据，也没有躯体疾病的体征，如发热、扑翼样震颤等。

（四）临床表现及分型

1. 临床表现　谵妄是一种急性暂时性脑功能异常，在数小时至数天内发生，以感知障碍、定向障碍、思维障碍、情感障碍、行为障碍、记忆障碍、自主神经功能紊乱和睡眠觉醒节律失调为特征，病情通常在短时间内呈波动性变化。

部分老年人在发病前可表现为坐立不安、焦虑、激越行为、注意力涣散和睡眠障碍等前驱期症状，前驱期一般持续1～3天。谵妄的基本症状是意识障碍，主要表现为不同程度的意识清晰度下降。

（1）感知障碍：是谵妄的常见症状，包括感觉过敏（对声光特别敏感）、错觉和幻觉（以视错觉和视幻觉常见）。老年人可因错觉和幻觉而继发片段的妄想及冲动行为；错觉和幻觉内容多为恐怖性或迫害性，老年人可因攻击或逃避幻觉到的敌人或野兽而产生冲动行为，毁物、伤人或自伤，或越窗逃走，导致意外事件发生。在疾病的最早期或病情处于稳定期，老年人进入睡眠或觉醒时感知障碍尤为明显。即使是严重的病例，感知障碍也是夜间更为显著。与精神分裂症时所见的感知障碍不同，谵妄老年人发生视错觉和幻视的情况比听错觉和幻听情况多。同样，谵妄老年人若出现妄想，也不像精神分裂症时那样固定或系统化，由于感知和注意力障碍，谵妄老年人不能维持清楚而有组织的思维。具体表现为老年人常犹豫不决、语无伦次，解释或解决问题的能力受限，其行为破裂而毫无预见性。

（2）定向障碍：意识水平降低，有定向障碍，老年人意识水平在一天之内可有波动，通常傍晚或晚上加重，或仅在晚上出现意识障碍。

（3）思维障碍：思维凌乱，语言不连贯。

（4）情感障碍：可表现为恐惧、焦虑、抑郁、愤怒、欢快等。

（5）行为障碍：大多数老年人表现为精神运动性兴奋，躁动不安；不停地扭动身体，或循衣摸床，或表现出既往职业性动作；老年人对提问多不回答或回答不切题；有时喃喃自语，且思维不连贯。少数老年人可表现为精神运动性抑制，少语少动，对这部分老年人需要仔细检查才能发现其意识障碍的存在。

（6）记忆障碍：以即刻记忆和近记忆障碍最明显，好转后老年人对谵妄时的表现或发生的事情大多已遗忘。谵妄的主要特点是对环境的注意力和觉醒能力降低，出现意识朦胧状态。老年人对环境刺激的注意力下降，且注意力容易发生暂时性的转移，被无关的刺激所吸引，其感觉不易与环境取得平衡。这反映在老年人的时间定向或地点定向能力受到损害。个别病例仅对人物的定向能力发生障碍。若进行记忆功能的检查，即刻记忆的损害总比远记忆的损害严重。老年人常将不熟悉的地点和人错认为熟悉的。

（7）其他症状：自主神经功能紊乱和睡眠觉醒节律失调常见。其中睡眠觉醒周期的严重紊乱是谵妄者最突出的临床表现。睡眠觉醒周期紊乱可能表现为对环境的反应下降，老年人临床表现变异很大，可以从失眠、焦虑到严重嗜睡。睡眠觉醒周期常发生倒置。因此，谵妄老年人在夜间常表现为清醒，甚而过度警觉，而白天却出现嗜睡和警觉性过低。入睡后由于恶梦丛生而导致病情进一步恶化。谵妄老年人常出现精神运动活动的高度分裂和可变性，有时表现为烦躁和焦虑，话多而难以解释，有时却异常安静、孤独，甚而昏昏欲睡。这种精神运动、活动状态的转换常是不可预见而急剧的。临床上经常见到谵妄老年人在夜间活动过度，症状很多，而在白天却变得悄然无声，这种"日落"现象常导致认知上的混乱，因为老年人的照护者反映其夜间行为明显不正常，但当医生在白天看到时，老年人却非常安分守己。谵妄的病情特征是各项症状在一昼夜24小时之内可有明显的起伏波动，通常是昼轻夜重。

（8）合并症：谵妄通常有许多合并症，其情感经常变化不定，烦躁、焦虑或抑郁常与欢快交替出现。虽然老年人并无固定不变的神经症状和体征，但对于震颤、阵挛或扑翼样震颤这些异常运动，临床医护人员必须保持警惕。自主神经系统的体征，如瞳孔扩大、心动过速、面颊潮红、出汗和高血压也常见。伴随着对环境的注意和获得知识的能力降低，高级皮质功能常发生障碍，如命名不能、书写不能等，病情严重的老年人可能出现大小便失禁。谵妄最明显的特征之一是病程的可变性。典型的谵妄常突然发生，在短时间内症状波动很大，在数周或数天之内，症状可缓解，症状的可变性是判定谵妄关键性特点。由于病程容易发生变化，因此，不同的观察者在不同的时间对于同一位老年人的评价可能截然不同。

2. 分型　谵妄分型及表现见表5-40。

表 5-40　谵妄分型及表现

觉醒水平	特点及表现	运动特征
活跃型	表现为兴奋、激动、高度警觉状态，坐立不安、情绪不稳，对刺激过度敏感，可有幻想或妄想	活动亢进型
安静型（常见）	表现为退缩、情感贫乏、嗜睡、反应性降低，嗜睡及活动减少，在老年人中较常见	活动抑制型
活跃→←安静	同时或相继出现活动增多和活动减少的特征症状、精神状态都在随时变化	混合型

谵妄属于医疗紧急状况。老年人发生谵妄时，照护者首先要进行病情及生命体征的评估。谵妄也常是疾病（如脑卒中、呼吸窘迫等）恶化的先兆，要注意一些异常急性生理指标，如是否存在低血糖、缺氧和二氧化碳潴留、血尿等情况；是否需要抢救器械和急救药物等。活跃型谵妄主要预防老年人自伤、坠床、拔除管路等。安静型谵妄虽然相关指南和临床实际并未强调对老年人做任何特殊处理，但照护者要注意唤醒干预，以帮助老年人恢复意识水平，保证生命体征平稳。

（五）谵妄发生的危险因素

谵妄发生的危险因素通常分为易患因素和诱发因素。

1. 易患因素　是指慢性的、不可逆转的因素，包括以下内容。

（1）高龄：虽然任何年龄均可发生谵妄，但婴儿和60岁以上的老年人尤其多见，且谵妄发生风险随着年龄的增加而升高。因此有学者认为发育不成熟和开始衰老的脑本身更易发生谵妄。随着脑的老化，任何影响脑功能的因素都能诱发谵妄。例如，既往曾有脑损害、痴呆、慢性病、对酒精或某些药物有依赖性或有较严重的心理刺激及高龄老人，一旦遇到谵妄的诱发因素，就极易发生。

（2）颅内病变：老年人由于在机体衰老过程中大脑发生了一系列变化，如应激调节神经递质变化、脑血流量减少、脑血管密度降低、神经元凋亡和细胞信号转导系统的改变等，都可能导致谵妄的发生，故导致谵妄的原因多种多样，包括脑部疾病、感染发热性疾病、内分泌疾病、严重的内脏（心、肺、肝、肾等）疾病、水电解质代谢障碍及严重的营养障碍等；此外药物及其他物质（如酒精、一氧化碳）中毒、成瘾物质戒断等也是引起谵妄的常见原因。

（3）合并多种躯体疾病，如糖尿病、慢性肾功能不全、慢性心力衰竭等。

（4）视力或听力障碍：由于视听能力的减退所带来的感知丧失及睡眠障碍常加剧已存在的易感因素。

（5）活动受限：对于老年人的易感倾向不能过分强调。老年人健康和营养状况经常处于临界状态，大脑可能会有些边缘性的变化。老年人不但失去既往健康的体魄，也可能失去爱人，失去经济支持及安全感，自身对社会有用或被社会所需要的感觉也可能逐渐消失。对于老年人来说易患因素越多，越容易发生谵妄，而在易患因素的基础上，任何机体内外环境的紊乱均可诱发谵妄。

2. 诱发因素

（1）应激：骨折、外伤、慢性病急性加重等。

（2）营养不良：偏食或慢性病导致的进食困难。

（3）手术及麻醉：住院带来的刺激，尤其是外科手术或在重症监护室进行治疗，更容易加重老年人的易感倾向。住院老年人谵妄发生通常是由多方面的因素决定的。离开熟悉的环境所带来情绪上的刺激，加上外科手术和其他一些检查、治疗措施、麻醉、疼痛、失眠、多种药物、失血、感染、发热、电解质紊乱、恐惧等引起生理上的应激，从而导致谵妄发生。

（4）药物影响：全身性的疾病比原发性脑疾病更易诱发谵妄，尤其是老年人。例如，老年人由于充血性心力衰竭而引起的轻度缺氧、由于使用利尿药而造成的低钾血症，或因使用镇静药物而引起中毒等。很多药物和药物的联合应用也可诱发谵妄，具有强烈抗胆碱能作用的药物，尤其是抗精神病类药物常是其中之一。除此之外，镇静药及抗抑郁药很容易被老年人过度应用。由于药物动力学上的差异，老年人排泄药物的能力常下降，对药物的毒性作用更加敏感，谵妄更容易被药物诱发。诱发谵妄的常见药物见表5-41。

（5）缺氧：包括慢性阻塞性肺疾病急性加重、急性心肌梗死、心律失常及心力衰竭等引起的低氧血症。

（6）疼痛：如老年骨质疏松症导致的全身性疼痛。

（7）排尿或排便异常：如急性尿潴留及粪便嵌塞。

（8）脱水、电解质紊乱：腹泻、糖尿病酮症酸中毒等。

表 5-41　诱发谵妄的常见药物

药物种类	常见药物
麻醉药	丙泊酚、利多卡因
镇痛药	吗啡、枸橼酸芬太尼
抗胆碱能药	阿托品
抗菌药物	青霉素、头孢类、大环内酯类（红霉素）、喹诺酮类（环丙沙星）、咪唑类（甲硝唑）、碳青霉烯类（亚胺培南）
抗高血压药	硝普钠、地尔硫草等
抗心律失常药	利多卡因、阿托品
抗惊厥药	卡马西平、氯硝西泮、苯巴比妥
H_2 受体拮抗剂	法莫替丁、雷尼替丁
其他	奥美拉唑

（9）感染：泌尿系统感染和呼吸系统感染，甚至脓毒败血症。

（10）其他：如睡眠障碍、照护者改变及更换住所等。

（六）治疗

谵妄处理的基本原则：尽快查明病因，及时针对病因进行治疗，并给予支持性治疗。谵妄是可以完全恢复的，若器质性因素是不可逆的，谵妄可导致慢性器质性脑综合征或死亡。谵妄本身并不直接引起死亡，但如果引起谵妄的病变不断加重，也可引起死亡。例如，感染性疾病所致的谵妄，应及时给予强有力的抗生素治疗；由中毒引起的谵妄，应尽快排出体内的毒物，给予特殊的解毒剂；颅内血肿，应及时手术治疗等。谵妄可能是老年人心肌梗死或肺炎等危及生命的疾病最突出的症状，对这些老年人不能做出正确的诊断并进行及时的病因治疗，则后果常不佳。

1. 急诊处理　谵妄常是内科急诊，需要迅速找出病因，尽早进行病因治疗。对老年人基本的生理需求必须加以注意，如纠正水电解质紊乱及维持酸碱平衡，全身营养支持，纠正维生素 B_1 缺乏，纠正低血糖或缺氧，停用所有不必要的药物等。

2. 支持性治疗　对症支持治疗：首先要维持生命体征的平稳，纠正水、电解质紊乱和维持酸碱平衡等。维护老年人身体内环境的平衡，以促进脑代谢功能的恢复。支持性治疗措施包括纠正水、电解质紊乱及维持酸碱平衡；供给充足的营养和维生素；适当给予改善脑细胞代谢的药物，如辅酶 A、腺苷三磷酸、细胞色素 C、γ 氨基丁酸等；对拒食的老年人，采用鼻饲或静脉补充营养和水分。

此外，还应采取措施营造良好的起居环境，预防老年人自伤或跌倒。照护者要认识到谵妄是器质性疾病，需要认真照护老年人。病床应该安置在靠近照护者的地方，以便观察老年人的病情变化。当病情恶化时应专人照护，尤其是在晚上。如果让熟悉病情的照护者来陪伴，则更为有益。当老年人不在睡眠状态时，应该开灯、开电视或收音机，从而帮助其定向。老年人应被安置在带有窗户和日历的房间，这样让其能有时间概念。可把家人照片、结婚照等具有特殊意义的物品带到床边，这样对老年人是有益的。医务人员和照护者应该在老年人神志清醒的间隙，解答一些简单问题，如告诉老年人目前在什么地方、发生了什么事情等。

3. 药物治疗

（1）应针对具体病情，治疗原发性疾病的躯体症状，如退热、减轻脑水肿及防治脑缺氧等。应避免使用催眠药、镇静药、抗抑郁药和抗精神病药，因为这些药物可能加重谵妄。但是小剂量安神药物可帮助焦虑的老年人安静下来或减轻其精神症状，如氟西汀，当失眠症状明显时，可适当使用短效安眠药，但上述药物必须在医生指导下使用。

（2）选择镇静类药物的原则是安全、快速。巴比妥类药物可加重意识障碍，应避免使用。首选苯二氮䓬类药物，如阿普唑仑、劳拉西泮。苯二氮䓬类药物效果不佳的情况下，可选用抗精神病药物，如奥氮平、喹硫平。

（3）对严重兴奋、躁动和（或）伴有幻觉、妄想的老年人，应给予抗精神病药物治疗。抗精神病药物的使用方法及剂量可根据老年人谵妄的严重程度、年龄及身体情况来决定，应从小剂量开始，根据老年人的治疗反应进行调整。一旦老年人躯体疾病好转，抗精神病药物就应逐步减量或停用。

基于现有的国内外证据及相关指南，推荐采用非药物干预方式预防老年人谵妄。非药物干预方式包括多学科咨询、针对危险因素的早期筛查、医务人员相关知识培训等，其中住院老人生活项目（hospital elder life program，HELP）模式全球影响力最大。研究提示，在不同人群和不同地点应用非药物多学科综合干预模式，可降低谵妄的发病率和严重程度，减少相关并发症，缩短患者住院时间。HELP模式以老年护理专家和老年医学专家为中心，建立由志愿者、药剂师、营养师、康复师、社会工作者等构成的多学科干预小组，针对每一项谵妄危险因素和预测因子，对每一位老年人制订出个性化的干预方案和切实有效的临床路径。目前，HELP模式已应用于全球200多家医院。由于国情、文化背景等方面的差异，应用HELP模式时需要对其进行必要的修订，以符合本土化的需求。

4. 相关训练

（1）定向力训练：严格按照作息时间表对老年人进行时间定向照护。在特定的时间给老年人特定的刺激信号，使其大脑皮质对这些刺激信号产生新的条件反射，代替常规的根据环境光线强度变化来定向时间的条件反射。重新恢复老年人的时间定向力，需要按照严格的作息时间，定时熄灯，给予睡眠暗示，对于改善老年人的睡眠觉醒周期有一定的作用。

（2）正向行为训练：尽可能随时纠正老年人不正确的时间、地点及人物等概念，诱导其向正向行为改变。

（3）时间训练：在房间设置日历、时钟、时间卡通画，由照护者向老年人告知日期、星期、钟表读数，反复向老年人讲解正确时间。

（4）地点识别训练：设立醒目的图案标志作为标记，从而训练地点定向的记忆，达到降低老年人因定向障碍而出现的问题，提高其正常生活的安全性。例如，房间用老年人喜欢的卷心菜标记，便于识别；个人生活用品、桌椅等固定位置，不随意改变物品摆放的位置，以减少老年人辨认环境的困难度。

（5）人物识别训练：照护者与老年人接触时，主动向其进行自我介绍，然后呼唤老年人姓名，并要求其应答；每次接触老年人时都要呼唤其名字，并让老年人反复记忆探视家属及相关人员的姓名和身份，促使其更快熟悉人物。

5. 妥善照护　照护是治疗谵妄老年人的重要措施。为老年人提供安静、舒适、光线柔和、陈设简单的房间。让熟悉的照护者陪伴老年人，可增加老年人的安全感。对于意识不清、兴奋或躁动的老年人，要预防意外拔管、跌倒、坠床等不良事件发生。对于重症老年人，要注意皮肤和口腔护理，从而预防口腔感染、压力性损伤与坠积性肺炎的发生。由于老年人有意识障碍，因此应派专人照护，避免发生伤人、毁物及自伤。

6. 支持性心理治疗　谵妄老年人在意识障碍消除后，对疾病中的病理心理体验（如错觉、幻觉及妄想等）可能保留部分记忆，认识到自己曾经"神志不清"，回想起来不免心有余悸，怕"疯病复发"。此时照护者应给予支持性心理治疗，解释疾病性质，使老年人认识到其所出现的精神症状是一过性及可逆性，是由躯体疾病所导致的，从而消除顾虑。

三、谵妄的照护技巧

（一）评估

谵妄持续时间越长，其危害程度越大。因此，对已发生谵妄的老年人，加强意识状态评估、了解谵妄持续时间具有重要意义。谵妄评定方法（the confusion assessment method，CAM）采用美国 Inouye 教授编制的谵妄诊断用量表。CAM 根据 DSM-Ⅲ-R 谵妄的诊断标准建立，用于老年谵妄的临床辅助诊断，具有比较好的信度和效度，其研究成果被广泛应用。李娟、邹义壮等根据我国临床的实际情况和特点，对 CAM 原有的项目建立等级评定，设立详细的评分定义，已经成为适合老年人的谵妄评定工具。通过临床现场测试，对其信度、效度和可操作性进行评价，建立了 3 个因子量表和诊断算法，并开发了 CAM-CR 的计算机辅助诊断程序。以下是 CAM 评估内容及分值赋值情况。

1. 急性起病　判断从前驱期到疾病发展期的时间，如老年人的精神状况有急性变化的证据吗？

1 分——不存在。

2 分——较轻：3 天至 1 周。

3 分——中度：1~3 天。

4 分——严重：1 天之内。

2. 注意障碍　请老年人按顺序说出 21 到 1 之间的所有单数。老年人的注意力难以集中吗？例如，容易注意涣散或难以交流吗？

1 分——不存在。

2 分——轻度：1~2 个错误。

3 分——中度：3~4 个错误。

4 分——严重：5 个或 5 个以上的错误。

3. 思维混乱　老年人的思维是凌乱或不连贯的吗？例如，谈话主题散漫或不中肯，思维不清晰或不合逻辑，或从一个话题突然转到另一个话题。

1 分——不存在。

2分——轻度：偶尔短暂的言语模糊或不可理解，但尚能顺利交谈。

3分——中度：经常短暂的言语不可理解，对交谈有明显的影响。

4分——严重：大多数的时间言语不可理解，难以进行有效的交谈。

4. 意识水平的改变　总体上看，您如何评估该老年人的意识水平？

1分——不存在：机敏（正常）。

2分——轻度：警觉（对环境刺激高度警惕、过度敏感）。

3分——中度：嗜睡（瞌睡，但易于唤醒）或昏睡（难以唤醒）。

4分——严重：昏迷（不能唤醒）。

5. 定向障碍　在会面的任何时间老年人存在定向障碍吗？例如，他认为自己是在其他地方而不是在医院，使用错的床位，或错误地判断一天的时间或错误地判断以 MMSE 为基础的有关时间或空间定向。

1分——不存在。

2分——轻度：偶尔短暂地存在时间或地点的定向错误（接近正确），但可自行纠正。

3分——中度：经常存在时间或地点的定向的错误，但自我定向好。

4分——严重：时间、地点及自我定向均差。

6. 记忆力减退　（以回忆 MMSE 中的 3 个词的为主）：在面谈时老年人是否表现出记忆方面的问题。例如，不能回忆医院里发生的事情，或难以回忆指令（包括回忆 MMSE 中的 3 个词）。

1分——不存在。

2分——轻度：有 1 个词不能回忆或回忆错误。

3分——中度：有 2 个词不能回忆或回忆错误。

4分——严重：有 3 个词不能回忆或回忆错误。

7. 知觉障碍　老人有知觉障碍的证据吗？例如，幻觉、错觉或对事物的曲解（如当某一东西未移动，而老人认为它在移动）。

1分——不存在。

2分——轻度：只存在幻听。

3分——中度：存在幻视，有或没有幻听。

4分——严重：存在幻触、幻嗅或幻味，有或没有幻听。

8. 精神运动性兴奋　面谈时，老人有不正常行为活动的增加吗？例如，坐立不安，轻敲手指或突然变换位置。

1分——不存在。

2分——轻度：偶有坐立不安，焦虑、轻敲手指及抖动。

3分——中度：反复无目的地走动、激越明显。

4分——严重：行为杂乱无章，需要约束。

9. 精神运动性迟缓　面谈时，老人有运动行为水平的异常减少吗？例如，常懒散，缓慢进入某一空间、停留某一位置时间过长或移动很慢。

1分——不存在。

2分——轻度：偶尔比先前的活动、行为及动作缓慢。

3 分——中度：经常保持一种姿势。

4 分——严重：木僵状态。

10. 波动性　老人的精神状况（注意力、思维、定向、记忆力）在面谈前或面谈中有波动吗。

1 分——不存在。

2 分——轻度：一天之中偶尔波动。

3 分——中度：症状在夜间加重。

4 分——严重：症状在一天中剧烈波动。

11. 睡眠觉醒周期的改变　老人日间过度睡眠而夜间失眠。老人有睡眠觉醒周期紊乱的证据吗？例如，日间过度睡眠而夜间失眠。

1 分——不存在。

2 分——轻度：日间偶有瞌睡，且夜间时睡时醒。

3 分——中度：日间经常瞌睡，且夜间时睡时醒或不能入睡。

4 分——严重：日间经常昏睡而影响交谈，且夜间不能入睡。

注：19 分以下提示该老人没有谵妄；20～22 分提示该老人可疑有谵妄；22 分以上提示该老人有谵妄。

（二）安全照护

谵妄是老年人常见的综合征，发生在不同的人群原因有所不同，其中高发人群主要为高龄、心脏手术后、烧伤、脑部有损害、药物依赖者。谵妄老年人容易发生跌倒、坠床、意外脱管等不良安全事件，因此应重视谵妄老年人的安全照护。

1. 预防跌倒/坠床　老年人属于跌倒高风险人群，加之发生了谵妄，使得跌倒风险增加。因此，照护者应该加强照护力度，实行轮班照护，或使用防跌倒报警装置、将床降低、加保护垫等，从而避免坠床。还要管理好门窗，以免老年人走失或因为幻觉坠楼等。人们以往对行为紊乱、烦躁不安、激越的老年人，通常采取保护性约束措施，防止跌倒、坠床、误吸及走失等意外事件发生。但研究发现，约束所致的不能移动反而增加老年人恐惧心理，导致更多激越行为发生。因此，尽量避免使用约束，必要时遵医嘱服用药物控制谵妄症状，加强对老年人的看护和陪伴。

2. 预防意外拔管　有管道如胃管、尿管、引流管等的老年人，应注意预防管道的滑落和拔出。可采取以下措施。

（1）妥善固定各类管道，实施二次固定（图 5-1～图 5-3）。

（2）应避免牵拉、折叠管道，保证管道通畅。

（3）照护者应加强照护，避免管道伤人，如氧气管缠绕老年人脖子导致窒息，或使用其自伤或伤人。此外还要加强病情观察，防止老年人暴力伤人或自伤，故要移开房间内可能伤害身体的物品或设备。

3. 掌握约束技巧　首先评估老年人谵妄发生的危险因素，根据评估结果对其制订个体化的干预方案，从而有效预防谵妄、认知功能下降及跌倒等不良事件的发生。保护性约束的使用本身不会消除谵妄症状，反而会诱发或加重老年人谵妄。因此，应严格遵守约束的使用标准和规范，尽量避免使用约束。约束的适应证为仅在老年人有暴力时要预防拔出重要管路（如气管导管、中心静脉导管等），但要避免身体约束。应用束缚后应定时评估，尽早撤除约束。下面介绍约束带的使用。

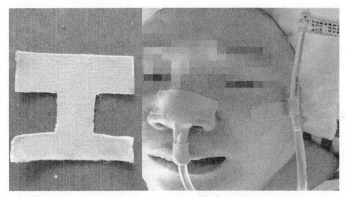

图 5-1　胃管二次固定方法

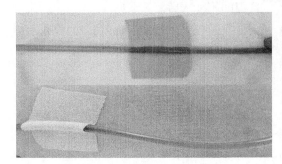

图 5-2　引流管二次固定方法

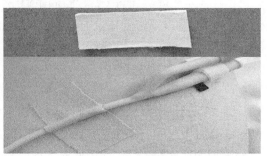

图 5-3　尿管二次固定方法

（1）操作前

1）评估老年人的年龄、意识、活动能力、谵妄程度。

2）约束相关用物准备齐全。

3）检查约束部位的皮肤。

4）老年人肢体摆放于功能位。

5）用棉垫包裹约束部位，系活结，约束带的松紧度以能放下一手指为宜。

（2）操作中

1）固定约束带（不可固定于床栏上）。

2）检查老年人肢体活动程度与范围。

3）调整约束带。

4）指导约束后的注意事项。

（3）操作后

1）观察老年人病情变化。

2）记录开始使用的日期及时间。

3）观察约束部位皮肤情况。

谵妄老年人的视觉、听觉、触觉等的感知觉反应速度减慢，且映像的清晰性和准确性减弱，其定向力和注意力也发生病理改变。若对老年人的行动不加以保护和限制管理，容易发生跌倒、坠床等不良安全事件。因此，需要专人守护谵妄老年人。

（三）谵妄预防措施

谵妄会使老年人致残率、病死率及医疗费用增加，且引起并发症或造成器官功能损害。有研究显示，谵妄老年人的病死率在 22%～76%。

已有研究表明，老年人中 1/3 的谵妄是可以通过有效策略进行预防的，但是目前应用药物方法进行预防干预尚缺乏可靠的证据，而非药物性干预方法通常采取综合性干预方案。目前老年人生活项目干预模式（即 HELP）是国外应用最广泛的非药物性老年谵妄预防管理模式。近 20 年来，HELP 预防方案已经被证明有效。该模式针对每项谵妄相关的危险因素都配备了详细的干预方案，照护者首先评估老年人谵妄危险因素，根据评估结果对每位老年人制订个体化的干预方案；该模式不但能有效预防谵妄，还能有效预防认知功能下降、跌倒等不良事件的发生，减少住院时间，节约住院费用。正确的干预措施可有效预防谵妄发生，而了解谵妄发生的时间分布，对及时、准确实施干预措施有重要作用。2014 年 HELP 进行了补充和完善，强调从以下几个方面加强老年谵妄的预防管理。

1. 日访方案　如每日利用"5W1H 法"（即 Why，What，Where，When，Who，How）进行时间、地点和人物的定向问答，提醒老年人所处的周围环境和身份，解答老年人的疑问和困惑，给予其关怀和社会支持。

2. 定向和认知治疗方案　一方面，要保持卧室适宜的温湿度和良好的光线，可以在卧室摆放老年人爱好的私人物品，通过营造熟悉的环境来缓解老年人焦虑恐惧等不良情绪；另一方面，建议通过指导老年人读报，与老年人一同回忆往事和讨论时事等去防止或降低老年人认知功能的减退。如果病情允许，可以鼓励老年人进行下棋、拼图等益智活动。

3. 早期鼓励老年人活动方案　肢体功能良好者要减少卧床时间，尽早下床活动，照护者每日陪同老年人散步和必要锻炼。肢体功能障碍者或卧床老年人应由专业康复医生或物理治疗师根据病情和活动能力进行每日活动指导和功能锻炼。

4. 非药物睡眠干预方案　老年人要保证正常的睡眠觉醒周期，夜间要营造一个睡眠环境，如将房间灯光调暗，保证安静的休息环境，以及集中饮食和治疗等；每日两次进行音乐放松疗法等。

5. 听觉/视觉障碍干预方案　为听觉、视觉障碍老年人提供眼镜、助听器等工具；与其交流时适当增加非语言性交流方式，帮助老年人尽快适应。

6. 协助进餐　协助和陪伴老年人进餐，如帮忙打开餐具和包装、倒液体食物等。

7. 照护质量　照护质量的提升可以降低老年谵妄的发生率和认知的下降水平。因此，照护者需要学习谵妄相关知识。

8. 熟悉环境　若老年人因家庭原因需要搬迁，照护者要帮助其尽快熟悉新环境，适应当地的生活方式。

9. 密切观察病情变化　及时纠正低血容量、贫血、低血氧状态。重点观察老年人是否存在多语、幻觉及妄想等一系列典型谵妄早期的精神症状。加强舒适照护，对老年人说话要亲切，动作要轻柔。注重疼痛管理，减少不必要的约束，关注睡眠时间，减少或不用易引起谵妄的药物，以及预防意外伤害。

10. 避免谵妄诱因 老年人的谵妄状态为发作性，一般情况下在傍晚和夜间发作，发作前通常有诱因，包括身体和心理两方面诱因。谵妄老年人难以接触，与照护者不合作，这一特点是其意识障碍所导致的。发生意识障碍的老年人，病情变化最大，也最快，可以突然发生跌倒。因此在照护老年人过程中，更应周密观察病情变化，并保证其得到周到、全面而细致的照护，如老年人的个人卫生及环境的整洁、老年人营养和水分摄入及排泄方面的平衡，从而保证其充足的休息和睡眠。

11. 调整睡眠和觉醒规律 居家照护者要注意分辨老年人是正常睡眠还是意识障碍加深，如果是后者，应及时送医院急诊处理，不可延误时机。养成正常睡眠规律对预防老年人谵妄状态发生或频繁反复发作均有效。

（四）日常生活照护

照护者要协助或帮助有自理能力缺陷的老年人完成日常洗漱和个人卫生。要保持床单清洁、干燥，勤翻身、勤擦洗、定时更换卧位，做好压疮预防护理；加强早上和晚上的皮肤清洁，如口腔及外阴清洁；大小便失禁者，预防失禁性皮炎的发生；协助进食适量、营养丰富、清淡、易消化的食物，部分不能经口进食者可采用鼻饲法为其提供营养支持。在日常生活照护中还需注意以下问题。

1. 疼痛护理 照护者应该知道疼痛可致谵妄发生，故要正确评估老年人的疼痛程度，减少或消除疼痛刺激源，在医生指导下合理应用镇痛药物，还可运用暗示疗法、音乐疗法、交谈及给予舒适体位等非药物镇痛法。

2. 减少应激源 照护者应掌握与老年人沟通的技巧，与其建立相互信任的照护关系，操作前充分解释，取得老年人配合，从而减轻其焦虑和恐惧。在了解老年人心理需求后，应及时给予心理疏导。

3. 环境舒适 老年人居室适宜温度为 22～24℃（浴室为 24～25℃），湿度为 50%～60%。照护者为老年人提供舒适的卧位，保持气道通畅，遵医嘱及时拔除尿管、胃管，以及合理使用约束带。

4. 保证充足睡眠 有计划地关上所有的门，最大限度地降低环境噪声。夜间减少打扰老年人的活动；做到四轻：走路轻、说话轻、操作轻、关门轻；减少使用电话、对讲机、电视和收音机；夜间不使用直接灯光照射；夜间合理使用镇静药，改善睡眠。

5. 促进感知 白天保持室内足够的光线，夜间关大灯；房间内放置钟表，使老年人有时间观念；对于有视听缺损的老年人，指导其使用辅助器材（如眼镜、助听器）；对于气管插管或气管切开的老年人，可通过使用写字、图片等方法了解其需要。

6. 预防并发症

（1）对带有管路的老年人，应加强安全照护，防止自行拔除导管（如中心静脉导管、引流管等）。

（2）选择有床挡的床，减少约束，预防老年人坠床和脱管。

（3）保持床铺平整、干净，预防压疮、深静脉血栓等并发症。

7. 加强沟通

（1）生物-心理-社会医学模式的建立，突出老年人是一个整体"社会人"的概念。因此，照护者要满足老年人作为"社会人"的多层次、多样化的需要。

（2）随着照护模式的不断深化，谵妄老年人心理照护势在必行，良好的沟通交流有利于老年人心理健康。

总之，照护者应给谵妄老年人营造安静、舒适的环境，保证房间空气流通，温湿度适宜，还要熟练掌握与老年人沟通的技巧，最大限度地减少刺激。

（五）饮食照护

1. 日常饮食照护　每日仔细观察老年人进食情况，给予高热量、高蛋白、高维生素饮食，治疗饮食及举例详见表 5-42，注意有无噎呛、吞咽困难等情况发生。根据老年人具体情况，可给予喂食或鼻饲补充营养，并鼓励老年人适量饮水。

2. 注意事项　进食时应当告诉老年人相关注意事项，每次少量慢速进食和饮水。注意保持老年人气道通畅，防止口咽分泌物吸入气管或支气管；痰液黏稠不易咳出者，采用口服止咳化痰药物或雾化吸入法，帮助其排痰。

3. 加强口腔清洁　每日刷牙或温开水棉球清洁口腔 2 次，避免口腔感染。

4. 个性照护　调整饮食结构，在满足营养需求下，充分考虑老年人饮食偏好。选择五谷杂粮和新鲜的时令蔬菜，适量吃水果、鱼、蛋和肉，每日足量饮水。

表 5-42　治疗饮食及举例

治疗饮食	举例
高热量饮食	米饭、吐司、馒头、面条、小餐包、玉米、苏打饼干、高纤维饼干、清蛋糕、芋头、地瓜、马铃薯、早餐、谷类
高蛋白饮食	动物蛋白：奶、畜肉、禽肉、蛋类、鱼、虾
	植物蛋白：黄豆、大青豆和黑豆等豆类，芝麻、瓜子、核桃、杏仁、松子
高维生素饮食	水果类：橘子、柠檬、橙子
	蔬菜类：彩椒、胡萝卜、南瓜、黄瓜、西红柿、冬瓜
	粗粮类：玉米、燕麦、荞麦
	动物内脏类：猪肝、鸡肝、羊肝
	深海鱼类：三文鱼、文昌鱼

（六）睡眠照护

1. 白天　照护者叮嘱并监督老年人按时起床，白天尽量不睡觉或 15：00 以前午睡，为老年人安排合理的运动/活动，减少白天卧床及睡眠的时间，严格遵守作息规律。

2. 傍晚　为了保证老年人有充足的睡眠，应营造一个安静、整洁、舒适的睡眠环境。照护者平时应多留意老年人的睡眠习惯，记录并总结老年人的不良习惯，随后进行逐项不良习惯的纠正。夜间减少饮水量。启用刺激控制程序法：让老年人自我感觉有睡意时才上床准备睡觉，若上床 15 分钟后仍未入睡则马上起床，进行适当的放松活动，如洗澡、看书、听轻音乐等，再次有睡意时才上床，重复上述程序直至成功入睡。嘱咐老年人躺床上时要放空思维，不要胡思乱想。从而建立持久睡眠觉醒的时间规律，打破失眠—唤醒—失眠的恶性循环。

3. 夜间　谵妄老年人有昼轻夜重这一显著特点，所以夜间其房间应尽量减少走动及噪声。夜间睡眠时，除必要的观察，不宜干扰老年人睡眠；睡前避免与老年人过度交谈或听音乐。照护者应密切观察老年人的病情变化及睡眠情况，若其实在睡不着，可给予睡眠药物，从而保证其充足睡眠，促进大脑功能恢复。因此，维持老年人正常生物钟，促进睡眠，可预防老年人谵妄发生。噪声会影响老年人睡眠质量，照护人员应增强"控噪声"意识，控制噪声及谈话声；老年人夜间可使用眼罩及耳塞，家中有两位老年人应当将床铺隔开，尽量减少夜间探视频次，使其睡眠不被打扰，从而保证睡眠质量。将老年人安置在单人房间，照护者应陪伴老年人睡眠或等待老年人入睡后再离开。对老年人进行认知定向锻炼、家庭探视陪伴护理及音乐疗法等多种照护干预方面的研究均证实，有效的照护干预可缓解及改善老年人谵妄症状。

（七）心理照护

1. 有效沟通交流　加强心理照护是处理谵妄的关键因素。照护者向老年人传达出理解、包容的共情情绪，鼓励老年人诉说自己看到或听到的各种奇怪图像和声音，了解其感知障碍的原因。对老年人的异常行为做到不指责、不纠正，对于一些可能不符合常规但又不违反原则的要求可适当满足，如老年人将女儿认作妹妹时不纠正，指导女儿扮演妹妹的角色与老年人对话，满足其精神需求，尽量让老年人处在愉快的情绪中。

2. 音乐疗法　为缓解老年人交感神经过度紧张，照护者通过指导老年人听轻音乐，使其情绪稳定，从而营造一个有利于身心的轻松环境。

3. 改善感觉缺失　为了给老年人心理上的支持和安慰，鼓励亲友、朋友定期探望，并延长探视时间，以减轻其孤独感，满足情感需求。医护人员也要经常保持与老年人眼神接触，鼓励老年人进行益智活动。

4. 降阶梯技术

（1）降阶梯技术：这是国外医务工作者应对有暴力和躁动等精神性症状的老年人必须掌握的一种非物理性干预方法。老年人发生焦虑型谵妄，表现为易激惹、焦虑、定向障碍或出现妄想，照护者应首先采取语言性和非语言性的降阶梯沟通技术去安抚并控制紧急状况，如注意合适的语调语速、肢体动作和神情等，避免激怒老年人，积极安抚老年人，取得其信任和配合。

（2）药物治疗：当降阶梯技术处理无效，并且老年人出现激越行为，威胁到自身或他人安全时才考虑使用药物。最常使用的药物是氟哌啶醇和奥氮平。使用药物治疗时要注意：短期使用（使用时间少于1周），从最低有效剂量开始使用，充分评估药物禁忌人群等。谵妄老年人用药要严格进行药物评估和病情监测，预防药物不良反应发生。

（3）保护性约束的使用：仅在谵妄老年人激越症状干预无效或药物作用未起效时使用，此举是为了预防躁动的谵妄老年人跌倒、拔除管路或防止老年人自伤或伤及他人，从而保证其治疗与护理。但是约束本身不会消除谵妄症状，反而会诱发、加重老年人谵妄。因此对谵妄老年人应严格遵守约束带的使用标准和规范，尽量避免使用约束带。

（八）运动照护

为老年人安排合理的运动，减少白天卧床及睡眠的时间。照护者应评估老年人的日常生活活动能力，并根据其自身情况给予相应的协助。

（九）用药照护

药物是导致谵妄发生的重要因素，包括抗生素、抗结核药、抗病毒药、抗惊厥药、抗抑郁药物、治疗帕金森病的药物、中枢神经系统药物、心血管药物、口服降糖药及皮质醇激素药等。某些药物（如苯二氮䓬类）本身可以引起躁动等精神症状。氟哌啶醇（对呼吸没有抑制作用）大剂量使用可导致低血压、恶性心律失常等不良反应。而低血压易引起脑组织低血流灌注状态，进而加重谵妄发生的概率。因此照护者要熟悉常用药物的作用、副作用和药物相互作用等知识，了解老年人用药状况，密切观察用药后的反应，特别是体温、脉搏、呼吸、血压及疼痛变化，以降低谵妄发生的风险。

一些老年人谵妄诱因或病因去除后，即使不用药物，其症状也会逐渐缓解，而对部分去除诱因或病因后仍不能缓解症状者，应考虑药物治疗。在使用镇静药物期间，要注意有无药物副作用而引起老年人更强烈的应激反应。

（十）皮肤照护

照护者应该对谵妄老年人加强皮肤照护，勤翻身、勤擦洗，定时更换卧位，保持床铺清洁、平整干燥，预防压力性损伤。对大小便失禁者，要注意随时保持肛周及外阴清洁，预防失禁性皮炎的发生。

（周瑶群　张剑书）

第九节　居家安宁疗护

一、起源及概述

安宁疗护一词起源于英文 hospice。欧洲中世纪 hospice 是指为旅行者或朝圣者提供中途休息、补足体力的驿站，是一种早期的慈善服务机构，后引申为帮助那些患有不治之症的人走过人生最后一程，为其及家属提供情感支持的专业场所。20 世纪 50 年代西西里·桑德斯博士因长期目睹生命垂危肿瘤患者的痛苦，于 1967 年在英国创建了世界上第一所名为 St.Christopher's Hospice（圣克里斯多弗宁养院）的临终关怀机构，旨在为长期疾病、绝症患者解除痛苦，减轻其不适症状，使其尽可能没有痛苦地度过最后的日子。

二、我国安宁疗护的发展史

20 世纪 80 年代初，我国台湾地区在借鉴其他国家安宁疗护经验的基础上开始试行。

1988 年，天津医学院成立了临终关怀研究中心。至此，hospice 被翻译成"临终关怀或安宁疗护"，并开始在我国正式使用。2017 年国家卫生和计划生育委员会组织制订了《安宁疗护实践指南（试行）》指出，"安宁疗护实践以临终患者和家属为中心，以多学科协作模式进行，主要内容包括疼痛及其他症状控制、舒适照护、心理、精神及社会支持等。""安宁疗护"一词可避免传统文化和生死观对于"临终"和"死亡"的避讳，有利于推动我国安宁疗护的发展。从 1988 年成立首家安宁疗护机构以来，我国已在北京、天津、广州、上海等大城市相继成立了 100 多家安宁疗护医院，但与现实需求还是存在较大的差距。我国开展安宁疗护主要是为各种疾病中晚期患者提供日常生活照护、缓解疾病症状、情感关怀、心理抚慰等服务内容。在一定程度上显著降低了无效救治的频次及种类，避免了昂贵的检查费用，节省了医疗卫生资源。

近年来国家颁布了相关法规及政策，为我国安宁疗护事业发展提供了新的契机与平台。2017 年国家卫生和计划生育委员会组织制订了《安宁疗护实践指南（试行）》《安宁疗护中心管理规范（试行）》及《安宁疗护中心基本标准（试行）》三个相关指导性文件，为我国安宁疗护指明了方向。2019 年 12 月 28 日，第十三届全国人民代表大会常务委员会第十五次会议通过《中华人民共和国基本医疗卫生与健康促进法》，其中第三十六条提出，各级各类医疗卫生机构应当分工合作，为公民提供预防、保健、治疗、护理、康复、安宁疗护等全方位全周期的医疗卫生服务。该法案自 2020 年 6 月 1 日施行，从立法层面将安宁疗护列入国家健康体系。

三、居家安宁疗护的目的和意义

（一）目的

居家安宁疗护是满足老年人在家中接受照护和离世的意愿，提高处于生命终末期老人的生活质量，提供缓解症状、舒适护理等服务，帮助老年人解除生理及心理的痛苦，使其能安详地度过人生的最后阶段，并有尊严地辞世；同时帮助家属缓解失去亲人的痛苦，积极地面对余生。

（二）意义

从 1967 年世界第一所临终关怀医院的创立，至 1968 年居家安宁照护小组的成立并发展至今，居家安宁疗护满足了患者在家中接受终末期照护的心愿，体现了社会的发展及医学的进步。终末期老年人大多伴有躯体症状及心理障碍，而熟悉的家庭环境可有助于老年人减轻躯体症状，缓解其恐惧、焦虑及抑郁心理，还能提高其日常生活自理能力及生活质量。对于生命终末期老年人，家是自己最熟悉、最有安全感的地方，是让老年人放松的一个私人空间，可以使其更好地与亲朋好友进行沟通交流，进一步提升与亲朋好友的关系。居家安宁疗护不仅能使终末期老年人在熟悉的环境中维持常态的生活，还能有更多家人的陪伴，可显著减轻生命终末期老年人的失落和无助，使其心理获得更多安慰。

四、居家安宁疗护的内容

老年人生命终末期常见症状的控制和照护是居家安宁疗护的核心内容，是心理、灵性和社会层面关怀照护的基础，是有效提高老年人生存质量的主要措施，是满足临终老年人享有舒适、安详、有尊严地辞世的重要保障。

（一）照护环境

护理学创始人南丁格尔认为，环境是影响生命和有机体发展的所有外界因素的总和。环境因素不仅可以引起机体的不适，还能影响个人的精神状态，能够缓解或加重疾病，甚至死亡。因此，照护环境的目标是以生命终末期老年人为中心，为其营造一个舒适、安全的居家环境，从而满足其需要。居家环境应遵循安全、温暖、干净、整洁及光线充足。其具体要求见第三篇第七章第一节。

（二）症状控制

2017 年发布的《安宁疗护实践指南（试行）》，其中专门列举了生命终末期老年人 13 种核心症状，包括疼痛、呼吸困难、咳嗽、咳痰、咯血、恶心呕吐、呕血、便血、腹胀、水肿、发热、恶病质、口干、睡眠障碍及谵妄。以下简要介绍生命终末期老年人核心症状的处置。

1. 疼痛　是生命终末期老年人常见症状之一，是一种与实际或潜在组织损伤，或与这种损伤描述有关的一种不愉快的感觉和情感体验，包括感觉、情感、认知和社会成分的痛苦体验。居家安宁疗护的老人处于生命终末期，故应全面评估其疼痛及伴随症状、镇痛目标、预期生存期等，有助于选择适宜的药物及剂量。照护者应遵医嘱规律定时给予生命终末期老年人服用镇痛药，从而维持有效的血药浓度，在观察药物疗效的同时，关注药物不良反应，如恶心、呕吐、便秘、谵妄、意识改变及呼吸困难等症状。还可以根据生命终末期老年人的喜爱，播放一些舒缓的音乐，让其身心放松，从而减轻疼痛带来的不适感。

2. 呼吸困难　生命终末期老年人常感觉呼吸费力，严重时出现鼻翼扇动、发绀、端坐呼吸，并有呼吸频率、深度及节律的异常。研究显示，70.2% 的终末期患者在生命最后的 6 周内均伴有呼吸困难症状，且多是不可逆的，病因治疗效果也是有限的。因此，在遵医嘱合理用药缓解症状的同时，给予家庭氧疗不仅可改善终末期老年人的低氧血症，还可减轻其呼吸困难症状。研究提示，每日给予 15 小时以上的氧疗不仅可改善患者缺氧症状，提高动脉血氧分压和血氧饱和度，改善缺氧组织器官功能，降低肺动脉压，减轻呼吸困难，还可提高患者的舒适度，提高其生活质量。照护者可协助生命终末期老年人进行呼吸放松训练，并注意保持室内空气新鲜，温湿度适宜。

3. 咳嗽、咳痰　咳嗽的本质是保护性反射活动，是一种暴发性、突然的呼气运动，以此来清除呼吸道分泌物。咳痰是借助支气管平滑肌的收缩及黏膜上皮的纤毛运动及咳嗽反射，将呼吸道的分泌物经口排出，是终末期老年人的常见症状。研究显示，57% 的肺癌患者存在咳嗽症状，其中 23% 的患者咳嗽时伴有疼痛。照护者首先要评估生命终末期老年人咳嗽的原因，如胃食管反流、慢性心力衰竭加重、感染、慢性阻塞性肺疾病、胸腔积液等；其次，还要观察咳嗽的性质，是干咳还是伴有咳痰症状，是白色黏液痰还是脓性痰等。因此，照护者除了遵医嘱给老年人口服止咳化痰药物外，还可协助其采取舒适体位，如坐位或半坐位均有助于改善其呼吸症状。对排痰无力、长期卧床的生命终末期老年人，可协助翻身、拍背、雾化吸入等，从而帮助排痰。

4. 咯血　是指喉及喉以下呼吸道及肺组织的血管破裂导致出血，并经口腔排出。大咯血是生命终末期老年人发生的一种非常紧急的情况，其预后差、病死率高达 50%～85%。生命终末期老年人咯血的原因多为晚期血液恶性肿瘤、原发性或继发性肺癌、支气管扩张、肺栓塞等。当出现咯血时，照护者应协助老年人卧位休息，头偏向一侧，并立即清除口腔、咽部的血块，确保气道通畅，避免窒息。大咯血期间应禁食、禁饮，小咯血宜进食少量温、凉流质饮食，并保持排便通畅，避免因排便不畅、腹压增加而再次咯血。

5. 恶心呕吐　恶心一般表现为胃部不适和胀满感，常为呕吐的前奏，多伴有流涎与反复的吞咽动作。呕吐一般表现为胃反射性强力收缩，通过胃、食管、口腔、膈肌和腹肌等部位的协同作用，迫使胃内容物由胃、食管经口腔急速排出体外。终末期老年人发生恶心、呕吐可与多种症状同时出现，除肿瘤本身及其合并症外，还需排除是否存在脑转移、水电解质紊乱、贫血、肠梗阻等引起的恶心、呕吐。研究表明，芳香疗法、穴位针灸等可以改善恶心、呕吐的症状。因此，照护者应尽量给老年人提供一个舒适环境，减少恶心、呕吐发生，避免因呕吐造成窒息，必要时采用芳香疗法、穴位针灸改善症状。饮食方面应少食多餐，注意保持口腔清洁。

6. 呕血与便血　呕血是血液经胃从口腔呕出的现象，多为上消化道疾病或全身性疾病所致的急性上消化道出血。便血是血液由肛门排出的现象，少量出血仅隐血试验才能确定。生命终末期老人发生呕血或便血原因很多，消化系统疾病中食管静脉曲张破裂、胃癌、晚期肝癌、肝硬化等均可致呕血或便血。除遵医嘱治疗外，发生呕血时要确保生命终末期老年人气道通畅，避免发生窒息。照护者应及时清理颜面部血渍，可使用深色毛巾擦拭，以减轻其紧张、恐惧心理，还可根据具体情况选择音乐疗法、精油抚触、冥想等方式协助其放松。

7. 腹胀　既是一个体征，又是一个症状，轻者可表现为腹部稍饱胀感，重者可影响呼吸。全腹膨隆是由于各种原因导致的腹内压增加，可表现为嗳气、肠鸣音亢进、胃肠胀气等，是消化系统常见症状之一。引起生命终末期老年人腹胀的原因很多，如低蛋白血症、腹水过多、胸腔积液、食物或药物代谢过程中产生过多气体、消化道器官病变等。照护者应遵医嘱使用利尿药、缓泻剂、益生菌等药物，从而减轻生命终末期老年人腹胀，改善其肠道微生态环境，还要限制食用易产气的食物；也可给予脐部涂松节油、腹部热敷小茴香等减轻腹胀。对于有腹水的生命终末期老年人，照护者应协助进食高蛋白、高热量、高维生素、低钠饮食，并限制饮水量，准确记录出入量及每日体重。

8. 水肿　是指人体组织间隙有过多的液体积聚所产生的组织肿胀症状。生命终末期老年人多因心肾功能不全、腹水、低蛋白血症、贫血等引起水肿。除遵医嘱使用药物外，还要控制饮水量及钠盐摄入量。四肢水肿者可协助抬高肢体，必要时使用弹性绷带或弹力袜进行适当压迫治疗，从而减轻水肿。此外，照护者需要协助生命终末期老年人做好皮肤护理，并关注弹力袜末端肢体肿胀情况、皮肤颜色及温度的变化。

9. 发热 是指由于致热源的作用使体温调定点上移而引起的调节性体温升高。发热常是多种疾病的共同症状。导致生命终末期老年人发热的疾病，常见的有感染、中暑、恶性肿瘤等。除遵医嘱药物治疗及加强体温监测外，老年人需卧床休息，多饮水，给予清淡易消化饮食。对于高热者，照护者可给予温水擦浴、冰袋物理降温等，以达到降温的目的。

10. 恶病质 是以骨骼肌和内脏肌肉量减少为特征的一种消耗性不良状态，营养支持治疗不能完全逆转，可以继发于厌食，也可单独出现。生命终末期老年人主要表现为低蛋白血症，并出现消瘦、皮肤干燥及松弛、肋骨外露等。照护者首先要全面评估生命终末期老年人发生恶病质是否存在可逆性的因素，如恶心、呕吐、便秘、抑郁、疼痛等。遵医嘱使用食欲刺激剂，并给予积极的营养支持，必要时给予肠内营养可增加生命终末期老年人的体重及食欲。

11. 口干 主要是因为唾液分泌减少引起口腔干燥的感觉，口干与许多症状相关，是肿瘤患者的常见症状。安宁疗护生命终末期老年人常因服用麻醉类镇痛药、血管紧张素转化酶抑制剂、抗抑郁药等引起口干症状，从而影响其食欲、睡眠质量、说话、吞咽，严重影响其生活质量。治疗前需分析引起口干的原因，是否存在因腹泻、发热等导致的体液不足。照护者可协助生命终末期老年人漱口以清洁舌苔，少量多次饮水，含化冰块及食用酸性食物来缓解口干的症状。

12. 睡眠障碍 是指器质性或非器质性因素导致的睡眠质量或时序变化，即嗜睡、失眠、入睡困难等，睡眠障碍是生命终末期老年人的常见症状。相关研究提示，75%的晚期癌症患者存在睡眠障碍。失眠是个体对睡眠时间及睡眠质量不满意，并影响日间社会功能的一种主观体验，是睡眠障碍中最为常见的症状。因此，照护者应营造一个良好的睡眠氛围，睡前给其充分的镇痛，减少液体摄入，调暗室内灯光，减少周围噪声，播放舒缓的音乐，从而使老年人身心放松，必要时使用芳香疗法辅助治疗等。

13. 谵妄 是一种病因学上非特异的脑器质性综合征，特点为意识障碍，意识清晰度水平降低，同时产生大量的错觉和幻觉，可以有多种多样的情绪反应和行为表现。谵妄在生命终末期老年人中较为常见，发生率极高。详见第二篇第五章第八节。

（三）居家日常照护

1. 饮食与营养 居家照护者仍然需要重视生命终末期老年人的饮食与营养照护，但由于无法经口进食，或进食后恶心、呕吐明显，经营养风险评估筛查需要营养支持疗法，加上其胃肠道能耐受者，可采取家庭肠内营养。家庭肠内营养（home enteral nutrition，HEN）是指患者在家中接受肠内营养支持以维持营养状态的方法。

（1）评估：评估生命终末期老年人有无腹胀、腹痛、恶心、呕吐等不适，肛门排气是否通畅，有无肠鸣音。

（2）体位：无禁忌者鼻饲前可取坐位或半坐位，卧床患者抬高床头 30°，昏迷患者取去枕平卧位，头向后仰。鼻饲后仍需抬高床头 30°～45°，至少 30 分钟。

（3）管道护理：保持鼻饲管通畅，避免牵拉、折叠。鼻饲前检查管道置入长度，管道是否固定稳妥，周围皮肤黏膜是否完好。鼻饲前后均需使用 20ml 温水冲洗管道，避免管道堵塞，每次鼻饲总量不超过200ml。

（4）检查残余量：鼻饲前需回抽胃内容物，如残余量大于150ml，需暂停鼻饲，1小时后再次评估是否进行鼻饲。

（5）并发症的观察及处理

1）胃潴留：因鼻饲量过多或间隔时间短，鼻饲前未检查残余量，或因胃肠黏膜出现缺血缺氧，影响胃肠道正常吸收消化，胃肠道蠕动减慢，引起的排空障碍。一般表现为腹胀，或残余量大于150ml，严重者可引起胃食管反流。处理：如残余量大于150ml，需暂停鼻饲，一小时后再次评估是否进行鼻饲。

2）腹泻：导致腹泻原因有对豆浆、牛奶不耐受，鼻饲速度过快，营养液浓度较大或温度过低，营养液被污染等，从而刺激肠蠕动或导致肠道感染，可表现为排便次数增多，稀便或水样便，伴或不伴腹痛、肠鸣音亢进等。处理：对腹泻严重者，应暂停鼻饲，必要时给予对症处理。照护者应注意及时清洁腹泻老人肛周皮肤，保持皮肤干燥，还要减慢鼻饲营养液速度，延长鼻饲时间，减少鼻饲营养液总量。

3）便秘：生命终末期老年人由于运动减少，胃肠蠕动减弱，加上口服镇痛药，或鼻饲营养液中粗纤维较少，粪便在肠内滞留过久，容易引起粪便干燥，导致排便不畅。表现为排便次数减少，或排便困难，自感腹胀。处理：鼻饲营养液中增加膳食纤维，补充足够的水分，按摩腹部，必要时予以开塞露外用或口服通便药物。

4）胃出血：常由生命终末期老年人自身疾病导致，或因鼻饲前检查残余量抽吸用力过猛，致胃黏膜局部充血，微血管破裂出血。一般表现为保留胃管内可吸出少量鲜血，出血量较多时呈咖啡色胃内容物，严重的生命终末期老年人脉搏细速、血压下降，甚至出现休克症状。处理：血性胃内容物大于100ml，则暂停鼻饲，观察及对症处理。

5）误吸：常因生命终末期老年人胃肠道功能减弱，鼻饲速度过快，胃内容物潴留过多，腹压过高引起食物反流；或因其吞咽功能障碍，食物误吸入气管或肺内，引起呛咳或吸入性肺炎。误吸表现为气喘、呼吸困难、心动过速、呛咳，或因吸入性肺炎导致体温升高、咳嗽、咳痰。处理：发现误吸，立即停止鼻饲，头偏向一侧，同时清除口鼻腔异物，保持气道通畅，并密切观察生命体征变化。

2. 局部冷热敷　冷热敷是利用低于或高于人体温度的物质作用于体表皮肤，通过神经传导引起皮肤和内脏器官血管的收缩和舒张，从而改变机体各系统体液循环和新陈代谢，达到治疗的目的。对生命终末期老年人采用冷热敷可使局部或全身达到镇痛，控制炎症的扩散，降低体温，促进炎症的消散和局限，减轻深部组织充血，从而起到保暖与舒适的作用。详见第二篇第四章第三节。

3. 音乐疗法　生命终末期老年人由于情绪低落、情感消沉，忧思悲恐较多，七情内伤，而五音通五脏，可采用音乐感染情绪。研究提示，音乐疗法对生命终末期患者具有稳定情绪、缓解紧张及疼痛等功效。

（1）音乐风格及作用见表5-43。

（2）音乐治疗的方法

1）主动性音乐疗法：指患者通过演唱歌曲、跳舞、演奏音乐来调节情绪，逐步建立适应外界环境的能力，从而最大限度地调动机体身心各部分功能，最终达到康复的目的。

表 5-43 音乐风格及作用

音乐风格	曲名	作用
雄伟、高亢、铿锵有力	《十五的月亮》《黄河》	摆脱悲痛、发泄郁闷
旋律活泼、欢快	《步步高》《喜洋洋》	振奋精神
柔润、清纯	《梁祝》《二泉映月》	缓解烦躁、失眠
生机勃勃、春回大地	《春风得意》	疏肝理气
沉静、悠扬	《月儿高》《平湖秋月》	缓解多愁善感

2）接受式音乐疗法：指患者在音乐治疗师的引导下，通过视觉、听觉接受音乐，用音乐本身的内含及魅力帮助其康复。在欣赏音乐过程中，通过音乐的旋律、节奏、和声等因素影响个体的神经系统，从而发挥治疗作用。

3）综合音乐疗法：是指不限于哪种方法的使用，主动与被动双管齐下，在音乐声中由照护者或患者自己进行肢体活动。例如，以柔和的体操伴随熟悉的充满激情的音乐，或以面部按摩伴随熟悉的轻松音乐进行肌肉放松训练。

4. 芳香疗法 是指由芳香植物所萃取的精油作为媒介，制作成不同剂型的精油，在沐浴、热敷、按摩等情况下，使精油作用于机体，达到舒缓减压的功效。对于安宁照护癌症晚期患者，芳香疗法可以单独使用，也可与针灸推拿等中医技术联合使用，这样可有效缓解疼痛，改善睡眠质量，调节情绪及缓解压力，使其身心得到舒缓，从而提高生活质量。

（1）常用精油及作用见表 5-44。

表 5-44 常用精油及作用

精油	作用
迷迭香、洋甘菊、百里香、马荷兰、薰衣草	缓解疼痛
薰衣草、佛手柑、柠檬、杜松、茶树	抗菌
生姜、佛手柑、辣薄荷、马荷兰	缓解胀气
柠檬、杜松、葡萄柚、丝柏、茴香	利尿
佛手柑、薰衣草、洋甘菊、乳香、檀香	镇静
百里香、马荷兰、柑橘类	抗焦虑
薰衣草、洋甘菊、橙花、马荷兰	改善睡眠
生姜、肉桂、洋甘菊、辣薄荷	缓解恶心

（2）精油使用方法

1）沐浴：将适量精油滴入浴缸中泡澡，可缓解疲劳，促使全身肌肉放松。

2）漱口：将少许精油加入温开水中漱口使用，可预防口腔感染，缓解牙痛。茶树精油、薰衣草精油加入漱口水中，还可缓解口腔溃疡带来的不适感，有助于溃疡愈合。

3）冷热敷：将少许精油滴入水中，用毛巾浸湿敷于局部皮肤，精油可在局部皮肤发挥作用。例如，腹部热敷薄荷精油，可缓解胃肠道不适，头部冷敷有助于缓解头痛等。

4）按摩：通过按摩使精油分子进入机体，并刺激机体某些部位及穴位，达到活血化瘀、疏通经络，调节脏器气血功能，促进淋巴、血液循环及皮脂腺分泌，加速组织耗氧量，加快代谢物排泄，并对神经起到舒缓的作用。加入马荷兰、薰衣草精油按摩疼痛部位，有助于疼痛缓解。

5. 卫生照护　生命终末期老年人由于疾病进展，导致其个人卫生状况不佳，如口臭、汗臭、皮肤瘙痒等，容易引起机体不适。照护者应协助生命终末期老年人做好个人卫生，让其感觉舒适也是很重要的。例如，保持床单及皮肤清洁、给予口腔护理、协助排便等。具体方法见第二篇第四章第五节。

（四）生命终末期老年人的心理特征及护理

1. 生命终末期老年人的心理特征　处于生命终末期的老年人心理极为敏感、复杂，照护者应及时了解老人的真实想法，随时掌握其心理变化，帮助其从恐惧与不安中解脱出来，从而舒适地度过临终过程的各个阶段。对于生命终末期老年人而言，在最后的日子里能满足其心理需求比生理需求更为重要。对于有疑虑的老人，在做任何照护时需事先进行充分的解释工作，取得同意后再进行操作。对于记忆力和语言功能减退的生命终末期老年人，其逻辑思维较差，甚至前言不搭后语，照护者要认真倾听其诉说，与其产生共鸣。对虚弱且无力交谈的生命终末期老年人要通过表情、眼神和手势表达对其进行理解，以减轻其焦虑和恐惧心理。

2. 生命终末期老年人的心理护理　心理护理是生命终末期老年人照护重点环节，能够使其处于舒适、安宁的状态。照护者应尽早识别老人不良情绪，采取措施表达出对生命终末期老年人的关爱及理解。

（1）触摸：触摸式护理是大部分生命终末期老年人愿意接受的一种方法。针对不同情况，照护者可以轻轻抚摸老人的手、胳膊、额头、腹部及背部，抚摸时动作要轻柔，手部的温度要适宜，这样做可取得老人的信赖，减轻其恐惧心理，使其感到更舒服、更有安全感和温暖感。

（2）陪伴：孤独感在老人中很常见，80岁以上者孤独感占比60%，这是一个不容忽视的社会问题。因此，家人应尽可能多地给予生命终末期老年人陪伴，让其感到自己没有被抛弃，时刻受到关爱，从而满足其心理需求。

（3）倾听与交流：照护者耐心倾听生命终末期老年人的心声和诉求，能使其感到被理解。耐心、诚恳的交流，能及时了解到生命终末期老年人的真实想法及心愿，尽可能地满足其需求，从而减轻其焦虑、抑郁及恐惧心理。对虚弱无力无法进行语言沟通的生命终末期老年人，可通过手势、眼神、表情等对其表达关爱与理解。

（4）同理：是把自己放在既定已发生的事件上，想象自己有何种心理以致有其行为。照护者可站在生命终末期老年人的立场，设身处地体会其情绪与想法，并站在其角度去思考和处理问题。

（五）社会支持

1. 情感支持　良好的情感支持可以为生命终末期老年人营造一个温馨的心理驿站，帮助其调整情绪，舒缓压力，提升人生价值及其意义。

2. 信息支持　是指能给予解决问题的建议及指导。一般可采取宣传片、家属集体宣传教育等形式开展。充足的信息可提升照护者的能力，有效地解决问题，减轻身心压力，详见表 5-45。

表 5-45　信息支持分类

分类	内容
疾病信息	疾病进展、症状处置、沟通技巧、照护技能等
相关政策	特殊门诊、医保报销、大病救助等相关政策
救助机构	民间救助组织、政府救助机构等
家庭事务	父母子女安排、遗产分配与继承等
临终机构	提供照护的门诊、住院临终关怀机构等
丧葬礼仪	办理死亡证明流程及丧葬事宜等

3. 陪伴支持　家庭是生命终末期老年人最可靠的社会支持，家人也是生命终末期老年人最想陪伴及依靠的人选。每个人都渴望被人接纳、有所归依，希望得到亲朋好友的关心及照顾，这不仅来自生理需求，还来自爱与相互关系的需求。因此，家人应多陪伴生命终末期老年人。

4. 物质支持　是指为生命终末期老年人和家庭提供的物质资源、财力帮助及所需服务等，除了来自家庭、亲朋好友的支持，有时还需要来自社区、单位、社会、政府机构的支持，从而提高其生活质量。物质支持可以是生活慰问品、救助金、慰问金、所需医疗或生活设备等。

（六）照护者心理照护

1. 信息需求　照护者大多为非医学专业人士，因此在居家安宁照护的环境下，常因缺乏专业的医学知识、护理知识及技能使其感到手足无措。因此，参与并协助照护者了解日常照护技能、有关资源（如社会资源、经济补助等）及老人死后相关适宜（后事的处理）是照护者非常重要的需求。社会及相关专业团体应积极向照护者提供相关方面的信息。

2. 情绪支持　随着生命终末期老年人病情的恶化，照护过程中出现的各种问题，使得照护者常出现害怕、焦虑、无助、悲观等负面情绪。因此，对于照护者的付出和努力应给予肯定，鼓励其说出内心感受，引导照护者宣泄负面情绪。

3. 喘息照护　生命终末期老年人的居家安宁照护任务是非常繁重的，照护者常因日常照护、家庭琐事等感到力不从心。喘息是让身心耗竭的照护者暂时放下照护任务，进行休息、调整心态的过程，有利于更好地照护生命终末期老年人。

4. 死亡教育　照护者应该做好生命终末期老年人离世的思想准备。照护者要理解死亡是不可避免、无法抗拒的必然过程，是生命活动的必然表现，以便顺利度过哀伤期，使其余生走上正轨。

我国人口老龄化日益加剧，多数家庭为独生子女，面临着上有老、下有小的现状，而"百善孝为先"的传统观念根深蒂固。因此，有必要让大众认识到，居家安宁疗护并非见死不救，也不等同于安乐死，它不促进也不推迟死亡，是以提高生命终末期老年人生命质量为目的的。

（叶思思　张剑书）

第十节　肿瘤放化疗患者的居家照护技能

一、概述

肿瘤是人体器官组织的细胞在外来和（或）内在有害因素的长期作用下所产生的一种以细胞过度增殖为主要特点的新生物。肿瘤是一类常见病、多发病，严重威胁人类健康和生命的疾病，由 100 多种不同部位的肿瘤组成。随着人口老龄化加重，恶性肿瘤对我国老年患者生存率的影响越来越明显。美国的调查结果提示，肿瘤是 60～79 岁人群的主要死因，超过 50% 的肿瘤患者年龄 >65 岁，超过 70% 的肿瘤相关死亡发生在 65 岁以上人群。

化学治疗和放射治疗（简称放化疗）作为恶性肿瘤的重要治疗手段，不再仅是一种姑息疗法或辅助治疗，已经逐步成为一种根治性的方法和手段，在肿瘤综合治疗中起到了不可替代的作用。因此，做好肿瘤放化疗老年患者的居家照护，在减轻不良反应、提高患者生存质量等方面显得格外重要。本节主要就肿瘤的基本知识及放化疗患者的居家照护技能分别进行阐述。

二、肿瘤相关知识

（一）概念

肿瘤是机体在各种致瘤因素的作用下，局部组织的细胞在基因水平上失去了对其生长的整场调控，导致其克隆性异常增生所形成的新生物。

（二）肿瘤的分类

肿瘤依据生长特性和对身体的危害程度分为三类：良性肿瘤、恶性肿瘤、介于良恶性肿瘤之间的交界性肿瘤（良性肿瘤与恶性肿瘤的区别见表 5-46）。其中，恶性肿瘤对人体健康危害最大。

1. 良性肿瘤　是指无浸润和转移能力的肿瘤，通常会有包膜或边界清晰，生长速度缓慢，呈膨胀性生长，肿瘤细胞分化成熟，对机体危害小。

2. 恶性肿瘤　具有浸润和转移能力的肿瘤，肿瘤通常无包膜，边界不清，向周围组织浸润性生长，生长速度快，肿瘤细胞分化不成熟，有不同程度的异型性，对机体危害大。

3. 交界性肿瘤　是生物学行为和组织形态，介于良性和恶性之间的肿瘤，也可称为中间性肿瘤。在肿瘤临床诊断中，良、恶性难以区分的肿瘤并不少见。

表 5-46　良性肿瘤与恶性肿瘤的区别

项目	良性肿瘤	恶性肿瘤
细胞分化程度	分化程度高，异型性小	分化程度低，异型性大
生长速度	缓慢	较快
核分裂象	无或少，无病理性核分裂象	多，有病理性核分裂象
生长方式	膨胀性或外生性生长	浸润性或外生性生长
继发改变	少见	常发生出血、坏死、溃疡等
转移	无	可转移
复发	不复发或很少复发	易复发
对机体影响	较小，局部压迫和阻塞	较大，破坏组织、出血、坏死、合并感染、恶病质

（三）恶性肿瘤的危险因素

吸烟、饮酒、高体重指数、水果及蔬菜的摄入量不足及缺乏运动等，与约 1/3 恶性肿瘤发病有关。导致恶性肿瘤的危险因素可分为行为及生活方式、社会心理因素、药物因素、环境理化因素、职业因素、生物因素等六类。

1. 行为及生活方式

（1）吸烟：与多种癌症的发病有关，其中与肺癌的关系最为密切。吸烟导致发生肺癌、胃癌、食管癌、胰腺癌、口腔癌、肝癌、肾癌、结直肠癌、膀胱癌和宫颈癌的危险性上升。烟草中含有 4000 多种化学物质，目前已知的与烟草致癌相关的化学物质有 50 余种，如芳香烃类、亚硝胺类、芳香胺类、乙醛类，以及其他有机物（如苯）、非有机化合物（如钋和坤）等。

（2）饮酒：与口腔癌、咽癌、喉癌、直肠癌等相关，长期饮酒可导致肝硬化，继而可能与肝癌发生有关。

（3）食物：腌制食品、咸菜等是导致胃癌发病的危险因素。亚硝酸盐是一种防腐剂，在酸性环境下形成亚硝胺，为致癌物质。黄曲霉菌污染大豆、玉米、麦子等后产生黄曲霉毒素，从而致癌。烤制、烟熏食物，如熏肉、腊肠、烧烤等含有致癌物质苯并芘，还有食品精细、长期缺铁及营养不足等使发生胃癌和食管癌的危险性增加；营养过度也是癌症的危险因素。

2. 社会心理因素　不良的感情生活可导致癌症的发生，如家庭的不幸事件、不协调的人际关系、工作学习过度紧张等，个体的性格特征与恶性肿瘤也有着一定的关系。

3. 药物因素　如雌激素的长期使用可致阴道癌、子宫颈癌；坤剂可致皮肤癌；放射性核素、药物碘、磷的过多接触或接受治疗可引起急性白血病；环磷酰胺可治疗癌症，但可诱发白血病、乳腺癌、膀胱癌等。

4. 环境理化因素　WHO 指出：人类 80%～90%的恶性肿瘤的发生与环境因素相关，其中最重要的是环境化学因素。目前已经证实，可使动物致癌的有 100 余种，对人类有致癌作用的有 30 多种。城市大气污染苯并芘与肺癌有密切关系，约有 10%的肺癌病例是由大气污染（包括与吸烟的联合作用）导致的。

5. 职业因素　与职业相关的危险因素有物理因素，如电离辐射、紫外线及使用多种化学物质（如染发用氢氧化铵、二噁英）等。

6. 生物因素（感染源）　是人类肿瘤的主要病因之一。流行病学调查结果提示，全球17%的新发恶性肿瘤是由感染性疾病引起的，主要为病毒感染。目前认为与恶性肿瘤有密切关系的是乙型肝炎病毒（原发性肝癌）、EB 病毒（淋巴瘤、鼻咽癌）和人乳头瘤病毒（宫颈癌、口腔癌）；细菌如幽门螺杆菌（胃癌）；寄生虫如日本血吸虫、埃及血吸虫（与结肠直肠癌有关）等。

（四）肿瘤的治疗方式

现有的医学条件下，可攻克的肿瘤病种很少，一些发现较早的早期肿瘤存在治愈的可能。现阶段肿瘤治疗的目的主要是改善疾病症状，提高患者生存质量，适当延长生存期限。常见的肿瘤治疗方法有以下几种：手术治疗、放射治疗（放疗）、化学治疗（化疗）、靶向治疗、免疫疗法、中医药疗法等，而临床多采用多学科、多途径、多方法联合应用治疗肿瘤。本节主要介绍肿瘤放化疗患者的居家照护技能。

三、化疗相关知识

（一）概念

化疗是指采用化学药物来阻止肿瘤细胞增殖、浸润、转移，直至最终杀灭肿瘤细胞的一种治疗方式。其常使用的是根据药物的不同作用机制、细胞内作用部位和毒性而组成的联合用药方案，可显著提高治愈率。化疗不同于手术及放疗的方面在于其治疗的整体性，通过口服及静脉给药的方法在全身发挥作用，而恶性肿瘤正是全身性疾病的局部表现，对患者最大的威胁是扩散与转移，化疗对于消灭恶性肿瘤的远处转移或防止复发方面有其独到之处，是恶性肿瘤治疗方法中不可或缺的组成部分。

（二）化疗药物分类

化疗药物根据药物的来源和化学结构，分为烷化剂类、抗代谢类、抗生素类、植物类、激素类及其他类。

1. 烷化剂类　直接作用于 DNA 上，防止癌细胞再生。常用药物为环磷酰胺、氮芥、白消安等。

2. 抗代谢类　干扰 DNA 和 RNA 的合成，多用于白血病、乳腺癌的治疗。常用药物有甲氨蝶呤、氟尿嘧啶、卡培他滨、培美曲塞等。

3. 抗生素类　通过抗生素抑制酶和有丝分裂，改变细胞膜来干扰肿瘤的 DNA。常用药物有丝裂霉素、多柔比星、放线菌素 D 等。

4. 植物类　是从植物的提取物中提取的半成品，具有抑制有丝分裂和酶的作用，从而防止细胞再生必需的蛋白质合成。常用药物有长春新碱、依托泊苷等。

5. 激素类　通过改变机体激素水平而抑制肿瘤，常用于与激素相关的肿瘤。例如，乳腺癌、前列腺癌、子宫内膜癌等，常用药物有己烯雌酚、甲地孕酮、泼尼松等。

6. 其他类 常用药物有顺铂、卡铂等。

（三）化疗常见不良反应

药物不良反应是指正常剂量的药物用于预防、诊断和治疗疾病或调节生理功能时出现的有害或与用药目的无关的反应。使用化疗药物可引起的不良反应多达 500 余种，其严重程度从无临床表现的轻微型，至危及生命的严重型。

1. 消化道反应

（1）恶心呕吐：是化疗药物引起最常见的早期毒性反应，也是患者心理恐惧、不可耐受的不良反应之一。70%～80%接受化疗的患者会出现恶心、呕吐症状。恶心患者常表现为上腹部特殊不适感，并试图将胃内容物吐出。随着刺激冲动增强，患者胸膜腔内压会因为膈肌、肋间肌、腹部肌肉的强力收缩而突然增加，导致胃内容物或部分小肠内容物不由自主地反流至口腔，从而被排出体外发生呕吐反应。恶心呕吐多在应用化疗药物后1～6 小时发生，有时可持续数天，甚至长达 10 天以上。严重者可导致脱水、电解质紊乱、衰弱及体重减轻，加重患者的营养障碍，引起严重的生理及心理上的不适，从而降低患者生存质量。

（2）口腔黏膜炎：口腔黏膜组织由表浅的上皮层和下部的结缔组织构成，其上皮层对化疗药物的刺激作用特别敏感，因此患者易出现口腔和咽部黏膜组织的急性炎症性和溃疡性反应，称为口腔黏膜炎，是化疗常见的并发症之一。氟尿嘧啶和甲氨蝶呤是最易引起口腔黏膜炎的药物。口腔黏膜炎多于化疗后 2～14 天出现，持续 7～10 天可以愈合。主要表现为黏膜充血、水肿，出现溃疡、假膜、纤维化、疼痛、伤口愈合困难、出血等一系列症状，影响患者的正常进食，严重影响其生活质量，导致患者营养状况改变、躯体消耗、电解质失衡等生理改变，以及焦虑、紧张、抑郁等心理状态改变。

（3）腹泻：是指因各种原因导致机体正常排便形态发生改变及排便次数明显增多，多伴有里急后重。导致腹泻高度危险的化疗药物有伊立替康、氟尿嘧啶、紫杉醇、放线菌素D、达卡巴嗪、卡培他滨等药物。通常表现为腹泻伴食欲缺乏、恶心、呕吐、肛门疼痛等症状，严重者可有腹痛、腹胀、中毒性肠麻痹，甚至伴随精神萎靡、烦躁不安、失眠、体重减轻、高热、脱水、电解质紊乱，甚至意识模糊、昏迷等全身症状。

（4）便秘：是指有排便困难和不适感的大便次数减少。肿瘤患者易发生便秘，尤其晚期肿瘤患者便秘的发生率可达 75%以上，在老年患者中更为常见，可能导致肠梗阻。临床表现为正常的排便形态改变及排便次数减少，每2～3 天或更长时间排便一次；粪便量少且质硬，排出困难，排便不尽感，伴随食欲缺乏及腹胀、腹痛等症状。

2. 骨髓抑制 是指骨髓中中性粒细胞、巨核细胞和红细胞数目显著下降，是由于化疗药物对特定干细胞动力学造成影响，而导致周围血液中成熟的、有功能的血细胞数量减少，为常见化疗毒性反应之一，90%以上的化疗药物可以出现此毒副反应。骨髓抑制不仅可延缓化疗进程，影响治疗效果，还可导致严重并发症，从而危及患者生命。

（1）中性粒细胞减少症：是化疗后的主要剂量限制性毒性，它给肿瘤患者带来显著的负面临床后果，包括危及生命的感染、住院时间延长、药物剂量减少及治疗延缓或停止等。若白细胞的最低值在 $1 \times 10^9/L$ 持续 7～10 天，尤其是中性粒细胞绝对数低于 $0.5 \times 10^9/L$ 持续 5 天以上，发生严重细菌感染的机会会明显增加。

1）临床表现：肿瘤患者由于免疫功能受损，化疗后中性粒细胞降低极易发生感染。体温超过 38℃是中性粒细胞减少症最可靠且是唯一的感染征象，还可引起局部发红、肿痛、化脓等感染征象。但值得注意的是，当中性粒细胞极度减少时，患者可不出现这些常见症状。

2）常见感染部位和相应症状

消化道症状：消化道任何部位的黏膜炎、腹痛、腹泻。

呼吸道症状：发热、咳嗽、咳痰、胸痛、呼吸困难等。

皮肤和黏膜症状：局部发红、压痛、肿胀、皮温增高、渗液等。

泌尿系症状：发热、尿急、尿痛、尿频、血尿、尿液浑浊等。

中枢神经系统症状：意识改变、头痛等。

置入性通道如血管通道、胸腹腔引流管等的感染症状：发热、局部穿刺部位发红、疼痛、硬结、水肿、溢液等。

3）中性粒细胞减少症还可导致全身血流感染，引起感染性休克而导致患者死亡。

（2）血小板减少：随着化疗药物用量的逐渐增加，生成血小板的单核巨噬细胞会受到损害，发生血小板减少症，一般伴随有粒细胞减少症。当血小板数量<50×10⁹/L 时，有出血的危险；血小板数量<10×10⁹/L 时，容易发生胃肠道、呼吸道和中枢神经系统的出血，严重威胁患者的生命。

1）常见高危药物：①临床观察发现，奥沙利铂、卡铂、丝裂霉素等化疗药物以抑制血小板为主。②多柔比星、柔红霉素、顺铂、卡铂、达卡巴嗪、吉西他滨、丝裂霉素、塞替派、紫杉醇等药物可导致剂量限制性血小板减少症。③卡莫司汀、洛莫斯汀、多西他赛、紫杉醇、放线菌素 D、丝裂霉素、塞替派等药物可导致血小板减少症的累积和延迟发生。

2）临床表现：①腰部、软腭等部位的软组织毛细血管破裂、出血，皮肤出现散在的瘀点（微小的紫红色点）和瘀斑（紫色瘀伤）。②鼻咽、口腔、胃肠道、泌尿系和上呼吸道的黏膜毛细血管非常表浅，当血小板减少时很容易出现显性出血，表现为鼻出血、齿龈出血及体腔出血等。③出现头痛、恶心、喷射性呕吐、眼底出血、意识障碍、颈项强直等提示可能有颅内出血。④呕吐物、粪便或尿液的隐性或显性出血。⑤女性患者出现月经期延长或月经量增加。

（3）贫血：其发生可由骨髓功能受损、红细胞生成减少或红细胞破坏增加、血容量不足等不同的生理机制共同参与。化疗不仅抑制骨髓功能和红细胞生成，还可造成红细胞分解、微血管出血及铁的摄入不足等后果，从而导致贫血的发生。

1）常见高危药物：90%的促红细胞生成素由肾生成，具有肾毒性的化疗药物，如顺铂、卡铂等都会降低促红细胞生成素的水平，从而导致贫血；抗代谢的化疗药物，如氟尿嘧啶、羟基脲等会促发红细胞的分解机制而导致贫血。

2）临床症状

轻度贫血：疲乏（一般为贫血的首发症状）、活动无耐力、注意力不集中、头痛、肠蠕动减慢导致便秘等。

中度贫血：严重疲乏无力、虚弱、嗜睡、活动行为改变、心动过速、室性期前收缩等。

重度贫血：出现嗜睡或昏迷等意识形态改变、呼吸困难、发绀、低温、尿量减少、生活自理困难及危及生命的心律失常，如室性心动过速、心室颤动、心搏骤停等。

3. 心血管毒性反应　化疗引起的心血管毒性反应，包括传导通路障碍（心律失常）、血管异常（高血压、低血压、雷诺综合征）、冠状动脉性疾病（不稳定型心绞痛、急性心肌梗死）、心力衰竭、心肌病、心包积液等。例如，蒽环类化疗药物可损害心肌细胞，引起剂量限制性心血管毒性，也是肿瘤治疗中出现心力衰竭最常见的原因。

（1）常见高危药物

1）蒽环类：如多柔比星、米托蒽醌。

2）紫杉烷类：如紫杉醇、多西他赛。

3）烷化剂：如顺铂、环磷酰胺。

4）抗代谢药物：如氟尿嘧啶、吉西他滨、植物碱类。

这些药物单独或联合使用时可使自由基增加、抗氧化剂减少，使得心肌氧化增加，导致心肌细胞损伤和（或）凋亡；或直接破坏心肌细胞膜，改变心肌上离子的分布而造成心肌细胞的损伤，还可使毛细血管的通透性增加，导致心肌细胞周围间质液体聚集及心肌嗜酸细胞浸润，造成水钠潴留而增加心脏负荷，也可影响辅酶 Q10 的抗脂质过氧化功能等。

（2）临床表现

1）轻者可无临床症状，心电图表现为心动过速，非特异性的 ST 段改变，QRS 电压降低。窦性心动过速通常是肿瘤患者心脏毒性作用的最早信号。

2）心律失常患者可有心悸、气短、胸闷、呼吸困难、心前区疼痛、头晕及疲乏，临床表现如心绞痛、晕厥等常为室性心律失常的首发症状。

3）心力衰竭患者可出现心动过速、呼吸困难、颈静脉怒张、四肢发凉、颜面苍白或发绀、尿量减少、肠鸣音减少伴恶心或消化不良等症状。

4）还可出现脉管炎、毛细血管渗漏综合征及高血压等心血管毒性，患者可表现为指（趾）端发凉、苍白、疼痛，以及头痛、视力障碍、疲乏、心动过速或心力衰竭等。

5）蒽环类药物的急性心脏毒性发生在用药后数天，与累积剂量无关，停药后常可消失，约 40% 的患者心电图表现为短暂性室上性心律失常及 ST-T 段改变。慢性心脏毒性发生在末次用药后数月或数年，与累积剂量有关，为不可逆的毒性反应，以充血性心肌病为主要表现，症状包括心律失常、呼吸困难、干咳、双足水肿、心脏扩大、肝脏淤血等。

4. 肝脏毒性反应　肝脏作为主要的药物代谢器官，易受到化疗药物的侵害。肝损害的急性反应包括急性药物性肝炎、肝细胞坏死等，一般持续数日或数周后缓解。但随着用药时间的延长，也可出现肝脏的慢性损伤，表现为脂肪变性、纤维化、肉芽肿形成、嗜酸性粒细胞浸润等，严重影响患者的生存质量和生存率。

（1）常见高危药物：容易引起肝脏毒性的药物有甲氨蝶呤、环磷酰胺、顺铂、卡铂、吉西他滨、门冬酰胺酶、氮芥、卡培他滨、多柔比星、柔红霉素、放线菌素 D、伊立替康等。

（2）临床表现：患者表现为疲乏、精神萎靡及流感样症状；食欲缺乏，轻度至重度恶心，伴有不同程度的呕吐；右上腹疼痛，肝脾大，黄疸从轻微的巩膜黄染到严重的组织黄染，伴有色素沉着，皮肤瘙痒。严重的肝毒性会引起肝硬化、腹水，甚至出现急性肝萎缩、中毒性肝炎、肝衰竭、肝性脑病等。

5. 泌尿系统毒性反应 大部分化疗药物需经肾过滤和（或）排泄，这使得泌尿系统容易受到药物毒性的侵害，出现肾实质损伤和泌尿系刺激，严重时可发生不可逆的肾衰竭，造成患者死亡。

（1）肾脏毒性

1）常见高危药物：顺铂、丝裂霉素、罗红霉素、光辉霉素、洛莫司汀、达卡巴嗪、环磷酰胺、大剂量甲氨蝶呤等化疗药物容易引起肾毒性，以顺铂和大剂量甲氨蝶呤最为突出。

2）临床表现：主要表现为尿中出现红细胞、白细胞和管型颗粒，氮质血症、少尿、蛋白尿、肌酐清除率下降、电解质紊乱、低镁血症、低钙血症等，严重者甚至无尿。

（2）出血性膀胱炎

1）常见高危药物：可引起出血性膀胱炎的化疗药物主要有环磷酰胺、异环磷酰胺、白消安、喜树碱等。其中环磷酰胺和异环磷酰胺作为代表药物，其在体内的代谢产物丙烯醛是引起膀胱尿路上皮细胞损伤的主要因素，通常在大剂量静脉给药或早期出现膀胱广泛的炎症性出血。

2）临床表现：主要表现为尿频、尿急、排尿困难及血尿，轻者仅有镜下血尿，重者出现顽固性反复血尿，造成贫血及血流动力学改变出血。

（3）尿酸性肾病：急慢性白血病、非霍奇金淋巴瘤等对化疗敏感的肿瘤，在进行联合化疗后，大量的肿瘤细胞被迅速破坏，血液中尿酸急剧增加，在肾集合管形成结晶，影响尿液生成。主要表现为少尿或无尿，尿 pH 下降，血浆尿素氮及尿肌酐增高，导致尿毒症，临床称为尿酸性肾病。

6. 肺毒性反应 化疗药物可通过对肺部的直接毒性、机体的免疫反应及毛细血管通透性增加等病理生理变化而引起不同程度的肺部损伤，包括可逆的气道反应性疾病及永久的弥漫性肺纤维化和结构破坏，甚至可能出现呼吸衰竭等一系列病变。

（1）常见高危药物

1）博来霉素、长春新碱、环磷酰胺、甲氨蝶呤、吉西他滨、丝裂霉素、亚硝脲类等主要引起肺炎、肺纤维化，大多呈亚急性发病。

2）甲氨蝶呤、博来霉素、紫杉醇、多西他赛等可引起过敏反应，通常在治疗开始数小时至数日内出现。

3）阿糖胞苷、多西他赛、异环磷酰胺、环磷酰胺等可以引起非心源性水肿。

（2）危险因素：一般而言，老龄（尤其 70 岁以上患者由于随着年龄增长及抗氧化防御系统的有效性下降）、大量吸烟史、肾功能不全、高浓度给氧、同时使用其他可导致肺毒性的药物、既往有广泛肺部疾病（如慢性阻塞性肺气肿）、合并肺部感染者、自身免疫性疾病、胸部放疗史的患者，化疗后导致肺毒性的风险会明显增加。

（3）临床表现

1）化疗药物导致的典型肺损伤主要分为急性化学性肺炎、慢性肺纤维化、急性过敏反应、非心源性肺水肿四类。其主要临床表现为咳嗽（多为干咳）、呼吸急促、发绀、胸痛、咯血、呼吸困难、发热，重则哮喘、呼吸窘迫、呼吸暂停等，严重者可引起呼吸衰竭。患者一般起病急，伴有粒细胞增多，多年后可能发生迟发性肺纤维化。

2）WHO 根据化疗致肺毒性的表现，将其分为四度：Ⅰ度，症状轻微；Ⅱ度，活动后呼吸困难；Ⅲ度，休息时呼吸困难；Ⅳ度，需完全卧床。

7. 神经系统毒性反应

（1）常见高危药物：化疗所致的神经毒性与长春新碱、奥沙利铂、顺铂、依托泊苷、阿糖胞苷、门冬酰胺酶、甲氨蝶呤、长春碱类药物、异环磷酰胺、氟尿嘧啶、紫杉醇类等药物相关。

（2）临床表现

1）中枢神经系统损伤：可由代谢失衡、骨髓抑制相关的感染、大剂量化疗等诸多因素引起。中枢神经系统损伤表现为脑功能障碍，如躯干、肢体和步态的共济失调、言语困难、记忆丧失、注意力不集中、精神错乱、定向障碍，严重者出现头痛、恶心、呕吐、意识改变、昏迷，甚至死亡。

2）周围神经系统受损：其症状和体征可能包括感觉障碍、运动障碍或自主神经功能障碍。患者可表现为受累区域皮肤对轻微的接触和针刺感觉减退或消失，刺痛、麻木、感觉异常等现象较常见；全身对称性运动减弱，如足或腕下垂、肌痛及肌肉痉挛等，可影响机体平衡、力量、运动水平；深部腱反射减弱或消失；出现便秘、尿潴留、麻痹性肠梗阻等自主神经受损表现。

3）脑神经损害：患者可表现为嗅觉丧失或减退、视觉灵敏度丧失、视野改变、眼睑下垂、眼肌麻痹、眼球震颤、瞬目反射减少、咀嚼无力、面瘫、嘴角歪斜等。

8. 疲乏　肿瘤相关性疲乏是一种痛苦的、持续的疲劳感或精疲力竭感，是一种身体上、情绪上的主观感受，与活动量不成比例，而与肿瘤或肿瘤治疗相关，常伴有功能障碍。所有化疗药物均可引起患者的疲劳或乏力感。长期化疗可导致患者一般状况下降，多数患者在化疗期间感觉非常疲倦，出现四肢乏力、精神萎靡、虚汗、头晕、头痛、嗜睡、体重下降及虚弱，同时还可出现冷漠、注意力不集中、记忆力减退、沮丧等症状。这些症状可持续 1～2 天，也可持续较长时间。化疗导致的疲乏可从体力、精神、心理等方面严重影响患者的生活质量，以及对治疗的耐受性及依从性。

9. 其他毒性反应

（1）皮肤毒性：接受化疗的患者都可能产生一系列的皮肤毒性反应，如皮疹、丘疹、脓疱、红斑、血管神经性水肿、指（趾）甲变形等，还可能出现与某些特殊药物相关的皮肤特异性改变。皮肤毒性表现为皮肤过敏反应、皮肤色素沉着、皮肤角化（博来霉素引起）、光敏性增高，氟尿嘧啶和卡培他滨还可引起"手足综合征"，药物外渗引起的局部皮肤反应。

（2）脱发：化疗药物对毛发生长初期快速分裂的生发干细胞的生长抑制作用非常敏感，化疗后易造成生长期的毛发脱落。导致患者形象紊乱、性欲减退、自信心低下，甚至可能导致患者放弃治疗。

1）常见高危药物：环磷酰胺、多柔比星、柔红霉素、异环磷酰胺、依托泊苷、长春新碱。

2）临床表现：约65%的患者会出现不同程度的脱发，身体各部位的毛发可在患者梳洗过程中脱落或自然脱落，常发生在用药后 1～2 周，连续给药 1～2 个月后最为明显。毛发脱落只是暂时性的，在化疗完成后的 1～2 个月后可逐步恢复生长。

（3）过敏反应：许多化疗药物都可能会发生过敏反应，以门冬酰胺酶和紫杉醇最为常见，为化疗限制性毒性。其临床表现如下，患者可突然出现支气管痉挛、呼吸困难、喘鸣、面色潮红、血管性水肿、皮疹、瘙痒、肢体痛、低血压，严重者可出现过敏性休克，危及患者生命。门冬酰胺酶和紫杉醇发生过敏反应均在用药初期。

四、放疗相关知识

（一）概念及分类

1. 概念 肿瘤放疗是指利用各种射线，如普通 X 线、电子直线加速器的高能 X 线等射线直接照射肿瘤细胞，使肿瘤细胞的生长受抑制和损伤，从而使肿瘤退化、萎缩直至死亡的一种治疗方法。65%～70%的肿瘤患者在不同阶段、因不同的治疗目的需要接受放疗，在头颈部肿瘤、乳腺癌、肺癌、妇科肿瘤、骨肿瘤中常用。治疗过程中，正常组织细胞也会出现不同程度的损害，但由于其修复能力远比肿瘤细胞强，大多数都能够恢复。与化疗不同的是，放疗只会影响肿瘤及其周围部位，不会影响全身。

2. 分类 根据放疗目的可分为根治性放疗、姑息性放疗、综合性放疗。

（二）放疗的毒副反应

放疗是射线通过肿瘤周围的正常组织而达到肿瘤，从而使肿瘤缩小或消亡的一种治疗方法。治疗过程中不可避免地要发生不同程度的放射反应，临床上会表现出不同的症状，大部分症状在治疗结束后可逐渐消失，但也有一些反应会造成组织器官功能下降。放射反应根据发生时间的不同分为急性放射反应、亚急性放射反应和晚期放射反应。急性放射反应发生于治疗期间，亚急性放射反应和晚期放射反应则出现在放射治疗后数月或数年，如果周围正常组织器官所接受的照射剂量，远超出其耐受范围，这种反应就会变成不可逆损伤，甚至会威胁生命，这就是放射损伤。

1. 全身反应 多在胸腹部大野照射、全身照射及全淋巴照射时表现明显，一般在局部放疗时很少出现，即使出现也是轻微反应，对放疗进度并无影响。全身反应的主要表现为疲乏、头晕、失眠、食欲缺乏、恶心、呕吐、腹胀、骨髓抑制，骨髓移植时的血象改变主要是白细胞计数下降，对红细胞影响很小，如果照射面积较大，放射剂量较高，也可引起血小板减少。

2. 局部反应

（1）皮肤反应：放疗常使用外照射，皮肤反应不可避免，对颈部、胸部、腹股沟、腋窝、会阴等部位进行照射时，由于这些部位出汗多并且易摩擦，更容易出现放射性皮肤损伤。皮肤反应主要表现为局部红斑、色素沉着、出血、水肿、疼痛、瘙痒、脱屑、水疱、溃疡、坏死。

（2）口咽黏膜反应：采用头颈部照射的患者口咽黏膜反应主要表现为口干、咽部疼痛、口腔黏膜炎症、口腔黏膜溃疡、出血坏死、张口困难和味觉减退等。

（3）消化道反应：与化疗常见消化道毒副反应一致。

（4）放射性肺损伤：分为急性放射性肺炎和慢性放射性肺损伤。急性放射性肺炎主要表现为刺激性干咳、发热、胸痛、气促等，伴有感染者可出现高热。慢性放射性肺损伤主要是引起肺纤维化，表现为咳嗽及肺功能减退，常由感冒诱发急性发作。

（5）放射性膀胱炎：表现为尿频、尿急、尿痛或排尿困难，伴顽固性血尿等，放疗前排空膀胱可有效预防。

（6）其他反应：放疗还可出现脑组织反应、心脏反应、放射性脊髓炎、放射性肾炎等。

五、放化疗老年人居家照护技巧

（一）病情观察

照护者及老年肿瘤患者应当学习病情观察，这也是肿瘤康复过程中的一个重要环节。可在专科医师的指导下，通过对疾病相关知识的学习，学会自我观察病情变化，从而更好地配合治疗。

不同系统及部位的肿瘤有不同的临床表现，使用不同药物、治疗手段也会有不同的毒副反应。老年肿瘤患者及其照护者可通过观察病情变化，了解疾病的发生、发展过程，常见典型症状和各阶段的临床表现、实验室检查等各种客观指标的意义及影像学检查等的诊断价值，以便及时准确地向医生汇报病情变化，从而为患者确立个体化的治疗方案，延缓甚至逆转病情进展，预防肿瘤的复发及转移。同时，患者主动参与治疗，还可增强战胜疾病的信心和勇气，从而促使其更积极地与医护人员配合。

1. 观察主观症状的变化　主观症状是指患者自身主观感受到的异常感觉或不适。患者主观症状的变化对于疾病的诊断和治疗具有非常重要的意义。

（1）疾病相关主观症状：因病变部位差异和病情严重程度的不同而表现多样。多数肿瘤患者都很清楚自己发病的过程，疾病的主要症状及其变化。例如，鼻咽癌患者出现鼻塞、头痛、耳鸣等；胃癌患者出现上腹部隐痛、恶心、食欲缺乏、乏力等。由于主观症状是患者自身较明确的感受，因此比较容易观察，但重点应注意观察症状变化的时间规律、诱发因素、缓解因素，与饮食、睡眠、药物的关系等，并做好相应记录，以供就诊时向医生准确反映病情，协助医生调整治疗方案。

（2）治疗相关主观症状：因使用的治疗方法与药物的不同而不同。照护者或患者可根据使用的药物或治疗方法，着重观察可能出现的相对应的毒副作用表现，如使用化疗药物常出现胃肠道反应，放疗患者常出现皮肤红斑及口干症等。并做好相应记录，及时向医生反馈。

2. 观察客观指标的变化　客观指标包括体征、物理、化学、影像学等检查指标。体征是指患者自身或医生客观检查到的病态表现，如肝脾大、局部肿块、淋巴结肿大、肺部杂音等。物理、化学、影像学等检查指标是指医生应用各种医疗仪器，通过多种物理化学方法检测出机体的异常变化。物理、化学等检查指标需由医生来监测，而体征则可由患者自我观测，如胃癌患者上腹部肿块的大小、质地、有无压痛，便血的颜色是鲜红还是暗红、量的多少、粪便是否成形、粪便性状及形态变化等。这些变化及体征，患者及其照护者均可进行监测，从而更详尽地向医生描述，以帮助医生进一步了解病情变化，制订针对性的治疗方案。

（二）治疗相关管道的居家维护

为保持机体的生理功能，部分肿瘤患者在化疗/放疗间歇期需要携带导管出院，因此做好导管的居家维护，对有效保持导管功能，提高患者生活质量，确保下一阶段的治疗具有十分重要的作用。

1. 气管切开患者的居家维护 在肿瘤治疗中，气管切开术普遍应用于喉癌及甲状腺癌患者的治疗。长期或终身使用气管套管，不仅给患者生活造成极大不便，而且使其承受躯体和心理多方面的痛苦。患者和照护者掌握正确的气管套管居家维护方法，对提高生活质量和确保生命安全具有十分重要的意义。气管套管的家庭维护要点是保持气管套管的清洁、通畅、不脱管。

（1）日常生活护理

1）室内定时开窗通风，保持空气清新，室内清洁、无灰尘飞扬、无异味，维持适宜的温度和湿度。

2）患者因使用气管套管，不能正常发音，可随身携带纸笔或写字板，采用书写、手势等形式，与家人及朋友进行交流。家人及朋友应充分理解，与患者交流时需给予足够的耐心与时间，避免其出现自卑心理。

3）患者宜着低领的柔软棉质上衣，避免衣物使头颈部活动受限或阻塞呼吸道引起呼吸不畅或误吸。

4）休息时以半卧位为主，颈下略垫高，以减轻气管套管下端对气道黏膜造成压迫而损伤气管内壁，还可防止胃内容物反流而引起吸入性肺炎。

5）冬季外出时，可在气管套管前方佩戴围巾，以防冷空气进入套管而刺激气管造成咳嗽等不良反应。

6）每日进行张嘴和发音功能训练，避免功能退化。

（2）气管套管的护理

1）保持气管套管通畅，定期消毒：定时清洗和消毒内套管，一般每日2次，分泌物多时，可酌情增加清洗次数。清洗消毒前应使用刷子仔细清除附着在套管内壁的痰液及其他分泌物。硅胶套管使用含氯消毒液浸泡消毒30分钟，金属套管可使用煮沸30分钟的方式进行消毒。

2）警惕异物进入套管内：使用纱布直接遮盖套管口或制成围兜挂于套管处，防止尘土、异物等进入套管引起窒息，也可避免痰液飞溅。

3）预防脱管：固定气管套管时，应注意系带不要打活节，以免系带松散导致脱管，打结应松紧适宜，以皮肤和系带间能放入一指为宜。进行消毒等操作需取下内套管时，应一手固定外套管，另一手旋开活瓣顺套管弧度，将内套管轻轻取出。不能长时间拔除气管套管以防造瘘口的瘢痕收缩引起狭窄。

2. 鼻饲的居家维护 对存在意识障碍或吞咽障碍而不能经口进食的老年肿瘤患者，经鼻腔插入至胃内的鼻饲管是供给营养和热能的重要途径，以满足机体代谢和营养，需要纠正水、电解质紊乱及维持酸碱平衡，达到促进康复和维持生命的目的。

（1）鼻饲方法的选择

1）灌注法：用注射器抽吸鼻饲液 50～100ml 注入鼻饲管内，如此反复，每餐总量不超过 200ml，注射器使用后及时清洗，晾干后备用。

2）滴注法：将鼻饲液倒入 250～500ml 灭菌空液体瓶中，插入输液器，排气连接鼻饲管调节滴速即可。

3）鼻饲泵法：将鼻饲液倒入鼻饲泵袋中，使用专用营养输液器与鼻饲管相连接，在鼻饲泵上设定鼻饲液总量及每小时输入量，匀速泵入。泵完后用温开水冲洗鼻饲泵袋及鼻饲管。此方法主要适用于医院或养老院。

（2）鼻饲液的准备

1）自行加工的鼻饲膳食经济且制备方便、灵活，包括混合奶（牛奶、豆浆、熟鸡蛋、浓米汤、肉汤等）、匀浆饮食（米粥、面条、馒头、鱼虾、瘦肉、猪肝等）、混合饮食（使用破壁机将家常饮食粉碎，制成流质），经济条件允许者，可选择购买配比营养粉冲调注入。

2）鼻饲液应根据患者的消化能力，由少至多，由流质至半流质，以营养丰富、清淡易消化为原则，避免注入粗、硬、有渣、过热、过于黏稠的食物。

3）鼻饲液宜现配现用，配制好的鼻饲液应冰箱冷藏保存，放置不超过 24 小时，以免变质。

4）鼻饲液的温度以接近正常体温为宜，一般为 38～40℃，可使用前臂掌侧皮肤测试，以不感觉烫为宜。

5）遵照医嘱，按时、按量准备药物，药物应研碎溶解后注入，禁止与鼻饲液混合注入，以免影响药物疗效。

（3）鼻饲方法及注意事项

1）鼻饲患者可坐在凳子或轮椅上，卧床患者应将床头抬高 30°～40°，头偏向一侧。无法坐卧者，可选择右侧卧位。

2）鼻饲前先检查鼻饲管是否在胃内，连接注射器回抽可见胃液。

3）判断鼻饲管在胃内后，缓慢注入少量温开水（20～50ml），若无不适，即可注入鼻饲药物或饮食。鼻饲完毕后注入少量温开水（20～50ml）冲洗鼻饲管。

4）鼻饲液以每次不超过 200ml 为宜，间隔时间不少于 2 小时，以免引起消化不良。

5）鼻饲完毕后保持原体位 30～60 分钟，不宜立即变换体位，避免引起呕吐、反流和误吸。

3. 膀胱造瘘患者的居家维护　膀胱造瘘是因患者的尿道梗阻后，在耻骨上膀胱区皮肤做一造瘘口，放置导管于膀胱内将尿液引流至体外的方法，用于暂时性或永久性尿道改道，以解决排尿困难。指导患者及其照护者在放化疗间歇期进行妥善细致的造瘘管护理，可有效预防感染及脱管，确保导管功能，从而保证其生活质量。

（1）勤打扫和整理房间，保持室内清洁；经常开窗通风，保持室内空气清新。

（2）保持良好的个人卫生，保持衣物、被褥清洁，每日清洗会阴部。

（3）注意保持造瘘口局部的清洁和干燥。成熟造瘘口宜每周消毒造瘘口及周围皮肤，及时清除分泌物，并覆盖以无菌敷料；若发生漏尿，应消毒造瘘口皮肤，并及时更换敷料。消毒时以造瘘口为中心，自内向外螺旋式擦拭范围直径达 15cm。

（4）定期更换引流袋（每周更换 1～2 次），有污染或破损时应及时更换。

（5）每日查看造瘘口有无红肿、粘连，分泌物的量、颜色、气味，尿液的颜色、性状、量等，并遵照医嘱定期进行尿液检验，及早发现感染征象。若出现发热，局部红肿及渗液多、尿色深黄或浑浊、尿液带血、管道内絮状物、尿道灼热感，则提示可能出现尿路感染，应及时就医。

（6）患者翻身或活动需要移动引流袋时，照护者必须反折或夹闭造瘘管；造瘘管和引流袋的位置切忌高于膀胱区，及时倾倒引流袋内的尿液，避免存储量过多。

（7）每日饮水量至少 2000ml，以稀释尿液，冲洗泌尿道，从而预防感染。

（8）固定造瘘管和引流袋，避免导管松脱、牵拉而发生脱管。

4. 中心静脉导管的居家维护 中心静脉导管尤其是经外周静脉置入中心静脉导管（peripherally inserted central catheter，PICC）在临床上的广泛应用，极大减轻了患者反复穿刺的痛苦，提高了使用化疗药物的安全性。化疗间歇期患者需携带 PICC 出院，这对静脉导管的居家维护提出了更高的要求，患者及其照护者应高度重视、掌握必要的护理技能，确保 PICC 功能完好，便于下一化疗周期的顺利进行。

（1）带管期间可从事一般性日常工作和家务劳动、体育锻炼等，但需避免置管侧肢体提过重的物品或做上举活动。

（2）注意保持穿刺部位清洁干燥。沐浴时可用保鲜膜包裹。敷料如有卷边、松动或潮湿应及时就医处理。

（3）治疗间歇期应每 7 日到医院进行导管维护。

（4）日常观察：观察穿刺点周围有无发红、肿胀、疼痛，有无渗血、渗液、脓性分泌物，导管外露部分的长度是否有变化，肝素帽有无松动、脱落，导管体外部分有无打折、破损等，如有异常应及时就医处理。

（5）因情绪激动、剧烈咳嗽或呕吐等原因可出现导管回血，应及时到医院检查导管是否通畅。

（6）保证导管妥善固定。若不慎将导管部分带出，切不可自行将脱出的导管重新送入体内，应妥善固定，按压穿刺点后立即至医院处理。

（7）皮肤过敏患者，应在导管维护时，主动向医务人员提出使用抗过敏敷料。严重过敏者，可使用纱布覆盖，并遵医嘱，缩短更换敷料的时间。

（8）仔细阅读并随身携带 PICC 维护手册，进行 PICC 维护前应出示该手册。

（三）肿瘤患者的营养支持

据统计，营养不良是约 20%的肿瘤患者死亡的直接原因，并且贯穿整个病程。营养不良是一种恶性循环，肿瘤患者由于食欲减退、摄食减少，可出现体力活动减少、消化吸收功能下降、乏力，进一步造成畏食，最终导致体重下降、全身衰竭，影响患者预后。因此，居家照护中，应高度重视肿瘤患者的营养支持，对其体力和免疫力的恢复及治疗意义重大。

1. 营养状况的评定 居家照护中应重视对肿瘤患者体重进行动态测定。若患者在 6 个月内体重丢失超过 10%即可认定为肿瘤导致的营养不良，这种方法是许多营养评价指南中使用的一个重要指标，简便易操作。照护者在居家照护中应对患者体重进行动态测定。其他辅助指标：体重指数、血清白蛋白、肱三头肌皮褶厚度、上臂围等。

2. 合理的饮食模式

（1）食物品种的多样性：采用营养丰富的以植物性食物为主的多样膳食，营养搭配适宜，但不主张素食。

（2）保持适当的体重：在美国，肥胖和超重导致的癌症相关病死率为 14%～20%。因此，超重或肥胖通过多种机制增加了个体患癌的风险。成年人群应将体重指数保持在 18.5～24.0kg/m²，避免过高或过低。

（3）蔬菜和水果：鼓励多吃新鲜蔬菜和水果，强调摄入完整的蔬菜或水果。

（4）其他植物性食物：多食谷类、豆类、根茎类食物，尽量食用粗加工食物。

（5）乙醇饮料：建议不要饮酒或可少量饮酒。

（6）肉类食物：红肉摄入量应低于能量的 10%或摄入量少于 80g，建议选用鱼类禽类。

（7）控制总脂肪和油类：限制动物脂肪摄入，选择不饱和脂肪。

（8）限制食盐与盐腌制食物：成年人每日摄入盐量不应超过 6g，其中包括食盐、酱油、豆瓣、火腿及各种腌腊制品等。

3. 营养支持

（1）研究发现，某些抗氧化营养素可以减轻化疗引起的不良反应，所以可适当补充抗氧化营养素，如维生素 A、维生素 C、维生素 E、β 胡萝卜素、富含微量元素锌和硒的食物。补充营养素 24 小时后，各种营养素达到最大血液浓度，故补充营养素后 24 小时是化疗的最适宜期。

（2）化疗患者的膳食营养应针对化疗的不良反应进行。化疗患者的饮食宜清淡、富营养、易消化，可进食少渣半流质或少渣软食，忌油腻、难消化、刺激性食物。为预防或减轻骨髓抑制引起的白细胞、血小板等下降，宜多食血和肉等；烹制上，以煮、炖、蒸等方法为佳。可选择含铁质较多的食品，如动物内脏、蛋黄、瘦肉等，以纠正肿瘤患者的缺铁性贫血。菌类中，香菇、蘑菇、木耳、猴头菇等食物，富含多糖类，对提高人体细胞免疫功能有很大功效。

4. 膳食营养

（1）患者在放疗期间通常出现口干、咽痛、恶心、厌食、鼻咽干燥等症状，尤其是颌面部或咽部的恶性肿瘤，放疗反应较重，还可引起口腔、咽喉、食管等处的放射性炎症。放疗反应严重、食欲缺乏、吞咽疼痛、口腔有溃疡者，宜选用半流质饮食或鼻饲管营养支持，为刺激食欲，可适量多放点盐，以缓和口中乏味的感觉。肉类可剁细或炖烂，蔬菜或水果如无法下咽，可以榨汁食用。

（2）放疗后宜选择高蛋白、高热量的饮食，以补充因治疗而损耗的能量，宜选择瘦肉、鸡肉、鱼肉、鸡蛋、豆腐等优质蛋白丰富的食物。头颈部放疗患者以汤水较多，细软、清淡的食物为主。腹部放疗患者饮食应细软，多选择易消化的食物，多饮水，少量多餐，少食牛奶、甜食和蜂蜜，以防肠道不适。

（四）运动指导

研究结果提示，适当运动不仅可改善肿瘤患者癌因性疲乏症状，还可增强心肺功能，改善免疫系统，提高抗病能力，解除患者大脑皮质的紧张和焦虑，有助于休息和睡眠的改善。因此，要转换"肿瘤患者要静养"的传统治疗观念，选择适合自己的运动，积极动起来。

1. 运动原则

（1）评估：参加运动之前，应咨询医生，必要时做全面的身体检查，在医生指导下选择适合自己身体状况的运动项目。

（2）运动的基本原则：少量多次，量力而为，循序渐进，从低强度的散步开始，逐步提高运动强度，以运动后心情愉悦，不感疲乏为宜。

（3）在参加运动的过程中还要善于自我观察，避免出现不良反应，并定期复查身体，以便随时调整合适的运动方式和运动量。

2. 运动方式的选择

（1）肿瘤放化疗治疗后的患者，身体情况允许应尽早开始运动。

1）日常运动：散步、购物、做家务、打太极拳。

2）低强度运动：跳交际舞、做体操、平地骑车、打桌球。

3）中强度运动：爬山、平地慢跑、打羽毛球。

4）高强度运动：跳绳、游泳、打篮球。

（2）不同类型的肿瘤患者可通过特定的运动来帮助恢复器官功能。

1）呼吸系统肿瘤，如肺癌患者可以做深呼吸、吹气球等，逐步恢复并增强肺功能。

2）消化系统肿瘤，如胃癌、肠癌、肝癌等患者可以通过适当的运动增加食欲，改善消化功能。

3）乳腺癌患者在术后应早期进行患侧肢体锻炼，如爬墙、振翅等，还要多做握拳等活动，可逐渐从手指和手腕屈伸、握拳运动过渡为坐位肘关节屈伸，患侧上肢伸直、抬高、内收、屈曲等。

3. 运动时间和频次的选择

（1）一天中患者运动的适宜时间为早晨或下午，不宜在饱餐后或饥饿时运动，以免出现不适。

（2）每周至少3～4次，隔日进行，体质较好者、运动后不觉疲劳者可坚持每天运动。

（3）开始运动时，运动量要小，锻炼时间不宜过长，每次15～20分钟，根据病情和体力逐渐增加，运动量可增加至每次30～40分钟。

4. 注意事项

（1）运动应选择公园、健身房等平坦、开阔、空气流通及设施安全的场所进行。

（2）运动时需加强防护，避免跌倒、划伤，或因运动过量而出现肌肉关节及其他组织系统的损害；运动过程中需注意保暖，避免因运动后出汗而受凉。

（3）若有免疫力下降的情况，应避免去人群密集的场所，外出时要戴好口罩，做好自身防护，避免交叉感染。

（4）有骨折高危风险、骨肿瘤或骨转移、血小板减少的患者，应避免有肢体触碰的运动和激烈运动；有心肺功能基础疾病和造血干细胞移植的患者应避免过度运动；有共济失调、头晕和外周神经感觉障碍的患者，应避免需要平衡的运动及高强度运动。

（5）适宜运动量的判断：若运动后食欲更好、精神更佳、睡眠更香甜，即使运动当日有令人愉快的疲乏感，只要第 2 日疲乏感消失，或只留下适度的肌肉酸痛，那就没有运动过量。

（6）若出现肿瘤复发、骨转移等，应暂停运动，以免发生意外，并及时地向医生咨询，获得更多帮助。

（五）疼痛护理

30%～50%的恶性肿瘤患者伴有不同程度的疼痛，即癌性疼痛（癌痛）。癌痛是由于肿瘤本身、肿瘤相关性病变、抗肿瘤治疗，以及精神、心理和社会等因素所导致的复杂性疼痛，癌痛是肿瘤患者常见、难以忍受的症状之一。肿瘤患者的疼痛治疗是个长期而复杂的过程，照护者的支持和协助，在解除癌痛、改善生存质量、延长生存期方面都具有十分重要的意义。

1. 疼痛评估

（1）WHO 疼痛分级：分为 4 度。

1）0 度：没有疼痛。

2）Ⅰ度：轻度的疼痛，静卧时无痛，活动时轻度疼痛，可耐受。

3）Ⅱ度：中度的疼痛，静卧时有疼痛，可影响正常休息，不能忍受，需用药。

4）Ⅲ度：重度的疼痛，静卧时疼痛剧烈，必须使用药物来缓解。

（2）疼痛评估数字分级法（numerical rating scale，NRS）：在国际上较为通用，适用于大部分人群。此评价表将一条直线平均分成 10 份，用数字 0～10 分表示疼痛依次加重的程度，0 分为无痛，10 分为剧痛，让患者自己圈出最能代表自身疼痛程度的数字，0 分，无痛；1～3 分，轻度疼痛；4～6 分，中度疼痛；7～10 分，重度疼痛，见图 5-4。

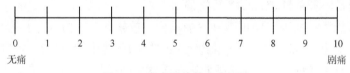

图 5-4　疼痛评估数字分级法

2. 常规护理

（1）营造一个安静、整洁、舒适的居家环境，减少人员探视，避免外来刺激。良好的环境可以提高患者的疼痛阈值，有利于缓解疼痛。

（2）协助患者采取舒适体位。

（3）关心和体贴患者，增进信息和情感的交流，减轻患者的心理负担，改善其消极心境，避免焦虑、紧张及抑郁等不良情绪导致患者耐受疼痛的能力降低，并鼓励患者树立战胜疾病和癌痛的信心，积极配合治疗。

（4）鼓励患者参加社会活动，争取得到亲友、病友及更多的社会支持，帮助患者正确对待疾病，排解和疏导沮丧、恐惧等情绪障碍，用积极的心理情感阻断疼痛的恶性循环。

（5）进行适当的运动，如低强度体育运动、力所能及的家务劳动、太极拳、腹式深呼吸等。

3. 镇痛药的使用

（1）常用镇痛药物分类

1）非甾体抗炎药：对乙酰氨基酚、塞来昔布、氟比洛芬脂、帕瑞昔布。

2）阿片类镇痛药：弱阿片类药物，曲马多、布桂嗪；强阿片类药物，吗啡、羟考酮、芬太尼、地佐辛、派替啶。

（2）镇痛药使用注意事项

1）鼓励患者客观、准确地表述疼痛，并表示充分认同，与患者共同评估疼痛的程度、部位、性质、伴随症状及发作规律等，可使用笔记本记录疼痛发作情况，及时向医生反馈，协助医务人员制订合理的镇痛方案。

2）协助患者分析疼痛产生的原因，除身体因素外还需注意心理、社会及经济等诸因素的影响，以努力寻求规避的措施和方法。

3）与患者共同探讨疼痛控制的目标，了解用药方案的理由，以提高患者对镇痛治疗的依从性，并积极主动观察镇痛效果及药物不良反应，及时向医生反馈，调整治疗方案。

4）纠正患者有关癌痛治疗的错误认识，消除因害怕成瘾性及出现不良反应的疑虑和担忧，而享受无痛的权利。

5）根据医嘱准确、规律用药，用药时充分考虑患者的生活习惯，尽量避免休息时间给药。

4. 非药物镇痛措施

（1）物理镇痛法：可采用按摩皮肤的方法来达到镇痛目的，通过促进局部血液循环来减轻疼痛，特别适用于活动受限引起的酸痛，也可采用各种温度的刺激，如冷、热湿敷及涂清凉镇痛药等。改变体位是预防和缓解疼痛的常用方法，合适的体位因人而异，因疾病而不同，可多尝试不同的体位，以缓解疼痛。

（2）放松镇痛法：松弛肌肉可阻断疼痛反应，放松肌肉的方法包括慢节奏的深呼吸、简单抚摸按摩、养生功或音乐等，可让患者在安静的环境中闭目进行深呼吸或做缓慢的腹式呼吸，放松腹肌、背肌，以达到松弛肌肉、缓解疼痛的目的。还可在睡前听舒缓的音乐，放松身心，用于提高睡眠质量，缓解疼痛，保持患者的身心舒适。

（3）转移镇痛法：转移或分散注意力是最常用且容易操作的镇痛方法，可以让患者看电视、读幽默小说、讲笑话、听相声等，也可根据患者的喜好，放一些轻松、愉快的音乐，也可坐在舒适的椅子上闭上双眼，回想有趣的往事或美好的经历，将患者的注意力及心境从疼痛而伴有恶劣的情绪中得到转移，以达到缓解疼痛的目的。

（六）心理照护

研究证明，肿瘤的发生、发展、转归、预后与患者特殊的个性特点、紧张性生活事件及不良情绪状态密切相关。根据患者的个体情况，除积极采取控制肿瘤发展的治疗手段，有效增强机体免疫系统功能外，还应及时进行适宜的心理行为干预，给予患者心理支持，从而缓解其负性情绪，对肿瘤治疗的疗效及预后起到积极作用。

1. 营造适宜的居家环境

（1）房间的家具布置：建议为患者安排单独的房间，家具不宜过多，讲究安全、实用，为患者留出足够的室内活动空间。

（2）房间的色调：协调的颜色搭配，温馨的生活氛围，应根据患者的喜好来布置房间，但不要反差太大，力求柔和。

（3）房间的音响：家属在做家务、走路、说话、娱乐、开关门时，尽量不要产生过大的音响。

（4）房间的清洁：定期开窗通风，禁止吸烟，避免异味刺激，采用湿扫、湿擦的方式避免扬尘，温度 18～22℃，湿度 50%～60%。

2. 积极的支持性心理干预

（1）家庭支持：在中国传统文化背景下，家人及亲戚朋友的支持非常重要。

1）家庭成员应该首先与患者相互沟通，倾听其诉求，找出对其最有利的态度。当患者发脾气时要耐心，要弄明白发脾气的原因，是因为身体不舒服，还是由于家庭照顾不周。若患者表现出不需要别人的帮助时，也要弄清楚原因，是真的不需要别人的帮助，还是内心存在消极想法，如想要放弃治疗等。

2）要引导患者积极配合治疗，帮助其建立自信心。在可能的情况下，鼓励患者适宜运动，重新树立生活的勇气。在陪伴、抚慰患者的同时，要让其对自身的健康负责，主动参与到疾病治疗、康复活动中。因此要把患者看成是有能力承担责任的人，而不能将其看成毫无自救能力的人。

（2）病友支持：俗话说"同病相怜"，来自病友，尤其是患有同一种肿瘤的病友的支持也非常重要，可介绍患者与一些正能量的病友结识。病友在一起可以互相诉说疾病治疗的经历、感受，而病友通常会相比照护者更加理解患者躯体、心理上的变化，使其能感受到莫大的理解与肯定。病友间还可互相分享一些疾病知识、应对方法，以及生活方面的注意事项，彼此产生类似"战友"的情感，相互鼓励，共同战胜疾病。

（3）社会支持：照护者应协助患者建立强有力的社会支持系统。建议亲朋好友定期探望患者，使其感受来自外界的关心和支持，建立重返社会的信心，以免产生遗弃感、自卑感和无助感。在病情允许情况下，可鼓励患者延续以往的兴趣爱好，参加一些公益活动，尽早融入社会，以增加患者的社会责任感，重拾治愈疾病的信心，积极面对治疗。

3. 心理行为干预

（1）放松疗法：即训练患者自主控制肌肉紧张程度的能力，使患者全身肌肉充分放松，紧张、焦虑、恐惧等负性情绪也随之缓解，心情逐渐趋于平静，甚至可对机体的生理心理功能起到良好的调节作用，从而促进疾病的转归和预后。

应循序渐进地采用肌肉放松的方法，如握拳屈腕、屈肘耸肩、闭眼咬牙、拱背挺胸、吸气缩胸、收腹憋气、提肛收臀、伸腿翘趾等，之后按程序逐步进行训练。实施过程中应注意保持房间安静整洁，光线柔和，取舒适体位，尽量使其放松且愉悦。

（2）音乐疗法：常采用的音乐疗法有两种：一种是音乐演奏法，可由患者独自或与他人组合演奏音乐，达到充分散发压力和情感的目的，但要求患者具有一定的音乐素养，宜选择节奏清楚、技术处理简单、曲风明快的乐曲；第二种是音乐欣赏法，患者可通过听觉、视觉来欣赏音乐，体会音乐本身的内涵及魅力，可考虑患者的年龄、爱好、文化层次及音乐欣赏水平等选择不同的乐曲。一般每日进行两次，每次以 30～60 分钟为宜，选择安静、无干扰且可制造愉悦氛围的环境。

（3）注意力分散法：是让患者从事感兴趣或需要精神高度集中的事，使其注意力从现有的恶劣情绪转移到其他事情上，从而缓解不良情绪。

注意力分散法主要分为两类：一类是把注意力转移到外界环境，如听音乐、看电视、读报纸杂志、欣赏图画、聊天、听故事，或通过唱歌、手工等娱乐消遣，帮助身心放松；另一类是把注意力转移到体内，如默数、心算、祈祷、给自己唱歌或自言自语等；此外，还可通过意象的方式，如让患者回忆或描绘以前某段难忘的经历和感觉，或想象一些美好的场景，从而实现将患者注意力转移或分散的目的。

（罗　瑶　张剑书）

第十一节　皮肤异常患者的照护技能

一、概述

皮肤作为人体最大的器官，可能发生的病症具有多样性及复杂性，而且可以与多种发生于内脏的病症发生联系。不仅如此，皮肤也是机体的第一道生理防线，参与到机体的各项功能活动，成为多种致病因素的最初靶点，其正常生理功能的调节和稳定对健康起着关键作用，为人体提供一个可抵御外界伤害的屏障。

随着医疗进步、生活水平的提高，生育率下降和预期寿命延长，人口老龄化已经成为世界问题，伴随这种老龄化全球趋势而来的老年皮肤病问题也将日渐突出。随着年龄的增长，皮肤的结构和功能也会发生显著的衰老变化，主要包括皮肤含水量降低，皮下脂肪减少，汗腺、皮脂腺分泌功能降低，胶原纤维、弹性纤维等支持组织发生退行性改变，血管新生量减少等，由此带来老年皮肤呈现粗糙、干燥、皱褶、弹性降低、色素斑增多等特点。此外，在机体衰老过程中，人体免疫系统免疫防御与免疫监视功能也相应衰退，细菌、真菌与病毒等的感染机会提高，良恶性肿瘤发生率增高，也使得感染性皮肤病和皮肤肿瘤在老年人中亦多见。因此，皮肤受到内外因素的共同影响而出现结构和功能变化，这些变化共同构成了老年皮肤病的疾病基础。

老年皮肤病主要是指发生在60岁及以上老年人皮肤和皮肤附属器官的疾病。老年异常皮肤在当今社会不仅是科学问题和社会问题，还带来了一系列的医学问题，随着老年人口数量的不断攀升，更多的老年皮肤病需要得到认识和治疗，因此，为提高居家照护者及老年人对异常皮肤的识别及护理，本节将介绍老年人常见异常皮肤相关知识及其照护技巧。

二、老年常见异常皮肤的识别与照护

（一）湿疹

1. 概念　湿疹是由多种内外因素引起的剧烈瘙痒的一种皮肤炎症反应。根据皮损表现分为急性、亚急性、慢性三期，急性期皮损渗出倾向，慢性期则浸润、肥厚，部分人群可直接表现为慢性湿疹，三者之间并无明显界限，可相互转变。皮损具有多形性、对称性、瘙痒和易反复发作等特点，中医上称为"湿毒疮"或"湿气疮"。

2. 病因及发病机制 湿疹病因复杂，症状多变且病程迁延，常为内外因素相互作用的结果。内因包括慢性消化系统疾病、精神紧张、失眠、过度疲劳、情绪变化、内分泌失调、感染、新陈代谢障碍等；外因包括生活环境、气候变化、食物等。外界刺激如日光、寒冷、干燥、炎热、热水烫洗及各种动物皮毛、植物、化妆品、肥皂、人造纤维等均可诱发湿疹。湿疹是复杂的内外因子引起的一种迟发型变态反应。老年人慢性湿疹的发病率为3%～9%，老年人机体功能下降，适应环境、抵御外来病原体和代谢能力较差，多种刺激可导致老年人易患湿疹，久治不愈，严重影响其正常生活。

3. 临床表现

（1）按皮损表现分为急性、亚急性、慢性三期。

1）急性湿疹：皮损初为多数密集的粟粒大小的丘疹、丘疱疹或小水疱，基底潮红，逐渐融合成片，由于搔抓，丘疹、丘疱疹或水疱顶端破损后呈明显的点状渗出及小糜烂面，边缘不清。若继发感染，炎症更明显，可形成脓疱、脓痂、毛囊炎、疖等，自觉剧烈瘙痒，好发于头面、耳后、四肢远端、阴囊、肛门周围等，多对称发布。

2）亚急性湿疹：急性湿疹炎症减轻后，皮损以小丘疹、结痂和鳞屑为主，仅见少量丘疱疹及糜烂，仍有剧烈瘙痒。

3）慢性湿疹：常因急性、亚急性湿疹反复发作不愈而转为慢性湿疹，也可开始即为慢性湿疹，表现为患处皮肤增厚，呈浸润性暗红色斑或色素沉着，表面粗糙，覆盖鳞屑，或因抓破而结痂，自觉剧烈瘙痒。慢性湿疹常见于小腿、手、足、肘窝、腘窝、外阴、肛门等处。病程不定，易复发，经久不愈。

（2）根据皮损累及的范围，分为局限性湿疹和泛发性湿疹两大类。

1）局限性湿疹：是指仅发生在特定部位，即可以部位命名，如手部湿疹、外阴湿疹、阴囊湿疹、耳部湿疹、乳房湿疹、肛周湿疹、小腿湿疹等。

2）泛发性湿疹：是指皮损多，泛发或散发于全身多个部位，如钱币性湿疹、自身敏感性湿疹等。

老年湿疹一般以慢性的特殊部位湿疹多见，如小腿部、手部、阴囊及肛周湿疹，其中小腿部湿疹常继发于静脉曲张、老年皮肤瘙痒症，可因长期搔抓造成皮肤破损，后期演变为小腿部难愈合性溃疡。老年湿疹可与糖尿病并见，长期瘙痒不适可引起失眠、烦躁等一系列临床症状与心理问题。

4. 治疗 湿疹病因复杂，治疗好转后仍容易反复发作，难以根治。因临床形态和部位各有特点，故用药因人而异，建议在专业医师指导下采用下述药物及非药物治疗。

（1）口服药物治疗：可选用抗组胺药止痒，必要时两种药配合或交替使用。

（2）外用药物治疗：根据皮损情况选用合适剂型的药物。急性湿疹局部用生理盐水、3%硼酸或依沙吖啶（利凡诺）湿敷。亚急性、慢性湿疹使用皮炎乳剂及合适的糖皮质激素霜剂（倍他米松尿素霜）、焦油类制剂（5%松溜油）、糊剂或免疫调节剂，如他克莫司软膏。继发感染者加抗生素制剂，如莫匹罗星。

（3）中药熏洗：可在专科医生指导下采用中药熏洗。

5. 照护技巧

（1）避免诱因：寻找可能的诱因，如工作环境、生活习惯、饮食、嗜好、压力及情绪等，以及有无慢性病灶和内脏器官疾病。

（2）皮肤照护

1）避免各种外界刺激：如热水烫洗、过度搔抓、接触可能敏感的物质，如皮毛制剂。减少接触化学成分用品，如肥皂、洗衣粉、洗涤精等。

2）坚持使用保湿剂：经过长期观察，洗浴后使用具有皮肤屏障保护功能的保湿剂能起到辅助治疗，还能显著减少湿疹复发。

3）平时穿棉质柔软的内衣裤，避免毛织和化纤等刺激性材质接触皮肤；保持皮肤清洁和衣物干净卫生；定期修剪指甲，避免搔抓和摩擦皮肤。

4）瘙痒时采用分散注意力的方法，从而缓解疼痛和瘙痒，如播放音乐、视频、谈话等。瘙痒无法忍受者，可通过手掌按压轻拍，必要时遵医嘱予以止痒药物缓解瘙痒。

（3）饮食照护：很多老年人认为湿疹是由饮食引起的，但目前并没有证据表明存在能导致湿疹的食物。针对部分易过敏体质老年人，对其过敏食物进行筛选，但还是应建立良好的饮食结构，避免营养不良。

（4）用药照护：在专业医师指导下用药，切忌乱用药。皮损复发应及时到正规医院就诊。

（5）养成良好的生活方式：作息规律，避免熬夜，保持心情舒畅。

（二）压力性损伤

1. 概念 压力性损伤原定义为压疮、压力性溃疡，是由强烈和（或）长期的压力联合剪切力导致的皮肤和深部软组织的局部损伤。通常位于骨隆突部位，或与医疗器械等相关，可表现为完整的皮肤或开放性溃疡，可能伴有疼痛。压力性损伤可影响疾病的转归，甚至威胁生命。

2. 病因 压力性损伤常见原因见表 5-47。

表 5-47 压力性损伤常见原因

内在因素	外在因素
体位受限	压力
高龄	剪切力
大小便失禁	摩擦力
不恰当医疗器具的使用	潮湿
运动障碍	
局部皮温增高	
营养不良	
合并心脑血管疾病	

3. 分期与临床表现

（1）1 期压力性损伤：压时红斑不会消失，局部组织表皮完整、出现非苍白发红，不同人群可能会出现不同的表现。颜色变化不包括紫色或褐红色，若出现这些颜色变化则表明可能存在深部组织损伤。

（2）2 期压力性损伤：部分真皮层缺损，伤口床有活力，基底面呈粉红色或红色，潮湿，可能呈现完整或破裂的血清性水疱，但不暴露脂肪层和更深的组织，不存在肉芽组织、腐肉和焦痂。

（3）3 期压力性损伤：皮肤全皮层缺损，可见皮下脂肪和肉芽组织伤口边缘卷边（上皮内卷）现象，但没有骨骼、肌腱或肌肉暴露，有腐肉，但未涉及深部组织，可有潜行和窦道。

（4）4 期压力性损伤：全层皮肤和组织的损失，溃疡面暴露筋膜、肌肉、肌腱、韧带、软骨或骨溃疡。伤口床可见腐肉或焦痂，常会有上皮内卷、潜行和窦道。如果腐肉或坏死组织掩盖了组织缺损的程度，即出现不明确分期的压力性损伤。

（5）不明确分期的压力性损伤：全层组织被掩盖和组织缺损，全层皮肤和组织缺损，其表面的腐肉或焦痂掩盖了组织损伤的程度，一旦腐肉和坏死组织去除后，将会呈现 3 期或 4 期压力性损伤。在缺血性肢体或足跟存在不明确分期的压力性损伤，当焦痂干燥、附着（贴壁）、完整、无红斑或波动感时不应将其去除。

（6）深部组织压力性损伤：皮肤局部出现持久性非苍白性发红、褐红色或紫色，或表皮分离后出现暗红色伤口床或充血性水疱，颜色发生改变前通常会有疼痛和温度变化。深肤色人群中变色可能会有不同。伤口可能会迅速发展，呈现真正的组织损伤，经过处理后可能无组织损伤。

4. 治疗　一旦发现有压力性损伤的可能，建议及时就医，规范治疗。下述药物及非药物疗法均须在伤口治疗师指导下使用。

（1）1 期压力性损伤：此期为可逆性改变。若及时去除致病原因，则可阻止压力性损伤的发展。应恰当有效地使用减压措施并保护受损皮肤，按照制订的计划，做好压力性损伤的防护，有效改善受压部位的微循环。应用水胶体敷料粘贴在发红和容易受到摩擦力的部位，以减轻摩擦力，同时翻身时不要拖拉，避免敷料卷边，或使用多层软聚硅酮泡沫敷料减轻压力。粘贴的水胶体敷料或泡沫敷料如无卷边和脱落，通常 1 周左右更换，如有渗液流出或卷边，根据敷料饱和情况及时更换。

（2）2 期压力性损伤：对于无临床感染征象的 2 期压力性损伤可选用水胶体、水凝胶、泡沫敷料等进行处理，以促进愈合。对于中到大量渗液的 2 期压力性损伤可选用泡沫敷料进行护理。

（3）3 期、4 期和不明确分期压力性损伤：对于这几期的治疗主要是进行彻底清创、去除坏死组织，控制感染，选择合适的伤口敷料促进愈合。

（4）深部组织压力性损伤：此期即使接受最好的治疗，也可能快速发展为深层组织的破溃。因此处理的目标是保护局部，防止继续受压，密切观察发展趋势。对无血疱、紫硬者，可使用泡沫敷料，水胶体敷料；有血疱、紫硬者，可剪去疱皮，根据渗出量情况选择敷料，可用泡沫敷料或水胶体敷料，并密切观察发展趋势。

5. 照护技巧

（1）评估：包括局部评估和全身评估。

1）局部评估：评估内容及方法，记录伤口内容：包括部位+分期+长×宽×深+颜色+渗液+气味+瘘管或窦道+周围皮肤情况等。压力性损伤局部评估内容及方法详见表 5-48。

表 5-48　压力性损伤局部评估内容及方法

评估内容		评估方法
位置及分期	一视	观察伤口部位、颜色、形状、渗液等；观察伤口边缘的颜色、厚度、内卷、潜行情况；观察伤口周围皮肤颜色、完整性，注意有无红斑、瘀斑、色素沉着、糜烂、浸渍、水肿等
气味	二嗅	闻伤口气味：感染时会产生恶臭味，除去密闭性敷料时也会有气味
颜色	三触	触摸伤口周围组织肿胀的程度和范围，有无疼痛及对疼痛的反应，伤口局部的温度
大小	四量	测量伤口大小、深度和营养指标
渗液	五摄	拍摄伤口照片
瘘管及窦道	六查	及时就医，做必要的诊断性检查（血液检查、血管检查、病理检查、血糖检查、细菌培养等）
边缘及周围皮肤情况	七记	记录评估结果和各种有价值的检查结果

2）全身评估：主要评估对压力性损伤发生和发展、预后有影响的因素，包括合并症、营养状态等。

合并症评估：肿瘤、糖尿病、器官衰竭、营养不良、感染及自身免疫性疾病等，这些合并症控制良好与压力性损伤治疗措施能否落实到位均会影响压力性损伤伤口愈合。

营养状态评估：包括评估进食能力及进食量，身高、体重、皮下脂肪。体重 2 周内明显下降，或 1 个月内下降 5%，或 3 个月内下降 7.5%，或半年内下降 10%，即可诊断为营养不良。

（2）预防

1）缓解或移除压力源：间歇性解除压力是有效预防压力性损伤的关键。在形成压力性损伤的多项因素中，局部组织长期受压是致病的关键。因此，避免或减少压力对组织的损伤是首要的预防措施。①适时的体位变换是最基本、最简单而有效解除压力的方法。体位变换的频率，不仅要考虑到正在使用的压力再分布支撑面，还要根据组织耐受度、活动及移动能力、皮肤状况和舒适度等来确定。变换体位时，除掌握翻身技巧外，还要根据力学原理，减轻局部的压力，侧卧时，使身体纵轴与床平面成 30°，以减轻局部所承受的压力，并用枕头支撑，避免髋部受压。若不宜翻身者，应每 1～2 小时用约 10cm 厚的减压垫置于其肩胛、腰骶部、足跟部，增加局部组织的通透性，减轻受压部位的压力，使软组织交替承压。坐轮椅时椅背可以往后倾斜 20°，腰部使用靠垫，座位面使用减压垫，悬空足跟，双足放在支撑物上，也可预防性使用敷料作为足跟减压的辅助工具，从而预防足跟压力性损伤的发生。②注意保护骨隆突处及支撑区。预防压力性损伤的一个重要环节就是选择有效缓解压力的器具。使用软枕、棉垫等定位器材将压力性损伤容易发生的位置和支撑区隔开，身体空隙加软枕支托，以加大支撑面，减少对身体某个部位的压强。还可使用减压工具，如海绵式压力性损伤垫、自制水床、脉冲式充气床垫、明胶床垫、交替压力床垫等。避免使用产生更多压力的环状器材，如圈状垫，因其可使压力集中在圈状物衬垫的皮肤组织上，导致单位面积上组织压力增大，使发生压力性损伤的部位及周围组织血液循环相对不足，而营养缺乏可阻碍压力性损伤部位的修复，也容易发生新的压力性损伤。因此，减压装置只能作为变换体位的辅助手段，不能替代体位变换工具。③避免对局部发红皮肤进行按摩。软组织变红是正常保护性反应，由氧气供应不足引起，通常受压引起的充血使局部组织尚能保持 1/2～3/4 血液供应，连续仰卧 1 小时易使受压部位变红，更换体位后一般可以在 30～40 分钟内褪色，不会使软组织受损，所以无须按摩。如果持续发红则表明已受损，此时按摩可能刺激过度的血流，对受损组织产生破坏，导致严重损伤。骶尾部因大小便皮肤浸渍，轻微的摩擦或按摩会进一步加剧皮下组织的损伤。④避免剪切力。当床头抬高>30°时对骶尾部会形成较大的剪切力。故半卧位时床头抬高不应超过 30°，时间不宜超过 30 分钟。

2）减轻皮肤摩擦：保持床单清洁、平整、无渣屑，减少对局部组织的摩擦；做到勤整理、勤换洗。

3）日常皮肤护理：恰当的皮肤护理是预防压力性损伤的重要环节。①皮肤监测：应密切观察皮肤变化情况，特别是容易发生压力性损伤的部位。②保持皮肤清洁：勤剪指甲，防止抓伤皮肤；出汗多时用温水清洁皮肤，并及时更换被服；大小便失禁时应立即使用能够保持皮肤酸碱平衡的清洗剂清洁皮肤，并保持皮肤干燥。避免使用吸收性粉末来改善皮肤湿度，因粉末聚集在皮肤皱褶处，可引起额外的皮肤损伤，建议使用润肤霜或润肤膏外涂。减少皮肤暴露在潮湿环境中，针对尿失禁老年人应使用高吸收性尿失禁产品，以保护发生压力性损伤或有压力性损伤风险的皮肤。③避免皮肤过度干燥：如低湿度（<40%）和寒冷均可导致皮肤干燥，脆性增加，容易导致压力性损伤。故照护者应注意室内的温度与湿度，减少环境因素对老年人皮肤的影响。

4）保证营养充足：保持健康均衡的饮食和适当的液体摄入是预防压力性损伤不可忽视的问题。照护者应关注老年人体重变化，保证营养摄入，尤其是摄入丰富的蛋白质可显著减少压力性损伤发生的风险。对有营养不良或有营养不良风险的 2 期或更严重的压力性损伤者，可给予高热量、高蛋白、富含精氨酸、锌和抗氧化的口服营养补充剂或肠内配方。压力性损伤是全身局部综合因素所引起的变性坏死病理过程，因此要采取局部治疗为主，全身治疗为辅的综合防治措施。针对不同分期采取恰当的措施，促进伤口愈合，缩短伤口愈合时间，减少患者痛苦，减轻其经济负担。

（三）带状疱疹

1. 概念 带状疱疹是由水痘-带状病毒引起的以沿单侧周围神经分布的簇集性小水疱为特征的皮肤病，且以伴有不同程度的灼热刺痛为特征的常见皮肤病。本病好发于胸胁部，又称腰带疮、缠腰火丹。老年患者病程一般为 3～4 周，年龄是带状疱疹最突出的危险因素，严重程度也随年龄上升；9%～34% 的老年患者在皮疹消退后仍遗留疼痛，呈现与年龄高度正相关的后遗神经痛特点。

2. 病因及发病机制 病原体为水痘-带状疱疹病毒，病毒经呼吸道黏膜侵入体内，通过血行传播，发生水痘或呈隐形感染。以后病毒潜伏于脊神经后根或神经节的神经元内，当宿主在某种外因如恶性肿瘤、疲劳等作用下，人体免疫功能减退，此潜伏病毒可再次活跃，使受侵犯的神经节发生炎症或坏死，产生神经痛，同时病毒沿着神经纤维传播到皮肤，产生群集性水疱，疱疹愈后一般可终身免疫。

3. 临床表现　发疹前可有轻度乏力、低热、食欲下降等症状，皮肤自觉灼热感或神经痛，持续1～3天。

（1）症状：单侧性及有明显的神经痛，老年人疼痛较为剧烈。老年人或免疫力低下者还可出现带状疱疹反复发作，皮损散播或伴细菌感染或呈疣状增生，也可导致病毒耐药。

（2）体征：红斑基础上簇集水疱，沿神经走向呈带状分布，一般不超过体表中线。

（3）特殊表现：还可出现眼部带状疱疹、耳部带状疱疹及疱疹后神经痛。

4. 治疗　带状疱疹治疗包括抗病毒、镇痛、消炎、预防并发症。抗病毒治疗要尽早开始，应在发疹后72小时内遵医嘱开始系统使用抗病毒药物，出现大面积皮疹、重度疼痛、累及头面部的带状疱疹、疱疹性脑膜炎及内脏播散性带状疱疹可使用糖皮质激素。下述药物及非药物疗法均须在专业医师指导下使用。

（1）全身治疗：遵医嘱静脉或口服阿昔洛韦等抗病毒药物；镇痛药物可选用非甾体抗炎药，如加巴喷丁、普瑞巴林等。神经营养药物可选用甲钴胺、维生素 B_1 等；重者可应用糖皮质激素。

（2）局部治疗：外用药以镇痛、消炎作用为主。疱液未破时可外用阿昔洛韦乳膏；破溃后可用3%硼酸溶液或1∶9艾利克湿敷，再外用莫匹罗星软膏。若合并眼部损害必须立即送眼科就诊，遵医嘱外用3%阿昔洛韦眼膏、碘苷滴眼液。

（3）物理治疗：采用半导体激光治疗可缓解疼痛，促进皮损干涸和结痂。

5. 居家照护

（1）生活起居：带状疱疹多为免疫功能低下、劳累、精神压力过大、起居失衡等诱因引起，所以应注意生活起居。

1）居住环境保持安静、舒适，避免强烈光线干扰情绪及休息。

2）取健侧卧位，避免因压迫皮损处引起疼痛，活动过程中动作轻柔而缓慢，避免对疱疹产生摩擦。

3）保持规律作息，避免熬夜；适当锻炼，提升睡眠质量，从而提高自身免疫力。睡前禁止食用刺激性的食物，以免影响睡眠。进食营养丰富的清淡食物，提高机体免疫力。

4）有效缓解疼痛：多与他人交流，从而转移注意力，还可听轻音乐、看电视，若疼痛难忍，遵医嘱使用镇痛剂或中医疗法镇痛，并观察疗效。

（2）预防皮肤感染：保持皮肤清洁干燥，穿柔软棉质衣服，勿搔抓、撕剥皮损。

（3）眼部护理：带状疱疹病毒一旦累及三叉神经眼支区域，会产生严重症状并伴随剧烈疼痛。患者可引起溃疡性角膜炎、结膜炎等并发症，严重者可致失明。主要照护措施如下。

1）眼部皮损、角膜充血损伤者做好眼部清洁护理，防止眼部炎症发生，还要避免眼球受压，重点观察视力有无下降。

2）眼部分泌物较多时遵医嘱以生理盐水3～5次/日冲洗结膜囊，或使用抗病毒和抗感染眼药水交替滴眼，严格无菌操作以免使眼部造成感染，操作中动作轻、稳、准，避免产生反射性闭眼。

3）密切观察病情变化，一旦出现眼部针刺性疼痛、怕光、流泪、睫状体充血时，应及时就医，采取应对措施。

4）避免强光对眼部刺激，可适时佩戴太阳眼镜。

5）出现面瘫并且眼睑不可闭合者，遵医嘱外涂眼膏，生理盐水纱布覆盖保护角膜。

（4）耳部护理：侵犯至面神经运动和感觉神经纤维时，出现疱疹三联征，即面部瘫痪、耳内和（或）耳周疼痛、外耳道疱疹。主要护理措施如下所述。

1）监测病情变化：一旦发生头痛和（或）耳痛应及时就医进行处理，并做好跌倒预防措施，遵医嘱使用抗病毒、抗感染等药物，并注意观察药物不良反应。

2）面部肌肉锻炼：疱疹痊愈后，尽早进行面部肌肉锻炼（噘嘴、鼓腮、拍脸、咀嚼等动作），遵医嘱辅以肌肉按摩、红外线、针灸等理疗，从而加快面部及耳部功能恢复。

（5）心理护理：营造良好的居家氛围，指导老年人在发生不良情绪时进行深呼吸、分散其注意力。

（6）缓解不良情绪：采取分散注意力或学习新事物的方法来缓解紧张、焦虑情绪，以减轻疼痛，必要时在医生指导下使用抗焦虑药物，并观察疗效。

（7）饮食指导：对于老年患者，为促进皮损和受损神经的修复，在综合考虑基础疾病的前提下，应保证营养物质的均衡摄入。若无其他基础疾病，应多饮水，饮食宜清淡，忌高脂饮食，增加优质蛋白的摄入，从而达到促进组织修复和提高机体免疫力的目的。

（8）其他指导：本病可通过接触传染，故应避免接触家中年老体弱者及婴幼儿，避免交叉感染或诱发幼儿水痘。由于此病常有不同程度的疼痛感、全身不适、低热及食欲缺乏等症状，因此要积极配合治疗，以免继发感染，加重病情。避免过度劳累导致疲乏、受凉或感冒，若1个月内皮肤还有轻微麻木、疼痛，可不用担心，随着神经炎的消退，此症状可缓解。若带状疱疹后神经痛持续存在，应及时到医院就诊。

6. 预防

（1）一般措施：老年人带状疱疹发病风险急剧上升，因此，提高机体抵抗力是首要预防措施。

（2）带状疱疹疫苗接种：通过接种疫苗激发机体病毒特异性免疫是预防带状疱疹的关键。

（四）银屑病

1. 概述 银屑病是一种常见的慢性复发性炎症性皮肤病，特征性损害为红色丘疹或斑块上覆有多层银白色鳞屑，好发于四肢、头皮和背部，严重皮损可累积全身，并出现高热、脓疱、红皮病样改变及全身大小关节病变。病程较长，甚至个别病例终生不愈。该病发病以青壮年为主，但也存在多数老年患者，研究显示，与其他多种慢性皮肤病比较，银屑病对老年人的生存质量影响较大。冬春季节易复发或加重，而夏秋季节多缓解。

2. 病因及发病机制 银屑病病因至今尚不明确。目前认为与遗传因素、环境因素、免疫因素等有关。

（1）遗传因素：一般认为有20%左右的银屑病患者有家族史，且有家族史者发病早于无家族史者，父母同患银屑病则子女发病年龄早于双亲正常者。

（2）感染、精神紧张和应激事件、外伤、手术、妊娠、吸烟和某些药物作用等是促发和加重银屑病的因素，感染一直被认为是诱发或加重银屑病的主要因素，如点滴状银屑病发病前常有咽部急性链球菌感染史、金黄色葡萄球菌感染可使皮损加重。

3. 临床表现　银屑病根据临床特征可分为寻常型、脓疱型、关节病型及红皮病型。其中寻常型占 99% 以上，其他类型多由寻常型银屑病在外用刺激性药物、系统使用糖皮质激素、免疫抑制过程中突然停药，以及感染、精神压力等诱发因素下而患病。

（1）寻常型银屑病：为最常见的一种银屑病，多急性发病，典型表现为界限清楚、形状大小不一的红斑，周围有炎性红晕，稍有浸润增厚。表面覆盖多层银白色鳞屑，刮除成鳞屑，犹如轻刮蜡滴，鳞屑易于刮脱，刮净后呈淡红色发亮的半透明薄膜（薄膜现象），刮去薄膜可见点状出血。皮损好发于头部、肘部、膝部、骶部和四肢伸侧面。头部皮损为暗红色斑块或丘疹，上覆较厚的银白色鳞屑，界限清楚，未超出发际线，头发呈束状（束状发），指甲多有受累，多表现为"顶针样"凹陷，自觉不同程度的瘙痒。

（2）脓疱型银屑病：较少见，分为泛发型和局限型。泛发型脓疱型银屑病是在红斑上出现群集性浅表的无菌性脓疱，部分可融合成脓糊。以四肢屈侧和皱褶部位多见。急性发病或突然加重时常伴有寒战、发热（呈弛张热型）、关节疼痛、全身不适和白细胞计数增多等全身症状。多呈周期性发作，在缓解期通常出现寻常型银屑病皮损现象。局限性脓疱型银屑病也可称为掌跖型脓疱型皮损，局限于手足，对称发生，一般状况良好，病情顽固，反复发作。

（3）红皮病型银屑病：是一种严重的银屑病。常因外用刺激性较强的药物所引起。长期大量应用糖皮质激素，减量过快或突然停药，表现为全身皮肤弥漫性潮红、肿胀和脱屑，伴有发热、畏寒等全身症状，浅表淋巴结肿大，白细胞计数增高等特点。

（4）关节病型银屑病：又称银屑病性关节炎，银屑病患者同时发生类风湿关节炎样的关节损害，可累及全身大小关节，但以末端指（趾）节间关节病变最具特征性。受累关节通常红肿疼痛，关节周围皮肤也常红肿，活动受限。关节症状常与皮肤症状同时加重或减轻，但血液类风湿因子呈阴性。

4. 治疗　银屑病药物及非药物治疗均须在专业医师指导下使用。系统治疗常用药物有阿维 A、甲氨蝶呤、环孢素、复方甘草酸苷二胺、雷公藤、丹参、海棠合剂等。外用药物有糖皮质激素软膏、达力士、他扎罗汀、他克莫司、松馏油氧化锌及复方松馏油等。物理治疗主要有煤焦油紫外线联合疗法、中药浴治疗、淀粉浴及足浴等。常用生物制剂有依那西普、英夫利昔单抗、阿达木单抗及乌司努单抗。

5. 居家照护

（1）饮食指导：禁烟酒，忌浓茶、咖啡及辛辣刺激性食物，少食高脂肪牛、羊肉等红肉制品。若无其他基础疾病，宜进食低脂、高蛋白、富含维生素的饮食，多食新鲜蔬菜及水果。

（2）皮肤护理：床铺清洁、平整、无渣屑，衣服、被单污染后要及时更换。皮损在头部者，每周理发 1 次，以利于药物吸收。注意修剪指甲，避免搔抓及热水烫洗，内衣应选取全棉面料。保持皮肤清洁，使用保湿霜保湿。使用黑光治疗时注意戴紫外线防护镜遮盖面部及会阴部。

（3）避免各种诱发因素：有些药物可能会加剧原有银屑病病情，如抗疟药、β 受体阻滞药、碘化物等，应慎用或遵医嘱使用。去除感染病灶，如治疗扁桃体炎，避免外伤及手术。注意休息和适当运动，劳逸结合，避免受凉、感冒，保证充足的睡眠，保持愉快心情，避免焦虑、抑郁等不良情绪。

（4）用药指导：下述药物及非药物疗法均须在专业医师指导下使用。

1）遵医嘱用药，避免滥用皮质类固醇激素及免疫抑制剂，以免导致红皮病型银屑病。

2）遵医嘱中药浴、淀粉浴治疗，洗澡时勿用力揉搓皮损处。

3）注意将药物均匀涂抹在皮损处。

4）选用一种新的外用药时，应先小面积涂擦，观察 24 小时无反应才可大面积使用，严防接触性皮炎的发生。

5）遵医嘱用药，并严密观察药物疗效及副作用。当口服海棠合剂、雷公藤总苷时，应遵医嘱定期检查肝功能；使用免疫抑制剂，如甲氨蝶呤时，要定期复查血常规、肝肾功能，注意胃肠道反应，并保持口腔清洁，严格掌握适应证及用量，以免导致红皮病型银屑病。

（5）定期门诊随访，遵医嘱继续外用、内服、照光等维持治疗。

（五）药疹

1. 概述　药疹是指药物通过不同途径进入人体后引起的皮肤、黏膜反应，又称药物性皮炎。药疹是药物反应中最常见的反应。同一种药物可引起不同的表现，同一种表现又可能由多种药物引起。

2. 病因及发病机制　老年药疹的常见致敏药物与老年病或老年易患疾病相关。老年人通常多病共存，常多重用药，因此容易发生药物相互作用和药物蓄积。老年人机体代谢水平较差，药物动力学特征发生改变，药物的生物转化减慢，药物代谢排泄速率减慢，血药浓度常保持在较高水平，对药物的耐受性降低，对药物敏感性增强，且老年人肝血流减少，肝酶活性下降，肝功能降低使得经肝活化或经肝清除的药物血药浓度升高等因素均可导致发生各种药物不良反应；老年人机体发生许多生理变化，如胃酸缺乏、胃排空延缓、胃肠血流减少及局部血液循环差等，进而改变药物从胃肠道吸收和非口服途径的吸收；老年人脂肪组织增加，总体液及非脂肪组织减少，使得脂溶性药物分布容积增大，亲水性药物分布容积减小且血药浓度增加，通常解热镇痛药、抗生素、心血管系统药、肿瘤药、神经系统药是导致药疹的主要原因。此外，中药或中成药、生物制品所导致的重症药疹的报道也越来越多。药疹发病机制还与机体遗传倾向性、免疫机制参与相关。2017 年度国家药品不良反应事件监测报告显示，65 岁以上老年患者报告数目占 26.0%，重症药疹致死、致残率高达 25%～40%。

3. 临床表现

（1）全身症状：常呈急性发病，轻者可无全身症状，重者可在发疹前后或同时伴有不同程度的全身症状。

1）药物热：一般在用药后一周左右发生，短者仅维持 1～2 日，长者可达数周。可单独发生，但多与皮疹同时出现。热型大多呈忽高忽正常的弛张热，也可为持续高热的稽留型，重者体温可达 40℃以上，一般停药后 1～2 日体温可下降。

2）过敏性休克：是药物反应中最严重的一种，属全身性速发型变态反应。通常起病急骤，一般在用药后 5～30 分钟发生，少数可在连续用药过程中发生，以急性循环衰竭为主要特征，若不及时抢救，常可危及生命。主要临床表现为迅速出现休克症状，即血压急剧下降，出现意识障碍，轻则意识模糊，重则意识丧失，在休克出现之前或同时常出现以下症状。①皮肤黏膜：皮肤潮红，瘙痒，继之出现荨麻疹、血管神经性水肿，鼻、眼、咽喉等处黏膜也出现水肿，尤其喉头水肿严重者可致呼吸困难，甚至窒息。②呼吸系统：由于喉头、气管及肺间质水肿，痰液增多，并有支气管痉挛，可出现胸闷、哮喘、憋气、发绀和呼吸困难，甚至呼吸停止。③循环系统：出现心悸、出汗、脉细速、面色苍白、四肢冰凉、发绀、血压迅速下降，最终心搏骤停。④消化系统：可有恶心、呕吐、肠绞痛、腹泻等症状。⑤意识改变：开始头晕、烦躁、恐惧，继之出现意识模糊，甚至昏迷。

3）内脏损害：与皮肤损害相比，较少见，由药物毒性作用或变态反应所致。肝反应：可表现为中毒性肝炎，谷丙转氨酶通常增高，严重者可致肝硬化而死亡，常见引起的药物有磺胺；肾反应：临床表现与肾炎类似，有时可发生急性肾衰竭，引起的药物有青霉素、磺胺、利福平、头孢菌素和苯妥因等；造血器官反应：表现为贫血、白细胞或血小板减少等，引起的药物有磺胺。

（2）皮肤黏膜损害：皮疹类型复杂，可以类似其他皮肤病和发疹性传染病，但基本特点是发病突然，一般对称分布（固定型药疹除外），累及全身或仅限于局部，对机体的影响极大，常伴瘙痒。临床上按皮损形态可分为以下几种。

1）猩红热或麻疹样红斑：较为常见，皮损呈弥漫性鲜红色斑或呈米粒至稍大红色斑疹，密集对称，常从面颈部开始向躯干及四肢蔓延，1～5天内遍及全身，酷似猩红热或麻疹，是药疹最常见的一种。可伴高热、头痛、全身不适。一般全身状况良好，缺乏猩红热或麻疹的其他临床特征，自觉瘙痒。经过1周左右，重者2～3周，出现糠秕样或大小片状脱屑而愈。常见导致药疹的药物有磺胺、青霉素、链霉素、巴比妥类、安替比林、酚酞等。若不及时停药，或重复使用致敏药物，少数可演变为剥脱性皮炎。

2）重症多形红斑型：本型为重症药疹。发病前可有全身倦怠、头痛、寒战、发热、关节痛等，发疹部位主要在口腔、外阴部、肛门周围及其黏膜，也可见于躯干、颜面、四肢。初发为大小不等、略呈水肿性红斑或斑丘疹，大小自指盖至各种钱币大，界限清楚，红斑表面可迅速出现大疱，疱液澄清或混有血液，疱壁较薄易破，破后呈红色糜烂面，干燥后结成浆痂，可有轻重不等瘙痒及疼痛。由于口腔黏膜受损，患者言语及进食均感疼痛，也可出现呼吸道损害引起支气管炎、肺炎及胸腔积液，眼损害可致盲，还可有严重的肾损害。

3）剥脱性皮炎型：属重型药疹，发病前先有皮肤瘙痒、全身不适、寒战、高热、头痛等前驱症状，类似败血症的高热（39～40℃，甚至40℃以上）。皮疹开始为弥漫性红斑，或有多数米粒大小红色小丘疹，皮损发展迅速，全身潮红，水肿显著，倾向湿润糜烂，严重者浆液性渗出显著，全身因渗出物分解，有特异的腥臭味，继之结痂，如病情好转，红肿渐消退，全身出现大片叶状鳞屑脱落，黏膜亦可受累，发生结膜炎、口腔炎及外耳道化脓。掌跖由于角质增厚，表皮剥脱时呈破手套或袜套状。剥脱性皮炎病程长达2～3个月，容易导致全身营养障碍，可并发黄疸性肝炎、蛋白尿等。老年患者由于一般卧床时间较长，极易发生压力性损伤、支气管肺炎，甚至败血症、心力衰竭等，从而威胁生命。

4）大疱性表皮坏死松解症型：本型是药疹中最严重的一种。发病急剧，常有高热（40℃左右），烦躁不安，重者神志恍惚，甚至昏迷。皮损常先发于腋窝、腹股沟等部位，呈大片鲜红或紫红色斑，自觉灼痛，迅速扩大并融合，1～2日内可遍布全身，数日内变为棕黑色。表面出现疱壁菲薄松弛的大疱，以及表皮松解形成皱纹样外观，Nikolsky征阳性。大疱极易破裂，破裂后形成深红色糜烂面，酷似Ⅱ°烧伤，口腔、支气管、食管、眼结膜等处黏膜及肝、肾、心脏等均可受累。若及时治疗，无合并症者3～4周可治愈，一般病程不超过1个月，若抢救不及时，可死于感染、毒血症、肾衰竭、肺炎或出血。

重症多形红斑型、剥脱性皮炎型、大疱性表皮坏死松解症型为三大重症药疹。

5）固定性药疹：该型为常见的一型，其特点表现为皮疹常为圆形或椭圆形水肿性红斑，大小自指盖至各种钱币大，微高出皮面，境界明显。固定性药疹常为一个或数个，分布不对称。愈后遗留暗褐色色素沉着斑，经久不退，有诊断价值。下次复发时，于原斑中央出现暗红色，边缘呈鲜红色，且较前扩大。每次复发时除原斑炎症显著外，可有新的红斑出现。有时表面可有大疱，疱壁弛缓，易于破裂。自觉瘙痒。皮肤黏膜均可累及，而以皮肤黏膜交界处，如口周、外阴、肛门周围等处特别多见。数目较多时，也可见于躯干、四肢等处。引起本型药疹的药物很多，最常见的有酚酞、磺胺、四环素、巴比妥类、安替比林等，交叉反应见于四环素族类药物。有些老年人仅需微小药量即可发生固定性药疹。

6）湿疹皮炎型：急性者有红斑、丘疹、小疱、脓疱等；慢性者有皮肤干燥、浸润肥厚等，类似慢性湿疹，自觉剧烈瘙痒。本型特点是先由外用药引起局部变应性接触性皮炎，以后再内服或注射同一类药物，出现全身泛发性湿疹样改变，病程常在1个月以上。常见诱发湿疹的药物为磺胺类、呋喃西林或抗生素类药物。

7）荨麻疹和血管水肿型：较常见，突然发病，自觉剧痒，可伴刺痛或触痛。随即全身出现大小、形态不一的红色风团，有的还出现口唇、眼睑及包皮红肿，重者喉头水肿。患者可伴有发热、恶心、呕吐、腹痛及呼吸困难等。少数也可为血清病样综合征、过敏性休克时的一个症状。它可以通过IgE介导、免疫复合物形成、药物直接作用于肥大细胞、嗜碱性粒细胞和（或）改变花生四烯酸代谢等机制致病。药物也可引起慢性荨麻疹，阿司匹林常能加重病程。常见诱发荨麻疹的药物为青霉素，其次为阿司匹林、非那西汀、苯巴比妥和血清制剂（如破伤风抗毒素）等。停药后风团持续时间较长，约数天至数个月。

8）血清病型：多发生在用药后1～2周内，常有荨麻疹、发热、关节酸痛和淋巴结肿大。症状在停药后消退，大多数病例在反复应用可疑药物后仍可再发。在临床上类似血清病，尽管认为由免疫复合物依赖型免疫反应所致，但详细机制尚不清楚。诱发药物有青霉素、头孢菌素、磺胺、呋喃唑酮（痢特灵）、别嘌醇、二苯基乙内酰脲、非甾体抗炎药、放射造影介质等。

9）光敏皮炎型：显著特点是发生在日光暴露部位，而未暴露部位很少发生。外用化学药物或内服药物可导致，皮疹形态与湿疹相似，停药后皮疹仍可持续数周。当再次应用此药，加上光线照射皮肤可于48小时内引起湿疹样反应。常见诱发药物有磺胺类、噻嗪类利尿剂、酚噻嗪类及奎宁等。

10）紫癜型：较少见，皮肤黏膜出现瘀斑、水疱、大疱、血疱、坏死等，血小板可减少。患者可伴发热、关节痛、肝大及神经系统症状。诱发药物有磺胺、安替比林、非那西丁、阿司匹林、青霉素、链霉素、奎宁、苯巴比妥、苯妥英钠、麦角、颠茄、铋剂、砷剂、汞剂和碘化钾等。

11）红斑狼疮型：此型少见，有统计显示，药物引起者占系统性红斑狼疮的3%～12%。临床表现皮肤受累较少见，约有25%病例出现，无性别差异，肾和中枢神经系统病亦罕见，补体正常，抗dsDNA抗体阴性。常见诱发药物有普鲁卡因胺、肼屈嗪、苯妥英钠、异烟肼及黄霉素等多种药物。其发病机制尚不清楚。

12）痤疮样型：皮肤损害与寻常性痤疮相似，发病缓慢，潜伏期长，多于服药后1～2个月发疹，停药后迁延数月才愈。主要由碘、溴剂、皮质类固醇激素、口服避孕药及异烟肼引起。

4. 治疗　包括全身治疗和局部治疗。下述药物及非药物疗法均须在专业医师指导下使用。

（1）全身治疗

1）立即停用一切可疑药物。

2）促进排泄：对于已进入体内的致敏药物，应设法促进排泄，多饮水或及时就医。

3）遵医嘱使用抗过敏药物治疗：抗组胺药、钙剂、维生素C等。

4）遵医嘱使用皮质类固醇激素：皮质类固醇激素要早期、足量应用，尤其对病情较重、皮损广泛者要及早应用。

5）轻症者：一般给予抗组胺药、维生素C或泼尼松口服，病情缓解后减量直至停用，局部对症治疗。

6）重症者：如重症大疱性多形红斑型、剥脱性皮炎型、大疱性表皮坏死松解症型。应采取以下措施。①遵医嘱早期使用足量皮质类固醇激素，如地塞米松、甲泼尼龙，至病情缓解稳定后，改用泼尼松，注意勿过早减量，防止继发感染。②视病情选用抗生素，在长期大剂量应用皮质类固醇激素或抗生素时，应注意继发真菌感染。③采取消毒隔离措施，定期室内消毒，被褥床单要及时更换、消毒。④注意纠正电解质紊乱。⑤加强支持疗法，遵医嘱给予能量合剂、保肝药、输血或血浆、丙种球蛋白等。

（2）局部治疗：原则为缓和对症，对全身糜烂面积过大的重症药疹者，应及时就医。

5. 居家照护

（1）用药前明确自己有无药物过敏史，以前曾有药物过敏者，应避免使用已知过敏或类似结构的药物。用药过程中，对任何原因不明的药疹，要高度警惕是否为药物过敏，及时停用可疑药物，及早就医明确诊断。

（2）室内保持通风，温湿度适宜，防止受寒。预防压力性损伤，保持大便通畅。

（3）对青霉素、血清制品、普鲁卡因等易致敏药物，使用前应遵医嘱先做过敏试验。

（4）饮食护理：若无其他基础疾病，鼓励多饮水，以利于代谢产物排出；饮食以高蛋白饮食为主，可由流质饮食、半流质饮食、软食逐渐过渡到普食，进食不宜太烫以减少黏膜出血。发生口腔糜烂时先食用牛奶、蛋花汤、嫩豆花等流质饮食，必要时遵医嘱口服营养液。口腔糜烂面好转时给予高蛋白、高碳水化合物饮食，如蒸蛋、蔬菜瘦肉粥、豆腐等。

（5）药物护理：即使是专业医生所开处方也应注意观察药物疗效及副作用，发现不适，及时就医。

（6）加强腔口护理（包括口腔、外阴、肛门）。眼部损害应遵医嘱给予眼药水滴眼或眼膏外用。

（7）遵医嘱服药，泼尼松及抗过敏药物应按医嘱减量，直至停药，不能自行减量或停药，以免病情复发。

（8）观察激素药物的副作用，如感染、高血压、糖尿病、胃十二指肠溃疡或穿孔、消化道出血、骨质疏松症等，如有不适，及时就医。

（六）荨麻疹

1. 概述　荨麻疹是一种常见皮肤病，是由于皮肤、黏膜小血管反应性扩张及渗透性增加而产生的一种局限性的水肿反应。病程持续 6 周以下为急性荨麻疹，持续 6 周以上为慢性荨麻疹。

2. 病因及发病机制

（1）病因：荨麻疹病因复杂，约 3/4 的患者找不到原因，尤其是慢性荨麻疹患者。同时荨麻疹也是常见的一种变态反应性疾病，其中过敏原是主要的原因之一，常见的病因如下。

1）食物及食物添加剂：如鱼虾、蟹贝、肉类、牛奶、蛋类、草莓、可可、番茄和葱蒜、水杨酸盐、柠檬黄、安息香酸盐、亚硫酸盐等，而老年人因多食用腰果、花生、黄豆等食物，可能容易出现荨麻疹。

2）药物：如青霉素、血清制剂、各种疫苗、磺胺、阿司匹林、吗啡、可待因、阿托品、毛果芸香碱、罂粟碱等。

3）感染：各种病毒感染（如病毒性上呼吸道感染、柯萨奇病毒感染等）、细菌感染（如金黄色葡萄球菌及链球菌引起的败血症、扁桃体炎、幽门螺杆菌感染等）、真菌感染和寄生虫感染。

4）物理因素：如冷、热、日光、摩擦及压力等。

5）动物及植物因素：如动物皮毛、昆虫毒素、海蜇毒素、荨麻及花粉等。

6）精神因素：精神紧张可通过引起乙酰胆碱释放而致病。

7）内脏和全身性疾病：风湿热、类风湿关节炎、系统性红斑狼疮、恶性肿瘤、内分泌紊乱等疾病均可成为荨麻疹（尤其是慢性荨麻疹）的病因。

8）其他因素：吸入物（如屋尘、气雾剂、易挥发的化学物品）、遗传因素均可引发本病。

（2）发病机制：可分为超敏反应、非超敏反应两类。

1）超敏反应：多数为 Ⅰ 型超敏反应，少数为 Ⅱ 型或 Ⅲ 型。

2）非超敏反应：某些食物、药物、各种动物毒素，以及物理、机械刺激可直接诱发肥大细胞释放组胺，导致荨麻疹发生。

3. 临床表现

（1）症状：瘙痒明显。病情严重者可伴有心慌、烦躁、恶心、呕吐，甚至血压下降等过敏性休克症状；部分可出现腹痛、腹泻、里急后重及黏液稀便。累及气管、喉黏膜时，出现呼吸困难，甚至窒息。

（2）体征：24 小时内可出现大小不等、形态各异、此起彼伏的风团。风团呈圆形、椭圆形或不规则形，可孤立分布或扩大融合成片，皮肤表面凹凸不平，呈橘皮样外观，风团有时可呈苍白色。数分钟至数小时内水肿减轻，风团变为红斑并逐渐消失，不留痕迹，皮损持续时间一般不超过 24 小时，但新风团可此起彼伏，不断发生。

4. 治疗　分为抗过敏和对症治疗，争取做到对因治疗。下述药物及非药物疗法均须在专业医师指导下使用。

（1）局部治疗：外用止痒、消炎药物，如炉甘石洗剂等。

（2）全身治疗：根据不同类型的荨麻疹应用不同药物。

1）急性荨麻疹：请及时就医，遵医嘱使用第一代和第二代抗组胺药，或长效与短效抗组胺药联合应用，有腹痛者可用解痉药物，如阿托品；有休克、喉头水肿者应积极抢救，病情危重者首选糖皮质激素治疗。

2）慢性荨麻疹：以抗组胺药为主，可选用 H_1 受体和 H_2 受体药联合或交替使用。

5. 居家照护

（1）饮食：老年人宜进食清淡、易消化及营养丰富食物，多吃富含维生素的新鲜蔬菜及水果，避免进食辛辣、烟酒、鱼虾等易过敏与刺激性食物，同时也要避免暴饮暴食。必要时做过敏原筛查检测，对检测结果中明确致敏食物应尽量避免。

（2）保证充足睡眠及良好情绪：适当休息和运动，注意劳逸结合，保证充足的睡眠。由于神经因素，夜间瘙痒感比白天明显，睡前避免看刺激情绪的电视、书籍等，保持良好情绪，突然的情绪变化可使瘙痒加重。

（3）皮肤护理：注意个人卫生，保持皮肤清洁、完整、干燥。衣着柔软，使用纯棉内衣裤，鞋袜应宽大、透气、清洁、柔软，避免穿粗、硬、厚及化纤等衣服；保持床单干燥、清洁、柔软、平整；避免使用肥皂，洗澡水温不可过高，洗浴后及时涂抹护肤乳液或护肤油。

（4）病情观察：照护者应注意观察老年人有无气紧、呼吸困难、喉头水肿、咽部异物感等症状，发现此类症状，应及时就医。

（5）用药护理：观察抗组胺药的疗效及副作用，服药后不可驾车、骑车等；服用抗组胺药时间应选在睡觉前 1 小时，夜间起床避免跌倒。服用激素类药物要遵医嘱逐渐减量，不能自行减药或停药。

（6）避免精神刺激与过度劳累：精神刺激与过度劳累也可诱发荨麻疹，导致其反复发作。故应保持心情愉快，消除紧张心理，积极面对疾病。还要规律作息，勿熬夜及过度疲劳。

（7）老年荨麻疹患者，应尽早找出过敏原，做到早发现、早预防及早治疗。避免接触可诱发荨麻疹的各种化学刺激物、吸入物及昆虫叮咬。若感觉瘙痒难忍，忌用手搔抓，可用手掌按压、拍打或按摩。还要避免冷热环境刺激，室内温度维持在 20℃ 左右，湿度保持在 40% 以上。夏季开空调的时间不宜过长，气候变化时注意增减衣物。

（七）接触性皮炎

1. 概述　接触性皮炎是指皮肤接触某些外源性物质后引起接触部位，甚至接触部位以外皮肤发生的炎症性反应。患者表现为红斑、肿胀、丘疹、水疱，甚至大疱。接触性皮炎总体上可分为刺激性接触性皮炎和变应性接触性皮炎。随着年龄增长，皮肤逐渐老化，表皮屏障功能随之衰弱，同时免疫系统的敏感度和特异度均降低，老年皮肤病中接触性皮炎的患病率超过 30%。

2. 病因及发病机制　接触性皮炎的发病是由复杂的内外因素所决定，内在因素包括年龄、性别、种族、皮肤屏障、特应性体质及遗传等；外在因素包括职业特性、地域及文化差异、环境因素、过敏原及刺激物的理化特性等。老年皮肤病的发生与机体免疫衰退和皮肤老化密切相关。皮肤干燥是导致老年人接触性皮炎的重要基础，冬季低湿度空气、过度卫生保护措施和热水浴及沐浴露均可加重皮肤干燥，从而造成接触性皮炎。大小便失禁的老年患者，会阴部皮肤因长期接触粪便及尿液，导致皮肤 pH 值及局部微生态改变，从而诱发会阴部接触性皮炎。此外，潮湿工作环境（包括长期反复接触水及洗涤剂）导致皮肤血流和 pH 值的增加会降低皮肤对小分子刺激性物的防御，易发生接触性皮炎。接触性皮炎在老年人群中十分常见。

病因根据引起接触性皮炎外源性物质的性质主要分为动物性、植物性和化学性三类。

（1）动物性：主要动物的毒素和昆虫的毒毛等，如蜂类、水母和毛虫等。

（2）植物性：某些植物的叶、茎、花和果等，如漆树、荨麻、补骨脂等。

（3）化学性：是引起接触性皮炎的主要原因，种类繁多，如镍、铬、洗涤剂、肥皂、皮革、塑料、橡胶制品、染发剂、油漆、甲醛、杀虫剂等。

3. 临床表现

（1）接触性皮炎一般无特异性，由于接触物、接触方式及个体反应不同，发生皮炎的形态、范围及严重程度也不相同。轻症时局部呈红斑，淡红至鲜红色，稍有水肿，或有针尖大丘疹密集，重症时红斑肿胀明显，在此基础上有多数丘疹、水疱，炎症剧烈时可发生大疱。

（2）接触性皮炎的部位、范围与接触物接触部位一致，界限清楚，但若接触物为气体、粉尘，则皮炎呈弥漫性而无清楚界限，但多发生在身体暴露部位。自觉症状大多有瘙痒和烧灼感或胀痛感，少数严重病例可有全身反应，如发热、畏寒、头痛、恶心等。

（3）根据病程可分为急性期、亚急性期和慢性期。急性期表现为红斑、水肿，可伴有丘疹、水疱、渗出，反复接触或处理不当，可以转为亚急性或慢性皮炎，呈红褐色苔藓样变或湿疹样改变。病程有自限性，一般去除病因后，处理得当，1～2 周可痊愈。

4. 治疗　治疗原则是寻找病因、脱敏或避免接触物并对症处理。下述药物及非药物疗法均须在专业医师指导下使用。

（1）全身治疗：以抗炎、止痒为主，根据病情严重程度遵医嘱选择抗组胺药（如苯海拉明、氯雷他定等）、维生素 C、钙剂等治疗；面积广泛，糜烂和渗液严重者，可遵医嘱使用糖皮质激素，有继发感染者遵医嘱应用抗生素。

（2）局部治疗

1）急性阶段：以红斑、丘疹为主者，遵医嘱使用洗剂、霜剂（炉甘石洗剂、皮炎乳剂、倍他米松尿素霜）。红肿明显，伴水疱、糜烂和渗液者可冷湿敷，湿敷溶液有 3%硼酸溶液、0.1%依沙吖啶溶液、生理盐水。若有脓性分泌物，可遵医嘱用 1：9 艾利克溶液或生理盐水+莫匹罗星（百多邦）湿敷。湿敷时间不宜过长，待敷料稍干后取下，以免敷料太干撕伤皮损。待渗液停止，肿胀消退后，可停止湿敷，改用霜剂或油膏外涂。

2）亚急性或慢性阶段：以霜剂及油膏外用为主，遵医嘱使用皮质类固醇激素软膏，也可用松馏油等。

5. 居家照护

（1）去除病因，远离过敏原：积极寻找病因，一旦找到过敏原因，尽量避免再次接触。对存留在皮肤上的刺激物质或毒性物质应尽快冲洗清除，冲洗时可用清水、生理盐水或淡肥皂水。接触物若为强酸，遵医嘱可用弱碱性液体冲洗（如苏打水）；若为强碱性物质，遵医嘱可用弱酸性液体冲洗（如硼酸液）。

（2）皮损处避免刺激：避免搔抓，不宜用热水烫洗，还要避免强烈日光或热风刺激。

（3）饮食疗法：进食清淡饮食，发病期尤其忌食辛辣及油炸食物，也要忌食容易引起过敏的食物，如酒、海鲜等，若无其他慢性病，可多进食新鲜蔬菜及水果。

（4）保持心情愉快，作息规律，不宜过度劳累。

（5）根据自身状况，选择适宜的运动方式，从而增强体质，提高机体免疫功能。

（八）特应性皮炎

1. 概述　特应性皮炎也称特应性湿疹，是一种常见的慢性、复发性、炎症性皮肤病，表现为干燥、剧烈瘙痒和多种形式的湿疹样损害。60岁以上老年人，不论是否伴有儿童或成人特应性皮炎病史，只要在湿疹样皮损的基础上，具备"特应性"的病史和（或）实验室检查的慢性皮肤炎症，即可诊断为老年特应性皮炎。近年来，随着人口老龄化加重，老年特应性皮炎病例逐渐增多。

2. 病因及发病机制　老年特应性皮炎病因复杂，除遗传背景外，由衰老所引发的免疫失衡、皮肤屏障功能障碍、汗液减少是老年特应性皮炎发生的内在病因，此外，老年人生活方式中的触发因素和刺激因素等外在病因也起着重要作用。

（1）遗传因素：特应性疾病的发病与患者的遗传素质密切相关，遗传背景也是老年特应性皮炎发病的高风险因素。

（2）免疫衰老：在发生特应性皮炎的老年人中，发病机制可能涉及胸腺的退化及与年龄相关的T细胞功能下降。

（3）皮肤屏障功能障碍：特应性皮炎的发病机制涉及丝聚蛋白基因突变和参与皮肤屏障功能的其他候选基因，导致表皮屏障功能障碍，从而影响特应性皮炎的严重程度。

（4）汗液减少：在大约80%的特应性皮炎中可以观察到对汗液的即刻超敏反应，随着年龄的增长，老年人小汗腺数量逐渐减少，汗液分泌量也随之减少，而局部汗液减少可能与老年特应性皮炎的特征性皮肤表现有关，如老年人肘窝和腘窝少见苔藓样湿疹表现。

（5）生活环境：与年龄相关的生活方式改变为老年特应性皮炎的诱发因素。日常活动量减少、自理能力降低等因素可能与老年特应性皮炎的发生和进展有关。尘螨是老年特应性皮炎最常见的外来过敏原，其次是花粉和食物，老年人活动能力下降，一般蛰居在室内，接触到较高水平的屋尘螨过敏原，加之皮肤干燥，对屋尘螨致敏的风险增加。

3. 临床表现　特应性皮炎的诊断主要基于临床表现，老年特应性皮炎的临床特征基本类似于成人特应性皮炎，特应性皮炎在成人中的特征性表现通常是面颈部的慢性湿疹样改变，躯干四肢部位的苔藓样或渗出性病变伴或不伴瘙痒性丘疹和手部湿疹样改变。老年特应性皮炎的不同之处在于弯曲部位的苔藓样皮损变得不常见，也可以见到皱褶部位皮损反转的征象，如肘部和膝盖的伸侧出现苔藓样皮损，而肘窝和腘窝未受影响。在老年特应性皮炎中也可以观察到一些特应性皮炎的其他表现，如面部红斑和苍白、Hertoghe 征、颈前皱褶和痒疹样皮损。

4. 治疗 老年特应性皮炎治疗包括药物及非药物治疗，但均须在专业医师指导下使用。

（1）一般治疗：寻找病因并加以去除，改正习惯性摩擦和搔抓等不恰当的行为，可使用保湿霜和润肤霜。大多数老年特应性皮炎患者获得合适的治疗后皮肤表现可以改善。

（2）全身治疗

1）抗组胺药：开瑞坦、酮替芬、西替利嗪等药物具有镇静、止痒和抗炎作用，单用或两种药物合用。

2）皮质类固醇激素：对急性皮损广泛且一般疗法无效者可用中等剂量泼尼松。

3）继发细菌感染时加用抗生素。

4）外用药物治疗，主要采用湿敷换药。①急性渗液期：使用 0.1%依沙吖啶溶液、3%硼酸溶液、艾利克稀释液或生理盐水湿敷换药。②亚急性皮损：使用氧化锌糊剂夹心法换药、倍他米松尿素霜或皮炎乳剂外用，同时常规使用保湿霜。

5. 居家照护

（1）寻找致敏原：积极寻找诱发疾病的致敏原，可避免特应性皮炎发生或加重。穿棉制品衣服，以宽松为宜；勤剪指甲，避免用力搔抓和摩擦；勿用过烫的水及强酸强碱洗涤剂刺激皮损；保持生活环境清洁，减少如屋尘螨、动物毛、花粉、真菌等变应原；避免食入致敏食物。

（2）正确沐浴：温水淋浴，水温以不感冒为宜。干燥性皮肤宜减少沐浴次数，尽量不用清洁用品。建议平时使用保湿霜；皮损期宜选用医用保湿霜，从而减少对皮损的刺激。好转后在不过敏的前提下可选用保湿霜。

（3）特异性皮炎是一个容易复发的慢性病，故应加强老年人自我照护。除重视药物治疗外，平时应注意合理膳食平衡及皮肤保护。

（4）建议筛查过敏原，根据筛查结果，避免诱发疾病因素。

（5）急性或亚急性期老年人应避免接触单纯疱疹患者，以免继发感染，导致疱疹样湿疹。

（6）中药治疗以清热除湿，健脾利湿为主。

总之，老年人皮肤问题十分普遍，给其生活带来诸多困扰。皮肤不仅是身体最大的器官，也是免疫系统的重要组成部分，可以保护机体免受外界环境侵害。因此，照护者及老年人应高度重视老年人异常皮肤的识别，及时就医，在专科医生指导下采取药物和非药物治疗；此外，还要加强居家照护，促使老年人身心更快恢复，提高其生活质量。

（周晓苹 张剑书）

第十二节 老年焦虑患者的居家照护技能

一、概述

老年人的身体机能及免疫功能随年龄的增加逐渐衰退，由于多重慢性病、多病共存，很容易导致其出现焦虑、恐惧及抑郁不良情绪。2015 年全球患有焦虑症的人数约为 2.64 亿，我国老年人群焦虑症患病率为 6.79%，而有焦虑症状的老年人占比为 22.11%。WHO 指出，抑郁已经成为继肿瘤之后的第二位高负担与失能疾病。随着人口老龄化的持续加剧，人们对老年人心理健康愈加关注。可见，焦虑和抑郁已经成为目前我国社区老年人群中常见的心理健康问题，严重影响其身心健康和生活质量。而焦虑症及抑郁症的预防与治疗大都需要家人参与，因此，照护者及老年人有必要学习居家老年人焦虑相关知识及技能。

二、老年焦虑相关知识

（一）概念

焦虑是个体感受到威胁时的一种紧张的、不愉快的情绪状态，表现为紧张、不安、烦躁、失眠等，但无法说出明确的焦虑对象，包括主观紧张不安的体验、运动性不安及自主神经唤起症状。

焦虑通常不构成疾病，但当焦虑程度及持续时间超过一定的范围时可构成焦虑状态。焦虑状态是一组症状综合征，包括躯体性焦虑、精神性焦虑和运动性不安的症状，可伴有睡眠障碍，焦虑状态可以通过自我调节缓解。焦虑症又称焦虑性神经症，是以持续性担心、紧张、恐惧或发作性惊恐为特征的情绪障碍，伴有自主神经系统症状和运动不安等行为特征。焦虑症状持续存在，将对老年人身体及精神造成很大的危害，严重影响其正常生活，导致生活质量下降。

（二）临床表现

焦虑症是一种心理疾病，分急性焦虑和慢性焦虑，其症状表现包括以下几个方面。

1. 躯体表现　躯体上的不适常表现为自诉感觉心慌、胸闷、气短、心前区不适或疼痛、心搏加快、食欲减退、浑身不适、简单的日常家务变得困难不堪无法胜任等，检查后上述症状一般与器质性病变无关。上述症状会继续加重患者的担忧和焦虑，由此形成恶性循环，严重影响其身心健康。绝大多数焦虑症患者还有失眠、早醒、梦魇等睡眠障碍，手抖、手指震颤或麻木感，头昏眼花、恐惧、焦虑，严重时甚至有某种濒死感等。

2. 精神运动性不安　常表现为心神不定、坐卧不安、搓手顿足、注意力无法集中、惊慌失措等。

3. 病理性焦虑情绪　发作性或持续性地出现莫名其妙的害怕、紧张、焦虑、恐惧不安等心理，常出现依赖医院、依赖亲人。患者可能有一种期待性的危险感，感到某种灾难降临，甚至有死亡的感受。许多患者同时还伴有忧郁症状，对目前、未来生活缺乏信心和乐趣。有时情绪激动，失去平衡，经常无故地发怒，与家人争吵，对什么事情都看不惯、不满意。

4. 焦虑症的表现　包括认识障碍，如对周围环境不能清晰地感知和认识，思维变得简单和模糊，整天专注于自己的健康状态，担心疾病再度发作等。

5. 老年焦虑症的特点

（1）导致老年焦虑症的原因：多与现实生活环境或与其身体健康有关，躯体疾病引发的焦虑常见。

（2）老年焦虑症表现：多表现为主诉躯体的不适症状，以慢性焦虑症为主要特点。

（3）长期焦虑可影响日常生活。

（4）长期处于焦虑状态还可影响内分泌，造成内分泌代谢紊乱。

（5）若焦虑症伴抑郁症，患者容易出现自杀或自伤行为，急性发作时自杀风险增加。

（6）焦虑症发作时的表现与患者患病前性格有密切关系，个性急躁、易兴奋、担忧的患者，发作时表现为性格兴奋夸张。此外，部分患者会出现依赖或性格内向表现，出现这种性格表现的大部分为女性老年患者。

（三）产生焦虑的原因

焦虑的产生既与先天素质因素有关，也与外界的环境刺激有关。临床上将焦虑分为广泛性焦虑障碍和惊恐障碍。广泛性焦虑障碍通常同长期的现实压力及患者对压力始终缺乏合理的应对方式而又对以上压力毫无自知有关。惊恐障碍的发生通常同快节律、高压力的生活方式相关，患者通常具有争强好胜的人格倾向，障碍的发生通常在脑及躯体持续疲劳之后。具体而言，主要与以下因素相关。

1. 遗传因素　有研究表明，广泛性焦虑障碍一级亲属发病率并未增加，孪生子研究亦未见明显差异，但惊恐障碍一级亲属患病率为17.3%，约为一般居民的10倍，同卵双生子同病率更是高达45%，提示惊恐障碍的遗传效应更为明显。

2. 生物学因素　有研究发现，患有焦虑症的老年人其血乳酸水平较对照组显著增高，如果给患者注射乳酸钠可诱发焦虑，提示乳酸盐在焦虑发病中的作用。有学者研究发现，在焦虑状态时脑脊液中去甲肾上腺素的代谢产物3-甲氧基-4-羟基苯乙二醇增加，提示焦虑发病可能与去甲肾上腺素能活动增加有关；另外，还有5羟色胺假说、苯二氮䓬类受体假说等。

3. 性格特征　患广泛性焦虑障碍的老年人通常自卑、自信心不足、胆小怕事、谨小慎微、对轻微挫折或身体不适容易紧张、焦虑或情绪波动。患惊恐障碍的老年人通常自尊心强、有闯劲儿、遇事容易急躁、不善克制、喜欢竞争、好斗、爱表现自己的才华、对人常存戒心等。

4. 其他　轻微的挫折和不满等精神因素也可成为诱发焦虑的因素。关于发病机制存在很多不同的说法。有的学者强调"杏仁核和下丘脑"情绪中枢与焦虑症的联系，提出焦虑症的"中枢说"；也有学者根据β受体阻滞药能有效改善躯体症状，从而缓解焦虑，于是支持焦虑症的"周围说"。心理分析学派认为，焦虑症是内心冲突对自我威胁的结果；研究"学习理论"的学者认为焦虑是一种惯性行为；还有学者提出，遗传素质是本病的重要心理和生理基础，一旦产生较强的焦虑反应，通过环境的强化或自我强化，即可形成焦虑。

三、焦虑老年人的居家照护技巧

（一）焦虑评估

焦虑常用的评估工具有焦虑自评量表、汉密尔顿焦虑量表、贝克焦虑量表、状态-特质焦虑量表等。

1. 焦虑自评量表（self-rating anxiety scale，SAS）　本量表可反映受试者焦虑的主观感受，心理咨询门诊、精神科门诊、住院精神患者及居家患者均可使用。但由于焦虑是神经症的共同症状，故 SAS 在各类神经症鉴别中作用不大。关于焦虑症的临床分级，除参考量表分值外，主要根据临床症状，特别是要害症状（与处境不相称的痛苦情绪体验、精神运动性不安、自主神经功能障碍）的程度来划分，量表总分仅能作为一项参考指标而非绝对标准。SAS 自评量表及评分标准见第一篇第一章第二节。

2. 汉密尔顿焦虑量表（Hamilton anxiety scale，HAMA）　由 Hamilton 于 1960 年编制，是临床上评定抑郁状态时应用最为普遍的量表。该量表有 17 项、21 项和 24 项三种版本。量表由经过培训的两名评定者对患者进行 HAMA 联合检查，一般采用交谈与观察的方式，检查结束后，两名评定者分别独立评分。在治疗前后进行评分，可以评价病情的严重程度及治疗效果。该量表因需经过培训的人员进行评估，所以不推荐作为居家自评工具。

3. 贝克焦虑量表（Beck anxiety inventory，BAI）　由美国 Aaron T.Beck 等于 1985 年编制。该量表为含有 21 个项目的自评量表，采用 4 级评分，主要评定受试者被多种焦虑症状烦扰的程度。其适用于具有焦虑症状的成年人，能比较准确地反映主观感受到的焦虑程度。该量表在心理门诊、精神科门诊或住院患者中均可应用。

4. 状态-特质焦虑量表（state trait anxiety inventory，STAI）　该量表能直观反映受试者的主观感受，反映特质的焦虑状态。STAI 由 Charles D.Spielberg 等编制。该量表为自评量表，由 40 项描述题组成，分为两个分量表：评定状态焦虑（S-AI）和特质焦虑（T-AI），采用 4 级评分。"1"表示"几乎没有"；"2"表示"有些"；"3"表示"经常"；"4"表示"几乎总是"。该量表内容简明，操作方便，分别评定状态和特质焦虑，优于其他焦虑量表，容易被测试者接受。

（1）STAI 量表有如下特点：可以分别评定状态焦虑与特质焦虑，优于其他焦虑量表。该量表为自评量表，内容简明，操作方便，易被受试者接受和掌握；中文译本信、效度满意；该量表应用性广泛。

（2）STAI 量表的评分标准：该量表的主要统计指标为总分。将 20 个项目的各个得分相加，即得到粗分；用粗分乘以 1.25 以后取整数部分，为标准分。根据中国常模结果，STAI 标准分的分界值为 50 分，其中，轻度焦虑：50～59 分；中度焦虑：60～69 分；重度焦虑：70 分以上。

（3）S-AI 包括第 1～20 题。S-AI 描述一种通常为短暂性的不愉快的情绪体验，如紧张、恐惧、忧虑和神经质，伴有自主神经系统的功能亢进。T-AI 包括第 21～40 题。T-AI 描述相对稳定，作为一种人格特质且有个体差异的焦虑倾向。详见表 5-49。

（二）患者的居家照护

1. 心理照护

（1）建立有效的沟通：照护者应多陪伴焦虑症老年人，倾听其心声，鼓励其表达自己的焦虑情绪和不愉快的感受，协助解决问题。若老年人与家属发生不愉快，可将其与家属暂时分开，避免正面冲突。

表 5-49　STAI

指导语：下面列出的是一些人们常用来描述他们自己的陈述，请阅读每一个陈述，然后选择适当的选项来表示你现在最恰当的感觉，也就是你此时此刻最恰当的感觉。没有对或错的回答，不要对任何一个陈述花太多的时间去考虑，但所给的回答应该是你现在最恰当的感觉。

序号	评估内容	几乎没有	有些	经常	几乎总是
1	我感到心情平静				
2	我是紧张的				
3	我感到安全				
4	我感到紧张束缚				
5	我感到烦乱				
6	我感到安逸				
7	我现在正烦恼，感到这种烦恼超过了可能的不幸				
8	我感到害怕				
9	我感到满意				
10	我有自信心				
11	我感到舒适				
12	我极度紧张不安				
13	我觉得神经过敏				
14	我优柔寡断				
15	我是轻松的				
16	我感到心满意足				
17	我感到慌乱				
18	我是烦恼的				
19	我感觉镇定				
20	我感到愉快				
21	我是高兴的				
22	我感到神经过敏和不安				
23	我感到自我满足				
24	我希望能像别人那样高兴				
25	我感到我像衰竭了一样				
26	我感到很宁静				
27	我是平静的、冷静的和泰然自若的				
28	我感到困难——堆集起来，因此无法克服				
29	我过分忧虑一些事，实际这些事无关紧要				
30	我感到安全				
31	我的思想处于混乱状态				
32	我感到愉快				
33	我缺乏自信心				

续表

序号	评估内容	几乎没有	有些	经常	几乎总是
34	我容易做出决断				
35	我是满足的				
36	我感到不合适				
37	一些不重要的思想总缠绕着我，并打扰我				
38	我产生的沮丧是如此强烈，以致我不能从思想中排除它们				
39	我是一个镇定的人				
40	当我考虑我目前的事情和利益时，我就陷入紧张状态				

（2）减轻心理压力：可采取认知疗法帮助老年人解决目前问题，以减轻或缓解其心理压力。照护者与老年人一起制订计划，安排一些老年人感兴趣的事情，培养其兴趣爱好，分散其注意力，必要时可陪同外出旅游等，帮助其融入社会生活中，使其保持良好的心态，增进老年人和家人、朋友之间的交流；还要鼓励其积极参加社会活动，如社区、街道组织的文体活动等，培养老年人积极乐观的生活态度，原则上是选择简单、轻松、有趣味的活动，这样可减少其焦虑症发作，促进焦虑治愈。

（3）缓解焦虑症状：可让老年人适当发泄，宣泄不良情绪，从而避免恶劣情绪突然暴发。照护者可采取放松疗法（包括反馈法、音乐疗法、呼吸放松、正念及瑜伽等）缓解焦虑。

（4）引导自我疏导：想要改善或消除轻度的焦虑情绪，主要还得依靠患者个人调节。当患者出现焦虑时，照护者要正确引导，让其意识到这是焦虑心理，需要正视它，不要用自认为合理的其他理由来掩饰它的存在。还要充分调动患者主观能动性，使其树立消除焦虑的自信，可采用注意力转移方法来引导其消除焦虑。

（5）学会自我放松：可以运用自我意识放松的方法来调节焦虑心理。

2. 日常照护

（1）加强安全照护：身体机能减退，听力及记忆力下降，加上多病共存、多重用药等因素，增加了老年人发生意外事件的风险。若发生意外事件，又可能会加重老年人的焦虑状态。故照护者应加强焦虑老年人的安全照护，具体方法见第二篇第四章第四节。

（2）营造良好的睡眠环境：保证充足的休息和睡眠，可以避免由于睡眠障碍而加重老年人焦虑心理。首先，应保证老年人处于一个熟悉的环境；其次，照护者为老年人营造良好的睡眠环境，包括温湿度要适宜、光线要柔和、地板要防滑、床的高度要适中、环境要安静等。

（3）加强营养：照护者应为老年人提供均衡膳食，从而保证其营养摄入，具体内容见第三篇第八章第一节。

（4）适宜运动：照护者应指导老年人适宜运动。运动可改善心肺功能，降低发生心脑血管疾病的风险；运动还可改善关节的柔韧性，增加肌肉的力量，防止跌倒；运动还可产生多巴胺，减少焦虑症、抑郁症的发生，改善睡眠质量，具体内容见第三篇第八章第二节。

3. 用药照护　药物治疗是老年焦虑患者重要的治疗手段之一，大都需要一个长期的治疗过程。因此，加强用药照护是老年焦虑患者居家照护的一项重要内容。

（1）用药照护原则：应遵医嘱服药。不能自行减量或停药。照护者可使用安全提醒药盒，检查老年人是否服药，从而避免发生漏服和重复服药。

（2）照护者要熟悉老年人口服药的用药方法、不良反应及注意事项。

（3）照护者必要时要协助老年人服药到口，检查其服药后是否将药服下，从而避免将药藏在舌下、吐掉或扔掉。

（4）妥善保存药品：要保证药品包装完好，标识清楚，便于检查药物是否在有效期之内及药物名称是否正确；定期检查药物有效期；还要防范老年人积攒药物，避免一次性大量吞服。

（5）观察药物的疗效和不良反应：照护者应该学会观察老年人焦虑症状是否缓解或加重，有无呕吐、腹泻、头晕、乏力等药物不良反应，必要时陪同到医院就诊。

4. 常用抗焦虑药物的注意事项

（1）阿普唑仑：因此药有成瘾性，故应避免长期大剂量使用而导致成瘾。若长期使用需停药时不宜骤停，应逐渐减量。服用此药时应避免饮酒，用药期间还应注意观察患者是否出现持续的精神错乱、严重嗜睡、抖动、语言不清、蹒跚、心搏异常减慢、呼吸短促或困难、严重乏力，若出现上述症状应立即就医。用药期间还可能出现头晕症状，应注意防止老年人跌倒。

（2）地西泮：长期使用可致耐受与依赖性，突然停药有戒断症状出现。用药期间注意观察患者是否出现嗜睡、头昏、乏力等症状，并注意安全，预防跌倒发生，避免与酒精同用。

（3）劳拉西泮：服用该药时不能驾车或操纵重要机器。照护者要注意观察老年人呼吸情况，如有异常及时就医。服用该药对酒精和其他中枢神经抑制剂的耐受性会降低，因此不可饮酒。连续服用此药者突然停药，会出现戒断综合征的表现，包括头痛、焦虑、紧张、抑郁、失眠、精神错乱、易激惹、出汗、反跳现象、烦躁不安、头昏、非真实感、人格解体、听觉过敏、麻木、肢端麻刺感、对光和噪声的高敏反应、生理触觉变化、知觉变化、不随意运动、恶心、呕吐、腹泻、厌食、幻觉、妄想、惊厥/癫痫发作、震颤、腹部痉挛、肌痛、激动不安、心悸、心动过速、惊恐发作、眩晕、反射亢进、短期记忆缺失和高热等，故不可突然停药。长期用药者应定期进行血常规和肝功能检查。还应定期监测有无上消化道症状，观察粪便颜色、次数，以及有无恶心、呕吐不适等。

（4）帕罗西汀：该药为缓释片，应整片吞服，不得嚼碎、掰开服用，建议至少用一满杯水送服药物。照护者应避免患者因服药导致头晕或晕厥等前驱症状所导致的意外伤害事件发生。治疗期间应根据医嘱调整药物剂量，停药时遵医嘱逐渐减量，不能自行突然停药。

（5）氟哌噻吨美利曲辛：长期服药者需要定期检查心理和神经状态、血常规和肝功能。由于神经抑制剂具有镇静作用，可减少老年人的躯体活动。因此，照护者要特别注意观察老年人是否有静脉栓塞症状，如有无下肢肿胀、疼痛、胸闷及胸痛等，并鼓励老年人进行适宜运动。服用该药者不可驾车或操纵重要机械。

（刘娴媛　李俊梅）

第十三节　老年期抑郁症患者的居家照护技能

一、概述

抑郁症是常见的精神障碍，具有高发病率、高复发率和高致残率的特点。随着社会老龄化进程的加快，机体功能减退及社会角色的改变，老年人的心理防御机制及情绪调节能力降低，极易引发心理问题，尤其是抑郁情绪。据 WHO 统计，抑郁症老年人占老年人口总数的 7%～10%，重症抑郁症老年人占比为 1%～4%，女性患病率是男性的两倍。

研究提示，抑郁与躯体及心理功能降低、自杀观念的增加有关，抑郁不仅会严重影响老年人躯体健康，导致其生活质量下降，还会给家庭和社会带来巨大的经济负担。因此，照护者及老年人有必要学习居家老年人抑郁相关知识及技能。

二、老年期抑郁症相关知识

（一）概念

抑郁症是以持续的心境恶劣与情绪低落、兴趣缺失、思维活动缓慢、言语动作减少、精力不足等为主要临床特征的一组精神障碍，常伴随认知或精神运动障碍或躯体症状等。抑郁症根据发作的严重程度分为轻度、中度及重度。老年期抑郁症是指发病年龄在 60 岁以上出现抑郁发作的精神疾病。

（二）临床表现

抑郁症起病可缓可急，以起病缓慢者居多，主要表现为以下几个方面。

1. 情绪低落　精神不振，悲观绝望，幻觉妄想，明显的自责感，常重提既往琐事，认为自己犯有严重错误，不思饮食或绝食，自我伤害，最严重的出现自杀。

2. 焦虑　出现在更年期抑郁症，其他抑郁症无此症状。患者表现为焦虑不安、紧张、烦躁，出现瞻前顾后、心神不宁、惶惶不可终日，稍有刺激便不知所措。

3. 猜疑　敏感多疑，发病后将生活中遇到的事件联系起来，在自罪自责的基础上，感觉别人在讨厌或陷害他，严重者出现被害妄想或疑病妄想。

4. 自主神经紊乱　可出现早醒、厌食、消瘦，男性可出现阳痿、性欲减退，女性出现月经失调。

5. 躯体症状　部分患者可出现心率加快或减慢、四肢麻木、肢端冰冷、出汗、头晕头痛、乏力、食欲减退、关节痛、腹泻、便秘等症状。

（三）发病原因

神经系统疾病伴抑郁的发病机制较复杂，目前仍在研究探讨中。抑郁症状与原发疾病的关系有两方面的解释，一方面是疾病本身症状，有解剖学和生物学损害的基础，属内源性抑郁；另一方面是反应性症状，是个体对疾病打击的精神应激反应，属外源性抑郁。

三、老年期抑郁症照护技巧

（一）抑郁评估

抑郁常用评估工具：抑郁自评量表、Zung 氏抑郁、汉密尔顿抑郁量表、蒙哥马利抑郁评定量表。

1. 抑郁自评量表 适用对象为过去一周内具有抑郁症状的成年患者，用于自评。量表内容及评分标准详见第一篇第一章第二节。

2. Zung 氏抑郁量表 为自我测评量表，可用于自我评定，要受试者或心情不好的人自己评定，别人不需要提醒，更不要加以帮助或提出意见来改变受试者的看法。其可用于居家老年人自评。此量表评定的时间，不是几小时或一两天内的体会，时间范围一般应该至少是一周的时间，如果是第一次评定，建议是两周的时间。Zung 氏抑郁量表详见表 5-50。

表 5-50　Zung 氏抑郁量表

序号	评估内容	很少有	有时有	大部分时间有	绝大部分时间有
1	我感到比往常更加神经过敏和焦虑				
2	我无缘无故地感到担心				
3	我容易心烦意乱或感到恐慌				
4	我感到我的身体好像被分成几块，支离破碎				
5	我感到事事都很顺利，不会有倒霉的事情发生				
6	我的四肢抖动和震颤				
7	我因头痛、颈痛和背痛而烦恼				
8	我感到无力而且容易疲劳				
9	我感到很平静，能安静地坐下来				
10	我感到我的心跳很快				
11	我因阵阵的眩晕而不舒服				
12	我有阵阵要昏倒的感觉				
13	我呼吸时进气和出气都不费力				
14	我的手指和脚趾感到麻木和刺痛				
15	我因胃痛和消化不良而苦恼				
16	我必须时常排尿				
17	我手总是温暖而干燥				
18	我觉得脸发热				
19	我容易入睡，晚上休息很好				
20	我做噩梦				

结果分析：若为正向评分题，依次评为 1、2、3、4 分；反向评分题则评为 4、3、2、1 分。待评定结束后，把 20 个项目中的各项分数相加，即得总粗分（X），然后将总粗分乘以 1.25 以后取整数部分，即得标准分（Y）。轻度抑郁：53～62 分；中度抑郁：63～72 分；重度抑郁：>72 分。

3. 汉密尔顿抑郁量表（Hamilton depression scale，HAMD） 适用于具有抑郁症状的成年患者，评定一周内的心理状况。量表特点：虽然 HAMD 是精神科最常用的抑郁焦虑评定量表，是抑郁焦虑量表的标准者之一，但其对抑郁与焦虑症不能很好地鉴别，且需要专门培训的评定者，以及评定耗时较多，相对限制了其在非专科医生中的应用，因此不推荐居家使用。

4. 蒙哥马利抑郁评定量表（Montgomery-Asberg depression rating scale，MADRS） 该量表可以反映抗抑郁治疗的效果，用于监测患者的病情变化。该量表主要评估抑郁的核心症状，对抗抑郁治疗的变化敏感，可用于疗效评估，适用于具有抑郁症状的成年患者。评判标准：采取 0～6 分的 7 级计分方法，将每个条目得分相加即得总分，最高分为 60 分，一般 MADRS 评分＜12 分为无抑郁症状或处于缓解期，12～21 分为轻度抑郁，22～29 分为中度抑郁，30～34 分为重度抑郁，评分≥35 分为极重度抑郁。MADRS 详见表 5-51。

5. 老年抑郁量表 详见第二篇第五章第七节。

（二）安全照护

1. 预防自杀 清晨时患者抑郁情绪最为严重，这个时间段最容易出现自杀倾向，故照护者需密切观察患者情绪变化，及时识别。对可能造成伤人或自伤的危险物品，如刀剪、绳索、铁锤、农药、玻璃器皿等严格管理，避免患者单独使用；对于具有自杀、自伤倾向者，要严加严密防范，避免其独处。

表 5-51　MADRS

项目	评分标准	得分
1. 观察到的抑郁	0 分：无	
	1 分：介于上下两种选项之间	
	2 分：看起来是悲伤的，但能使之高兴一些	
	3 分：介于上下两种选项之间	
	4 分：突出的悲伤忧郁，但其情绪仍可受外界环境影响	
	5 分：介于上下两种选项之间	
	6 分：整天抑郁，极度严重	
2. 抑郁主诉	0 分：在日常心境中偶有抑郁	
	1 分：介于上下两种选项之间	
	2 分：有抑郁或情绪低沉，但可使之愉快些	
	3 分：介于上下两种选项之间	
	4 分：沉湎于抑郁沮丧心境，但环境仍可对心境有些影响	
	5 分：介于上下两种选项之间	
	6 分：持久不断的深度抑郁沮丧	
3. 内心紧张	0 分：平静，偶有瞬间的紧张	
	1 分：介于上下两种选项之间	
	2 分：偶有紧张不安及难以言明的不舒服感	
	3 分：介于上下两种选项之间	
	4 分：持久的内心紧张，或间歇呈现的恐惧状态，要花费相当大努力才能克制	
	5 分：介于上下两种选项之间	
	6 分：持续的恐惧和苦恼，极度惊恐	

项目	评分标准	得分
4. 睡眠减少	0分：睡眠如常	
	1分：介于上下两种选项之间	
	2分：轻度入睡困难，或睡眠较浅，或时睡时醒	
	3分：介于上下两种选项之间	
	4分：睡眠减少或睡眠中断2小时以上	
	5分：介于上下两种选项之间	
	6分：每天睡眠总时间不超过2～3小时	
5. 食欲减退	0分：食欲正常或增进	
	1分：介于上下两种选项之间	
	2分：轻度食欲减退	
	3分：介于上下两种选项之间	
	4分：没有食欲，食而无味	
	5分：介于上下两种选项之间	
	6分：不愿进食，需他人帮助	
6. 注意集中困难	0分：无	
	1分：介于上下两种选项之间	
	2分：偶有思想集中困难	
	3分：介于上下两种选项之间	
	4分：思想难以集中，以致干扰阅读或交谈	
	5分：介于上下两种选项之间	
	6分：完全不能集中思想，无法阅读	
7. 懒散	0分：活动发动并无困难，动作不慢	
	1分：介于上下两种选项之间	
	2分：有始动困难	
	3分：介于上下两种选项之间	
	4分：即使简单的日常活动也难以发动，需花很大努力	
	5分：介于上下两种选项之间	
	6分：完全呈懒散状态，无人帮助什么也干不了	
8. 感受不能	0分：对周围的人和物的兴趣正常	
	1分：介于上下两种选项之间	
	2分：对日常趣事的享受减退	
	3分：介于上下两种选项之间	
	4分：对周围不感兴趣，对朋友和熟人缺乏感情	
	5分：介于上下两种选项之间	
	6分：呈情感麻木状态，不能体验愤怒、悲痛和愉快，对亲友全无感情	
9. 悲观思想	0分：无	
	1分：介于上下两种选项之间	
	2分：时有时无的失败、自责和自卑感	
	3分：介于上下两种选项之间	
	4分：持久的自责或肯定的但尚近情理的自罪，对前途悲观	
	5分：介于上下两种选项之间	
	6分：自我毁灭、自我悔恨或感罪恶深重的妄想，荒谬绝伦、难以动摇的自我谴责	

续表

项目	评分标准	得分
10. 自杀观念	0分：无	
	1分：介于上下两种选项之间	
	2分：对生活厌倦，偶有瞬间即逝的自杀念头	
	3分：介于上下两种选项之间	
	4分：感到不如死了的好，常有自杀念头，认为自杀是一种可能的自我解决方法，但尚无切实的自杀计划	
	5分：介于上下两种选项之间	
	6分：已拟适合时机的自杀计划，并积极准备	

总评分：极度抑郁，MADRS 评分≥35 分；重度抑郁，35 分>MADRS 评分≥30 分；中度抑郁，30 分>MADRS 评分≥22 分；轻度抑郁，22 分>MADRS 评分≥12 分；缓解期，MADRS 评分<12 分。

2. 预防跌倒 详见第二篇第四章第四节。

（三）心理照护

1. 关心、尊重老人 照顾者要从老年人的角度去理解其感受，关心、尊重老人，应以耐心、缓慢、和蔼、热情的态度给予鼓励、劝告及指导。采用亲切的目光鼓励老人说出最担心、最需要、最关心的事情；耐心倾听，用亲切的言语表达关心与支持。照护者应与老人建立信任关系，营造和睦的气氛，与家庭成员间关系融洽，这样有利于缓解老年人内心痛苦。

2. 鼓励老人表达内心感受 经常与老人沟通，照护者应积极主动接触患者。鼓励老人积极表达内心情感，并提供情感上的支持和帮助，协助其确认负向的心理，鼓励表达出负向想法。

3. 培养兴趣爱好，积极参与社会活动 鼓励老人参与一些简单有趣的活动，可以通过帮助回顾其优点、长处，肯定成绩来增加正向心理。同时帮助老人确立目标，纠正不切合实际的想法，协助完成某些建设性的工作及参与社交活动，必要时安排参加一些外出活动，如逛公园、看展览等。唤起老人心理上的愉快感和满足感，提高其自尊和价值感，从而培养其广泛的兴趣爱好，丰富老年生活。

（四）日常生活照护

照护者督促或协助老人完成个人卫生，必要时为其提供适当的支持和帮助，尽量不要由照顾者一手包办，从而促进老人养成良好的生活方式。

1. 保证营养摄入 注重营养搭配，以清淡易消化的食物为主，少食油腻、辛辣、生冷和坚硬的食物，同时忌浓茶、烟酒。对于吞咽困难的老人，可采取鼻饲管喂食物，防止噎食和窒息。

2. 保证充足睡眠 照护者为老人营造良好的睡眠环境，如避免强光和噪声；合理安排作息时间，规律作息；白天多活动，减少午睡时间；睡前不宜进食浓茶及咖啡；睡前不看情节激烈的电视节目，以及避免谈论容易引起老人兴奋的话题等。

3. 居室环境　老人居室布置要安全、安静、简洁，建议能够与照护者同住，避免独居或将老人放在一个密闭空间，从而增加其精神压力。

（五）用药照护

药物治疗是老年期抑郁症的重要治疗手段，需要一个长期的治疗过程。因此，用药照护是居家老年人护理的一项重要内容。

1. 用药照护原则　抑郁症老年人用药照护原则同焦虑症老年人。

2. 常用抗抑郁药物的注意事项

（1）阿米替林：用药时可发生直立性低血压，故嘱咐老人更换体位时要动作缓慢，避免突然变化体位导致低血压及跌伤发生。用药期间应定期复查心电图，照护者要注意观察患者是否出现心慌、胸闷、胸痛等不适，若出现不适症状，应及时就医。对有糖尿病病史者，还应监测血糖变化。

（2）盐酸多塞平：用药期间避免饮酒。因此药可引起严重高血压与高热，故应监测血压变化。

（3）艾司西酞普兰：患者服药期间不宜操作机器。照护者要观察患者是否出现头晕、头痛、失眠等症状，注意安全照护，防止跌倒等意外事件发生。该药常见副作用有恶心、口干、头晕、头痛、嗜睡、睡眠时间缩短、多汗、流涎减少、震颤、腹泻等。

（4）盐酸舍曲林：应谨慎从事需要保持警觉的活动，如驾车或操作机械。使用此药会有骨折的风险，所以应该注意饮食照护，保证钙及维生素D的摄入，避免跌倒发生。治疗时可能出现低钠血症，定期检测肝肾功能及电解质变化。照护者应密切观察是否出现低钠血症，低钠血症的症状和体征：头痛、注意力集中困难、记忆力损伤、意识模糊、无力和平衡障碍（可能导致跌倒）；严重的低钠血症症状及体征包括幻觉、晕厥、癫痫发作、昏迷、呼吸停止及死亡，密切观察是否出现上述症状，必要时及时就医。

（5）米氮平：观察皮肤及巩膜颜色，若出现黄疸应停药就医。连续用药4～6周后发现患者有发热、喉痛或其他感染症状时，应立即停止用药并就医。长期口服米氮平后突然停药，有可能引起恶心、头痛等不适。米氮平有可能影响注意力，故应避免从事需较好注意力和机动性的操作活动。应在医生指导下逐渐停药，不能突然停药。

（6）多塞平：治疗初期可出现嗜睡与抗胆碱能反应，如多汗、口干、震颤、眩晕、视物模糊、排尿困难、便秘等。其他症状有皮疹、直立性低血压，偶见癫痫发作、骨髓抑制或中毒性肝损害。药物过量可致心脏传导阻滞、心律失常，也可产生显著的呼吸抑制。处理：催吐、洗胃和采用支持疗法及对症治疗。

（7）盐酸氯米帕明片：口服该药期间应监测心电图。该药与酒精合用，可使中枢神经功能受到抑制，因此服药期间应避免饮酒。

（8）阿戈美拉汀：该药不可与酒精同时服用，故应禁止饮酒。

（刘娴媛　张剑书）

第六章 居家照护过程中的风险识别及紧急处置

第一节 胸痛的识别

胸痛是一种常见的临床症状。胸痛发作有时并没有特殊的临床意义，而有时却预示着病情加重或严重的疾病，如急性冠脉综合征、主动脉夹层等严重的心血管疾病。据统计，胸痛常见的原因依次为胸壁疼痛（又称肌肉骨骼疼痛），焦虑引起的胸口疼痛，冠心病所引发的心绞痛（该病情最严重），胃食管反流引起的胸痛、反酸。研究提示，由于老年人所患的基础疾病，尤其是心血管疾病相对于年轻人更多，故胸痛症状在老年人群中更多见。因此，照护者对居家老年人胸痛症状必须引起重视，及时识别并正确处理，避免延误治疗的适宜时机。

一、概述

（一）概念

胸痛主要是指胸前区的疼痛和不适感，如感觉痛、紧缩感、烧灼感、针刺样痛、压榨感、撕裂样痛、刀割样痛等，以及一些难以描述的症状。老年人对症状的描述比较模糊，只能描述疼痛部位为心前区的大致部位，可能伴有颌面部、牙齿和咽喉部、肩背部、双上肢或上腹部的疼痛。有时过激情绪和过度运动也会导致胸痛，常见于有潜在疾病的老年人。

（二）分类和常见病因

老年人若有肺部疾病、胸膜疾病、心血管疾病或其他疾病的既往史，在居家照护中就应更加引起重视。根据胸痛的风险程度可将其分为致命性胸痛和非致命性胸痛，常见原因可分为心源性和非心源性病因（表6-1，表6-2）。

表 6-1 致命性胸痛

分类	常见病因
心源性	急性冠脉综合征、主动脉夹层、心脏压塞、心脏挤压伤（冲击伤）、急性肺栓塞
非心源性	张力性气胸

表 6-2　非致命性胸痛

分类	常见病因
心源性	稳定型心绞痛、急性心包炎、心肌炎、肥厚性梗阻型心肌病、应激性心肌病、主动脉瓣疾病、二尖瓣脱垂等
非心源性	胸壁疾病：肋软骨炎、肋间神经炎、急性皮炎、皮下蜂窝织炎、肌炎、肋骨骨折
	呼吸系统疾病：肺动脉高压、胸膜炎、自发性气胸、肺炎、急性气管-支气管炎、胸膜肿瘤、肺癌
	消化系统疾病：胃食管反流病（包括反流性食管炎）、食管痉挛、食管裂孔疝、食管癌、急性胰腺炎、胆囊炎、消化性溃疡和穿孔等
	心理精神源性：抑郁症、焦虑症、惊恐障碍等
	其他：过度通气综合征、颈椎病、带状疱疹、血液系统疾病所致胸痛等

（三）不同胸痛类型的临床表现

1. 心源性胸痛

（1）致命性胸痛

1）急性冠脉综合征：包括不稳定型心绞痛和急性心肌梗死。胸痛时长常大于 30 分钟，含服硝酸甘油效果不佳，可伴有恶心、呕吐、大汗、呼吸困难等表现。需要注意的是高龄、糖尿病患者等症状可不典型，还有一部分心肌梗死患者常以消化道症状为主要表现，尤其多见于下壁心肌梗死。下壁心肌梗死可出现心动过缓、低血压、晕厥等表现。

2）主动脉夹层：约半数主动脉夹层由高血压引起，尤其出现在血压长期控制不佳的老年患者。患者常以骤然发生的剧烈胸痛为主诉，疼痛多为"撕裂样"或"刀割样"难以忍受的持续性锐痛，可伴有烦躁、面色苍白、大汗、四肢厥冷等休克表现，胸痛的部位和夹层的起源部位密切相关。

3）急性肺栓塞：主要表现为突发的剧烈胸痛、呼吸困难、咯血、晕厥。

（2）非致命性胸痛

1）稳定型心绞痛：典型的心绞痛位于胸骨后，呈憋闷感、紧缩感、烧灼感或压榨感等，可放射至颈部、颌面部、肩背部、双上肢或上腹部。诱发因素包括体力劳动、情绪激动、运动、饱食及寒冷等。

2）急性心包炎：一般为稳定的、挤压性的胸骨后疼痛，常伴有胸膜炎的表现。咳嗽、深吸气、仰卧可使疼痛加重，坐起则疼痛减轻。

2. 非心源性胸痛

（1）致命性胸痛：急性气胸，起病急，突感一侧胸痛，针刺样或刀割样，持续时间短暂，继而出现胸闷和呼吸困难，伴刺激性咳嗽。发生张力性气胸时患者常表现为烦躁不安、颜面发绀、出冷汗、脉速、虚脱、心律失常，甚至呼吸衰竭，意识不清。

（2）非致命性胸痛

1）胸壁疾病

肋软骨炎：位于前胸部，疼痛常为尖利性而范围局限。可为短暂的闪电样或持续性钝痛。按压肋软骨和胸骨柄关节可致疼痛。

肋间神经炎：又称肋间神经痛，痛感位于前胸部，疼痛常为尖利性而范围局限，可为短暂的闪电样或持续性钝痛。按压肋软骨和胸骨柄关节可致疼痛。

2）带状疱疹：夏秋季的发病率较高。发病前阶段，常有低热、乏力症状，将发疹部位有疼痛、烧灼感，三叉神经带状疱疹可出现牙痛。本病最常见为胸腹或腰部带状疱疹，约占整个病变的70%，其次为三叉神经带状疱疹，约占20%，损害沿三叉神经的三支分布。但在60岁以上的老年人中，三叉神经带状疱疹较脊神经更常见。

3）血液系统疾病所致骨痛：骨痛是急性白血病及多发性骨髓瘤患者的主要症状之一。疼痛程度轻重不一，早期常是轻度的、暂时的，随着病程进展可以变得持续而严重。疼痛剧烈或突然加剧，常提示发生了病理性骨折。

4）呼吸系统疾病

肺动脉高压：病因为右心室肥厚冠状动脉灌流减少，心肌相对供血不足。胸痛也可能由肺动脉主干或主分支血管瘤样扩张所致。

胸膜炎：由炎症导致，常见病因有肿瘤和气胸。痛感通常为单侧、刀割样、浅表痛，咳嗽和吸气可使疼痛加重。

自发性气胸：发生气胸时出现突然尖锐性刺痛和刀割痛，与肺大疱突然破裂和肺被压缩的程度无关，可能与胸膜腔内压力增高、壁胸膜受牵张有关。疼痛部位不确定，可局限于胸部，亦可向肩、背、上腹部放射。纵隔气肿时可出现持续的胸骨后疼痛。疼痛是气胸患者最常见的主诉，可能是轻度气胸患者的唯一症状。

肺炎：多有剧烈侧胸痛，常呈针刺样，随咳嗽或深呼吸而加剧，可放射至肩或腹部。若为下叶肺炎可刺激纵隔胸膜引起剧烈腹痛，易被误诊为急腹症。

急性气管-支气管炎：半数患者有咳痰，痰为黏液性，随病程发展可转为脓性痰，偶可痰中带血。若气管受累，深呼吸及咳嗽时可有胸骨后疼痛。伴支气管痉挛时，可有喘鸣、气急和程度不等的胸部紧缩感。

5）消化系统疾病：如胃食管反流病（包括反流性食管炎）、食管痉挛、食管裂孔疝及食管癌，常有胸痛、反酸、烧心等临床表现。若出现胸部深处的不适，可伴有吞咽障碍和食管反流。

6）心理精神源性：迁延性的疼痛或一过性疼痛，与疲劳、情绪紧张有关，有明确的焦虑和（或）抑郁，并可排除器质性病因。

7）其他：过度通气综合征，发病时呼吸加深加快，患者主诉呼吸费力；胸闷、压迫感或窒息感，可有胸痛、心悸、心动过速等表现；或四肢末端及颜面麻木、手足抽搐、肌肉痉挛甚至强直，也可有头痛、头晕及意识障碍，查体无阳性体征。

二、致命性胸痛的识别

胸痛在内科急症中最为常见，对生命造成威胁的致命性胸痛主要是心脏、肺和大血管病变引起的胸痛，如急性冠脉综合征、主动脉夹层、急性肺栓塞、气胸等导致的胸痛应进入医院快速通道（或绿色通道）进行处理。当照护者观察到老人出现致命性胸痛的临床表现，或出现意识模糊/丧失、面色苍白、大汗及四肢湿冷、血压<90/60mmHg、呼吸急促或

困难，甚至呼吸停止、血氧饱和度<90%等休克症状时，提示为高危胸痛，应立即呼叫120急救。

三、胸痛的评估

（一）胸痛评估的原则

快速有效地识别高危患者，迅速拨打120急救电话，使其得到及时救治。

（二）评估内容

1. 疼痛病史　疼痛的部位、发作的方式、程度、伴随症状、开始时间和持续时间等，自身控制疼痛的方式，对疼痛的耐受性，疼痛发作时的表达方式，引起或加重疼痛的原因和其他伴随症状。

2. 社会心理因素　照护者的支持情况、镇痛药物使用不当或滥用的危险因素等，包括患者自身因素、环境因素、社会因素；精神病史和精神状态；医疗史、既往史、疾病史、治疗史、用药史，以及其他疾病状况。

（三）评估方法

在识别老年患者胸痛时，需要根据疼痛的程度来判断疾病，故疼痛评估是识别的首要环节。

1. 交谈法　即询问老年患者的主观感受。询问胸痛的部位、牵涉痛的位置，以及有无放射；过去24小时、当前、静息时和活动时的疼痛程度；胸痛对睡眠质量及活动的影响（从0~10代表从无影响到极度影响）、发作时间及持续时间，是持续性胸痛还是间断性胸痛，有无加重和缓解。在交谈的过程中要注意语言和非语言的表达。

2. 观察法　主要观察老年人胸痛时的生理、行为和情绪反应。照护者可以通过面部表情、体位、躯体紧张程度和其他体征，帮助观察和评估严重程度与活动及体位的关系。此外，老年人胸痛发作时常发出各种声音，如呻吟、喘息、尖叫、呜咽、哭泣等，应注意观察其音调的高低、快慢、节律、持续时间等。音调的变化可反映出痛觉行为，老年人尤其应该注意收集这方面的资料。

四、胸痛的处理

（一）致命性胸痛患者的紧急处理

照护者通过观察老年人的神志及生命体征变化，快速识别致命性胸痛后，应立即拨打120急救电话，迅速到医院救治。不建议自行前往医院，避免在就医途中出现休克症状。在医护人员到达之前，照护者可采取以下紧急处理措施。

（1）控制情绪：缓解老年人紧张情绪，避免增加心脏耗氧量，从而加重病情。

（2）体位：立即平卧位休息，如为胸膜炎所致者，患侧卧位可减轻疼痛，照护者不要随意搬动患者。

（3）吸氧：有居家氧疗设备者，立即吸氧。

（4）急救药选择：怀疑为心源性胸痛，立即舌下含服硝酸甘油。低血压者禁止含服硝酸甘油。原因不明的情况下，口服阿司匹林可能会加重病情。

（5）急性冠脉综合征可导致患者心搏骤停，若患者呼吸、心搏骤停，应立即进行心肺复苏。

（二）心肺复苏技术

1. 呼吸、心搏骤停的临床表现

（1）意识丧失：突然面色死灰，轻摇或轻拍并大声呼叫判断无反应，说明患者意识丧失。

（2）大动脉搏动消失：颈动脉因位置表浅，易暴露，一般作为判断大动脉搏动的首选部位。颈动脉位于气管与胸锁乳突肌之间，可用示指、中指指端先触及气管正中，男性可先触及喉结，然后滑向颈外侧气管与肌群之间的沟内，触摸有无搏动。其次选股动脉。股动脉位于股三角区，可于腹股沟韧带稍下方触摸有无搏动。因动脉搏动可能缓慢、不规律，或微弱不易触及，因此，触摸脉搏一般不少于5～10秒。确认颈动脉或股动脉搏动不能扪及，即可确定心搏停止。若对尚有心搏的患者进行胸外心脏按压，会导致严重的并发症。

（3）呼吸停止：应在保持气道开放的情况下进行判断。可通过听有无呼气声或用面颊部靠近患者的口鼻部感觉有无气体逸出及脸转向患者观察胸腹部有无起伏等进行判断。

（4）瞳孔散大：当循环完全停止超过1分钟后才会出现瞳孔散大，且有些患者可始终无瞳孔散大现象，而药物对瞳孔的改变也有一定影响，应注意准确判别。

（5）皮肤苍白或发绀：一般以口唇和指甲等末梢处最明显。

（6）伤口不出血：心搏骤停时可出现。

上述多种临床表现，以意识突然丧失和动脉搏动消失这两项最为重要，仅凭这两项即可做出心搏骤停的判断，并立即开始实施心肺复苏技术。

2. 步骤及要点

（1）识别：双手轻拍患者面颊或肩部，并在患者耳边大声呼唤，依据患者有无反应，可判断其有无意识。要点：在患者两侧进行呼唤。

（2）判断是否有颈动脉搏动：未扪及脉搏，立即启动心肺复苏程序。要点：在10秒内完成判断。

（3）立即呼救：求助他人帮助拨打120急救电话，或协助救护。

（4）摆放体位：仰卧位，卧于硬板床或地上，该体位有助于胸外心脏按压的有效性。若卧于软床，其肩背下需垫硬木板，并去除枕头，使其头向后仰。解开衣领和领带、围巾及腰带。要点：避免随意移动患者。

（5）心肺复苏技术见表6-3。

表 6-3　心肺复苏技术

步骤	操作	要点
1	抢救者站在或跪于患者一侧	
2	一手的掌根部放在按压部位，即胸骨中、下 1/3 交界处，胸骨中线与两乳头连线的相交处；另一手以拇指根部为轴心叠于下掌的背上，手指翘起不接触胸壁	间接压迫左右心室，以替代心脏的自主收缩，部位应准确，避免偏离胸骨而引起肋骨骨折
3	双肘关节伸直，依靠操作者的体重、肘及臂力有节奏地垂直按压使胸骨下陷至少 5cm（成人），然后迅速放松，解除压力，使胸骨自然复位	按压力量适度，姿势正确，两肘关节固定不动，双肩位于双手臂的正上方
4	按压频率为 100～120 次/分，立即放松，放松时手掌根不离开胸壁	
5	按压有效性判断	
	（1）按压有效时，每按压一次可触及颈动脉搏动一次；若终止按压，搏动亦消失，则应继续按压；若停止按压后搏动依然存在，说明已经恢复心脏搏动	
	（2）面色由发绀转为红润	
	（3）可出现自主呼吸，瞳孔由大变小并有反射，甚至有眼球活动及四肢抽动	
6	开放气道	有利于气道畅通，可在胸外心脏按压前快速进行
	（1）清除口腔、气道内分泌物或异物，有义齿者应取下	
	（2）开放气道方法	
	仰头提颏法：抢救者一手的小鱼际置于患者前额，用力向后压使其头后仰；另一手示指、中指置于患者的下颌骨下方，将颏部向前上抬起	使舌根上提，解除舌后坠，保持气道通畅，注意手指不要压向颏下软组织深处，以免阻塞气道
	采用推举下颌法（怀疑有外伤时）：双手置于患者头部两侧下颌角，肘部支撑在患者躺的平面上，用力向前上托下颌，并使头向后仰	
7	人工呼吸：口对口人工呼吸法	为防止交叉感染
	在患者口鼻部盖上一单层纱布/隔离膜抢救者用拇指和示指捏住患者鼻孔深吸一口气，屏气，双唇包住患者口部（不留空隙），用力吹气，使胸廓扩张	可防止吹气时气体从口鼻逸出。首次吹气以连吹两口气为宜，维持肺泡通气和氧合作用
8	吹气毕，松开捏鼻孔的手，抢救者头稍抬起，侧转换气，同时注意观察胸部复原情况。频率为 8～10 次/分，按压与通气比率为 30∶2	患者借助肺和胸廓的自行回缩将气体排出；每次吹气时间为 6～8 秒
		有效指标：患者胸部起伏，且呼气时听到或感到有气体逸出

3. 注意事项

（1）争分夺秒就地抢救：若发现无呼吸或不正常呼吸（叹息样呼吸）的心搏骤停者，应立即启动紧急救护，行胸外心脏按压，而不再需要先行开放气道、给两次人工通气等较耗费时间的系列动作。

（2）有效按压：按压部位要准确，按压力度要适度，过轻达不到效果，过重造成肋骨骨折、血气胸，甚至肝脾破裂等。按压深度为成人至少 5cm，并保证每次按压后胸廓回弹。

按压时姿势要正确，注意两臂伸直，两肘关节固定不动，双肩位于双手的正上方。为避免心脏按压时呕吐物逆流至气管，患者头部应适当放低并略偏向一侧。

（3）开放气道：清除口咽分泌物及异物，保证气道通畅。人工呼吸频率为8～10次/分，避免过度通气。与胸外按压不同步，每次呼吸超过1秒，应有明显的胸廓隆起。

（4）人工呼吸和胸外心脏按压同时进行：所有年龄段的单人施救按压与呼吸比为30：2；双人施救按压与呼吸比为成人30：2（如果考虑是心源性心搏骤停，则为15：2），按压间断不超过10秒，检查脉搏不应超过10秒。

（三）非致命性胸痛的处理

非致命性胸痛一般短时间内可自行缓解，主要还是要治疗原发病。

五、胸痛的居家健康维护

胸痛的居家识别非常重要。照护者及居家老年人要学习胸痛相关知识，便于及时识别，正确处理，避免延误病情，错过治疗的适宜时机。

（胡书影　邓学学）

第二节　脑卒中的识别

一、概述

脑卒中又称中风，是一种以脑部缺血及出血性损伤症状为主要临床表现的疾病，具有极高的病死率和致残率，是世界上重要的致死性疾病之一。急性缺血性脑卒中占我国脑卒中的69.6%～70.8%，发病后1年时的致死/残疾率为33.4%～33.8%。脑出血的发病率为（12～15）/10万人年，我国脑出血的比例占脑卒中的18.8%～47.6%。脑出血发病凶险，仅有约20%的患者在6个月后能够恢复生活自理能力。脑卒中已成为我国第一位死亡原因，也是我国成年人残疾的首要原因，脑卒中患者的病死率也有随年龄增长而上升的趋势，由于一直缺乏有效的治疗措施，目前研究者认为预防是适宜的措施。因此，加强对居家老年人普及脑卒中危险因素及先兆症状的健康教育，才会真正获得有效的防治效果。

（一）概念

脑卒中是因脑部血管闭塞或突然破裂导致血液不能正常流入大脑而引起脑部血液循环障碍，造成脑组织缺血、缺氧、软化坏死，出现相应神经系统症状与体征的一组急性脑血管疾病，主要分为出血性脑卒中（脑出血或蛛网膜下腔出血）和缺血性脑卒中（脑梗死、脑血栓形成）两大类，以脑梗死最为常见。颈内动脉和椎动脉闭塞和狭窄均可导致缺血性脑卒中，患者年龄多在40岁以上，男性较女性多，严重者可引起死亡，出血性脑卒中的病死率较高。

（二）分类和原因

1. 脑卒中分类

（1）缺血性脑卒中：根据病程不同可分为可逆性缺血性神经功能缺失、进展性脑卒中、完全性脑卒中。

1）可逆性缺血性神经功能缺失：是局限性神经功能缺失，持续时间超过 24 小时，但在 3 周内可完全恢复。

2）进展性脑卒中：脑缺血症状逐渐发展和加重，数小时或 1~2 天内达到高峰，有梗死灶存在，常见于椎基底动脉系统脑梗死。

3）完全性脑卒中：脑缺血症状发展迅速，发病后数分钟至 1 小时内达到高峰。

（2）出血性脑卒中：常发生于 50~70 岁，男性略多，冬春季节易发，通常在活动和情绪激动时发病。根据出血部位不同，可分为脑实质出血、脑室出血和蛛网膜下腔出血。其中脑实质出血包括基底节区出血、丘脑出血、脑叶出血、脑干出血、垂体出血、小脑出血和脑室出血。

2. 脑卒中原因 复杂多样，如高血压、糖尿病、高血脂、心房颤动、不良生活习惯（如熬夜、吸烟）、超重与肥胖、体力活动不足、短暂性脑缺血发作、颈内动脉狭窄等都是脑卒中的危险因素。

（1）缺血性脑卒中：颅内外动脉的狭窄和闭塞、脑动脉栓塞、血流动力学因素、血液学因素、炎症、感染、红斑狼疮、风湿性关节炎都可能触发。

（2）出血性脑卒中：动脉瘤、脑动脉畸形、外伤等因素都可能引发。

（二）临床表现

脑卒中的最常见症状为一侧脸部、手臂或腿部突然感到无力，猝然昏扑，不省人事，其他症状包括突然出现一侧脸部、手臂或腿麻木、突然发生口眼歪斜和半身不遂；神志迷茫、言语或理解困难；单眼或双眼视物困难；步行困难、眩晕、失去平衡或协调能力；无原因的严重头痛、晕厥等。

1. 缺血性脑卒中

（1）短暂性脑缺血发作（transient ischemic attack，TIA）：主要表现为短暂、一过性局限性神经性功能障碍，持续时间不超过 24 小时，症状自行缓解，不遗留神经系统阳性体征。TIA 可反复发作，间歇时间无规律。

1）颈动脉性 TIA：表现为突发的对侧肢体麻木、力弱、感觉障碍、单眼黑蒙，若发生在优势半球可有失语。

2）椎动脉性 TIA：表现为突发眩晕、复视、双眼黑蒙、共济障碍、构音及吞咽困难，可有同向偏盲，每次发作轻瘫的部位不恒定，常伴有枕部头痛。

（2）可逆性神经功能障碍：临床表现与 TIA 相似，但神经功能障碍时间超过 24 小时，一般在一周左右恢复正常。头颅 CT 或 MR 扫描可发现脑内有小梗死灶。

（3）进展性脑卒中：神经功能障碍逐渐发展，呈阶梯样加重，需 6 小时以上病情发展达高锋。进展性脑卒中发生的主要原因为颈内动脉和大脑中动脉栓塞。

（4）完全性脑卒中：突然出现中度以上的局限性神经功能障碍，病情发展在 6 小时内达到高峰，以后神经功能障碍长期存在，很少恢复。完全性脑卒中主要表现有偏瘫、偏盲、失语、感觉障碍，常有意识障碍。

2. 出血性脑卒中 出血前多数无预兆，半数患者出现剧烈头痛，呕吐常见，出血后血压明显升高，临床症状常在数分钟至数小时达到高峰，临床症状、体征因出血部位及出血量不同而异，基底核、丘脑与内囊出血引起轻偏瘫是常见的早期症状；少数患者出现癫痫性发作，常为局灶性；重症者迅速转入意识模糊或昏迷。

（1）运动和言语障碍：运动障碍以偏瘫多见；言语障碍主要表现为失语和言语含糊不清。

（2）呕吐：约一半的患者发生呕吐，可能与脑出血时颅内压增高、眩晕发作、脑膜受到血液刺激有关。

（3）意识障碍：表现为嗜睡或昏迷，程度与脑出血部位、出血量和速度有关。脑较深部位短时间内大量出血，大多会出现意识障碍。

（4）眼部症状：瞳孔不等大常发生在颅内压增高、出现脑疝的患者，还可以有偏盲和眼球活动障碍。脑出血患者在急性期常出现两眼凝视大脑的出血侧（凝视麻痹）的表现。

（5）头痛、头晕：头痛是脑出血的首发症状，常位于出血一侧的头部；有颅内压增高时，疼痛可以发展到整个头部。头晕常与头痛伴发，特别是在小脑和脑干出血时。

二、脑卒中的识别

（一）识别的原则

早期迅速识别脑卒中患者是关键。

（二）识别的方法

（1）患者本人和照护者容易忽略一些症状，认为只是暂时的、过一会儿就好，结果延误治疗，导致瘫痪，甚至昏迷等永久性的伤害。下述的任何一种情况都可能是脑卒中先兆，应引起重视。

1）一侧肢体（伴或不伴面部）无力或麻木。

2）一侧面部麻木或口角歪斜；言语不清或理解语言困难。

3）双眼向一侧凝视。

4）一侧或双眼视力丧失或模糊。

5）眩晕伴呕吐。

6）既往少见的严重头痛、呕吐，意识障碍或抽搐。

（2）中国卒中学会总结的"120"口诀 患者突然出现以下任一症状时应考虑脑卒中的可能，则需要立即拨打 120 急救电话前往具有脑卒中救治能力的医院就诊。

"1"：看一张脸，即面部出现不对称，口角歪斜，尤其是微笑时两边弧度不一致。

"2"：查看两只胳膊，即平行举起时有单侧无力。

"0"：聆听患者语言，即言语不清、表达困难，连基础的短句都无法准确表达。

（三）常用的脑卒中评估工具

1. 美国国立卫生研究院脑卒中量表（the National Institutes of Health stroke scale，NIHSS）　是由美国国立卫生研究院研制，用来测试脑卒中患者神经功能状态，目前被普遍采纳、内容全面、可信有效、省时方便的综合性脑卒中量表。

（1）NIHSS 的构成：量表内容共 11 项评估构面，包括意识水平、眼球运动、视野、面部肌力、上肢运动、下肢运动、肢体协调、感觉、语言功能、构音障碍、忽视。各个项目计分包括 3～5 个等级，评分范围为 0～42 分，分数越高，神经受损越严重。NIHSS 在前瞻性临床试验中已经被证实有很好的信度与效度。

（2）适用对象：全面评估脑卒中患者急性期的病情严重程度。

（3）评定方法：0～1 分表示趋近于正常或正常，1～4 分表示轻微脑卒中，5～15 分表示中度脑卒中，16～20 分为中-重度脑卒中，评分＞20 分为重度脑卒中，分值越高病情越严重。详见表 6-4。

（4）优势：结果稳定可靠，预测预后的能力优于其余同类量表；评估项目全面，是一个含有椎基底动脉系统脑卒中检查项目（如共济失调）的量表。

（5）不足：项目较多，评分方法较细，相对于其他量表稍复杂；昏迷、脑卒中恢复期和后遗症期患者不宜选用该量表。

（6）评估注意事项

1）此量表评分原则除了"语言功能"项目外，所有检查项目记录患者的第一个反应，即使后面的反应可能会更好。

2）有些项目只有绝对存在时才能打分。

3）最重要的是只记录患者所做到的，而不是医生认为他能够做到的。

4）分数要在检查后立即记录，任何项目上都要避免诱导患者，除非有特别说明，建议每一个项目都随着量表的检查而打分。

5）对于无法评价的项目，记录评分为"9"，计算机统计学处理时将其自动按缺省值处理。

6）"同一"原则是指多次随访时一定要保持"同一"评价标准。

7）无法配合，如严重失语、昏睡（la=2 分）等，导致一些项目不能评定，应先利用各种方法尽量评估患者的反应，如针刺时观察患者疼痛标签等，若确实无法评估，则根据所获得的信息记录一个评分，随访时要注意保持统一标准。

8）失语患者如同时合并"构音障碍"，两者可以同时计分；失语患者评价构音障碍可评估自发语言的清晰程度；若患者是完全性运动性失语，完全不能发音，构音障碍评为 2 分。

9）在计算总分时，下列各项不计入总分：第 5、6、7、10 项的"9 分为截肢或关节融合"。

表 6-4　美国国立卫生研究院脑卒中量表

项目	评分标准
1a. 意识水平 即使不能全面评价（如因插管治疗或其他治疗），也必须选择一个；只有在伤害性刺激不能引起患者的（除反射性体位以外的）任何活动时，才能记 3 分	0 分：清醒，反应敏捷 1 分：嗜睡，轻微刺激能唤醒，可回答问题，执行指令 2 分：昏睡或反应迟钝，需反复刺激、强烈或疼痛才有非刻板的反应 3 分：昏迷，仅有反射性活动、自发性反应或完全无反应、软瘫、无反射
1b. 意识水平提问 月份、年龄。仅对初次回答评分。失语和昏迷者不能理解问题计 2 分，因气管插管、气管创伤、严重构音障碍、言语障碍或其他任何原因不能完成者（非失语所致）计 1 分。可书面回答	0 分：两项均正确 1 分：一项正确 2 分：两项均不正确
1c. 意识水平指令 睁闭眼；非瘫痪侧握拳松开。仅对最初反应评分，有明确努力但未完成的也给分。若对指令无反应，用动作示意，然后记录评分。对创伤、截肢或其他生理缺陷者，应予适当的指令	0 分：两项均正确 1 分：一项正确 2 分：两项均不正确
2. 眼球运动 只测试水平眼球运动。对随意或反射性眼球运动计分。若眼球偏斜能被随意或反射性活动纠正，计 1 分。若为孤立的周围性眼肌麻痹计 1 分。对失语者，凝视是可以测试的。对眼球创伤、绷带包扎、盲人或有其他视力和视野障碍者，由检查者选择一种反射性运动来测试，确定眼球的联系，然后从一侧向另一侧运动，偶尔能发现部分性凝视麻痹	0 分：正常 1 分：部分凝视麻痹（单眼或双眼凝视异常，但无强迫凝视或完全凝视麻痹） 2 分：强迫凝视或完全凝视麻痹（不能被头眼反射克服）
3. 视野 若能看到侧面的手指，记录正常；若单眼盲或眼球摘除，检查另一只眼。明确的非对称盲（包括象限盲），计 1 分。若全盲（任何原因）计 3 分。若濒临死亡计 1 分，结果用于回答问题 11	0 分：无视野缺损 1 分：部分偏盲 2 分：完全偏盲 3 分：双侧偏盲（包括皮质盲）
4. 面部肌力	0 分：正常 1 分：轻微（微笑时鼻唇沟变平、不对称） 2 分：部分（下面部完全或几乎完全瘫痪） 3 分：完全（单侧或双侧瘫痪，上下面部缺乏运动）
5、6. 上下肢运动 置肢体于合适的位置：坐位时上肢平举 90°，仰卧时上抬 45°，掌心向下，下肢卧位抬高 30°，若上肢在 10 秒内，下肢在 5 秒内下落，计 1～4 分。对失语者用语言或动作鼓励，不用有害刺激。依次检查每个肢体，从非瘫痪侧上肢开始	上肢运动 0 分：无下落，置肢体于 90°（或 45°）坚持 10 秒 1 分：能抬起，但不能坚持 10 秒，下落时不撞击床或其他支持物 2 分：试图抵抗重力，但不能维持坐位时肢体于 90°或仰卧位时肢体于 45° 3 分：不能抵抗重力，肢体快速下落 4 分：无运动 9 分：截肢或关节融合，解释：5a 代表左上肢，5b 代表右上肢

续表

项目	评分标准
	下肢运动
	0分：无下落，于要求位置坚持5秒
	1分：5秒末下落，不撞击床
	2分：：5秒内下落到床上，可部分抵抗重力
	3分：立即下落到床上，不能抵抗重力
	4分：无运动
	9分：截肢或关节融合，解释：6a代表左下肢，6b代表右下肢
7. 肢体协调 目的是发现一侧小脑病变。检查时睁眼，若有视力障碍，应确保检查在无视野缺损中进行。进行双侧指鼻试验、跟-膝-胫试验，共济失调与无力明显不成比例时计分。若患者不能理解或肢体瘫痪不计分。盲人用伸展的上肢摸鼻。若为截肢或关节融合计9分，并解释	0分：无共济失调
	1分：一个肢体有
	2分：两个肢体有，共济失调在：右上肢1=有，2=无
	9分：截肢或关节融合，解释：左上肢1=有，2=无
	9分：截肢或关节融合，解释：右上肢1=有，2=无
	9分：截肢或关节融合，解释：左下肢1=有，2=无
	9分：截肢或关节融合，解释：右下肢1=有，2=无
8. 感觉 检查对针刺的感觉和表情，或意识障碍及失语者对有害刺激的躲避。只对与脑卒中有关的感觉缺失评分。偏身感觉丧失者需要精确检查，应测试身体多处[上肢（不包括手）、下肢、躯干、面部]，确定有无偏身感觉缺失。严重或完全的感觉缺失计2分。昏睡或失语计1分或0分。脑干卒中双侧感觉缺失计2分。无反应或四肢瘫痪计2分。昏迷患者（1a=3分）计2分	0分：正常
	1分：轻-中度感觉障碍（患者感觉针刺不尖锐或迟钝，或针刺感觉缺失，但有触觉）
	2分：重度-完全感觉缺失（面部、上肢、下肢无触觉）
9. 语言功能 命名、阅读测试。若视觉缺损干扰测试，可让患者识别放在手上的物品，重复和发音。气管插管者手写回答。昏迷患者计3分。给恍惚或不合作者选择一个计分，但3分仅给不能说话且不能执行任何指令者	0分：正常
	1分：轻-中度失语，流利程度和理解能力部分下降，但表达无明显受限
	2分：严重失语，交流是通过患者破碎的语言表达，听者必须推理、询问、猜测，交流困难
	3分：不能说话或完全失语，无言语或听力理解能力
10. 构音障碍 读或重复表上的单词。若有严重的失语，评估自发语言时发音的清晰度。若因气管插管或其他物理障碍不能讲话，计9分，同时注明原因。不要告诉患者为什么做测试	0分：正常
	1分：轻-中度，至少有些发音不清，虽有困难但能被理解
	2分：言语不清，不能被理解，但无失语或与失语不成比例，或失音
	9分：气管插管或其他物理障碍
11. 忽视 若患者严重视觉缺失影响双侧视觉的同时检查，皮肤刺激正常，记为正常。若失语，但确实表现为对双侧的注意，计分正常。视空间忽视或疾病失认也可认为是异常的证据	0分：正常
	1分：视、触、听、空间觉或个人的忽视；或对一种感觉的双侧同时刺激忽视
	2分：严重的偏侧忽视或一种以上的偏侧忽视；不认识自己的手，只能对一侧空间定位

2. 中国脑卒中患者临床神经功能缺损程度评分量表（1995）（China stroke scale，CSS）　该量表共包括 8 个维度，分别是意识、水平凝视功能、面瘫、言语、上肢肌力、手肌力、下肢肌力和步行能力。总分为 45 分，分为轻型（0~15 分）、中型（16~30 分）、重型（31~45 分），具体见表 6-5。

（1）适用范围：评估急性缺血性脑卒中患者的病情严重度。

（2）优势：简洁，步行能力可用于评估患者的康复情况。

（3）不足：对预后的预测不如 NIHSS 全面；对某些条目的定义有可能较主观，如面肌中的轻瘫和全瘫。

表 6-5　中国脑卒中患者临床神经功能缺损程度评分量表（1995）

项目		评分标准
意识（最大刺激，最佳反应）	两项提问：年龄？现在是几月？相差 2 岁或 1 个月都算正确	0 分：均正确
		1 分：一项正确
	两项指令（可以示范）：握拳、伸拳；睁眼、闭眼强烈局部刺激（健侧肢体）	都不正确，做以下检查
		3 分：均完成
		4 分：完成一项
		都不能完成，做以下检查
		6 分：定向退让
		7 分：定向肢体收缩（对刺激的反射性动作）
		8 分：肢体伸直
		9 分：无反应
水平凝视功能		0 分：正常
		2 分：侧视运动受限
		4 分：眼球侧凝视
面肌		0 分：正常
		1 分：软瘫、可动
		2 分：全瘫
语言		0 分：正常
		2 分：交谈有一定困难，借助表情动作表达，或语言流利但不易听懂，错语较多
		5 分：可简答对话，但复述困难，言语多迂回，有命名障碍
		6 分：词不达意
上肢肌力		0 分：正常
		1 分：抬臂高于肩
		2 分：平肩或以下
		3 分：上肢与躯干夹角 >45°
		4 分：上肢与躯干夹角 ≤45°
		5 分：不能动

续表

项目	评分标准
手肌力	0分：正常
	1分：不能握紧拳
	2分：握空拳，能伸开
	3分：能屈指，不能伸
	4分：屈指不能及掌
	5分：指微动
	6分：不能动
下肢肌力	0分：正常
	1分：不能抵抗外力
	2分：抬腿45°以上，踝或趾可动
	3分：抬腿45°左右，踝或趾不动
	4分：抬腿离床不足45°
	5分：水平移动，不能抬高
	6分：不能动
步行能力	0分：正常行走
	1分：独立行走5米以上，跛行
	2分：独立行走，需搀扶
	3分：有人扶持下可以行走
	4分：自己站立，不能走
	5分：坐不需支持，但不能站立
	6分：卧床

3. 格拉斯哥昏迷量表（Glasgow coma scale，GCS） 该量表主要包括睁眼反应、运动反应和语言反应3个方面。满分为15分，表示意识清楚；12～14分为轻度意识障碍；9～11分为中度意识障碍；8分以下为昏迷；分数越低则意识障碍越重。格拉斯哥昏迷量表见表6-6。

（1）适用范围：为评定意识状态专用量表，适用于急性脑部疾病（如脑外伤）有意识障碍的患者，评估其意识丧失的程度，了解神经组织损伤严重程度及预测疾病转归（如判断后遗症的轻重、植物人状态的可能性）。

（2）优势：评定项目少，可快速完成评估，可预测预后。

（3）不足：评价脑干功能状态的条目较少；气管插管患者难以评价语言反应；老年人反应迟钝，评分偏低。

（4）评估要求

1）注意运动评分左侧、右侧可能不同，选择较高的分数进行评分。

2）疼痛刺激部位常规选择按压眶上脊，当患者眼眶有骨折时可选择按压下颌下缘或挤压斜方肌的方式。

3）注意排除由醉酒、服用镇静药或癫痫持续状态所致的意识障碍。

表 6-6　格拉斯哥昏迷量表

项目	评分标准
睁眼反应	4分：自发睁眼
	3分：能通过语言吩咐睁眼
	2分：能通过疼痛刺激睁眼
	1分：不能睁眼
	0分：无法评估（外伤、水肿等）
言语反应	5分：正常
	4分：言语混乱
	3分：不恰当言语
	2分：不能理解的发音
	1分：无法发音
	T（tube）：气管切开或气管插管
	D（dysphasic）：言语障碍
非偏瘫侧运动反应	6分：完成指令动作
	5分：对疼痛刺激定位反应
	4分：对疼痛刺激屈曲反应
	3分：疼痛刺激异常屈曲
	2分：疼痛刺激异常伸展
	1分：无反应

4. 改良 Rankin 量表（modified Rankin scale，mRS）　是应用等级评分量表，评定独立生活能力，并且把行走能力作为一个明确的评分标准。能评定脑卒中患者的完全独立生活能力。共 7 个等级，0 分代表无症状，分数越高，患者的预后越差，6 分代表死亡。评价预后时，评分≤2 分为转归良好。改良 Rankin 量表具体内容见表 6-7。

（1）适用范围：用于脑卒中患者预后状况、康复期患者功能残疾水平的疗效判定。

（2）优势：操作简便，通过简单询问可得出评分；具有较好的可靠性和真实性。

（3）不足：无细节的日常生活具体指标，评估方法相对主观，且需要评定员对等级划分标准掌握到位；可能受到合并症及患者社会经济状况的影响。

（4）操作要求：观察员应清楚等级划分标准，减少人为误差。

表 6-7　改良 Rankin 量表

项目	分值
无神经功能障碍，日常生活正常	0分
极轻微神经功能障碍，但不影响日常生活	1分
轻度神经功能障碍，影响日常生活，但能自理	2分
中度神经功能障碍，需要一些帮助，但能自己行走	3分
中重度神经功能障碍，没有帮助不能行走和自理，靠轮椅行走	4分
重度神经功能障碍，卧床不起，失禁，完全不能自理	5分

三、脑卒中的处理

（1）患者就地平卧，不要随意搬动，不恰当搬动会加重出血性脑卒中患者的病情。

（2）立即拨打120急救电话。

（3）确认患者是否清醒，可以通过询问患者一些简单的问题，如姓名、年龄、是否疼痛等。若患者清醒，照护者一定要保持镇静，不要哭喊或摇晃患者，避免增加其心理压力。

（4）若患者不清醒，要确保气道通畅，及时清理口腔呕吐物，将头偏向一侧，不要予水或食物，防止因误吸造成窒息。

（5）若现场有血压计和血糖仪，可以给患者测量血压、血糖，并记录测量的时间和数值。在医护人员到达现场之前，不要给患者服用任何药物，如阿司匹林、降压药、降糖药等。

（6）患者发生抽搐时，照护者不向其口中放任何物品，不做掐人中等刺激性行为，也不要用力按压肢体，应将患者头偏向一侧，有利于呕吐物或分泌物排出，等待抽搐停止。

（7）了解病情的照护者陪同至急诊，并向医生提供详细病史。

（8）搬运时建议使用担架，以减少颠簸加重病情。

四、脑卒中的居家健康维护

治疗出院后，很大一部分脑卒中患者会不同程度地丧失劳动能力或生活自理能力，如肌肉无力、不能言语、吞咽困难等，这些后遗症仅靠药物无法解决，需要进行全面的居家健康维护。对于脑卒中，三分治疗七分护理，照护者对老年患者的居家照护尤为重要，对战胜疾病、提高其生活质量意义重大。

（一）家庭环境

（1）保持室内阳光充足，每日开窗通风。室温控制在22～24℃，湿度控制在50%～60%，家里可以准备温湿度计来进行监测。

（2）患者的日常物品、使用的简单器材等应放在方便取用的地方。洗手间、马桶处要安装扶手，过道留出空间，便于行走。

（3）给患者准备较硬的座椅，方便起身。购买协助进食的手部支具，方便其固定碗筷等。

（4）对行动能力下降的患者，可添设轮椅、助步器、拐杖等，增加活动范围。患者若长期卧床，床旁需设置低矮护栏。

（二）生活照顾

（1）定时给患者擦身、淋浴，及时更换衣服、清洗被褥、剪指甲等。为预防压力性损伤，对卧床患者需要至少每2小时翻身一次，可使用气垫和翻身垫辅助。保持床单干净，大小便后及时处理干净。照顾者要勤洗手，感冒的家属不宜照顾患者。

（2）如有留置导尿管，应避免尿管脱出、扭曲、折叠，定期到医院更换尿管，每日清洗患者会阴部。

（3）进食低盐低油饮食，增加粗纤维摄入，如蔬菜、水果、粗粮，每日饮水至少1500ml。吞咽困难者应根据状况选择合适食物，进食遵循由少到多的原则。能坐立者，进食取坐位，头稍向前倾；卧床者协助取侧卧位或头偏向一侧，仰卧位进食；卧床不能坐起者，需抬高床头30°～45°，取半坐卧位进食。

（三）康复治疗

脑卒中患者偏瘫后活动减少，不仅会造成骨质疏松、肌肉萎缩、关节挛缩、体能下降等，更会错失功能康复的良机。因此，患者及照顾者都应提高主动训练的意识。在日常活动、康复运动时要有专人陪伴。一定要防止患者自身、家属或使用不正确的方法，进行粗暴的肢体关节活动，否则会导致患者全身疲劳及局部肌肉、关节的损伤。

1. 早期康复治疗 包括床上良肢位的保持、床上关节活动度练习、床上坐位训练、体位转移训练、站立训练和行走训练等，随后活动水平进一步增加，康复治疗还应当包括鼓励患者重新开始与外界进行交流。

2. 肢体位置摆放 利用各种软性靠垫将患者置于舒适的抗痉挛体位，定时改变体位，一般每2小时体位转换一次。鼓励患侧卧位，增加患肢的感觉刺激，并使整个患侧肢体被拉长，从而减少痉挛，且健侧手能自由活动。适当健侧卧位，尽量避免半卧位，因半卧位能引起对称性颈紧张性反射，增加肢体上肢屈曲、下肢伸直的异常痉挛模式。尽可能少采用仰卧位，这样会加重异常运动模式，导致骶尾部、足跟和外踝处压力性损伤，仅可作为一种替换体位或患者需要这种体位时采用。与卧床比较，坐位有利于伸展躯干，可以改善机体及精神状态。

3. 床上体位转移 应由治疗师、患者、照护者或其他陪护人员共同参与，训练原则为循序渐进。训练内容包括患者床上侧面移动、前后方向移动、被动健侧翻身、患侧翻身起坐训练和主动翻身起坐训练及床上到轮椅、轮椅到床上的转移训练等。床上体位转移需注意转移过程的安全性问题，在身体条件允许的前提下，病情稳定后尽早离床。病情稳定是指生命体征平稳，且48小时内病情无进展。离床后借助器械进行站立、步行康复训练，以尽早获得基本步行能力。

4. 关节活动度训练 可以维持关节正常的活动范围，有效防止失用性肌萎缩的发生，促进全身功能恢复。关节活动度训练开始时可以以完全被动形式进行，以后过渡到辅助患者完成和患者完全主动的方式进行。一般每个关节每天活动2～3次，肢体软瘫时关节活动范围应在正常范围的2/3以内，并注意保护关节，避免不必要的损伤。关节活动度训练以患侧为主，长期卧床者要兼顾健侧肢体。

（四）心理支持

脑卒中患者易产生孤独、失落、焦虑、死亡恐惧感等不良情绪，照护者要了解患者心理活动，做到耐心、细心，帮助其放下思想包袱，增强战胜疾病的信心。

（五）预防再次脑卒中

（1）照护者要监督并协助患者遵医嘱规范用药，并观察药物疗效及不良反应。

（2）将体重指数、血压、血糖、血脂等控制在目标范围；心房颤动患者遵医嘱服药，避免复发。

（3）定期到医院复查血糖、血脂、肝肾功能、心电图等。

（4）监督患者戒烟酒，作息规律，保持平和心态，不可过度劳累。

（5）积极参与康复训练。

五、知识拓展

脑卒中预防重点在于控制原发病。因此，照护者主要从以下几个方面进行居家照护。

1. 控制血压　规律进行家庭自我血压监测。将血压控制在 140/90mmHg 以下，并保持稳定，血压波动易损害心脑血管。在改变生活方式无效的情况下，遵医嘱规律服用降压药。

2. 低盐饮食　中国营养学会推荐成人每日食盐摄入量不超过 6g，糖尿病患者不超过 5g。避免高盐摄入的措施如下。

（1）高血压患者每日摄盐量<6g。

（2）尽量避免进食高盐食物和调味品，如酱油、黄酱、榨菜、咸菜、腌菜、腌肉、辣酱等。

（3）应用醋、柠檬汁、苹果汁、番茄汁等各种酸味调味汁来增添食物的味道，减少对咸味的需求。

（4）采用富钾低钠盐替换普通钠盐，但对于有肾功能不全者应慎用。

3. 低脂饮食　中国营养学会推荐健康成人每日油脂的摄入量为 25～30g。油脂分为饱和脂肪和不饱和脂肪，分别含饱和脂肪酸和不饱和脂肪酸。不饱和脂肪酸能降低胆固醇，对身体有益。而饱和脂肪酸是有害的，摄入过多会造成肥胖和血脂异常。详见第三篇第八章第一节。

4. 控制体重　肥胖者血液中的胆固醇、三酰甘油含量增高，高密低脂蛋白降低，易发生动脉粥样硬化，还易发生高血压、冠心病等疾病，而这些都是发生脑卒中的危险因素。目前减轻体重对降低脑卒中风险的有用性还不确定，但是体重减轻可以降低血压。肥胖和超重者应减轻体重，以降低脑卒中的发生风险。

5. 戒烟　吸烟易造成血管内皮损伤加速动脉粥样硬化，诱发心脑血管疾病。戒烟 2～5 年后脑卒中的发生风险减半。戒烟 10 年后脑卒中的发生风险与未吸烟者持平。

6. 控制饮酒量　适量饮酒能降低胆固醇，减轻动脉粥样硬化，对预防脑卒中是有益处的。长期过量饮酒可造成微循环功能障碍，血液淤积，血液回流障碍，增加心肌梗死、脑梗死的危险，故应限制饮用。

7. 适量运动　运动有利于血糖、血脂、血压的控制，减轻体重，还能够扩张血管，加速血液流动，降低血液黏稠度，从而减少血小板的聚集，减少血栓形成。掌握"三、五、七"原则，"三"指每日步行 3km，时间在 30～40 分钟，"五"指每周要坚持 5 次以上的运动，"七"指运动时每分钟心率加上年龄约为 170。

8. 调节情绪，保持心情舒畅　不良的情绪会造成心率加快、血管收缩、血压升高等，偶尔一次的精神紧张对机体影响不大，但长期的抑郁、压力过大、精神紧张会导致高血压的发生，增加发生脑卒中的概率。俗话说，笑一笑，十年少。好的情绪能保持机体内分泌平衡，使机体内各器官系统的活动协调一致，改善血液循环，使人精力充沛，延年益寿，对预防脑血管病是有益处的。

（陈　芳　邓学学）

第三节　异常血糖的识别

血糖浓度是指人体血液中葡萄糖的浓度。机体组织大多以葡萄糖作为能源。正常情况下，人体内血糖浓度相对稳定，大部分时间都处于较小范围的动态平衡之中。空腹时血糖浓度一般维持在 3.3～6.1mmol/L（60～110mg/dl），餐后血糖浓度一般不超过 8.3mmol/L（150mg/dl），餐后 2 小时血糖浓度一般不超过 7.8mmol/L（140mg/dl）为正常。决定空腹血糖浓度的主要因素为肝脏胰岛素敏感性和肝脏葡萄糖输出，空腹时外周组织葡萄糖的利用受底物的来源和激素的作用控制。正常人进餐 10 分钟后，随着碳水化合物的分解和吸收，血糖浓度开始升高，进餐后 0.5～1.0 小时，血糖浓度达高峰，2～3 小时后恢复至餐前水平。虽血糖浓度已恢复，但碳水化合物在餐后 5～6 小时内继续被吸收。一般在进食后 8 小时，血糖浓度逐渐维持在 4.4～5.3mmol/L。正常情况下餐后血糖水平主要取决于碳水化合物的吸收、摄取、氧化利用及合成糖原等作用。

血糖浓度（血糖）的相对稳定，取决于多种机制的精确调节，一旦某一环节发生障碍，均可能会出现血糖异常。若发生高血糖，短时间、一过性的高血糖对人体无严重损害，但长期高血糖会使全身各个组织器官发生病变，导致急、慢性并发症的发生，如胰腺功能衰竭、营养缺乏、抵抗力下降、肾功能受损、神经病变、眼底病变等。若发生低血糖，可能导致激素水平增加，导致反应性高血糖，造成血糖大幅波动，也可能导致中枢神经系统的不可逆损害，引起性格变异，精神失常，痴呆，还可能刺激循环系统，触发心律失常、心肌梗死、脑卒中等，严重者可造成死亡。而糖尿病患者常伴有自主神经功能障碍，影响机体对低血糖的反馈调节能力，增加发生严重低血糖的风险，尤其是老年糖尿病患者，更加危险。

一、概述

（一）概念及分类

1. 异常血糖　是指所测的血糖浓度超过了正常范围。正常血糖范围见表6-8。

表 6-8　正常血糖范围

项目	空腹血糖（mmol/L）	餐后 2 小时血糖（mmol/L）	随机血糖（mmol/L）	低血糖界定（mmol/L）
非糖尿病患者	3.9～6.1	<7.8		<2.8
糖尿病患者	3.9～7.2	≤8.0	<11.1	≤3.9
年龄≥60 岁以上患者	≤8.0	≤12.0		≤3.9

2. 高血糖　是指血糖高于正常值，为糖尿病的特征之一。对于普通人群来说，随机血糖≥11.1mmol/L 或空腹血糖（指 8～10 小时未进食的血糖）≥7.8mmol/L 或口服葡萄糖耐量试验后 2 小时血糖≥11.1mmol/L 均为高血糖。老年患者的标准比成人相对宽松，要求空腹血糖浓度≤8.0mmol/L，餐后血糖浓度（从吃第一口饭开始计时的餐后 2 小时血糖浓度）≤12.0mmol/L。

3. 低血糖　是指血糖浓度低于正常值。对于非糖尿病患者来说，低血糖的诊断标准为血糖浓度<2.8mmol/L。而糖尿病患者只要血糖浓度≤3.9mmol/L 就属于低血糖范畴。低血糖分为Ⅰ级低血糖：血糖浓度≤3.9mmol/L 且≥3.0mmol/L；Ⅱ级低血糖：血糖浓度<3.0mmol/L；Ⅲ级低血糖：没有特定血糖界限，伴有意识和（或）躯体改变的严重事件，为需要他人帮助的低血糖。

（二）异常血糖常见原因

1. 高血糖

（1）胰岛素或口服降糖药剂量不够。

（2）运动量减少，胰岛素不能有效发挥作用；摄食过多，摄入甜食或含糖饮料。

（3）过度肥胖。

（4）情绪波动或精神压力过重。

（5）饮酒。

（6）服用激素类药物，如地塞米松，或服用糖浆。

（7）应激情况下原本使用的胰岛素或降糖药剂量不够等。

2. 低血糖

（1）摄入不足：未按时进食或进食过少，饥饿、重度营养不良。

（2）消耗过多：剧烈运动、发热、腹泻。

（3）使用外源性胰岛素或胰岛素促泌剂。

（4）酒精摄入，尤其是空腹饮酒。

（5）胰岛素瘤等疾病。

（6）胃肠外营养治疗等。

（三）临床表现

1. 高血糖

（1）代谢、饮食的"三多一少"

1）多尿：由于血糖浓度过高，尿糖排泄增加，排尿量增加，每日可达到5000～10000ml。

2）多饮：血糖浓度过高，以及排尿增多，导致口渴多饮，进一步加重多尿。

3）多食：葡萄糖利用率降低，机体能量缺乏，需要进食更多食物进行补充等。

4）体重下降：血糖浓度过高，葡萄糖利用率降低，经尿丢失，体重下降。

（2）伴发病症表现

1）可以有皮肤疖肿、外阴瘙痒、屈光改变等表现。

2）部分患者可以出现脑梗死、糖尿病足为初发症状。

3）妇女可有月经紊乱。

4）儿童可出现生长发育缓慢。

2. 低血糖 临床表现呈发作性，发作时间、频率随病因不同而异，与血糖水平及血糖下降速度有关。

（1）交感神经兴奋症状：多有肌肉颤抖、心悸、出汗、饥饿感、软弱无力、紧张、焦虑、流涎、面色苍白、心率加快、四肢冰冷等。老年糖尿病患者由于常有自主神经功能紊乱而掩盖交感神经兴奋表现，导致症状不明显，特别应注意观察夜间低血糖症状的发生。

（2）中枢神经症状：初期为精神不集中、思维和语言迟钝、头晕、嗜睡、视物不清、步态不稳，之后可有幻觉、躁动、易怒、性格改变、认知障碍，严重时发生抽搐、昏迷。部分患者屡发低血糖后可表现为无先兆症状的低血糖昏迷。若严重的低血糖持续达6小时以上，则可能导致永久性的损伤。

二、异常血糖的识别

（一）识别的内容

1. 血糖浓度 高于或低于正常值，正常血糖浓度见表6-8。

2. 症状 当出现多饮、多尿、多食和体重减轻或皮肤瘙痒等症状时需要留意，这些症状可能是由高血糖导致的；当出现肌肉颤抖、心悸、出汗、饥饿感、软弱无力、紧张、焦虑、流涎、面色苍白、心率加快、四肢冰冷、精神不集中、思维和语言迟钝、头晕、嗜睡、视物不清、步态不稳等症状时，也需注意，这些症状可能是由低血糖导致的。

3. 高血糖危象 血糖浓度高于33.3mmol/L。高血糖危象包括糖尿病酮症酸中毒及高血糖高渗状态，是糖尿病的两个重要的急性并发症，1型和2型糖尿病患者均可发生。因病情危重，需在治疗中密切监测相关指标变化，照护者一旦发现，应尽快送往医院进行救治。

（二）识别方法

1. 自我血糖监测 对于老年糖尿病患者非常重要，同时也贯穿糖尿病治疗及疗效评估的全过程，更是实现自我管理的重要环节。操作方法见第二篇第三章第六节。

2. 症状观察 观察患者有无低血糖及高血糖危象的临床表现，尤其是服用胰岛素促泌剂和注射胰岛素的患者。

三、异常血糖的处理

（一）高血糖的处理

1. 紧急处理

（1）酮症酸中毒：因高血糖、高血酮和代谢性酸中毒导致了意识障碍，需要立即拨打120 急救电话，尽快送往医院治疗处理。

（2）高渗血糖综合征：出现脱水、意识障碍和昏迷，需要立即拨打 120 急救电话，尽快送往医院治疗处理。

2. 一般处理

（1）行为干预：当血糖浓度在空腹状态下为 6.1～7.8mol/L，或餐后 2 小时为 7.8～11.1mol/L 时，虽然不能诊断为糖尿病，但说明身体正处于一个危险的状态，即糖耐量受损阶段。此时应积极干预，避免糖耐量减低向糖尿病发展。中国大庆研究结果提示，我国糖耐量受损几乎与糖尿病发生概率一样高，相比正常人群，糖耐量受损人群高血压、肥胖、微量蛋白尿发生率是其 2 倍，血总胆固醇、三酰甘油水平更高，高密度脂蛋白水平更低，冠心病发生率是其 9.5 倍；而给予生活方式干预后[饮食和（或）运动干预]糖耐量受损患者糖尿病累计发生率减少 50%。

1）推荐个体化能量平衡计划，控制每日总能量摄入；规律进餐、定时、定量。总能量的多少根据年龄、性别、身高、体重、活动量大小、病情、应激状况、血糖、尿糖及有无并发症确定。在成人以能够达到或维持理想体重为标准。食物的组成和分配总的原则是碳水化合物占饮食总能量的 50%～65%，脂肪占饮食总能量的 20%～30%，蛋白质占饮食总能量 15%～20%，膳食纤维＞14g/1000kcal，食盐摄入＜5g/d，适量补充微量营养素，限制甜食及水果。

2）戒烟、限酒：男性饮酒每周不超过两次，女性每周不超过一次，避免空腹饮酒。

3）血糖达标后适宜运动，详见本篇第五章第三节。

4）超重或肥胖者降低体重（＞5%）或保持体重在正常范围。

（2）药物干预：包括口服药及胰岛素注射。药物干预的前提是药物本身无毒性，能改善胰岛素抵抗和保护 B 细胞功能，能降低心血管疾病的危险因子，不增加体重，不引起低血糖，长期服用安全。具体用药方案需在内分泌专科医生指导下长期规律用药，并注意观察药物疗效及不良反应。详见本篇第五章第三节。

（二）低血糖的处理

1. 紧急处理　血糖浓度＜3.0mmol/L，或出现颤抖、心悸、出汗、饥饿感、软弱无力、紧张、焦虑、流涎、面色苍白、心率加快、四肢冰冷、抽搐、昏迷等症状，需立即纠正低血糖，消除症状，减轻低血糖后高血糖。

（1）神志清楚者：摄入能快速补充糖的食品，如饮料、糖果等后，症状未缓解，血糖浓度未恢复正常，应送至医院进一步治疗。

（2）有意识障碍者或口服食品受限者：立即联系 120 急救电话，送至医院，静脉输入葡萄糖液体。

2. 一般处理 血糖浓度为 3.0～3.9mmol/L，进食含糖饮料、糖果等，15 分钟后监测血糖未恢复或持续下降，应送至医院进一步治疗。

3. 低血糖的预防

（1）查明低血糖发生的原因，进行预防，避免发生低血糖。

（2）按时进食，生活规律，进食量减少或运动增加时，要减少胰岛素的用量并及时加餐。

（3）遵医嘱用药，不随意增减药物及其剂量，所有药物均应在医生指导下进行调整。使用速效或短效胰岛素注射后应及时进餐；病情较重者，可先进餐再注射胰岛素。每次使用胰岛素均应仔细核对剂量，初用各种降糖药时要从小剂量开始，然后根据血糖水平逐步调整药物剂量。

（4）若糖尿病患者在治疗过程中发生过低血糖，可以考虑在易发低血糖前半小时加餐。容易在后半夜及清晨发生低血糖者，晚餐适当增加主食或含蛋白质较高的食物，选择低血糖反应发生率低的药物。

（5）老年患者常有自主神经功能紊乱而导致低血糖症状不明显，除应加强血糖监测外，对患者血糖不宜控制过严。强化治疗应做好血糖监测及记录，以便及时调整胰岛素或降糖药用量。

四、血糖的居家健康维护

血糖的居家健康维护包括饮食治疗、运动锻炼、药物治疗、自我监测、健康教育和心理疏导 6 个方面。目的是通过纠正患者不良的生活方式和代谢紊乱，防止急性并发症的发生和降低慢性并发症的风险，提高患者生活质量，降低病死率。近年来，糖尿病的控制已经从传统意义上的治疗转变为以患者为中心的团队式管理，团队主要成员包括医师、糖尿病教育者、营养师、运动康复师、心理治疗师、患者及家属等，并建立定期随访和评估系统。详见本篇第五章第三节。

（程思怡　邓学学）

第四节　高血压急症的识别

《中国心血管健康与疾病报告 2019》指出，我国高血压患病人数已达 2.45 亿，成人高血压患病率为 25.2%，其中 1%～2% 高血压患者可发生高血压急症。高血压急症患者急性期病死率达 6.9%，发病后 90 天病死率和再住院率达 11%，其中约 1/4 的患者反复出现血压突然和显著升高；部分严重的高血压急症患者 12 个月内病死率可达 50%。高血压急症患者的高病死率与许多因素有关，社会医疗水平与条件及患者对治疗的依从性可能是最主要的原因。

一、概述

（一）概念

高血压急症是指原发性或继发性高血压患者在某些诱因作用下，血压突然升高，一般超过 180/120mmHg，伴有进行性心、脑、肾等重要靶器官功能不全的表现，包括高血压脑病、颅内出血（脑出血和蛛网膜下腔出血）、脑梗死、急性心力衰竭、急性冠脉综合征、主动脉夹层、子痫、急性肾小球肾炎、胶原血管病所致肾危象、嗜铬细胞瘤危象及围手术期严重高血压等。少数患者病情急骤发展，舒张压持续≥130mmHg，伴有头痛、视物模糊、眼底出血、渗出和视盘水肿，肾损害突出，持续蛋白尿、血尿与管型尿，称为恶性高血压。但血压水平的高低与急性靶器官损害的程度并非成正比，有时血压明显升高但不伴严重临床症状及进行性靶器官损害，称为高血压亚急症，区别高血压急症和亚急症的唯一标准是有无新近发生的急性进行性靶器官损害。

（二）临床表现

（1）短时间内血压急剧升高，同时出现明显的头痛、头晕、眩晕、视物模糊与视力障碍、烦躁、胸痛、心悸、呼吸困难等表现。

（2）可能出现一些不典型的临床症状，如腹痛、恶心、厌食等。不同靶器官损害可导致高血压急症的表现不同。高血压急症表现详见表 6-9。

表 6-9　高血压急症表现

疾病名称	临床表现
急性冠脉综合征	急性胸痛、胸闷、放射性肩背痛、咽部紧缩感、烦躁、大汗、心悸
急性心力衰竭	呼吸困难、发绀、咳粉红色泡沫痰
急性脑卒中	脑梗死：失语、面舌瘫、偏身感觉障碍、肢体瘫痪、意识障碍、癫痫样发作
	蛛网膜下腔出血：剧烈头痛、恶心、呕吐、颈背部痛、意识障碍、抽搐、偏瘫、失语、脑膜刺激征
高血压脑病	血压显著升高并伴有嗜睡、昏迷、癫痫发作和皮质盲区
急性主动脉夹层	撕裂样胸背部疼痛，双侧上肢血压值相差 30～50mmHg

二、高血压急症的识别

（一）识别的原则

快速有效地识别高血压急症，尽早送至医疗机构进行处理。

（二）识别的内容

1. 血压　血压突然显著升高，一般超过 180/120mmHg。

2. 症状　伴有头晕、头痛、颈项板紧、疲劳、心悸、耳鸣、视物模糊、鼻出血等症状。

（三）识别的方法

（1）血压监测：使用经认证的上臂式医用电子血压计正确进行自我血压监测，掌握监测频率及血压达标值范围。患者出现头晕、头痛等症状应先监测血压，以便尽早发现高血压急症。血压测量方法详见本篇第三章第四节。

（2）判断是否存在诱发血压升高的因素，如强烈精神刺激、劳累、严重创伤及突发疾病、应用升高血压的药物或服用兴奋剂、突然停用降压药。

（3）出现血压突然或显著升高时，观察有无头痛、胸闷、喷射状呕吐、鼻出血和烦躁不安等高血压急症症状，同时观察有无新近发生的急性进行性严重靶器官损害。

（4）当收缩压升高至 160～179mmHg 或（和）舒张压升高至 100～109mmHg，或出现肺水肿、主动脉夹层和心肌梗死的情况也应视为高血压急症，需紧急处理。

三、高血压急症的处理

及时正确处理高血压急症十分重要，可在短时间内缓解病情，预防进行性或不可逆性靶器官损害，降低病死率。照护者首先需要判断是否为高血压急症或亚急症，再寻找导致高血压急症的诱因，及时进行处理。当发现患者发生了高血压急症，在呼叫 120 急救电话的同时，可采取以下措施。

（1）监测血压变化：出现高血压急症相关症状表现时，应及时正确测量血压，并监测血压变化。血压测量注意事项如下所述。

1）应测量患者双上肢血压并进行对比，如果双侧收缩压差＞20mmHg，应测量双下肢血压，如果双上肢血压明显不同应警惕主动脉夹层可能。

2）应测量患者平卧及站立两种姿势下血压，评估有无容量不足的表现。

（2）寻找引起血压升高的诱因并及早进行针对性处理，如为强烈精神刺激所致，镇静、休息为主要治疗。

（3）密切观察瞳孔、意识及肢体活动情况，测量生命体征。发现患者血压急剧升高、剧烈头痛、呕吐、大汗、视物模糊、面色及神志改变等应立即呼叫 120 急救电话，及时送医急救。

（4）在医生的指导下服用降压药物，祛除病因。新发高血压患者，应尽快开始降压治疗。60 岁以上人群降压目标：血压应控制在＜150/90mmHg。老年人多有动脉硬化，对于大幅度血压变化耐受较差，因此降压幅度、速度要缓慢。

四、高血压的居家健康维护

老年高血压患者的居家照护包括低盐饮食、规律服药及运动、自我血压监测、缓解压力、戒烟限酒等。详见本篇第五章第一节。

五、知识拓展

高血压脑病（hypertensive encephalopathy）是指血压快速升高和显著升高，并伴有以下一种或多种症状，癫痫发作、嗜睡、昏迷和皮质盲。皮质盲是指大脑枕叶皮质受到毒素影响或血管痉挛缺血而引起的一种中枢性视功能障碍，尤以血管痉挛性损害最为常见，临床表现为双眼视觉完全丧失，瞳孔反射正常，眼底正常，可有偏瘫等。照护者一旦识别到老年高血压患者有以上症状，应及时呼叫 120 急救电话，尽早送至医院急救。

（李　霞　邓学学）

第五节　不良心理的识别

随着人口老龄化的日益加剧，老年人已成为社会的一大主体。老年人的心理问题也越来越受到关注。国务院在《中国老龄事业发展"十二五"规划》中指出，要广泛开展老年人群的健康教育，更应注重老年人的精神关怀和心理慰藉。老年慢性病患者长期受疾病困扰，心理方面也承受着巨大的压力。因此，照护者及老年人需要学习并了解老年人常见不良心理方面的知识，从而更好地安度晚年生活。

一、概述

（一）概念

不良心理，也称异常心理，是指人的心理过程和个性心理体征发生异常，包括认知、情感、意志及人格等方面表现异常。

（二）分类及常见原因

老年患者常见的不良心理包括抑郁和焦虑，长时间的焦虑与抑郁会影响老年慢性病患者对疾病治疗的信心，严重者会失去生活信心，产生自杀念头，从而采取自杀行为。

1. 分类

（1）焦虑：是一种内心紧张不安、预感到似乎将要发生某种不利情况而又难以应付的不愉快情绪。老年慢性病患者以发生广泛性焦虑多见，女性多见，常与应激有关，病程不定，趋于波动并发展成为慢性。

（2）抑郁：是以抑郁为特征的疾病状态。抑郁症状持续存在 2 周以上考虑抑郁发作的诊断。

2. 常见原因

（1）社会价值感下降：随着年龄的增加，身体机能下降，老年人应对工作生活的能力下降，会对自己的存在感质疑，觉得自己对社会、对家庭是负担，引起不良心理。

（2）家庭支持缺失：老年人丧偶独居，家人陪伴少，缺少对其的关心，老年人的孤独感加重，导致不良情绪的发生。

（3）长期慢性病的影响：老年人患有慢性难治性躯体疾病或疼痛性疾病时，有较高的自杀风险。早年有报道指出，超过 80%的老年人患有糖尿病、关节炎、高血压等慢性病，65 岁以上自杀者中有 70%与躯体疾病有直接关系。身体上的疾病会影响老年人一些基本的活动，使他们对生活感到失望。

（4）亲密关系的丧失：随着年龄的增长，伴侣或同年龄段朋友相继离去，老年人的社交活动减少，社交圈减小，个人更加孤僻，造成心理上的问题。

（5）应激性事件的发生：意外事件的发生（车祸、自然灾害致残）导致生活自理能力丧失、财产意外丧失等，导致不良情绪。

（三）临床表现

1. 焦虑　老年患者的焦虑症多缓慢起病，以经常或持续存在的焦虑为主要临床表现，主要表现在情绪、躯体、自主神经三方面。详见本篇第五章第十二节。

2. 抑郁　典型抑郁发作的患者表现为"三低"症状，即情感低落、思维迟缓、意志活动减退。详见本篇第五章第十三节。

二、不良心理的识别

（一）识别原则

（1）主观世界与客观世界的统一性原则。
（2）心理活动的内在协调性原则。
（3）人格相对稳定性原则。

（二）识别内容

1. 焦虑识别
（1）符合神经性障碍的共同特点。
（2）以持续的原发性焦虑为主，并符合以下两项：①经常或持续的无明确对象和固定内容的恐惧或提心吊胆；②伴自主神经症状或运动性不安。
（3）患者社会功能受损：因难以忍受又无法解脱而感到痛苦。上述症状至少已经 6 个月。排除其他精神障碍和躯体疾病伴发的焦虑。

2. 抑郁的识别
（1）患者有原发持久的显著情绪低落，同时伴有思维迟缓、行为活动减少为主的精神症状。
（2）抑郁症状必须持续存在 2 周以上才考虑抑郁发作的诊断。

3. 自杀的识别
（1）有企图自杀的历史。
（2）情绪低落：表现为紧张、无助、无望、经常哭泣。
（3）失眠，体重减轻，害怕夜晚的来临。
（4）将自己与他人隔离，特别是将自己关在隐蔽的地方或反锁于室内。

（5）存在幻听，幻听的内容可能是命令患者去自杀。

（6）对现实的或想象中的事物有负罪感，觉得自己不配生活在世上。

（7）存在被迫害、被折磨或被惩罚的想法或言论。

（8）在抑郁了较长一段时间后，突然显得很开心，且无任何理由。

（9）显得非常冲动、易激惹，行为比较突然，在预料之外。

（10）询问一些可疑的问题，如"值夜班的人员多长时间巡视一次"、"这种药要吃多少才会死"、"这窗户离地面有多高"或"流血死亡需要多长时间"等。

（11）谈论死亡与自杀，表示想死的意念，常常发呆。例如，患者说"我不想活了"、"没有什么值得我活下去了"或"这是你最后一次见到我"。

（12）对于将自己的事情处理得有条不紊表现出异常的兴趣，并开始分发自己的财产。

（13）收集和储藏绳子、玻璃片、刀具或其他可用来自杀的物品。

（三）识别工具

在不良心理的识别中，可以通过以下量表早期发现不良心理，及早干预，及时处理。

1. 焦虑自评量表　详见第一篇第一章第二节。

2. 抑郁自评量表　详见第一篇第一章第二节。

3. PHQ-9 抑郁症筛查量表（patient health questionnaire-9，PHQ-9）　用于评估在过去一个月内的焦虑、抑郁及相关心理健康问题的问卷。结果判断，回答"完全不会"为0分，回答"好几天"为1分，回答"一半以上的天数"为2分，回答"几乎每天"为3分。将各条目得分累加，0～4分为没有抑郁，5～9分为轻度抑郁，0～14分为中度抑郁，15～19分为中重度抑郁，20～27分为重度抑郁。PHQ-9 抑郁症筛查量表见表6-10。

表6-10　PHQ-9抑郁症筛查量表

条目	完全不会	好几天	一半以上的天数	几乎每天
1. 做事时提不起劲儿或没有兴趣	0	1	2	3
2. 感到心情低落、沮丧或绝望	0	1	2	3
3. 入睡困难、睡不安或睡眠过多	0	1	2	3
4. 感到疲倦或没有活力	0	1	2	3
5. 食欲不振或吃太多	0	1	2	3
6. 觉得自己很糟或觉得自己很失败，或让自己或家人失望	0	1	2	3
7. 对事物专注有困难，如阅读报纸或看电视时	0	1	2	3
8. 动作或说话速度缓慢到别人已经察觉或正好相反——烦躁或坐立不安、动来动去的情况更胜于平常	0	1	2	3
9. 有不如死掉或用某种方式伤害自己的念头	0	1	2	3

4. 自杀意念自评量表（self-rating idea of suicide scale，SIOSS）　由绝望、乐观、睡眠、掩饰4个因子26个条目构成，每个条目均以"是"或"否"回答。其中"绝望"有12个条目：第2、3、4、8、11、14、16、17、19、20、23、26条目；"乐观"有5个条目：第

1、7、10、21、22 条目；"睡眠"有 4 个条目：第 5、12、18、24 条目；"掩饰"有 5 个条目：第 6、9、13、15、25 条目。记分规则：第 1、5、6、7、9、10、13、15、21、25 条目中的"是"为 0 分，"否"为 1 分；剩余条目为反向计分，即"是"为 1 分，"否"为 0 分。结果判断："掩饰"，得分≥4 分为说谎，测量不可靠；绝望，分值越高，表明绝望程度越高；乐观，分值越高，表明越不乐观；睡眠，分值越高，表明睡眠状况越不好。自杀意念总分=绝望+乐观+睡眠，总分≥12 分，且"掩饰"因子得分＜4 分则判定为有自杀意念。得分越高，自杀意念越强，表现为绝望程度越高、越不乐观、睡眠有障碍的心理特点。自杀意念自评量表详见表 6-11。

表 6-11　自杀意念自评量表

条目	是	否
1. 我的日常生活中，充满了使我感兴趣的事	0	1
2. 我深信生活对我是残酷的	1	0
3. 我时常感到悲观失望	1	0
4. 我容易哭或想哭	1	0
5. 我容易入睡并且一夜睡得很好	0	1
6. 有时我也讲假话	0	1
7. 生活在这个丰富多彩的时代是多么美好	0	1
8. 我确实缺少自信心	1	0
9. 我有时发脾气	0	1
10. 我总觉得人生是有价值的	0	1
11. 大部分时间，我还是觉得死了的好	1	0
12. 我睡得不安，很容易被吵醒	1	0
13. 有时我也会说人家的闲话	0	1
14. 有时我觉得我真是毫无用处	1	0
15. 偶尔我听了下流的笑话也会笑	0	1
16. 我的前途似乎没有希望	1	0
17. 我想结束自己的生命	1	0
18. 我醒得太早	1	0
19. 我觉得我的生活是失败的	1	0
20. 我总是将事情看得严重些	1	0
21. 我对将来抱有希望	0	1
22. 我曾经自杀过	1	0
23. 有时我觉得我就要垮了	1	0
24. 有些时期我因忧虑而失眠	1	0
25. 我曾损坏或遗失过别人的东西	0	1
26. 有时我想一死了之，但又矛盾重重	1	0

三、不良心理的处理

（一）焦虑的处理

1. 心理治疗　最常用于广泛性焦虑障碍患者的是认知治疗、行为治疗或认知行为治疗。焦虑患者的个性特征常表现为对现实不满意，对人生期望过高，对疾病的性质认识不清，凡事往坏处想，总担心结局不妙，长期处于一种高度警觉状态之中，并会产生一些歪曲的认知，是造成疾病迁延不愈的原因之一。同时，患者通常有焦虑引起的肌肉紧张、自主神经功能紊乱引起的循环系统与消化系统症状。因此，应用认知方法改变患者对疾病性质的不合理和歪曲认知，运用行为治疗，如放松训练、系统脱敏等处理焦虑引起的躯体症状，通常可收到事半功倍之效。在应对焦虑期间，患者可以通过参加社会活动，培养新的兴趣爱好转移注意力，达到放松心情的状态。

2. 药物治疗　遵医嘱用药，观察药物的不良反应，但焦虑症状反复出现或药物反应过大时，应及时就医，根据医嘱调节药物，勿自行使用精神科药物。

3. 家庭、社会支持　家人空闲时可多陪伴在老人的身旁，给予其精神支持；照护者带领老人旅游或参加社区组织的家庭活动，增加其幸福感和社会价值感。

（二）抑郁的处理

1. 症状护理　自杀观念与行为是抑郁患者最严重而危险的症状。患抑郁症的老人通常对生活充满悲观心态，计划周密，行动隐蔽，伪装病情，转移和逃避家属的注意，采取各种手段与途径，来达到自杀的目的。照护者应及早发现老人任何自杀的征兆，积极采取防控措施，避免错过挽救抑郁症老人生命的良好时机；在观察病情过程中，要多沟通，仔细观察老人言语至今流露出的信息，不能敷衍了事，有些患者由于自杀决心已定，计划安排好了，会有情绪得到释放和轻松的感觉，如果放松警惕被患者的假象所迷惑，就可能给患者创造自杀的机会。

2. 安全护理　加强对家庭设施的安全检查，做好危险物品（刀、剪子、玻璃、绳子等）的保管，通常将患者安置在家属易观察的范围内，稳定患者的情绪，保证其休息，认真做好药品保管工作和监督患者服药情况。

3. 药物治疗护理　药物是治疗抑郁发作的有效手段，在病情允许的情况下告知患者遵医嘱服药的重要性，协助患者用药并观察药物的不良反应，在用药的过程中密切观察患者的合作性及用药后的反应，如有异常及时就医。

4. 心理护理　照护人员要有强烈的责任心或同情心，尊重抑郁症老人的隐私权，与其建立良好的关系，启发和帮助患者以正确的态度对待疾病，调动患者积极的情绪，帮助患者回顾自己的优点、长处、成就来增加自信。

5. 康复护理和健康教育　帮助制订每日活动计划表，帮助老人对每日的活动做出评价，增加患者成功的自信心。患者恢复期应安排好其工作及学习，让患者认识到自己的社会价值，消除和避免对病情康复不利因素。为患者创造良好人际接触的机会，鼓励患者增强自理能力和社会适应能力，增强社交技巧，提高自尊。指导患者掌握药物的不良反应及临床表现，坚持按时用药，预防复发。教会患者心理自我调适方法，详见第三篇第九章。

（三）自杀的预防及处理

1. 预防措施

（1）高度重视：对有精神疾病伴有自杀意向的患者，家属要注意观察，提高警惕，防止他们采取自杀行动。正确诊断、积极有效的治疗和科学合理的照护是最好的预防措施。在治疗未起作用之前，需要亲属对患者进行严密监护。

（2）环境安全：患者生活的环境中应杜绝可用于自杀的物品，如刀、剪、绳、玻璃、药物、有毒物品等。吊扇、电灯、开关等生活设施应增加安全设施，以免成为自杀工具。

（3）严密监控：对有严重自杀企图的患者应急诊入院，在医院进行相应的医疗治疗。

（4）心理护理：与患者建立良好的关系，及时提供支持性心理护理。鼓励患者表达不良心境、自杀的冲动和想法，使内心活动外在化，可产生疏导效应。帮助患者认识他的心情或情感属于人之常情，尝试学习新的应付方式。指导患者在无法应对时合理求助，而不是采取自杀行动。同时，也要向患者表明，随时可以提供帮助，并且会竭尽全力为其治疗。

（5）其他：督促患者遵医嘱服药，确保治疗顺利进行；防止藏药现象，以免患者悄然积存药物用于自杀；鼓励参加有益活动，动员社会支持系统，树立积极生活的目标，增强其成就感、归属感、自我价值感。

2. 自杀的处理措施　国内外资料显示，精神疾病患者多采用自缢、服毒、坠楼、撞墙、割腕、触电、煤气等方式进行自杀。当自杀行为发生时应争分夺秒地对患者进行抢救。

（1）自缢：是精神疾病患者常用的自杀手段。衣裤、被单、带子、绳索、皮带、铁丝等都可成为自缢的工具；任何可着落的地方均可悬挂，常见的地方有浴室、卫生间、树枝、窗框、门框、门拉手，也有患者在被窝里自缢。精神疾病患者一般在清晨、后半夜或无人时采取自缢行为。一旦发生应迅速冷静地采取急救措施，包括解除呼吸道梗阻、保持气道通畅、心肺复苏等，同时拨打120急救电话。

（2）服毒：指精神疾病患者有意藏匿大量抗精神病药物或镇静催眠类药物后集中顿服而中毒，以达到自杀的目的。一经发现，需立刻催吐并拨打120急救电话，送至医院抢救。

（3）坠楼：如果患者自高处坠落，先判断其意识是否丧失，有无头痛、呕吐，外耳道有无液体流出，再检查有无开放性伤口，肢体有无骨折。对开放性伤口，应立即用布带包扎；如有骨折，应减少搬动，使用硬板搬运，并观察有无内脏损伤。若出现休克，就地抢救，同时拨打120，送至医院急救。

（4）撞击：发现患者撞击时，应立即阻止，转移注意力。对不听劝告，又无法控制的患者，应立即求助，将其约束，迅速评估伤势，观察意识、瞳孔、呼吸、脉搏、血压及有无呕吐等。伤势严重者，迅速拨打120急救电话，送至医院抢救。

四、不良心理患者的居家健康维护

我国人口老龄化市场研究报告指出，2015～2035 年，我国将进入极速老龄化阶段，老年人口将从 2.12 亿增加至 4.48 亿，占比 29%。我国老龄化过程中出现的"未富先老"和家庭日益"空巢化"的现象使得老年人的心理健康问题成为日益突出的社会问题。

在许多西方发达国家，老年心理健康服务已形成系统规模。美国从 20 世纪 60 年代开始发展社区心理健康服务。英国在 1993 年推行社区内照顾模式，2001 年英国正式成立了专门负责老年人健康的国家老年服务机构。而我国老年心理健康服务发展还不完善，对老年人心理健康问题重视不够，建议从以下几个方面来进行心理健康维护。

1. 社区支持　应以社区为单位开展心理健康讲座，提供心理咨询平台，为老年患者提供社交平台。鼓励老年人培养兴趣爱好，去老年学校学习，积极参加社会活动，参加志愿者活动，转移注意力。

2. 家庭支持　家人应给予老年患者精神支持，多陪伴，多沟通，了解他们的需要，给予经济及精神上的支持。

3. 个人支持　老年人平时注意身体保养，身体不适时及时就医，早治疗。当出现心理问题时，及早寻求帮助。

4. 社会支持　国家加大对老年心理方面的关注，加大宣传培训，加强社会各方对老年人心理方面的关注。

5. 医疗支持　社区联合医院开展知识普及活动，定期为老年人进行健康检查，减少老年人对自身健康问题产生的焦虑情绪，及时识别老年人的不良情绪，进行及早干预，做到早发现、早治疗，减少自杀的发生。

五、知识拓展

尽管自杀在日常生活中并不十分罕见，但人们对它仍存有种种误解。

（1）自杀是一种不合理的行为。从自杀者的角度看，几乎所有采取行动自杀的人都有充分的理由。自杀干预者如果不能理解和接纳他们，那么难以建立信任关系，有效的干预措施就难以进行。

（2）那些声称要自杀的人并不会真的自杀，只有一声不吭的人才会自杀。这一看法非常错误。一项对 71 个自杀成功者案例的研究结果发现，其中一半人在自杀前 3 个月明确说过他们要自杀。也就是说，人们说自己要自杀时，他们可能是认真的。

（3）试图自杀但失败了的人并不是真的要自杀，他们只是在寻求别人的同情。相反，在所有的自杀成功者中，有 40% 曾有过自杀的经历。先前自杀尝试越多，自杀成功的可能性就越大。

（4）在与自杀者交谈时，自杀是一个不应提及的话题。持此观点的人认为，这样做或许会使自杀的念头深入到自杀者的脑海，或许会强化这一想法。实际上与此观念相反，几乎所有的临床专家都认为应鼓励患者谈论自杀的想法，这样才有可能帮助自杀干预者与他们建立起信任的关系，使其获得控制感，进而才能帮助其克服这种想法。

（5）自杀者的确想死，所以阻拦其是无用的。企图自杀者中只有很少一部分人坚决要死，大多数人是在与死亡赌博。自杀者通常期望获得他人的救助，因此及时给予真诚的关注和援助是非常必要的，也是有效的。

（6）一个人自杀未遂后，其自杀危险可能结束。事实上，自杀最危险的时候可能是其情绪高涨期。当想自杀的人处于严重抑郁期，或刚刚自杀未遂，变得情绪活跃起来的时候（即欣然期），自杀的危险性最大。

（7）自杀者有精神疾病。事实上，仅有少部分自杀者患有精神疾病。自杀者中的大部分是具有严重抑郁、孤独、绝望、无助、被虐待、受打击、深深失望、失恋或别的情感状态的人。

（8）自杀是一种冲动性的行为。事实上，有些自杀是冲动行为，另一些自杀行为则是在深思熟虑后实施的。

（宋雯沙　邓学学）

第三篇

老年慢性病的自我健康维护

第七章 环 境 管 理

第一节 居 家 环 境

在人口老龄化日益严峻的背景下，WHO 及相关专家提出了健康老龄化的战略目标，而正确地选择居家环境对健康老龄化尤为重要。由于受传统文化、社会经济发展及医疗保障体系等各方面的影响，我国有 80%以上的老年人在目前及未来相当长的时间内选择居家养老。居家环境作为老年人养老的主要活动场所，是老年人晚年生活的首要保障和衔接居家养老服务的枢纽，是确保居家护理高效开展的前提。不良居家环境引起的诸多问题已成为威胁老年人群健康的重要公共现象，且影响愈发显著。因此，良好的居家环境对选择居家养老的老年人尤为重要，本节对居家环境中居家设施、设备选择、室内色彩与材质选择、采光与通风、照明、温度及湿度等方面进行描述。

一、居家设施

（一）门厅

1. 要求　空间足够，无障碍。

2. 具体实施

（1）空间规划：老年人住宅门厅要考虑到预留出轮椅回旋的尺寸范围，一般门厅通行宽度不得小于 1.2m。

（2）设施布置：门厅内的设施要布置得紧凑有序，保证通畅无障碍物，可有效弥补老年人身体平衡能力减弱带来的不便，减少危险因素，确保老年人身体安全。

（3）设施设置

1）设置鞋柜、穿鞋凳、穿衣镜和衣物架等，可方便老年人外出前后更换外套和鞋子。

2）为了方便老年人脱换鞋，门厅中鞋柜和穿鞋凳的摆放位置建议相互垂直构成"L"形。

3）穿鞋凳除了能满足老年人坐着换鞋的要求，还可有随手放置包袋等物品的作用，故选购穿鞋凳时尺寸要大。

4）鞋柜台面高度以 0.85m 左右为宜，既可以做置物平台，又可以作为扶手，代替拐杖起到支撑的作用。

（二）厨房

1. 要求　空间适度，安全性高。

2. 具体实施

（1）空间规划：厨房空间尺度要适度，不宜过大也不宜过小。根据老年人的身高尺度、使用习惯来设计适合老年人使用的操作台，宜选择"U"形和"L"形布局。

（2）设施布置：厨房内的设施要布置得紧凑有序，操作流线合理，各操作之间互不妨碍，交接顺畅，保证老年人使用时省力、安全。

（3）设施设置

1）橱柜可选用吊柜、中部柜和地柜三部分。设置开敞式的中部柜架可方便老年人拿取或寻找物品。

2）柜体拉手不应配有尖锐凸起的造型，以免勾住老年人衣服发生磕碰现象。

3）选择有自动断电、定时器鸣笛功能的电器用品。

（三）卫生间

1. 要求　空间足够大，墙地面均防滑。

2. 具体实施

（1）空间规划：卫生间空间要大，面积不小于 $2.5m^2$，去除不必要的物品。

（2）设施布置：卫生间内的设施布置要确保老年人使用安全，保持卫生间干燥，地面有积水时要及时擦干，避免滑倒。

（3）设施设置

1）卫生间进行干湿分离的设计，干湿交界处可购买吸水地垫。

2）宜备马桶，马桶旁设有抓握的固定扶手，若条件许可，安置报警开关。

3）安装局部取暖装置、恒温热水器、水龙头；地面可采用喷砂纹理的防滑地砖。

（四）卧室

1. 要求　温馨舒适，采光通风。

2. 具体实施

（1）空间规划：卧室最好的朝向应该是向南，老年人的卧室面积以 $10\sim20m^2$ 为好。对于需要借助轮椅的老年人，为确保轮椅顺畅通行，床与家具之间的距离要大于 0.9m，同时卧室门口处要预留出直径为 1.5m 的空间，方便老年人轮椅转向面积需求。

（2）设施布置：卧室内的设施布置要确保老年人使用的宽敞性，空间流畅，床上用品保暖效果好。做好房间隔音效果，能有效地降低外界噪声对室内造成的干扰。

（3）设施设置

1）老年人卧室要注重通风采光，备床头灯。

2）老年人卧室双人床选择尺寸上要尽可能大于普通双人床（2.0m×1.8m）的尺寸。老年人身高不同，床铺高度的选择也略有差异。可以试着坐在床沿上，两足垂于地面，如果两膝盖弯曲90°，足跟能完全着地，说明床的高度是合适的。

3）床头柜的高度要比床面略高一些，便于老年人存放物品，也可以作为起身撑扶时施力。床头柜可放台灯、水杯、眼镜、药品等生活必需品，方便取用。

4）选择层板和抽屉式衣柜。

5）应选择遮光效果好的窗帘。

（五）客厅

1. 要求　宽敞明亮，舒适温馨。

2. 具体实施

（1）空间规划：客厅的面积大小要适度，客厅的开间应为3.3～4.5m，进深通常不宜小于3.6m。

（2）设施布置：客厅内的设施布置要确保老年人使用的宽敞性，室内景观最佳化，合理布局家具的摆放位置，尽量靠墙摆放，避免老年人发生意外。

（3）设施设置

1）客厅沙发座椅避免使用不易挪动的大型组合沙发，避免造成借助轮椅的老年人通行不畅，可选择有灵活功能的沙发，但要注意制动；沙发两侧有结实的扶手，便于老年人起身坐下。客厅设施摆放还应避免造成借助轮椅的老年人通行不畅。

2）选择老年人专用的沙发坐面及靠背，家具摆放不要过多，空间上要留有足够的"余地"。

3）选择无棱角的家具，沙发、桌角、柜子角要圆滑，必要时安装防撞条，避免使用玻璃制作的家具，防止跌倒后导致磕伤、扎伤。

4）根据个人喜好在室内放置绿植和花草，或摆放自己喜爱的装饰品，可以是寓意吉祥的字画，也可以是美好回忆的照片。

（六）餐厅

1. 要求　空间足够，具备灵活性。

2. 具体实施

（1）空间规划：餐厅位置建议与厨房邻近而设，这样方便老年人从厨房拿菜，能有效减少行走距离和次数。

（2）设施布置：餐厅内的设施布置要确保老年人使用的宽敞性，满足老年人的饮食规律。

（3）餐厅设施

1）老年人住宅内餐桌宜选择折叠式，不用餐时折叠好靠一侧摆放。

2）为了满足不同身体状态的老年人使用，应在餐桌临空的一侧设置轮椅用餐专座，还要满足轮椅插入餐桌下。

（七）阳台

1. 要求　空间足够，保障安全。

2. 具体实施

（1）空间规划：阳台的设计不低于 1.5m，防止雨季期间雨水进入房间，外台阶的宽度通常为 0.30~0.35m，室内的为 0.28~0.30m。室外台阶高度通常为 0.15m，踏步高度为 0.15~0.20m，从而保障老年人的安全。

（2）设施布置：阳台内的设施布置要确保老年人安全性，能满足充分享受日照、观景和休息的需求，也可以根据老年人的个人喜好养花种草。

（3）阳台设施

1）安装防护栏。

2）阳台上可根据老年人喜好种植花草及绿色植物，给其带来自然气息，也能够让其保持积极向上的生活态度，减少不良心理，有利于身心健康。

二、居家设备的选择

（一）客厅家具选择

在家具选择方面，要考虑老年人的生理和心理变化，生理功能变化及各种心理问题引起的行动缓慢、活动不方便等因素。

1. 要求　根据老年人的人体工程学，选择家具的大小，考虑舒适度、人性化。

2. 具体实施

（1）家具的材质宜选择木制和棉麻，既保留了自然的精髓，又具有亲切、温暖、随和的感觉。

（2）购买家具时应考虑老年人身体状况，尽量选择轻便、设计连续的家具，可作为支撑平台，高度小于 0.9m。

（3）家具应圆润，防止尖角和局部突出。

（4）选择沙发等家具时要软硬适中，还要有扶手，方便老年人起立。

（二）厨房、卫生间产品选择

厨房、卫生间产品的选择方面要考虑老年人的安全性，生理功能变化特点、心理特点及老年人的生活习惯。

1. 要求　根据老年人的生活习惯、心理及生理功能变化特点选择安全、便利的产品。

2. 具体实施

（1）宜选用"U"形和"L"形控制台，操作台的深度为 0.60~0.65m，橱柜和台面的材料选择易清洁的材料，从而方便打扫。

（2）厨房选用电磁炉来作为做饭工具。安装燃气泄漏和火灾自动报警装置，确保老年人的日常生活安全。

（3）卫生洁具需要使用一些操作简单的设备，并且安装位置和高度都需要根据老年人的实际状况来进行，安装的尺寸一般较常规尺寸大，从而提高老年人使用的便利性。

（4）卫生间设备颜色一般选用白色，有利于提高卫生间的照明状况。

（5）在选择马桶时，宜选用具有暖气功能的坐便器，冲水手柄需要安置在合适的地方，同时考虑到老年人的体力有所下降和肌肉耐力减弱，高度正常在 0.45m；马桶旁边的辅助扶手是老年人常用的扶手之一，马桶旁辅助扶手的高度应接近老年人坐下后的肩高，高度为 0.65～0.70m，并应安装在老年人容易触及的位置。扶手应为具有防滑性能的圆柱形，并注意安装的牢固性。

（6）为方便使用，宜选择可以坐姿的洗脸台。

（7）一般选择可以调节水温的杠杆水龙头或是移动水龙头，热水水龙头需要有明显的标志，防止烫伤。

（三）门窗的选用

1. 要求　老年人居住环境中所有门窗的选用都需要根据老年人的特有情况来进行，需要合理。

2. 具体实施

（1）卧室门宜选择带观察窗的门，一旦发生意外可以及时发现。

（2）卫生间作为老年人最容易发生意外的场所，宜安装向外开启的推拉门，并且安装可以双向开启的插销，一旦老年人发生意外可方便开门。

（3）老年人大多喜欢温暖、安静、明亮的环境。在选择养老住宅窗户的朝向时，老年人主要活动空间的窗户应尽量朝阳，所有窗户的设立需要注意保温、隔音，且窗户宜选用无色透明玻璃，确保室内光线通透。

（4）安装具有消音、过滤、调节湿度的智能通风扇。

（5）门窗把手的设置也需要根据老年人的实际情况来进行，采用杠杆式进行，并且安装在合适的位置和高度。平开门的把手采用杠杆式把手，一般不使用球状式把手，杠杆式把手需要向内弯曲，把手表面平滑，以免挂住衣服产生意外。

（6）老年人视力下降明显，对于一些微小的事物难以看清，很多老年人出现拿不稳东西的情况，门锁宜插入钥匙，并且尽可能地采用可以从外面打开的门窗。

（7）对需要装玻璃的门窗，一般选择安全玻璃，防止玻璃破裂把人割伤的情况出现。

（四）电气设计

1. 要求　电气设计的要求是操作简单，产品功能简单明了，容易清理维护，消耗品容易更换。

2. 具体实施

（1）住宅内的插座需要清晰醒目，容易操作，安装的位置和高度都要考虑到使用的便利。

（2）电源的选择应该使用宽版防漏电按键开关，这种开关操作简单，一些手指不灵活的老年人可以操作。

（3）通风状况不好的卫生间和厨房，需要在住宅中安装通风设备，保证良好的空气流通。

（4）卫生间安装照明和排风扇联动设备，减少老年人操作次数，避免不安全的情况出现。

（5）厨房油烟机开关的位置和高度都需要按照老年人的特点来进行安装，厨房和卫生间的温度不能低于其他房间，浴室宜安装取暖设备。

（6）客厅、卧室和餐厅都需要保留空调的安装位置和专用插座，需要注意空调位置不能直接面对人体，特别是在睡觉的时候。

三、室内色彩与材质选择

（一）色彩

1. 要求　室内设计中减少使用鲜艳的色彩，多采用一些黄色、白色、蓝色、绿色等安静、祥和的中性色调，营造温馨的氛围，迎合老年人的情感需求，有助于缓解老年人的心理孤独感，利于睡眠。

2. 具体实施

（1）室内居住空间中，浅色系一般应用在顶部，而深色系一般应用于地面，色彩设计原则是上冷下暖、上浅下深；整体色彩选择上应以温和的色调为首选，避免对比太过强烈、明度过高、刺激人神经的色彩；尽量不要使用大面积黑色和过深的颜色。

（2）室内墙壁为白色或较浅的颜色，白色及较浅的颜色能够使人心情放松、缓解压力；室内家具色彩宜选择淡雅、温馨且古朴大方的色彩。

（3）卧室：适宜的色彩可使人产生舒适感。老年人喜欢回忆过去的事情，故卧室色彩宜偏向于古朴、色彩平和。还可根据其喜好及性别等差异来选择色彩，如淡雅的米黄色系、成熟稳重的木本色系等。

（4）客厅：选择沉着、稳重或高雅、明快的色调，主要物体宜与背景色相互呼应，考虑整体色调的调和，营造出一个明亮、开朗、舒适的环境，以使老年人的心情放松，身心舒缓。

（5）厨房与餐厅：色彩选择宜以耐清洁和增进食欲感为前提，可多采用浅色柔和明亮的暖色调，如黄色、亮橙色、浅绿等。

（6）卫生间：宜以整洁、明亮、温馨、亲切和舒适作为色彩设计基调，采用白色、乳白色、浅黄色等。

（二）材质

1. 要求　在材质方面，不同的材质对老年人产生的心理作用也截然不同，老年人的居住环境中不仅要考虑材质的颜色、安全和环保，还要考虑老年人的生理、心理需求。

2. 具体实施

（1）不宜选用反光性强的材料，因为眩光对老年人的眼睛有一定影响。

（2）墙面材料宜选用难以擦伤的材料，并且墙体的角度宜选择圆角。如果墙体存在突出尖锐部分，可以将其磨平或选用一些装饰物品来进行掩盖；墙纸选择有缓冲性能的发泡墙纸，尽可能确保老年人的安全。

（3）地面材料宜选用防滑性高、边角圆滑的材料，不宜使用一些易滑、易碎的材料。例如，木地板，其具有防滑、吸音、隔音和保温的效果，软硬适中起到缓冲的作用；浴室和厨房可选用防滑地砖和防滑地垫，以防止老年人摔倒。

（4）家具的材质：详见本节二。

四、采光与混合通风

（一）采光

1. 要求 自然采光十分重要，加强老年建筑节能，提高其舒适度。

2. 具体实施

（1）在建筑的向南方向选用普通玻璃，其他方向选用低辐射玻璃，以便获取更多的太阳能源。重视防潮层设计，增设控温装置。

（2）采用感应装置，以减少建筑的无用能耗。尽可能从多个方向将光照引入室内，确保室内光线均衡分布；以反光板反射的方式使阳光照射到屋顶或垂直墙面；分开窗户的观景和采光功能，即高窗采光，低窗观景，并保证低窗能充分遮阳。

（3）采取可调节且方便老年人操作的遮阳措施，从而满足各时间段的照度需求；充分发挥窗户的隐私性和声学特性。

（4）在建筑室内外的交界处设置光线过渡区，综合设计人工照明和自然采光，并采用光控的照明，以节省能耗。

（二）混合通风

老年人生活的环境应当空气清新、舒适，利于老年人休息。自然通风与机械通风交替运行的混合通风模式可充分利用室外气候条件来满足室内热舒适，改善室内空气品质并达到节能的目的，可为老年人提供舒适的居住环境。

1. 要求 空气清新、舒适。

2. 具体实施

（1）早晨、下午定时开窗通风不少于2次，每次不少于30分钟。

（2）开风扇：住宅内应配有风扇，如吊扇、落地扇或台扇，充分合理地运用它们来调节室内的热环境，就能很大程度上满足老年居住者对热环境的要求。

（3）注意增减衣服：根据气温变化，随时增减衣服，减少对空调的依赖。

（4）老年人居室适宜温度为22～24℃，湿度为50%～60%。还要根据其自身情况确定是否需要开空调。

五、居家照明

随着年龄的增长（从45岁左右开始），生理性调节力下降导致视力近点远移，即读书、看报、写字等近距离的注视目标放在远方才能看清楚，此种现象称为老视，或称为老花眼，这是由晶体硬化、睫状肌功能减退导致的。这种情况除戴合适的老花镜外，还需增加周围环境的照度与亮度以减轻视力疲劳。不同的照明光线在不同的环境下能给人以不同的心理感受。

（一）灯具的选择

1. 要求　选择光色淡雅、造型简单、方便实用的灯具。

2. 具体实施

（1）吊灯适合客厅照明，在选择吊灯时，应考虑房间的大小、层高及装饰风格，使人感觉协调而不别扭，宽敞而不拥挤。

（2）吸顶灯适用于层高较低或天花板有震动的房间。吸顶灯四周应都能发出均匀的光线，给天花板一定的照度，提高装饰性。

（3）壁灯作为室内照明的辅助光源，亮度要求不高，宜选择有造型和装饰效果的壁灯，达到亦灯亦饰的双重效果。

（4）台灯适用于书房和工作室，可选择装饰化或有现代气息的台灯，达到既有艺术欣赏价值又有实用价值。

（5）落地灯常用于沙发旁边，既可照亮局部区域，又可营造气氛。

（6）射灯所发出的光线集中在一定范围内，使该区域得到充分的照明，其特点是可以随意调节灯具的方位和投光角度，尤其适合受照面必须经常变化的地方。

（7）浴室梳妆台镜子上方或侧前方宜设置镜前灯，便于照亮面部；卫生间宜选择间接照明和直接照明，间接照明的光线不太亮，老年人夜间如厕时不会感觉特别刺眼；直接照明则便于老年人观察排泄物状况，进而监测自己的健康情况。

（8）老年人由于尿频起夜的次数有所增加或睡眠质量不佳，加之老年人视力下降，很容易打翻东西或发生跌倒。智能照明灯通过人体感应用户动作的变化，为老年人起夜行动提供智能的感应光源，能满足老年用户夜间行动的照明需求。

（二）灯具开关安装

1. 要求　灯具开关安装应考虑到健康老人的使用，也应该照顾到坐轮椅老人的使用，一般以距离地面 0.9～1.2m 较为适宜。

2. 具体实施

（1）开关的款式应选用按键较大、一个面板上只有一个按钮的产品，避免按钮较多老年人因为看不清或手抖而按错。

（2）开关建议选择面板按钮上有明显功能标示的产品，便于老年人识别。

（3）老年人居室使用的灯具开关设置，一般以距离地面 0.9～1.2m 较为适宜，还应考虑到坐轮椅老人的使用等。

（三）照度、色温

照度是在一定环境条件下对老年人的心理感受起作用的，不同的环境条件，照度带给人的感受是不同的。色温是照明中用于定义光源颜色的一个物理量，即把某个黑体加热到一个温度，其发射的光的颜色与某个光源所发射的光的颜色相同时，这个黑体加热的温度称为该光源的颜色温度，简称色温，其单位用"K"（开尔文，为温度单位）表示。使用照度与色温科学合理的灯具可以避免灯光对老年人夜间的不利影响，并缓解老年人睡眠上的压力，满足老年人在卧室与照明中主要的需求。

1. 要求 舒适、自然。

2. 具体实施

（1）高照度能给老年人愉悦、舒心的感觉，低照度通常使老年人感到冷清、孤独，一般采用100～300lx（勒克斯，为照度单位）。

（2）私密性比较强的空间，如卫生间，高照度会让人觉得不安全、不自然，宜采用比较低的照度，使人感觉比较舒适自然。

（3）对于经常失眠的老年人，在睡觉时需要带有遮光层材质的窗帘，还要定时自动降低全屋照明的整体亮度，紫、蓝、绿、冷白色灯光会阻止人体褪黑素分泌，容易让人清醒，因而不宜使用。照度的高低主要取决于老年人自身的生理和心理状况，以及有无其他病史。

（4）老年人所生活的房间应满足相关色温在3300K以下。

（四）光源色

好的光源可以在方便老年人生活、阅读的同时保护老年人们的眼睛，减少灯光给他们带来的不适。

1. 要求 产生舒适感觉，避免产生孤独感和寂寞感。

2. 具体实施 老年人室内环境中照明光源最常见的是暖黄色、暖白色和冷白色三种颜色。表7-1列出了照明颜色及色温对老年人的心理感受。

表7-1 照明颜色及色温对老年人的心理感受

照明颜色	色温（K）	对老年人心理感受
暖黄色	2500～3000	明亮、愉快、亲切、柔和
暖白色	3000±	明亮、畅快、朴素、雅洁；容易产生对往事回忆；用之不当会给人虚无、凄凉之感
冷白色	4000±	清爽、干净、安宁、卫生；容易产生孤独和不安全感

（五）亮度

1. 要求 在亮度方面，根据老年人以前从事的职业、生理、心理变化选择室内照明亮度。一般选择在2000cd/m² 以下，尽可能在1000cd/m² 以下。

2. 具体实施

（1）居住场所照明适宜选用自然、趋向于太阳光的照明。

（2）室内照明环境最亮应该是客厅，其次是书房、厨房、卫生间、卧室和走廊。

（3）客厅是进入每个家庭所能看到的第一个房间，也是老年人白天活动最频繁的地方，宜营造亮的环境，明亮的环境能让老年人感觉有活力、热闹、明快，而不是"孤独感"和"遗忘感"。

（4）根据老年人喜好选择照明，如从事教师、工程、科研等职业的老年人卧室灯光更多喜欢明亮。

（六）眩光

眩光是指由于光亮度的分布或范围不适当，或对比度太强，引起不舒适感及分辨细节或物体的能力减弱的视觉情况。老年人由于晶状体和视网膜功能的衰退，眼睛受到眩光影响后的恢复能力减弱，从失能性眩光的情况下再恢复过来也较年轻人慢得多。

1. 要求　选择合适的灯具，避免眩光影响。

2. 具体实施

（1）选择合适的墙面、天花和地面的颜色、材质，反光系数宜控制在 0.3～0.5，不能过高，光泽的表面很容易形成镜面反射导致反射眩光，调整有玻璃或镜面的家具与光源的相对位置。

（2）控制眩光的适宜的方式还是通过场景化的方式去实现控制。例如，看电影的时候，如果完全不开灯，会因为亮度对比过大而产生不适应性眩光，容易引起视觉疲劳。如果有调光的话，在屏幕周围环境保持一个 10lx 左右的照度，也就控制了眩光。

（3）阅读的时候，保证书本表面照度的同时，再让周边的环境暗下来，但不完全关掉，这是一个阅读模式，又能让老年人迅速进入专注阅读的状态，同时要注意书本其实比较容易形成光幕反射，会使人感觉字迹模糊，这个时候需要移动一下书本或改变一下姿势。

（4）打扫卫生的时候，把灯切换为全亮模式可避免眩光。

（七）老年人室内照明设计推荐标准

1. 要求　根据老年人的视觉特点及生理因素进行室内照明环境设计。

2. 具体实施

（1）老年人需要更多的光，不论是亮度水平、色彩对比，还是照度水平，老年人相对成年人均需要有所提高，才能补偿由视力衰退所造成的识别水平降低。

（2）提供多种照明模式，满足老年人睡前阅读、营造睡前助眠氛围等需求。

（3）老年人室内照明推荐值见表 7-2。

表 7-2　老年人室内照明推荐值

场所	功能	参照平面	照度标准值（lx）
门厅			3～30
厨房	一般活动	0.75m 水平面	100～150
卫生间			100
卧室	一般活动、阅读	0.75m 水平面	75～150
餐厅	一般活动	0.75m 餐桌面	150
客厅	一般活动、书写	0.75m 水平面	100～300

六、温度、湿度

老年人的生活习惯不同，对相同的温湿度也会有不同的感受，舒适的温度使老年人减少消耗，利于散热，降低肾的负担。

（一）温度

1. 要求 温度适宜，体感舒适。

2. 具体实施

（1）老年人居室适宜温度为 22～24℃（浴室为 24～25℃）。

（2）室温过高会使神经系统受到抑制，干扰消化及呼吸功能，不利于体热散发。

（3）室温过低，会使老年人感冒、诱发关节炎等疾病。

（4）监测室内温度，必要时进行调节。当室温过高时，可开窗通风、打开风扇或打开空调以降低室温；室温过低时，可打开取暖设备以升高室温。

（二）湿度

1. 要求 湿度适宜，体感舒适。

2. 具体实施

（1）室内最适宜的湿度为 50%～60%。

（2）室内摆放一个温湿度计用于温湿度监测。当湿度过高时，可以打开排气扇、电风扇、空调进行除湿；当湿度过低时，可使用空气加湿器提高湿度。

（张丽颖　邓学学）

第二节　社交管理

WHO 早在 2002 年就指出，预期寿命的持续增长是一项重大科学成就，但同时也带来了新的挑战，即如何使老年生活仍然保持活力与幸福。WHO 提出了"积极老龄化"概念，即鼓励老年人继续参与社会活动，关注老年人的需求和期望，从社会关系中获得情感支持，实现终生幸福。为满足社区老年人需求，提高其生活质量，在更高的水平上使其享有更多、更实在的获得感、归属感和幸福感，老年人的社交管理显得尤为重要。

一、老年人社交的相关概念

根据促进健康的社会生态模型理论，人类的健康水平和福祉是与环境条件密切相关的，并且强调人与周围环境的一致性水平能够作为其健康和幸福感的重要预测因素。与此同时，社会生态模型将此处提到的"环境"概念发展为一个多维的概念，包括了物理环境和社会环境。物理环境包括城市设计、安全、交通密度与速度等。社会环境即为社会关系和社会参与。人的一生中会同时受到物理环境和社会环境之间持续交互的影响。针对老年人群，该模型推动了社区物理环境的建设与发展，而社会环境在提高老年人群生活质量方面的积极作用也逐渐凸显。

（一）社会环境

社会环境由社会关系和社会参与组成，社会关系决定社会环境的复杂性，社会参与决定社会环境对生活的有效影响程度。社会网络、社会整合、社会支持和冲突关系是社会关系结构和功能特征的四个变量。

1. 社会网络 可以通过社会关系的多样性即不同类型的关系数量及婚姻状况来衡量，是非正式社会网络成员社会支持的主要来源。由于"就地老龄化"，大多数老年人更愿意尽可能长时间地待在他们所在的社区，长途旅行或长期旅居外地的概率下降，故老年群体的社会网络较中青年群体单纯，多围绕居住社区展开。

2. 社会整合 一般指社会不同的因素、部分结合为一个统一、协调的整体的过程及结果，也称"社会一体化"，主要包括社会文化的整合、制度的整合、规范的整合及功能的整合等。随着我国老年群体规模的扩大，促进老年群体与其他社会群体的融合以减少社会排斥、促进社会整合，成为社会转型中的一个重要问题。

3. 社会支持 在老年社交管理中主要指个人网络（即非正式社会网络）提供的社会支持，强调人们在与周围进行互动的过程中，从社会网络中得到感情、物资及金钱等的帮助。主要包括以下几项。

（1）情感支持：在老年人处于情绪糟糕状态或沮丧状态时提供的协助，或关怀与关心的互动。

（2）工具性支持：给予一些例行性的协助，如提供交通工具、协助处理家务、照顾小孩等。

（3）经济支持：协助经济上的需求。

（4）评价支持：协助评估或解读形势，或解决问题。

依据社会支持理论观点，一个人所拥有的社会支持网络越强大，越能更好地应对各种来自环境的挑战。但当一个人进入老年，社会支持网络会处于一种萎缩状态，尤其是退休之后，社会网络规模变小。老年人社会支持网络的平均规模与老年人对其生活质量的评价是有影响的，但这种影响并非完全正向，具有个体差异性，即不同的老年人对社会参与的要求是不同的。交友规模也不是越大越好，还应考虑他们交友规模的接受度及满意度。

4. 冲突关系 它是影响社会关系结构和功能的重要因素，包括家庭成员之间的冲突及社区邻里之间的冲突等。老年群体因病理及心理等多种原因，容易与周围群体发生对立，甚至冲突。处于冲突关系中的老年人通常会接收到非支持性的社会支持，产生不被理解、难以得到赞同的情绪体验。例如，刚退休的老年人，一时难以适应社会角色的突然改变，情绪波动较大，若一时难以得到家人或社区邻里理解，则可能产生冲突关系，形成负面的社会支持网络。

（二）老年人社交管理

社交是指社会上人与人之间的交际往来，是人们运用一定的方式传递信息、交流思想的意识，以达到某种目的的社会各项活动。

1. 老年人社交阻碍因素 与一般社交不同的是，由于一些客观和非客观的阻碍因素，老年人社交具有困难性、低活跃性及单一性等特点，主要分为以下两方面的因素。

（1）客观因素主要指老年人的躯体因素，如功能退化和疾病限制。老年人记忆力下降，反应力减弱，身体各项机能大不如前，外出社交具有难度和危险度，保持和年轻时同等活跃度的社交并不现实。除此之外，一些疾病的存在也使老年人希望参与社交却难以实现。例如，脑卒中所致瘫痪、骨折所致活动受限等。老年人盆底肌肉松弛，易出现尿失禁，而尿失禁又被称为"社交癌"，该病极大程度降低了社交质量，影响老年人身心健康。

（2）非客观因素是老年人因自身条件而产生的社交不自信。由于上述客观条件的存在，老年人的社交自我效能感降低。例如，衰弱老年人对自己体能缺乏信心，在能进行社交活动的情况下却刻意减少社交活动，反而加重了衰弱。非客观因素导致的社交障碍通常会恶性循环，所以，在老年人社交管理时应尤其关注老年人的心理，了解其不愿参与社交的原因，以便更好地为其提供社交帮助。

2. 老年人常见社会适应综合征 由于以上因素影响，加之社会角色和功能的改变，陌生的居住环境或家庭成员的离去等原因，老年人可能出现社会适应不良，表现为精神心理的病态和社交功能的下降，无法适应社会生活，如离退休综合征、空巢综合征、高楼住宅综合征、老年人的婚姻家庭问题等，详见第一篇第一章第二节。

3. 老年人社交管理的目的 是改善并积极利用其社会关系，鼓励其社会参与，提升老年群体归属感和幸福感，同时减少焦虑、抑郁、老年痴呆等不良健康事件的发生。

由于社会经济的发展及人口老龄化进程加速，家庭模式逐渐向"小型化""核心化"演变，家庭乃至社区的养老功能逐步弱化，给老年人带来了被社会孤立的风险，同时老年群体活动能力下降，社交范围缩小，但其参与社会的需求仍然存在。因此，如何改善老年群体的社交模式，提高其社交质量，成为应对人口老龄化、实现代际和谐乃至社会和谐的重要课题。

二、我国老年人社交与健康

老年群体的社交活动与其个体健康相互影响，并且具有明显特点。《中国健康与养老追踪调查》项目调查旨在收集代表中国 45 岁及以上中老年人家庭和个人的高质量微观数据，用以分析我国人口老龄化问题，推动老龄化问题的跨学科研究。根据其 2015 年的全国调查数据，选取 60 岁及以上老年人的样本进行分析，得出我国老年人社交活动与健康的关系具有以下特点。

（一）社交活动水平整体呈中低活跃度且社交形式较单一

2015 年我国超过 60%老年人的社交呈中低活跃度，且近 80%老年人的社交项目为仅一项甚至零项，我国老年人社交活跃度及社交项数状况见表 7-3。此外，2020 年艾媒数据中心第一季度的调查结果显示，我国老年人的主要社交娱乐方式有聚会交流、逛公园等轻体力活动，而健身运动、太极拳、广场舞等中高体力活动的比例相对较低，但总体娱乐方式较为集中，缺少各类型社交活动的平衡开展。我国老年人社交娱乐方式见表 7-4。值得注意的是，40% 的老年人有学电脑或上网的娱乐方式，可见当今老年人的互联网社交管理应成为老年人社交管理的一个重要部分。

表 7-3 我国老年人社交活跃度及社交项数状况（%）

社交活跃度		社交项数			
中低活跃度	高活跃度	零项	一项	两项	三项及以上
67.44	32.56	47.81	30.31	14.32	7.56

资料来源：2015 年中国健康与养老追踪调查（CHARLS）。

表 7-4 我国老年人社交娱乐方式（%）

社交娱乐方式	百分比
聚会交流	52.5
逛公园	45.3
学电脑/上网	44.2
周边游	43.1
健身运动	38.7
听广播/看电视	29.8
读书看报	27.1
棋牌娱乐	14.4
太极拳/保健操	8.8
广场舞	6.1
其他	3.9

资料来源：艾媒数据中心（data.iimedia.cn）。

（二）社交活动会对中国老年人口健康状况产生显著影响

社交活跃度越高的老年人自评健康状况越好，认知情况越好，生活越愉快，身体功能越健全，受到身体功能障碍的不利影响也就越弱。不同社交活跃度的老年人样本健康状况见表 7-5。

表 7-5 不同社交活跃度的老年人样本健康状况

变量	全样本	中低社交活跃度	高社交活跃度
	均数±标准差	均数±标准差	均数±标准差
自评健康状况	2.12±0.71	2.16±0.70	2.04±0.70
自评健康变化状况	2.35±0.66	2.38±0.66	2.32±0.66
身体功能障碍	10.24±4.07	10.56±4.25	9.59±3.58

续表

变量	全样本	中低社交活跃度	高社交活跃度
	均数±标准差	均数±标准差	均数±标准差
认知情况	1.43±0.96	1.35±0.95	1.60±0.97
抑郁倾向	13.50±5.44	13.62±5.50	13.25±5.31

资料来源：2015 年中国健康与养老追踪调查（CHARLS）。

此外，参与多项社交活动且参与活动频率高的老年群体，即高社交活跃度人群的抑郁倾向明显低于全样本和中低社交活跃度人群，且高社交活跃度人群在身体功能障碍等方面情况也显著优于中低社交活跃度人群。

（三）社交活动对中国老年人口健康状况影响存在个体差异

杨雪等在《社交活动对老年人口健康状况影响的量化分析》一文中指出，社交活跃度因受老年人性别、年龄、受教育程度、城乡性质、婚姻状态和经济状况的影响而存在差异。较高教育程度、良好经济条件等个体优势特征及较高的社交活跃度都对老年健康产生积极正向的影响。

三、老年人社交管理的必要性

根据我国老年人的社交活动特点，对老年人进行社交管理是有效、有需求并且是必要的，其必要性主要体现在四个方面。

（一）心理方面

社交管理是提高老年群体生活幸福感，明确人生意义的必要条件。根据社会情感选择性理论，随着人们接近晚年，情感上的亲密关系变得更加重要，老年人会选择性地远离情感上不太令人满意的外围社会关系，表现为社交活动的减少。但实际上，这样的情感选择会导致老年群体社会参与度、社交活跃度下降，故大部分老年人难以融入社会之中，与当前社会脱轨。而社会参与也是老年人的健康需求之一，由社区或家庭成员参与的社交管理能在一定程度上协助老年人社会参与，获得重要的非正式社会网络社会支持，提升幸福感。

艾瑞克森（Erikson）的生命历程发展理论认为生命周期分为八个阶段，最后一个阶段发生在晚年，其特征是自我整合（integrity）和绝望（despair）的"对抗"。一个人在生活中所做的事情和实际达到的成就之间不可避免地存在一定差距，如果采取措施，通过心理调适接受了这个差距，就会进入对自我深刻内省的时刻，继而完成自我认知。但如果无法成功接受这一差距，老年人可能就会感到绝望，觉得人生暮年已至，毫无意义，此情况常见于离退休老年人。因此，在这个"对抗"过程中，通过社交活动来对老年群体进行心理调适，在老年人心理健康方面显得至关重要。

（二）躯体方面

社交管理是降低老年群体发生不良健康事件的有效手段。研究提示，对于多种老年疾病，如抑郁、痴呆等，以治愈为目的的治疗方法远比最初想象的困难得多，这也是近年来对这类疾病的管理从治疗广泛转变为护理的一大原因。由社会网络成员提供的社会支持被证实与抑郁、痴呆呈负相关，冲突关系则与抑郁发病存在较大的关联，社交规模小者发生老年痴呆的概率通常更高。

（三）社会方面

社交管理是构建和谐邻里、美好社会的根本策略。由于"就地老龄化"，社区环境及邻里关系成为老年群体社会关系的重要组成部分。和谐、友好的社区环境和邻里关系能为老年群体提供良好的社会支持，而有效的老年社交管理能改善邻里关系，构建和谐美好的社区环境。

（四）文化方面

社交管理是增加老年群体文化活力，促进文化融合的主要途径。由于活动范围减少，对现代新兴科技不了解，老年人传承老一辈文化、感知现当代文化的方式和途径均受到极大程度的限制，很难与年轻人共同交流，故老年人之间会形成自己的文化圈，形成老年次文化，可能与主流社会产生疏离，导致"文化中断"现象。老年群体以适当的途径将传统文化传播出去，与新兴文化进行交流碰撞，既能增加老年群体的文化活力，也能促进我国新旧文化的融合。短视频被越来越多的老年人接受，成为信息传播的主要方式，如交友、展示爱好及进行文化传承等，这是与新时代接轨的一种社交途径。

四、老年人社交管理策略

就个体而言，老年人的福祉可以通过各类社会网络得到支持，如安全的生活环境、闲暇社交活动、良好的社会支持、与朋友和家人的密切联系等。故为老年群体制订适宜的社交管理策略非常有必要。

（一）鼓励老年群体积极参与社交活动

1. 志愿服务类　志愿服务类社交活动，如到敬老院、孤儿院及中小学校等地参加献爱心活动，或参加大型赛事或会议的志愿服务等。这些活动本身难度不大，但社会参与感强，能够提升老年人的角色认同感，消除"我做不了什么事"的想法，在不同公益性的岗位上做力所能及的事，发挥余热，同时扩大交友规模。

2. 固定团体活动类　参加一些固定的社会团体，如老年舞蹈队、旅行团或公益组织，定期参加集会、聚会及活动，打破"就地老龄化"带来的社交范围受限，使老年生活不单调枯燥。这些对个人及社会皆有裨益的社交活动，既达到强身健体的目的，又维护心理健康。

3. 个人爱好类　爱好是一种情感寄托，可通过公益捐赠、拍卖等形式将个人爱好产物融入社会运作中，如书画作品、手工艺品、花鸟等；也可与外界进行爱好交流，与志同道合的好友一起发展爱好，如"麻友""舞友"等。这些活动是获得非正式社会网络社会支持的有效途径。

（二）社区、基层政府及社会企业资源整合

在中观层面，各级各类社区、基层政府及社会企业应加强协同创新，强化资源整合，着力构建和完善与保障老年人口健康相配套的产品及服务体系。以政府为主导，以社区为依托，以机构为补充，以丰富老年人社交活动及其他相关精神文化活动形式为重要内容，从实际出发，扎实推进健康中国建设，推进慢性病综合防控战略实施，推进全民健康生活方式行动。通过基本公共卫生服务项目，为老年人免费建立电子健康档案，每年为年龄≥65周岁老年人免费提供包括体检在内的健康管理服务。在日常监管中，应不断强化老年人健康生活方式指导及干预，预防或延缓慢性病的发生，提高其生活质量，促进健康老龄化。

（三）国家完善老龄化政策制度

在宏观层面，国家应完善老龄化相关政策及制度，积极推进相关国际合作，强化监督考核等，构建与老年人口健康相适应的保障制度及体系。2018年国务院办公厅提出健全"互联网+"医疗健康服务体系，提出发展"互联网+"医疗服务，创新"互联网+"公共卫生服务，优化"互联网+"家庭医生签约服务，以及推进"互联网+"人工智能应用服务等。我国老龄规划也提出要实施"互联网+"养老工程，加强老年人健康促进和疾病预防。因此，可充分利用物联网、大数据、人工智能及"互联网+"大力开展老年健康工作综合创新试点，探索创新具有中国特色的老龄化服务模式。

五、老年人社交规范

（一）着装规范

老年人社交着装规范有四要素：健康、保暖、舒适、美观。

1. 必要条件　健康、保暖和舒适为老年人着装的必要条件。一般情况，老年人忌穿狭窄瘦小的衣服，尤其是领口、腰口和袜口部位。领口过紧会影响心脏向头颈部输送血液，压迫颈部的颈动脉窦中压力感受器，通过神经反射，导致血压下降和心率减慢，引发脑部供血不足，出现头痛、头晕、恶心等症状，晕倒甚至休克，尤其是患有高血压、动脉粥样硬化、冠心病、糖尿病者。腰部过紧不仅束缚腰部的骨骼和肌肉，影响这些部位血液流通与营养供应，而且会使腰痛加重。此外，腰部过紧致使腹腔内肠道束缚过紧，影响其蠕动，导致消化不良。故有腰部和肠胃病变的老年人不能长期穿收腰的裤子。袜口过紧会使心脏富氧血液无法顺利送到足部血管，同时影响肢端血液回流心脏，可导致足胀、足肿、足凉、腿足麻木无力等症状。

2. 附加条件　美观为老年人社交的附加条件。爱美是一种权利，美观的着装也是对社交对象的尊重。鼓励老年人摒弃陈旧的着装意识及观念。

首先，身份决定衣着。即使已经退休，因心理身份的延续效应，穿着仍保持与退休前身份的一致性。若曾经是身居高位的领导，打扮得像一个风格鲜明的艺术家，则可能导致社交对象的不适应。

服装的颜色和质地可随季节变化而变化，以一种色彩作为主色调，再配上深浅不同的相似颜色。或在一种主色调的基础上，加上少许对比色调，能给人淡雅大方的感觉。秋冬服饰宜深沉，春夏服饰宜明快。

此外，衣着还要与场合相协调。正式场合不要穿短裤、背心、睡衣、内衣不可外穿。参加社交活动，进入室内场所，均应摘帽，脱掉大衣、风雨衣等。室内一般忌戴墨镜。

（二）谈话规范

谈话是人际交流最重要的途径。谈话的方式多种多样，有面对面交流、电话交流和网络交流等。

1. 面对面交流　倾听是一门艺术，在沟通交流中显得尤为重要。面对面交流时，要让对方知道你在认真听其讲述，适当地目光接触，但不能一直盯着对方，交谈过程中给予适当回应，如点头、微笑、皱眉等，不能随意打断。交谈过程中适当提及对方称呼，使其感觉受到尊重，反驳其观点时注意要语气委婉，注意控制情绪，避免乱发脾气。

在交流过程中注意把握语速，控制音量，适当辅助语调。声音足够洪亮，如果声音太小，使人觉得信心不足，或不足以引起别人的重视。说到激动处时，尝试放慢语速，使自己逐渐平静下来。语调要有抑扬顿挫的变化，长时间用同一种语调会使对方厌倦或注意力下降。可使用停顿、强调等方式引起对方的重视。必要时可辅以适度的肢体语言加强效果。

在面对面交流时还要注意身份的转换，与晚辈交流时要语气和蔼，让对方感到亲切，不可以长辈自居而忽视对方的发言。

2. 电话交流　打电话前先看清号码，避免拨错号码。打电话通常避开对方吃饭、休息或忙碌的时间段，一般 08：00 以前、22：00 以后不宜打电话，尤其是一些老年人还有午睡的习惯。打电话时要长话短说、简明扼要。

接电话时注意"铃声不过三"的原则。在电话铃声响起后，如果立即拿起，会让对方觉得唐突。若在响铃超过三声以后再接听，会让对方觉得怠慢。尽快接听是对对方的尊重，也是一个人的基本礼貌。如果铃响五声以上才去接听，应向对方表示歉意。电话用语应文明、礼貌，电话内容要简明、扼要。通话完毕时应道"再见"，然后轻轻挂断电话。

此外，因老年人听力下降，接打电话时可能音量过大，应尽量避免在电影院、剧院等场合接打电话。若必须，则应以远离会场，不打扰他人为原则。

3. 网上交流　网络聊天对老年群体来说通常难度较高，家庭成员可选择性教他们使用一些简单的聊天软件，如微信如何发送语音、如何发起视频通话，聊天软件使用规范基本同电话交流。注意及时回复信息，若未及时回复应注意致歉。发起视频通话后若对方长时间未接听，不可再次发起。若不方便接听视频通话，应在挂断后予以解释。

（三）就餐规范

聚餐是最常见的社交活动，此外还有酒吧或茶会。但酒吧不是老年人理想的聚餐地点，因老年人不宜过量饮酒，且酒吧环境嘈杂，不利于老年人身心健康。

1. 餐桌社交礼仪 邀请同龄朋友聚餐时注意准备清淡可口的饭菜。老年人消化和吸收功能减退，肠胃功能较脆弱，高脂肪、高热量的食物不容易消化和吸收。因食量不大，应避免大鱼大肉、煎炸熏烤等油腻食物。注意选择新鲜食材，进食清淡、易消化的食物。还应注意选择优质蛋白，如鱼及豆制品，荤素搭配适宜，粗细搭配适当。

此外，就餐时忌打嗝、打喷嚏、补妆、吸烟、剔牙、大声咀嚼、挥舞餐具、敲击碗筷等，若刀叉或筷子不慎掉落，请服务员重新更换，不可继续使用。

2. 茶话会社交礼仪 茶话会通常在客人就座后开始奉茶，喝茶要趁热，凉茶伤胃。

上茶时一般由主人向客人献茶，上茶时建议用托盘，手不可接触碗面。奉茶时，按女宾先、男宾后，主要客人先、其他客人后的礼节顺序进行。不要从正面端茶，应从客人的右后侧递茶。

斟茶时需注意每杯茶水不宜斟得过满，以免溢出洒在桌子上或客人衣服上，一般斟七分满即可。

注意客人杯中茶水存量，随时续水。续茶时走路要轻，动作要稳，说话声音要小，举止要落落大方。如用茶壶泡茶，则应随时观察是否添满开水，壶嘴不应朝他人方向放置。

饮茶要轻啜慢饮，不宜一次将茶水饮干。若遇飘浮在水面上的茶叶，可用茶杯盖拂去，或轻轻吹开，不可从杯里捞出来扔在地上，更不要嚼茶叶。

（四）出行规范

旅游已成为老年人重要的社交内容之一。老年人喜欢与好友结伴而行，或随团外出，感受国内外的自然人文风光，陶冶情操，有益健康。

老年人出行前需计划周密。事先制订时间、目的地、路线、食宿等具体计划，可多选几个景点做比较，同一景点也可多选几家旅行社进行比较。老年人宜短程游，建议不超过一周。出行前列出所需物品清单，临行前一天逐项落实，并于出发前反复核对随身携带的物品，特别是患有高血压、糖尿病、心脏病等慢性病者，一定要带足服用药品，还要带点预防感冒、腹泻等的常备药。

老年人出行旅途以舒适安全为主。火车是比较好的交通工具，宜选择软卧或硬卧，住宿地应有热水供应，空调或电热毯取暖。

老年人出行需考虑细节。旅行时可穿与环境色彩反差较大的艳色服装，万一发生不测，易被发现和救援。徒步旅行注意鞋袜的选择，鞋子合脚，鞋底要软，袜子以宽松舒适为宜。此外，手机要充足电量，以备不时之需。雷雨天气时注意防雷击。

老年人出行还需注意量力而行。若路途遥远，一定要注意休息。在陡坡密林、悬崖蹊径、急流深洞等区域景点旅行时，要结伴而行，千万不要独自冒险前往。可适当品尝各地的特色小吃，但注意不可随意摄入或"来者不拒"，以免增加肠胃负担。

老年人出行要谨防诈骗。社会上存在形形色色的人物，难以分辨好坏，尤其是在国外。

因此，老年人出行要警惕上当受骗。保管好自己的财物，不轻信陌生人，以防偷窃诈骗。

（五）访友规范

探望好友、慰问患者都是一种社交礼节行为，需注意方式方法。

1. 探望好友 拜访好友前需提前告知，看对方是否方便。定下时间后要准时赴约，如因特殊情况不能赴约或推迟时间，应在第一时间通知对方并致歉。

拜访时间应避开好友吃饭和休息的时间。老年人多有午睡的习惯，要尽量避开。到达友人家时，轻按门铃，待主人招呼后再进屋，主动与主人家里的人一一打招呼，微笑点头致意或握手问候。进屋之后不要贸然就座，待主人说"请坐"后再入座。主人递茶或点烟时，要站起来说"谢谢"，并用双手接过。在主人家里不要随意参观房间，切忌随意翻动东西。

节假日到亲友、长辈家中礼节性拜访，时间不宜过长。告辞前需有所暗示，不应在别人刚说完一段话后立即提出告辞。一旦提出告辞，若非主人诚意执着挽留，应起身向主人道别，对其家人及在场的其他朋友致谢。

人到老年以后，会经常想与老朋友聚会聊天，这是一种正常的精神需求，可排遣孤独感。但与老朋友聊天不可过于伤感，出发点应落在更加珍惜目前的时光上，也尽量避免容易引起争议的话题。

2. 慰问患者 这是一种特殊的社交内容，应特别注意。交谈得当会使患者心情愉悦，消除忧虑，有利于早日恢复健康。若言辞不当，则很有可能会给患者心理带来不良影响。

探视患者需提前预约，了解医院探视规定，也让患者做好心理准备。约定时间后要准时到达。住院期间患者因接受治疗及护理，时间安排有所不同，如不能按约定的时间去探望，可能会打扰患者治疗或休息。

探望患者时，宜神态自然，语言讲究分寸，语调轻松，多说些以往美好时光或一些朋友趣事，鼓励患者积极面对疾病，配合医护人员治疗及护理，争取早日康复。住院患者通常比较敏感，应注意选择聊天话题，避免增加其思想负担及精神压力。探望重病患者时，可事先与其家属沟通，避免口径不一致，导致患者情绪不良。

探望患者时间不宜过长。避免影响患者或同病房其他患者的治疗及休息，但也不可放下礼品就走。探望时间应遵照医院探视制度，一般为 15 分钟，建议不超过 30 分钟，且避开患者休息和用餐时间。

探望患者时送礼要大方得体，考虑周到。例如，糖尿病患者不能送含糖的食品，可选择送些图书或画册；若患者为呼吸道疾病，或对花粉过敏，则不宜送鲜花。

六、特殊类型老年人的社交管理

（一）离退休综合征

1. 发挥余热，重归社会 离退休老人身体健康状况良好、精力旺盛，又有一技之长，可积极寻找机会，做一些力所能及的工作，如志愿服务工作。一方面可发挥余热，为社会继续做贡献，实现自我价值，另一方面使自己精神上有所寄托，充实自己的生活，也增强了社会参与度。

若身体条件不允许或无主观意愿,可以做一些活动,如读书看报、养鱼养花、写字画画及手工制作等,或参加此类爱好团体。也可根据自身状况做适量运动(以单次不超过 20 分钟,运动后脉搏呼吸有所加快,休息 10 分钟可以恢复为宜)。还可在小区和朋友一起聊天及下棋。总之,离退休之后应积极参加社会活动,充实晚年生活,而不是在家中无所事事。

2. 扩大社交,排解寂寞,寻求情感支持 良好的人际关系可以开拓生活领域,排解孤独寂寞,增添生活情趣。因此,离退休老年人不仅要努力保持与老友的关系,还应积极主动建立新的人际网络。与家庭成员间要建立和谐的人际关系,营造和睦的家庭气氛。

3. 勤于学习,与社会保持同步 古人云"活到老,学到老",退休后的老年人也应不断学习,帮助其适应不断变革的社会,紧跟时代步伐,避免与社会脱节。

社区和相关组织应大力宣传不断学习的益处,国家应优先发展城乡社区老年教育,完善基层社区老年教育服务体系,整合利用现有的社区教育机构、县级职教中心、乡镇成人文化技术学校等教育资源,以及群众艺术馆、文化馆、体育场、社区文化活动中心、社区科普学校等,开展老年教育活动,建立健全"县(市、区)—乡镇(街道)—村(居委会)"三级社区老年教育网络,方便老年人就近学习。

(二)空巢综合征

1. 建立新型家庭关系,减轻对子女的依赖 从某种程度上说,子女是"2+1"核心家庭的唯一支点,亲子关系都集中在子女身上。在这种情况下,父母会对子女产生一种特殊的依恋心理,更多受子女的影响和支配。因此,为了避免或克服空巢综合征,父母应建立新型家庭关系,尽早将家庭关系的重心由纵向(亲子关系)转为横向(夫妻关系),夫妻二人一同开展生活,如培养共同爱好、参加同类社会组织等。

2. 充实生活,寻找"替代"角色 克服或减缓家庭空巢综合征,需及时充实生活内容,尽快找到新的替代角色。可以培养新的兴趣爱好,建立新的人际关系,适应新的生活方式,参与丰富多彩的闲暇活动,让自己充实、忙碌起来。

(三)高楼住宅综合征

1. 积极参加社会交往 鼓励居住高楼的老年人多参加社会活动,增加人际交往。经常与社区居民聊天,增加彼此间的相互了解,增进友谊,开阔胸怀,有利于独居高楼居室的老年人调适心态,消除孤独寂寞感。

2. 重视室外活动 克服和治疗高楼住宅综合征的主要措施是加强体育锻炼和增加活动量。居住高楼的老年人每天应下楼到户外活动 1~2 次,保持经常性锻炼。冬季虽然天气冷,也建议老年人在做好保暖的情况下坚持运动。老年人可根据自己的健康状况、爱好、条件和体力选择适宜的运动项目,如散步、打太极拳、跳广场舞等,有条件的老年人可以选择和家人一同外出旅游,不仅能在旅行过程中锻炼身体、收获欢声笑语,还能增进家庭感情,提升幸福感。

(高玥珊 方荣华)

第八章 生理方面自我维护

第一节 饮食管理

随着人们生活水平的不断提高和医疗条件的不断改善，人口老龄化趋势日益明显，人口老龄化已成为一个重大的世界性社会问题。截至 2019 年底，我国 60 岁及以上人口数为 2.54 亿，占总人口数的 18.1%；65 岁及以上人口数为 1.67 亿，占总人口数的 11.9%。

近年来，老年人膳食和营养状况得到明显改善，但因膳食不平衡，造成肥胖及营养相关慢性病的问题已不容小觑。我国老年人肥胖率约为 13.0%，高血压患病率约为 60%，糖尿病患病率约为 15%，60 岁及以上人群冠心病患病率约为 27.8%。老年人群也存在能量或蛋白质摄入不足的情况，维生素 B_1、维生素 B_2、叶酸、钙摄入不足的比例均高于 80%，80 岁以上高龄老年人低体重率约为 8.3%，贫血率约为 10%。膳食营养是保证老年人身体健康的基石，是慢性病综合防治中不可缺少的重要组成部分；合理的营养膳食可增强老年人体质和抵御疾病的能力，避免一些与膳食相关疾病的发生，提高其生存质量。

一、老年人生理特点

（一）老年人机体功能特点

随着年龄的增加，老年人的身体器官功能出现不同程度衰退，消化系统、呼吸系统、心血管系统、神经系统、内分泌系统、免疫等功能均随着年龄升高而不同程度地功能下降。老年人也在逐渐发生改变，如咀嚼能力下降、酶活性和激素水平异常、视觉、嗅觉、味觉等感官反应迟钝、肌肉萎缩、瘦体组织量减少等。同时，老年人还普遍出现精力不济、体力下降、记忆力下降、牙齿松动脱落、听力减退等现象。

（二）机体功能衰退对人体的影响

瘦体组织（即骨骼肌）参与人体的所有活动，与机体健康、生活能力和生活质量密切相关。瘦体组织反映肌肉蛋白质，瘦体组织越多，表明骨骼肌肉越发达，人的体质越强壮，老年人肌肉占体重的比重比壮年期减少 40% 以上。肌肉纤维的萎缩导致老年人出现肌力衰退、易疲劳和腰酸腿痛等现象。

老年人骨骼中的钙质逐渐减少，机体对钙的吸收率降低，易发生摄入不足，骨密度降低，骨强度下降，导致骨质疏松症，易发生脆性骨折，导致残疾，甚至死亡。此外，一些软骨变硬失去弹性，使关节灵活性降低、脊柱弯曲，形成驼背。

老年人体细胞减少、水分含量降低和皮肤胶原纤维变性使皮肤出现皱纹。发根毛囊组织萎缩则易导致毛发脱落，色素减少导致头发变白。

老年人基础代谢率下降，合成代谢比分解代谢低，能量需要降低，容易出现负氮平衡；摄入蛋白质过量容易增加肝肾负担。老年人胆汁分泌减少和酯酶活性降低导致脂肪消化功能下降，因此脂肪摄入不宜过多；老年人血糖调节能力下降，容易出现血糖升高，过多进食碳水化合物容易引起肥胖及高脂血症；铁吸收下降而导致贫血；味觉减退导致钠摄入过量，从而导致高血压，加重心力衰竭。

二、老年人的营养需求

老年人尤其应注意合理的饮食和充足的营养，才能保证机体营养需求，延缓衰老，达到延年益寿的目的。照护者要做到合理营养，首先要了解老年人的营养需求。

（一）能量

中国营养学会修订的中国居民膳食营养素参考摄入（dietary reference intakes，DRI）指出，老年人能量摄入标准较以往有明显下降，这也是为了避免能量摄入过多引起肥胖，从而预防糖尿病、心血管疾病等慢性病发生。

1. 具体标准

（1）65～80岁人群每日能量摄入标准：轻体力者男性2050kcal，女性1700kcal；中体力者男性2350kcal，女性1950kcal。

（2）80岁以上人群每日能量摄入标准：轻体力者男性1900kcal，女性1500kcal；中体力者男性2200kcal，女性1750kcal。

2. 个体化原则

（1）老年人群个体间差异很大，生理年龄与实际年龄不同，而且退休后有更高的非职业性自主活动时间，导致个体间能量消耗量的差异比较大，因此应根据个体情况予以确定。

（2）老年人能量需要量的标准主要以体重来衡量，保持适宜体重的能量摄入比较合理。老年人理想体重（kg）=身高（cm）−105。在理想体重的±10%范围内均属正常，超出理想体重10%或20%为超重或肥胖，低于理想体重10%或20%为消瘦或严重消瘦。

（二）蛋白质

蛋白质是机体细胞、组织和器官的重要组成结构，是一切生命的物质基础。

1. 作用及功能 蛋白质为机体提供热能。此外，骨骼肌肌凝蛋白的收缩作用、酶和激素的催化和生理调节作用、血红蛋白的运载作用、抗体的免疫作用、胶原蛋白的支架作用等生理功能都离不开蛋白质。因此，蛋白质是生命活动的主要载体。

蛋白质能维持机体的正常代谢，补偿人体组织蛋白质的消耗，增强机体对疾病的抵抗力，还与骨骼肌健康及功能结构的联系密切相关。骨骼肌是体内最多的组织，大约占全身体重的40%，内含约50%的人体总蛋白质，具有重要的生理功能，可发挥代谢调节、储备修复、力量功能等作用。绝大部分老年人随着年龄增加，肌肉量和肌肉功能呈现衰减趋势。蛋白质营养不良则是导致老年性肌肉减少症的主要危险因素之一。

2. 来源　蛋白质来源于动物性食物和植物性食物，动物性食物主要包括肉、鱼、禽、虾、奶类等，植物性食物主要有粮谷、薯、豆类蔬菜等。动物性食物中富含更多易消化、吸收率高的优质蛋白质，以及多种微量营养素，对维持老年人肌肉合成十分重要。老年人每日应摄入足量的肉、鱼、禽、蛋，增加奶制品和大豆及豆制品的摄入量。随年龄增长，老年人的咀嚼能力与胃肠道功能相应下降，可选择细软易咀嚼的食品，如肉糜、肉丸、鱼虾、豆腐等，或借助切碎、剁泥、碾碎、打磨等方法促进进食和消化吸收。部分老年人无法从膳食中获取充足的蛋白质，可在营养师或医生指导下选择医用营养品或补充蛋白粉，以保证肌肉蛋白质的合成，增强肌力，抑制蛋白质分解，改善临床和功能结局。

3. 推荐量　依据 2017 版老年人膳食指导（WST 556），65 岁以上老年男性和女性膳食蛋白质的推荐摄入量分别为 65g/d 和 55g/d。

（三）脂肪

1. 作用　脂肪能提供较高能量，是机体能量、必需脂肪酸和类脂的重要来源，可以减轻消化器官的负担，还可促进脂溶性维生素的吸收、合成内分泌激素及胆固醇类物质等。脂肪摄入过量会产生肥胖，造成脂肪肝及一些慢性病的发生，如高血压、高血脂、高血糖、高尿酸、冠心病、心肌梗死、脑梗死、脂肪肝、内分泌失调、睡眠呼吸暂停综合征等，还会增大某些癌症的发生概率，故老年人脂肪摄入量不宜过多。

2. 来源　老年人应注意脂肪的摄入量，还应注意摄入脂肪种类的选择。脂肪分为不饱和脂肪酸和饱和脂肪酸两种。不饱和脂肪酸有软化血管、降低胆固醇、预防动脉硬化的作用，是健康的脂肪；饱和脂肪酸的作用恰恰相反，故称为不健康的脂肪。因此，老年人日常脂肪摄入应以含不饱和脂肪酸的植物油为主，少食含饱和脂肪酸的猪油、牛油等动物性脂肪及含胆固醇过多的食物，如动物内脏。不饱和脂肪酸又分为单不饱和脂肪酸和多不饱和脂肪酸。含单不饱和脂肪酸的食物主要有橄榄油、花生油、菜油等，含多不饱和脂肪酸的食物主要有玉米油、红花油、向日葵油、亚麻籽油等。多不饱和脂肪酸又分为 ω-3 多不饱和脂肪酸和 ω-6 多不饱和脂肪酸，其中 ω-3 多不饱和脂肪酸同维生素、矿物质一样，是人体的必需品，摄入不足容易导致心脏和大脑等重要器官障碍；ω-3 不饱和脂肪酸中对人体最重要的两种不饱和脂肪酸是二十二碳六烯酸（DHA）和二十碳五烯酸（EPA），EPA 具有清理血管中的垃圾（胆固醇和三酰甘油）的功能，俗称"血管清道夫"，DHA 具有软化血管、健脑益智、改善视力的功效，俗称"脑黄金"。

3. 推荐量　一般每日脂肪摄入量控制在总能量的 20%～30% 为宜。每日胆固醇摄入量以不超过 300mg 为宜。反式脂肪酸每日的摄入量也要小于 2% 总能量。

（四）碳水化合物

1. 作用　碳水化合物是生命细胞结构的主要成分及主要供能物质，并且参与细胞的组成，调节细胞活动；此外，碳水化合物还有节约蛋白质、抗生酮、解毒和增强肠道功能的作用。机体中碳水化合物的存在形式主要有三种：葡萄糖、糖原和含糖的复合物。碳水化合物的生理功能与其摄入食物的碳水化合物种类和在机体内存在的形式有关。膳食碳水化合物是人类获取能量最经济和最主要的来源。

膳食中缺乏碳水化合物将导致全身无力、疲乏、血糖降低，产生头晕、心悸、脑功能障碍等，严重者会发生低血糖昏迷。但膳食中碳水化合物过多会转化成脂肪储存于身体内，导致肥胖及各类疾病，如高血脂、糖尿病等。随着年龄的增长，机体的糖耐量降低，胰岛素分泌相对减少，对血糖的调节能力减弱，因此，老年人不宜摄入过多的碳水化合物，否则容易发生高血糖。此外，过多的糖可在体内转变为脂肪，使血脂升高，容易导致动脉粥样硬化等心脑血管疾病，尤其是单糖摄入（如蔗糖、葡萄糖）过多易导致三酰甘油升高。

2. 来源　碳水化合物的主要食物来源：糖类、谷物（如水稻、小麦、玉米、大麦、燕麦、高粱等）、水果（如甘蔗、甜瓜、西瓜、香蕉、葡萄等）、干果类、干豆类、根茎蔬菜类（如胡萝卜、番薯等）等。

3. 推荐量　每日碳水化合物供给以占总热量的50%～65%为宜，添加糖应小于总能量的10%。

（五）矿物质

矿物质又称无机盐，是人体内无机物的总称，约占人体体重的5%，是人体必需的营养素之一，虽不提供能量，但必不可少。矿物质是人体组织的重要成分，骨骼、牙齿中含的钙和磷，肌肉中的硫，神经组织中的磷，血红蛋白中的铁等，都是矿物质成分。矿物质中的钠和钾是维持机体电解质和液体平衡的重要阳离子，镁、钾、钙及一些微量元素可维持心脏正常功能。磷可直接参与人体代谢，碘是构成甲状腺素的重要成分。

矿物质在人体不能自行合成，需要由外界摄入，但矿物质的摄入过多会引起不适，故补充微量元素需谨慎。

1. 钙

（1）作用：钙约占体重的2%。人体中的钙元素主要以晶体的形式存在于骨骼和牙齿中，约占总量的99%，其余1%分布在血液、细胞间液及软组织中。钙维持神经肌肉的正常兴奋性，参与调节和维持细胞功能、体液酸碱平衡，参与血液凝固、激素分泌。钙具有调节心率、降低心血管通透性、控制炎症和水肿、维持酸碱平衡等作用。

随着年龄增长，老年人的骨吸收、骨形成失衡，钙逐渐流失，需从骨骼中将钙调入血液，导致骨量进行性丢失，加速了老年人骨质疏松症的发生。老年人骨钙丢失可达30%～50%。

老年人因日常膳食摄入不足容易缺钙，机体长期将骨钙调入血液，可能导致血管、组织、细胞内的钙量增加，继而造成血管壁、心肌、肾脏中钙淤积，导致周身麻木、神经衰弱、情感淡漠、便秘、嗜睡、性功能减退、动脉硬化、冠心病、糖尿病、结石症、肿瘤等多种老年性疾病。此时，甲状腺的C细胞会分泌降钙素促进骨钙还原，在还原过程中形成游离钙在大骨节边缘的异位沉积，导致骨质增生，可以说，骨质增生是由于缺钙而引起的。这些病理和生理变化导致很多老年人的生活受到困扰，如表现为个子变矮、乏力、全身疼痛，容易发生跌倒，导致脆性骨折，甚至致残、致死。

（2）来源：老年人应摄入足量的钙，乳类是钙的良好来源，鼓励老年人多食用乳类和豆类食品。有些老年人对乳糖不耐受而影响其食用乳类制品，可给予适量的钙补充剂。过量的钙摄入可能会引起高血钙及肾损伤，而维生素D能参与钙和磷的代谢，促进其吸收并对骨质形成有重要作用。

（3）推荐量：中国营养学会推荐65岁以上人群的钙摄入量为1000mg/d。

2. 铁

（1）作用：参与体内氧与二氧化碳的运送和组织呼吸过程，维持正常的造血功能。铁是体内血红素和铁硫基团的成分与原料，是人体必需微量元素之一。铁缺乏可影响血红蛋白的合成，导致缺铁性贫血。老年人易患贫血，主要原因是老年人胃容量缩小、胃酸及胃内因子对铁的吸收能力下降，造血功能减退，血红蛋白含量减少。此外，老年人蛋白质合成能力降低，维生素B_{12}、维生素B_6及叶酸等摄入不足，也是导致老年人易患缺铁性贫血的因素。

（2）来源：膳食中的铁分为血红素铁和非血红素铁，血红素铁易被人体吸收，建议多摄入吸收率较高的血红素铁。血红素铁来自含动物蛋白质高的食物，如瘦肉、动物肝脏、动物血和鱼等，这些食物不仅含铁量高，而且在吸收过程中不受膳食中其他食物的影响。此外，含铁丰富的食物还有蛋黄、海带、紫菜、木耳、桂圆等。铁的摄入不能过多，铁过量可导致腹泻等胃肠道不良反应。

（3）推荐量：中国营养学会推荐老年人膳食铁的供给量为12mg/d。

（4）铁制剂用法：如需额外补充铁制剂者需在医生指导下进行补充，补充铁制剂应在餐后，忌与牛奶同时服用。在补充铁剂的同时需多吃新鲜蔬菜和水果，因其中富含维生素C、柠檬酸及苹果酸，这类有机酸可与铁形成络合物，增加铁在肠道内的溶解度，有利于铁的吸收。

3. 锌

（1）作用：参与体内多种酶的组成，具有催化功能、结构功能和调节功能。在人体生长发育、生殖遗传、免疫、内分泌等重要生理过程中起着极其重要的作用。锌缺乏可引起味觉及嗅觉差、厌食、生长发育不良、智力发育低于正常、皮肤损害和免疫功能损伤等。锌摄入过多可引起急性锌中毒，会出现呕吐、腹泻等胃肠道症状。慢性锌中毒可引起贫血及铁缺乏等。

（2）来源：动物性食物是锌的良好来源，如瘦肉、鱼、蛋黄、动物内脏、豆类及坚果类。

（3）推荐量：我国推荐的老年人锌供给量为男性12.5mg/d，女性7.5mg/d。

4. 硒

（1）作用：硒在体内以硒酶和硒蛋白的形式存在，起到抗氧化清除体内过多自由基的作用，还可减缓白内障患者视力障碍的发展。老年人每日膳食中需要一定量的硒供应，从而满足机体需要。

（2）来源：含硒较高的食物有海产品、食用菌、肉类、禽蛋、西兰花、紫薯、大蒜等。

（3）推荐量：硒的每日推荐摄入量是60μg，每日最高摄入量为400μg。

（六）维生素

老年人因摄食量减少，胃肠道功能减退，吸收能力变弱，加上受疾病影响，维生素摄入不足，易出现维生素缺乏现象，如维生素 A、维生素 D、维生素 B_1、维生素 B_2、维生素 B_{12} 和维生素 C 等缺乏。因此老年人应注意摄入含维生素丰富的食物，必要时在医生或营养师指导下适当补充维生素制剂，从而预防维生素缺乏症。

1. 维生素 A

（1）作用：维持正常视力，维持上皮组织健康和增强免疫功能。老年人由于进食量减少、生理功能减退，易出现维生素 A 缺乏。

（2）来源：一类维生素 A（即各种胡萝卜素），存在于植物性食物中，如绿叶菜类、黄色菜类及水果类，含量较丰富的有菠菜、苜蓿、豌豆苗、红心甜薯、胡萝卜、青椒、南瓜等；另一类维生素 A 来自动物性食物，这一类能够直接被人体利用，主要存在于动物肝脏、奶、奶制品（未脱脂奶）及禽蛋中。

（3）推荐量：膳食中维生素 A 的推荐供给量为男性 800μg/d，女性 700μg/d。

2. 维生素 D

（1）作用：有利于钙吸收及骨质钙化，并通过甲状旁腺激素和降血钙素的调节作用，维持血钙正常水平。老年人因户外活动减少，肝肾功能减退，体内合成的维生素 D 量减少，易出现维生素 D 缺乏，从而影响钙、磷吸收及骨骼矿物化，导致钙缺乏，出现腰腿疼痛及骨质疏松。

（2）来源：奶制品等富含维生素 D，而植物性食物中维生素 D 含量较低。可通过皮肤暴露阳光或紫外线在体内合成维生素 D，也可适量补充维生素 D 制剂。建议老年人适量增加户外活动。

（3）推荐量：中国营养学会推荐 65 岁以上老年人每天维生素 D 摄入量为 15μg。维生素 D 过量摄入可能出现高钙血症和高钙尿症，导致泌尿系结石。

3. 维生素 B_1

（1）作用：维生素 B_1 是体内许多酶的辅酶，参与葡萄糖氧化反应，并有促进肠道蠕动，维持神经、肌肉，特别是心肌正常功能的作用。维生素 B_1 的吸收在空肠和回肠，老年人如有小肠疾病则容易出现维生素 B_1 缺乏。

（2）来源：动物内脏、瘦肉、全谷、豆类和坚果是维生素 B_1 良好的来源。

（3）推荐量：中国营养学会推荐老年人每日维生素 B_1 摄入量是男性 1.4mg、女性 1.2mg。

4. 维生素 B_2

（1）作用：维生素 B_2 又称核黄素。核黄素在氨基酸、脂肪酸和碳水化合物的代谢中起到重要作用，主要参与体内生物氧化和能量生成；作为辅酶参与色氨酸转变为烟酸与维生素 B_6 转变为磷酸吡哆醛；黄素腺嘌呤二核苷酸还是谷胱甘肽还原酶的辅酶。维生素 B_2 缺乏可表现为口角裂纹、口腔黏膜溃疡、地图舌和阴唇炎、阴囊炎等。

（2）来源：奶类、蛋类、肉类、绿叶蔬菜和豆类等食物富含维生素 B_2。精制谷类食物的维生素 B_2 含量很少。

（3）推荐量：我国老年人膳食参考摄入量为中成年男性 1.4mg/d，女性 1.2mg/d。

5. 维生素 B_{12}

（1）作用：维生素 B_{12} 又称钴胺素，是唯一的一种需要肠道分泌物（内源因子）帮助才能被吸收的维生素，参与制造骨髓红细胞，防止恶性贫血，防止大脑神经受到破坏。维生素 B_{12} 缺乏多由吸收不良引起，膳食维生素 B_{12} 缺乏较少见。膳食维生素 B_{12} 缺乏见于素食者，由于不吃肉食而发生维生素 B_{12} 缺乏，老年人和胃切除患者胃酸过少可引起维生素 B_{12} 的吸收不良。维生素 B_{12} 缺乏易导致食欲缺乏、消化不良、舌炎、失去味觉、牙龈出血、恶性贫血等。老年人群机体中维生素 B_{12} 水平不足的现象极为普遍，如不及时补充，会降低认知能力，加速阿尔茨海默病的发展。

（2）来源：富含维生素 B_{12} 的食物有动物肝脏、肾脏、牛肉、猪肉、鸡肉、鱼类、蛤类、蛋、牛奶、乳酪、乳制品、腐乳等。

（3）推荐量：每日 $25\sim100\mu g$。对维生素 B_{12} 的吸收较困难的老年人，可遵医嘱注射补充。

6. 维生素 C

（1）作用：维生素 C 是一种具有广泛生理作用的营养素。它能增强机体免疫力、抗氧化、防止自由基损害、抗衰老，还能促进组织胶原蛋白合成、保持毛细血管弹性、防止老年血管硬化、扩张冠状动脉、降低血浆胆固醇，可用于防治老年人动脉硬化等疾病。

（2）来源：新鲜蔬菜和水果富含维生素 C，如花菜、青辣椒、橙子、葡萄汁、西红柿等；此外，可通过口服维生素 C 片来补充。维生素 C 的摄入不宜过量，过量摄入会对机体产生副作用。

（3）推荐量：中国营养学会建议的膳食维生素 C 参考摄入量成年人为 100mg/d，可耐受最高摄入量为 1000mg/d。

（七）水

1. 作用 水对维持人体正常的生理活动有至关重要的作用，它可保障机体细胞代谢、维持体液的平衡与稳定、排泄毒物及防止便秘。老年人身体含水量逐年递减，如摄入不足，可使血液黏稠度增加，容易形成血栓，诱发心脑血管病变，还可影响肾的排泄功能。老年人口渴反应迟钝，又对脱水极为敏感，若不能及时补充水分，容易引起脱水。

2. 推荐量 建议肾功能好的老年人在正常饮食的情况下，每日饮水量为 1500～1700ml，但应注意不要一次性喝大量的水，以免血容量剧增，加重心肾负担。

（八）膳食纤维

1. 作用 膳食纤维是一种不能被人体消化的碳水化合物，分为水溶性纤维与非水溶性纤维两种类型。水溶性纤维可减缓消化速度，加快胆固醇排泄，有助于调节免疫系统功能，促进体内有毒物质排出，可使血液中的血糖和胆固醇含量控制在适宜水平，还可帮助糖尿病患者改善胰岛素水平和三酰甘油，预防心血管疾病、糖尿病、癌症及其他疾病发生。非水溶性纤维在保持消化系统健康上扮演着重要的角色，可稀释和加速食物中的致癌物质和有毒物质的排出，减少消化道中细菌排出的毒素，保护脆弱的消化道和预防结肠癌，还可清洁消化壁，增强消化功能；在肠道内吸收水分，增加粪便体积，可以促进胃肠蠕动、防止便秘和憩室炎。

2. 来源 常见水溶性纤维食物有大麦、豆类、胡萝卜、柑橘、亚麻、燕麦和燕麦糠等；

非水溶性纤维包括纤维素、木质素和一些半纤维素，来自食物中的小麦糠、玉米糠、芹菜、果皮和根茎蔬菜。

3. 推荐量 建议老年人每日应多吃粗粮、薯类、蔬菜和水果等富含膳食纤维的食物，中国营养学会推荐 65 岁以上老年人膳食纤维摄入量为 25g/d。

三、老年人食物选择

（一）谷类为主，粗细搭配，摄入适量全谷物食品

保证粮谷类和薯类食物的摄入量。根据身体活动水平不同，推荐每日摄入谷类男性 250～300g，女性 200～250g，其中全谷物食品或粗粮摄入量每日 50～100g，粗细搭配。

（二）保证优质蛋白供应

建议每日摄入鱼虾及禽肉类食物 50～100g、蛋类 25～50g、畜肉（瘦）40～50g。保证优质蛋白占膳食总蛋白质供应量的 50% 及以上。

（三）适量摄入奶类、大豆及其制品

推荐每日摄入 250～300g 鲜牛奶或相当量的乳制品，同时每日应摄入 30～50g 的大豆或相当量的豆制品（如豆浆、豆腐、豆腐干等）。

（四）摄入足量蔬菜、水果，多吃深色蔬菜

保证每日摄入足量的新鲜蔬菜和水果，注意种类多样化，多吃深色蔬菜及十字花科蔬菜（如白菜、甘蓝、芥菜等）。每日蔬菜摄入推荐量为 300～400g，其中深色蔬菜占一半；每日水果摄入推荐量为 100～200g。

（五）饮食清淡，少油、限盐

饮食宜清淡，平均每日烹调油食用量控制在 20～25g，尽量使用多种植物油，如橄榄油、葵花油等。减少腌腊制食品及二次加工食品，每日食盐摄入量不超过 6g。

（六）主动饮水，以白开水为主

建议老年人主动、少量多次饮水，以维持机体的正常需求。饮水量应随着年龄的增长有所降低，推荐每日饮水量在 1500～1700ml（肾功能正常者），以温开水为主。具体饮水量应该根据个人状况调整，在高温环境或进行中等以上身体活动时，应适当增加饮水量。

（七）限制饮酒

每日饮酒的酒精含量，男性不超过 25g，相当于啤酒 750ml，或葡萄酒 250ml，或 38°白酒 75g，或高度白酒（38°以上）50g；女性不超过 15g，相当于啤酒 450ml，或葡萄酒 150ml，或 38°白酒 50g。患肝病、肿瘤、心脑血管疾病等的老年人不宜饮酒，疾病治疗期间不应饮

酒，口服头孢类抗生素者不可饮酒。

（八）少量多餐，保证充足食物摄入

食物应细软，切碎煮烂，不提倡进食过硬、大块、过脆、骨/刺多的食物。通过烹调和加工改变食物的质地和性状，使其易咀嚼吞咽。进餐次数宜采用三餐两点制，每餐食物在全天总能量中的占比：早餐 20%～25%，上午加餐 5%～10%，午餐 30%～35%，下午加餐 5%～10%，晚餐 25%～30%。保证充足的食物摄入，非液体食物每日摄入总量不少于 800g。

（九）愉快进餐，饮食新鲜卫生

营造温馨愉快的进餐环境和氛围，助餐点和养老院的老年人应集中用餐，必要时由照护者辅助或陪伴进餐。进餐食物应新鲜卫生。

（十）合理补充营养，预防营养不足

膳食摄入不足时，可合理选用营养补充剂。对于存在营养不良或营养风险的老年人，在临床营养师或医生指导下，选用合适的特殊医学用途配方食品（医用食品），每日 1～2 次，每次提供能量 200～300kcal、蛋白质 10～12g。

四、社区老年人常见疾病饮食

社区老年人高血压、冠心病、糖尿病、骨质疏松症及慢性阻塞性肺疾病患者饮食原则请参见第二篇第五章。本节主要介绍老年便秘及贫血饮食建议。

（一）老年便秘饮食建议

1. 概念及症状　便秘是指排便次数减少，一般每周少于 3 次，伴排便困难、粪便干结。便秘是临床上常见的老年综合征，多长期存在，可影响老年人的生活质量。

便秘易增加老年人肠道肿瘤、认知功能障碍的发生风险，还会引起如粪便嵌塞、肠梗阻、肠壁溃疡、肠穿孔、痔疮、肛裂等一系列并发症；对有心脑血管疾病的老年人，还可诱发心绞痛、心肌梗死、脑出血及肝性脑病等，甚至可导致死亡。老年人因便秘反复多次就医、转诊或住院，不仅严重影响其生活质量，也给家庭及社会带来沉重的经济负担。

2. 饮食原则
（1）养成良好的饮食习惯：定时进餐，食物冷热适宜，不可过冷或过热，避免过量食用辛辣、煎炸、甜食、零食、浓茶等，勿暴饮暴食。合理搭配食物，适当增加花生油、芝麻油等的摄入以润滑肠道。苹果和柿子含有较多鞣酸，可致便秘，故不宜多食。
（2）增加饮水：养成定时饮水的习惯，尤其是每日清晨饮 1 杯温开水或在无禁忌的情况下适量饮用蜂蜜水，可刺激胃结肠反射，促进肠蠕动，有效促进排便。同时还要多喝蔬菜汤、淡茶水或果汁等。若无禁忌，每日饮水量不低于 1500ml。
（3）饮食结构均衡多样：避免进食过少或食物过于精细。食物过少、过精容易造成粪渣减少，对结肠运动的刺激减弱，导致便秘。建议老年人每日保证足够的膳食纤维摄入，进食粗粮及杂粮 50～100g，蔬菜 400～500g，水果 200～400g；每周吃薯类 5～7 次，每周 50～100g。胃肠道功能欠佳的老年人刚开始不能摄入这么多的种类与数量，可先选择其中一种，尝试少量食用，在没有胃肠道不适的基础上逐渐加量至推荐量，然后再换其他的种类进行尝试，至逐渐耐受。采用适当的烹饪方法，使食物松软易消化。例如，粗杂粮类，高粱米可以磨成粉做点心，薏米可以与鸡肉番茄一起炖煮，荞麦可以做成面条、馒头、煎饼、粥，还可以把黑米、糯米、燕麦、大豆、莲子、红豆、薏米等加水浸泡后煮成八宝粥。蔬菜类、叶菜类尽可能选择嫩叶，把菜叶切细或切碎，也可做成馅，根茎类蔬菜可以切细后在沸水中焯 1～2 分钟，起到软化膳食纤维的作用，然后再继续烹调，还可以把蔬菜做成泥状食用。对于胃肠道功能弱的老年人来说，饮用果蔬汁是良好的选择。

3. 养成良好的排便习惯　养成定时排便的习惯（每日 2 次，每次 15 分钟），形成条件反射，建立良好的排便规律。排便的环境及姿势尽量方便，睡醒及餐后结肠的动作电位活动增强，故晨起和餐后是最易排便的时间，即使无便意，也要坚持蹲厕 3～5 分钟，排便时身体前倾，排便用力勿过猛，心情放松，先深呼吸，后闭住声门，向肛门部位用力排便，注意力集中，避免排便时看书看报容易分散注意力，导致排便反射抑制；有便意时立即排便，勿忽视任何一次便意，不要留宿便。由于精神因素及生活规律的改变，以及长途旅行、过度疲劳等易导致便秘，因此，应尽量避免排便习惯受到干扰。

4. 避免滥用泻药　滥用泻药会使肠道的敏感性减弱，形成对某些泻药的依赖性，加重便秘。

5. 劳逸结合，保持一定活动量　适当的文体活动特别是肌肉的锻炼有利于胃肠功能的改善，对于缓解功能性便秘有一定的疗效。进行中等强度的锻炼，如早餐、晚餐后运动 30～60 分钟，快步行走和慢跑交替，可促进肠蠕动。若患者长期卧床或坐轮椅，应该避免久坐或久卧，非睡眠时间可扶墙站，能够站立就不要坐，能够坐就不要卧床。

6. 其他

（1）使用辅助器，体质虚弱的老年人可使用便器椅，提供排便坐姿的依托，减轻排便不适感，保证安全。

（2）教会患者进行腹部环形按摩，通过按摩腹部，刺激肠蠕动，促进排便，方法：嘱患者坐位或平卧放松，用右手或双手叠压稍微按压腹部，自右下腹盲肠部开始，依结肠蠕动方向，经升结肠、横结肠、降结肠、乙状结肠（即从右下腹开始—向上—向左—再向下），按顺时针方向按摩腹部，或在乙状结肠部，由近心端向远心端做环形按摩，每次 20～30 分钟，每天 2～3 次。鼓励患者做提肛运动，即平卧或坐位时进行收缩肛门运动，锻炼肛提肌的收缩能力。

（3）指导老年人自我放松，保持乐观心态，积极配合治疗。

（4）饮食与运动调整无效的便秘患者，应用药物进行治疗。可采用开塞露、甘油栓等进行塞肛，嘱保留数分钟后排便，如药物使用后出现不良反应，如腹胀等，应及时就医。

（二）老年性贫血饮食建议

1. 概念及症状　老年性贫血是指人体外周循环血液在单位容积中，血红蛋白或红细胞计数低于正常值的下限，其中主要是血红蛋白浓度低。一般认为，成年男性血红蛋白浓度低于 120g/L，红细胞计数低于 $4.0×10^{12}$/L，成年女性血红蛋白浓度低于 110g/L，红细胞计数低于 $3.5×10^{12}$/L，即为贫血。贫血可分为轻度、中度、重度、极重度四类。轻度贫血：血红蛋白浓度在 90～120g/L；中度贫血：血红蛋白浓度在 60～89g/L；重度贫血：血红蛋白浓度在 30～59g/L；极重度贫血：血红蛋白浓度＜30g/L。

贫血的临床主要表现为口唇及指甲苍白、面色无华、心悸乏力等。贫血不仅加速老年人器官功能的衰退，而且加重原有的慢性病。很多慢性病可能导致贫血，如胃十二指肠溃疡、肿瘤、慢性肾功能不全及痔疮等。因此，应针对贫血积极寻找病因，进行针对性的病因治疗。临床上常见的老年营养性贫血，也就是缺铁性贫血。中医学多属"虚劳""萎黄"等范畴。

2. 饮食原则

（1）高蛋白饮食：蛋白质是合成血红蛋白的原料，应注意补充，可选用动物肝脏、瘦肉类、蛋、奶及豆制品等优质蛋白食物。

（2）适量脂肪摄入：脂肪不可摄入过多，否则会使消化吸收功能降低，抑制造血功能。

（3）进食含铁丰富的食物，提倡日常生活中使用铁锅。

（4）增加摄入富含维生素的食物，特别是 B 族维生素和维生素 C，对防治贫血有很好效果。

（5）纠正不良的饮食习惯，如偏食、素食主义等。忌饮茶，尤其是忌饮浓茶。

（6）宜食含铁量丰富的食物，如动物肝脏、动物肾脏、鸭肫、乌贼、海蜇、虾米、蛋黄等动物性食品，以及芝麻、海带、黑木耳、紫菜、香菇、黄豆、黑豆、红腐乳、芹菜、大枣、核桃仁等植物性食品。

（7）多吃富含维生素 C 的食物，如新鲜绿叶蔬菜和水果，以促进肠道内铁的吸收。必要时可口服维生素 C 片剂。

（8）若无法从膳食中获得充足的营养素，建议在医生指导下选择性地使用营养素补充剂，如铁、B 族维生素、维生素 C 等。

3. 其他　许多贫血的老年人，除膳食营养素摄入不足以外，还伴有其他慢性病，因此需到医院查明病因，在对症治疗的同时，积极治疗原发性疾病。同时，老年人应根据自身身体情况进行适宜的体育运动，增加机体氧耗量，延缓造血功能老化。贫血老人因血红蛋白减少，氧气运送能力减弱，从事重体力或剧烈活动后耗氧量增加，可出现呼吸困难、心率加速、头晕目眩等症状，同时造成心脏负荷加重，导致心力衰竭，严重者危及生命，故不建议其从事重体力劳动及剧烈活动。

（王英俊　余晓玲　方荣华）

第二节　运 动 管 理

运动是一项涉及体力和技巧的并由一套规则或习惯所约束的活动。运动能促进骨骼肌肉生长，增强心肺功能，改善血液循环，提高体能，加速新陈代谢，改善机体功能状态。

通常情况下，运动是指由骨骼肌收缩产生的身体活动，也是指在基础代谢基础上身体能量消耗增加的活动。对于糖尿病、高血压等患者，长期适量运动可控制体重，增加胰岛素敏感性，改善糖、脂代谢和调节内分泌系统，起到降低血压、血脂和血糖水平的作用。长期坚持运动可使冠心病、脑卒中、2 型糖尿病等慢性病的发病风险降低，还可使骨骼、关节和肌肉更加强壮，延缓身体机能衰退。

根据国家体育总局全民健身活动状况调查，我国城乡居民中，经常参加运动锻炼的人数占比为 33.9%，其中 20～69 岁人群经常锻炼率仅为 14.7%。

适度运动有助于预防高血压、心脏病、脑卒中、糖尿病、肥胖及癌症等慢性病发生，延缓慢性病进程，提高生活质量和幸福感，促进社会和谐。

一、运动起源

运动是物质的根本属性和存在方式，没有不运动的物质，也没有离开物质的运动。运动具有守恒性，既不能被创造也不能被消灭，其形式多样并相互转化，在转化中运动总量不变。

（一）运动是生活的一部分

运动是一种生活方式，也是一种生活态度，把运动当作生活的一部分，在运动中体会乐趣，促进健康，所谓"生命不息，运动不止，我运动，我快乐"。

"生命在于运动"，运动给人以健康的体魄和良好的心态，使人身心年轻。人在运动过程中，身体机能也发生变化，故运动可以起到强身健体的作用。

（二）古代运动

据历史记载，我国早在公元前 2000 年已开始体育运动，体操是当时十分流行的项目，最早起源于原始舞蹈。远古时代，人们为了生存进行极其艰苦的生产劳动，每当狩猎成功或战斗获胜，便聚在一起手舞足蹈地欢呼以示庆祝，原始舞蹈由此演变。人们逐渐发现这些舞蹈既能表达自己的愉悦心情，还能使身体强壮，并能有效抵御疾病的侵袭。在奥林匹亚阿尔菲斯河岸的岩壁上保留着古希腊人的一段格言："如果你想聪明，跑步吧！如果你想强壮，跑步吧！如果你想健康，跑步吧！"。可见，在远古时代，人类就意识到运动的重要性。

（三）运动演变

大多数现代体育运动项目自古希腊时期就已产生，军事文化和体育运动的发展相互影响。体育运动对古希腊人影响深刻，其突出表现就是每四年举办一次的奥林匹克运动会。

自古代奥运会时期发展至今，体育运动的组织性和相关规则不断完善。工业化使得发达国家及发展中国家的人们有了更多的闲暇时间参加并观看体育运动。随着参与人数的增加，体育运动传播更为普遍。随着现代媒体的增多和全球联系的紧密，这一趋势更加明显。体育运动专业化成为主流，体育运动更加流行，体育爱好者通过广播、电视、互联网追逐职业运动员，同时也参与业余的体育运动，并从中得到锻炼和娱乐。

由此可见，无论在古代还是现代，运动已成为人类生活不可或缺的一部分。

二、运动与健康的关系

（一）运动对躯体的影响

（1）运动有利于人体骨骼、肌肉的生长，可提高心肺功能，改善循环系统、呼吸系统和消化系统的功能状况；有利于人体的生长发育，提高机体免疫能力，增强机体的适应能力。

（2）运动能改善神经系统的调节功能，提高神经系统对人体活动时错综复杂变化的判断能力，并及时做出协调、准确、迅速的反应；促使人体适应内外环境的变化和保证机体生命活动的正常进行。

（3）运动能降低儿童在成年后患冠心病、高血压及糖尿病等疾病的风险。

（4）运动是增强体质最积极、有效的手段之一。

（5）运动可以降低过早进入衰老期的风险。

（6）运动可以调节人体生理平衡，达到预防和治疗疾病的效果。

（二）运动对心理的影响

（1）运动具有缓解人体紧张情绪的作用，能改善生理和心理状态，恢复体力和精力。

（2）运动能增进身体健康，缓解疲劳，使人心情愉悦、精力充沛。

（3）运动能舒展身心，有助于睡眠，消除工作及学习的压力。

（4）运动能陶冶情操，保持健康心态，充分发挥个体的积极性、创造性和主动性，提高自信心和价值观，使个体在融洽的氛围中获得健康、和谐的发展。

（5）团体运动能培养个人的团结、协作精神。

三、科学运动

科学运动是一种意识，更是一种科学知识，若未掌握这方面的知识便盲目地进行运动会对身体造成伤害。科学运动不仅促进人体生理功能的正常运转，对个体心理问题的解决及疏导也发挥积极作用。在帮助个体拥有健康体魄的同时，也改善全身各器官功能，愉悦身心，降低慢性病发病风险。

1. 个性化原则　老年人应根据自身条件进行运动，遵从个性化原则。

（1）运动前充分评估：运动前，应充分了解自己的身体条件，避免盲目运动造成损伤，如刚做完大手术、严重心脑血管疾病及器官衰竭等老年人不宜运动。

（2）循序渐进：应由简单运动到复杂运动，由小运动量到大运动量。运动前必须做好充分准备（如拉伸关节、压腿伸腰等），避免贪图一时爽快而诱发运动性损伤、心率与血压骤升等情况发生。运动后应舒缓肌肉及关节。

（3）选择适宜方式：老年人可选择散步、慢跑、健身操、广场舞、太极拳、气功、八段锦等运动。

（4）有氧运动为主，抗阻力运动为辅：老年人不适合百米跑、举重、蛙跳、拔河、快速仰卧起坐等剧烈的运动，可选择游泳、慢跑、快走、骑自行车等。

（5）选择适宜环境：选择宽敞、地面平整、温度适宜及通风条件好的环境，条件允许可以放一些轻松愉快的音乐，避免在大雾、大雪天或是凹凸不平的场地运动。

2. 适宜的运动强度 判断运动强度是否适宜，通常以心率或主观感受来评估，即以"稍微有点累、微微发汗"为宜。适宜的运动强度还可通过比较个体运动前后的反应来评估，如参照运动状态时的出汗多少、运动后感到疲倦还是轻松，还可根据运动后食欲、睡眠及次日是否还有参加运动的欲望来评估。

此外，老年人运动后应及时补充水分，不能等到口渴才喝水。老年人在冬季运动时应注意保暖，一旦出现如胸闷、气促、头昏、头痛、手脚发麻等不适，应立即终止运动。

3. 运动处方

（1）来源：运动作为防治疾病的重要手段，已被越来越多的医护人员认可，走进了大众的日常生活。运动可称为药，既然是药，就需要处方，即运动处方。1969年WHO开始采用"运动处方"这一名词，并在国际上得到广泛认可。所谓"运动处方"就是指开出适合个人的运动项目、运动强度、运动时间和运动频率的带诊断性的处方，该处方适合患有慢性病的老年人。

（2）内容："运动处方"是指针对从事体育锻炼的人群或患者，由康复工作者或体育工作者依据医学检查资料，按其身体成分的各项比例、体力、心肺功能情况等，用处方形式规定其运动的种类、强度、频率、时间等，并提出注意事项。

（3）运动处方的制订：运动处方是有目的、有计划的科学锻炼方法。在制订运动处方前，首先应对老年人进行体格检查，评估其疾病史、家族史、运动习惯、生活方式等；其次，其血压、血脂、心肺功能也应该作为运动前评估的重要内容，尤其是老年慢性病患者。

运动处方的制订主要从以下几点入手：运动项目、运动类型、运动时间、运动强度、运动方式、运动频率、运动的监控与调整，以及运动进度。也就是说，运动处方是针对个体的身体状况，采用处方的形式规定运动的内容，其特点是因人而异，对"症"下药。简言之，即提倡将运动融入生活，科学运动。

不是所有运动方式都适合老年人，也不是运动量越大越好，否则很容易偏离老年人运动的初衷——维持健康。在运动过程中，应该牢记"循序渐进、坚持不懈、适可而止"的基本原则，既要避免过高估计自身体力的盲目自信，又要避免只考虑安全的胆小怕事。因此，无论是运动方式的选择，还是单次运动量，都必须因人而异。

老年人科学运动应建立在对衰老生理变化规律的尊重之上，其前提是充分了解老年人的各项生理功能特点。总之，老年人科学运动需要制订安全合理和个性化的运动处方。

四、老年人如何运动

（一）老年慢性病概念及影响因素

慢性非传染性疾病简称慢性病，不是特指某种疾病。慢性病起病隐匿，潜伏期长，老年慢性病患病率及共病率高，一旦发病，很难治愈。老年慢性病主要包括冠心病、高血压、糖尿病、慢性阻塞性肺疾病和肿瘤等。随着社会经济的发展和生活方式的改变，如今慢性病已成为全球公共健康领域的焦点问题。我国现有确诊慢性病患者 2.6 亿例，并呈逐年上升趋势，成为重大的公共卫生问题。

我国慢性病患者数量庞大，而年龄和生活方式是影响慢性病患病率最主要的因素，因此，慢性病也称为生活方式病。生活方式包括合理膳食、适量运动、戒烟限酒及心理平衡四个方面。运动不足、不合理膳食及久坐少动等不良生活方式成为慢性病发生的主要危险因素。慢性病已成为居民死亡的主要原因，而不健康的生活方式与慢性病的发生密切相关，因此，健康的生活方式对降低慢性病患病率具有重要作用。已有研究显示，将运动作为健康促进计划的一部分，可使心血管疾病、糖尿病、慢性阻塞性肺疾病及肿瘤等慢性病的发病率明显下降。规律运动不仅可以有效预防、延缓和治疗慢性病，还能降低慢性病发病风险，对抗亚健康状态。

（二）老年慢性病特点

随着人口老龄化，老年人慢性病患病率增高，多种疾病共存。老年慢性病具有以下特点。

1. 症状和体征不典型　不同老年人患同样疾病，但其症状表现差异很大，而且存在着衰老与疾病的相互交织。

2. 起病隐匿、病程迁延、恢复缓慢　老年人起病隐匿，早期症状不典型，当症状明显时，疾病已发展到晚期。同时，由于对治疗的反应差，老年人的病程迁延，恢复缓慢。

3. 易出现合并症　老年人机体的不稳定性增高，某一脏器遭到侵害对已衰退的其他脏器也会产生影响，因而容易出现合并症。

4. 病情变化快，病死率高　老年人起病隐匿，加上老年人机体免疫功能衰退，对疾病抵御力差，一旦发病，疾病进展快，可相继累及多个脏器，发生多器官功能衰竭，因此病死率高。

总之，缺乏运动将增加老年人心脑血管疾病、糖尿病、肿瘤及肥胖等多种慢性病的发病风险，也会加重老年慢性病患者疾病病情。因此，制订合理科学的运动是预防及控制慢性病的重要手段之一。

（三）如何运动

1. 运动方式选择　分为有氧运动、无氧运动（抗阻运动）、有氧和无氧相结合的三种运动方式。

（1）有氧运动：又称耐力运动，其特点是运动中能够保证充分的氧气供给。有氧运动的强度一般不太大，多为轻、中等强度运动。有氧运动既能提高人的心肺功能，增强机体耐力，又能消耗体内多余的脂肪，保持适宜体重，它是减肥运动中最常用的运动形式。本部分主要介绍适合老年人的有氧运动。

1）骑自行车：是最有益的运动，绿色环保，可以很好地增强心肺功能，每天脚踏 30分钟能起到锻炼身体的作用。在骑行过程中，因路况是未知的，心率会随着上下坡的不同速度而有所起伏。相对于普通的运动而言，骑行能够使心肌更加发达，增强心血管弹性，有效地预防心血管疾病；骑行的运动强度也较大，长期坚持户外骑行，能够提升肺活量；骑行还可以提高神经系统的敏捷性；骑行时两腿交替蹬踏，可使左、右侧大脑功能同时得以开发，有效预防大脑的早衰及偏废。老年人骑车时要量力而行，强度以心率保持在 120 次/分以内为宜；每次骑车前先做几分钟的热身运动；天气不好时选择其他健身方式；65 岁以上老年人不宜骑车。

2）跳绳：是老少皆可参加的一项运动，能增加身体的灵敏性、协调性及平衡性，还能使下肢力量得到发展，增强小腿肌肉，加速全身新陈代谢。跳绳时需适度弯曲身体，前脚掌起跳和落地，呼吸要自然规律。如果想运动又不想出门，家里常备一根跳绳是个不错的选择。

3）跑步：是能量消耗较大的常见运动项目，可以缓解人体疲劳，舒缓人的精神压力，是一种不错的有氧运动，已成为现代人疾病预防的一种手段。老年人宜选择慢跑，着装舒适，量力而行，每次时间不宜过长，建议每次 30 分钟左右，每周 3～5 次即可。

4）散步：俗话说"饭后百步走，活到九十九"。可见，散步不仅是一个习惯，也能给机体带来健康。选择餐后 1～2 小时散步，有助于促进消化和血液循环。对于身体状况稍差的老年人，强度大的运动可能无法实现，因此散步是最好的选择。公园里、小区周围走一走，走的时候甩甩双手，抖擞一下双腿，可以放松身心，达到运动的目的。

5）气功：练习气功能够起到疏通经络，促进全身血液循环，改善头昏脑胀及腰膝酸软症状的作用，还能舒缓情绪，改善气血淤滞产生的焦虑、抑郁、失眠、烦躁等症状，从而达到强身健体、延年益寿的目的。应在专人指导下练习气功，同时也要循序渐进。

6）健身操：能增加心排血量，提高机体的供血及供氧能力，可改善体形、调节心理活动、陶冶情操、提高神经系统功能及身体素质等。应注意选择适合自己的健身操，强度适当，建议在餐后 1～2 小时进行，还要做好准备活动。

7）广场舞：适合身体灵巧、体力较好的老年人。身体随着音乐舞动，可提高肌腱、韧带及肌肉弹性，锻炼全身，还可陶冶情操，舒缓心情，预防慢性病发生，延缓慢性病的发展进程。应注意选择适合自己的广场舞，强度适当，建议在餐后 1～2 小时进行。

8）太极拳：是我国传统的健身运动项目，具有健身和延年益寿的效果，对防治慢性病有较好的效果，是适合老年人的一项运动。练习太极拳有助于延缓肌力衰退，保持和改善关节运动的灵活性，预防跌倒。练习时要求全神贯注，眼随手转，步随身换，动作圆滑、连贯、稳健、协调，动中取静，还需配合正确呼吸方式。

9）球类运动：可增强指、腕关节韧性，灵活性，协调性；增强指力、掌力和腕力，对预防手抖及指腕关节僵直颇有好处；还能益智健脑、消除疲劳。适合老年人运动的球类有健身球、乒乓球、台球、门球和高尔夫球等，可根据个人的体力、兴趣和爱好加以选择，强度不宜过大。

10）游泳：是多关节参与的运动，可使体态匀称；能够增加肺活量，提高肺功能；可提高心肌功能；还能保护关节，避免关节受损。经常在水中活动，能够使产热和散热过程得到改善，体温调节能力明显增强。建议活动前做好热身运动，活动时间不宜过长，还应避免发生低血糖。

（2）无氧运动：又称力量运动或阻力运动，是机体在无氧供能代谢状态下进行的运动，大部分是负荷强度高、瞬间性强的运动。无氧运动的主要功能是锻炼骨骼、肌肉、关节和韧带，起到强筋健骨的作用。不同的运动方式可以调动不同部位的肌肉参与活动，如举重运动主要以锻炼上肢肌肉为主；跳跃或快跑运动以锻炼下肢肌肉为主。

1）俯卧撑：可以增强胸肌、背肌、三头肌及腹肌力量。运动时，必须保持从肩膀到足踝成一条直线，双臂放在胸部位置，两手相距略宽于肩膀，用2～3秒的时间充分下降身体，胸部距离地面2～3cm；然后用力撑起，回到起始位置。练习俯卧撑的老年人应慢速开始，时间不宜过长，量力而行。

2）深蹲：能有效刺激臀部肌肉，同时刺激骨骼肌发力，被誉为"力量训练之王"，很多运动都可结合深蹲动作。深蹲看似锻炼下半身，实则能够锻炼全身肌肉力量。练习深蹲的老年人应减慢速度，时间不宜过长，量力而行。

3）仰卧起坐：能够增强腹部肌肉力量，帮助减去腹部赘肉，还能预防便秘，起到防治部分疾病的作用。练习仰卧起坐的老年人应减慢速度，时间不宜过长，量力而行。

4）平板支撑：是无氧运动中比较热门的无器械运动，简单易学，可帮助增强核心肌群，提高机体基础代谢率，减少背部和脊柱受伤的风险。练习时，老年人应减慢速度，时间不宜过长，量力而行。

5）卷腹：在无氧运动中属于难度较低的一种，适合女性练习，可帮助减去腹部赘肉，长期坚持可以练出漂亮的马甲线，甚至腹肌。

（3）有氧与无氧结合的运动：相对单独无氧或有氧运动，两种运动方式相结合可以互相补充，显著提高运动效率，尤其是在减脂方面。在相同的运动时间内可减少更多脂肪，增加肌肉含量，提高新陈代谢率。建议日常生活中选择以有氧运动为主，无氧运动为辅。

运动能够有效地预防老年人发生心血管疾病、糖尿病、骨质疏松症及骨关节炎等慢性病，还可缓解老年人心理压力，促进人际交流，对于调节老年人心理具有积极的作用。多种运动方式可给身体带来多种益处，有氧运动可改善老年人的身体机能，降低年龄相关功能下降的风险；较高强度的力量训练可以促进老年人骨骼健康，预防骨质疏松症，减少老年人跌倒和骨折的风险。老年人应根据自身特点进行科学运动，从而达到强身健体、延缓疾病发生的目的。

2. 运动时间及频率的选择　从运动生理学的角度来看，运动的频率（即每周运动次数）与运动效果有着直接的关系。一次适量的运动对肌肉和全身各器官系统的健身效果，可以保持一定的时间（从数小时至数日）。运动后肌糖原浓度逐渐增高，24小时即可达到最高点，以后又逐渐减少。最适宜的运动频率应这样掌握，即在前一次运动的效果尚未消失之前进行第二次运动，这样每次运动的效果逐渐累积，就能够达到提高体能、增进健康的目的。否则每次运动之间的间隔时间过长，破坏了连续性，难以取得应有的运动效果，还易在每次运动后产生肌肉酸痛、疲劳等不适，甚至导致运动创伤。

初次参加体育运动者，运动频率以每周3次较适宜，每次运动时间为15～30分钟，适应一段时间后，根据自己身体情况（如心率、呼吸次数和运动后有无肌肉酸痛等不适）增加运动频率及强度；若无不适，可每天锻炼，每次30～45分钟，循序渐进，持之以恒，并根据自身情况适量增加运动时间。体质稍差或年龄较大者，可以进行慢跑、散步或快走交替的运动方式，每次 15～30 分钟，每周运动次数根据自身情况决定。

3. 运动强度判断　　"强度"一词源于物理学学科，其含义也随着运动生理学学科被引入后而超出物理学范畴。运动强度在现代运动生理学被定义为人体肌肉在单位时间内所做的功。运动强度是单位时间内的运动量，强度不同的运动对人体影响不同。过度运动将导致身体机能下降，免疫力降低，甚至引起肌肉溶解症，导致肾衰竭。而运动负荷不足则导致运动效果不佳。可采用以下方法来评估运动强度。

（1）心率测量：最简单的方法是通过测试运动时或运动后即时心率来判断运动强度。

1）正常成人运动时最大心率=（220–年龄）×0.8，最小心率=（220–年龄）×0.6，运动时达到最大心率的 65%～85%时效果最好；长期久坐少动的人群，应根据自己的身体状况循序渐进地增加运动强度。

2）中老年人运动后最适宜心率=170–年龄，如一位 60 岁的老年人，参加有氧运动时，心率宜控制在 170–60=110 次/分；体质较弱，为了安全起见，可以选择心率控制在（170–年龄）×0.9 水平，但应注意在实施中根据当时自身健康状态、环境、季节及心情灵活运用。

3）使用主观疲劳评估量表（rate of perceived exertion，RPE），也有人翻译为主观运动（体力）感觉量表，是指在运动时机体对运动强度等感受的整体性疲劳情况所做的主观性评价。该量表是瑞典著名的生理心理学家加纳·博格研制的，主要针对的对象为成年人。把运动强度分成 1～20 不同等级，"1"是不做任何努力，"20"是极度努力，一般使用的范围是从"6"开始。运动时个人主观评价疲劳等级与运动强度相对应，RPE 等级乘以 10 即为相对应的参考心率，这种估算比较适用于年轻人。最大心率随年龄的增长而下降，因此，该估算应用于老年人群存在较大误差。RPE 所对应的运动强度：中等强度 RPE 在 12～13，相当于 60%～79%最大心率；大强度 RPE 在 14～16，相当于 80%～89%最大心率；超大强度 RPE 在 16 以上，大于 90%最大心率。

（2）代谢当量（metabolic equipment，MET）：是指维持机体静息代谢所需要的耗氧量。代谢当量是以安静且坐位时的能量消耗为基础，是表示进行各种活动时相对能量代谢水平的常用指标。一般运动至少应达到 5MET 才能满足日常活动需要，老年人轻、中等强度运动则可。MET 值由耗氧量推算而来：1MET=耗氧量 3.5ml/（kg·min）。低强度运动：≤3MET；中等强度运动：3～6MET；大强度运动：6～9MET；高强度运动：>9MET。

五、运动管理

《"健康中国 2030"规划纲要》提出：促进重点人群体育活动，加强重点人群健康服务，促进健康老龄化。糖尿病、呼吸系统疾病、心脑血管疾病及癌症等慢性病困扰老年群体，而改变生活方式、适当规律运动能有效降低慢性病发生风险，改善慢性病患者预后。

（一）运动对老年慢性病的影响

运动是良好干预和辅助治疗老年慢性病的方式。运动不仅能在疾病的一级预防中带来健康获益，在疾病的二级预防中也能延缓慢性病进程，改善预后。运动作为 2 型糖尿病、高血压患者管理的手段，可延缓疾病进程，预防心脑血管事件的发生，从而提高患者生活质量，延长预期寿命。运动带来的益处还与患者疾病的类型、严重程度和并发症有关。运动对疾病的影响机制仍在研究之中，但是，定期规律运动为慢性病患者带来很多益处是明确的。

1. 运动对心血管疾病的影响　适宜强度的运动对高血压患者有着良好的降压作用，且持续时间为数小时。有氧运动联合抗阻力运动能改善血管内微循环及内分泌功能，在降低血压同时，可调节血浆内皮素及一氧化氮水平。

运动能提高机体心肺功能，长期有氧运动能够抑制神经系统中儿茶酚胺的过度释放，降低心力衰竭患者交感神经兴奋，从而增强心脏收缩力，提高机体心功能，缓解患者病情，延长患者寿命。适宜的有氧运动能明显改善冠状动脉血液流动，防止机体血管内的血小板堆积，提高心血管疾病患者自主神经功能。

2. 运动对糖尿病及肥胖患者的影响　有氧运动和抗阻力运动相结合，可提高机体内胰岛素敏感性，增加骨骼肌内毛细血管数量，从而促进体内糖脂代谢，增强骨骼肌力及脂蛋白脂酶活性，调节血糖血脂水平。

有氧运动联合中等强度抗阻力运动对老年糖尿病患者治疗有显著效果。可提高胰岛素敏感度，促进机体糖原的产生，降低人体空腹血糖水平；长期有规律的有氧和抗阻力相结合的运动，可明显降低糖尿病患者空腹糖化血红蛋白含量，也能够改善机体内血清总胆固醇和三酰甘油水平，使血清高密度脂蛋白水平得到提高，降低血脂，从而改善机体脂肪分布。长期规律的有氧运动还能影响中脑-纹状体酪氨酸羟化酶表达的提高，促进多巴胺合成，提高纹状体多巴胺水平，降低机体对高脂饮食的摄入，起到控制体重的作用，对预防肥胖有着重要影响。

3. 运动对肿瘤的影响　长期规律运动可利于降低患癌风险。大量研究证实了在癌症治疗过程中辅以运动，有助于提高治疗效果，缓解患者痛苦。长期、规律、科学的运动，对肿瘤患者的认知也有积极影响，还可减轻其癌因性疲乏，缓解因疾病带来的不良情绪及失眠等症状。研究发现，鼻咽癌患者通过运动锻炼后，其疲乏感及疼痛感有所降低，焦虑及抑郁情绪得到改善，生活质量也有所提高。

（二）老年慢性病患者的运动管理

1. 运动前评估及准备

（1）了解病情，询问有无糖尿病、高血压及心血管疾病史等。避免空腹运动、饱腹运动。

（2）必要时做体格检查，评估心肺功能、肌肉骨骼系统是否异常。

（3）穿宽松、适宜、透气性及吸汗性良好的衣裤、鞋袜，避免紧身、过厚及太多装饰的衣裤，有条件者尽量选择运动服及运动鞋袜。

（4）运动前做热身运动，如放松和伸展肌肉运动，降低运动损伤风险。

（5）选择宽敞、平整及通风条件好的场地。

2. 合理运动　有针对性地根据老年个体健康状况制订合理、有效的运动处方，其构成要素包括合理的运动项目、强度、频率和时间。

（1）运动项目：以有氧运动为主，包括步行、慢跑、太极拳、老年健身操、广场舞及部分球类运动等，也可进行一些无氧（抗阻）运动和柔韧运动等，但应以有氧运动为基础，抗阻力运动和柔韧运动作为补充。

（2）运动强度：以中低强度为宜，从低而有效的强度开始，待身体逐渐适应，缓慢增加强度，通常使用心率或老年人运动后的自我感觉来评估老年人运动强度是否适宜。

（3）运动频率：每周 3～5 次，运动持续时间一般在 30～45 分钟，运动后不引起次日感觉疲劳为宜。

3. 运动后注意事项

（1）调整呼吸节奏，步行甩臂，促使四肢血液回流入心脏，加快恢复体能、消除疲劳。

（2）适当饮水，忌吃冷饮，否则容易引起胃部痉挛、腹痛、腹泻等不适，可诱发胃肠道疾病。

（3）不建议立即走进空调房或在风口纳凉小憩，或用冷水冲头或淋浴，否则会使皮肤紧缩而引起体温调节功能失调，受凉感冒。

4. 运动时间段

（1）上午时段：早餐后 1～2 小时。

（2）下午时段：午餐后 1～2 小时.

（3）晚间时段：晚餐后 1 小时至睡前 2 小时。

总之，科学运动应遵循循序渐进、持之以恒的原则。老年慢性病患者应在专业人员指导下，按照运动处方进行运动。老年人运动前后要加强疾病自我监测，避免不良事件发生。

（三）运动的误区

1. 过于依赖"晨练" "一日之计在于晨"，很多老年人认为一天中最好的运动时间是早晨，事实上 04：00～09：00 大气中二氧化碳聚集，不利于高血压和心血管疾病患者运动，而且，早晨血液黏稠度较高，若高血压或糖尿病患者空腹运动，血压、血糖控制不佳者容易发生意外事件。

2. 过于追求运动量 对于青少年来说，运动没有达到"全身出汗"的程度，就没有健身效果。但此标准对于老年人来说并不适宜，老年人心肺功能随着年龄的增加而逐渐衰退，自我感觉"累"和"全身出汗"在一定程度上已是生理超负荷的极限反应。因此，老年人运动后以感到轻松愉快和全身舒畅为宜，可选择散步、太极拳、门球、慢节奏的舞蹈等运动方式。

3. 忽视运动前后准备和整理 匆忙参加运动，容易导致肌肉损伤、韧带拉伤、扭伤或摔伤。因此，老年人应重视运动前的准备活动，在肢体舒展后再进行活动。运动结束后做整理活动，可使身体各部分生理组织逐渐恢复正常状态，产生舒畅和平和的愉悦感。

4. 空腹或饱腹运动 部分老年人喜欢空腹运动，但有糖尿病史的老年人空腹运动可能会发生低血糖，出现头晕、心搏加速和出冷汗等症状，故不建议老年人空腹运动。当然，老年人也不适宜饱腹运动，因饱腹运动影响消化功能，故建议餐后休息 1～2 小时后进行活动。

（杨培娟 方荣华）

第三节 良好生活方式的养成

人口老龄化是世界各国面临的共同难题，也是 21 世纪人类发展的主要特征，人口老龄化给社会诸多方面带来深远的影响。慢性病患病率随年龄增长呈上升趋势，年龄成为慢性病患病率主要的影响因素之一。老年人群成为慢性病侵袭的重灾人群，健康老龄化关系到社会稳定和人口安全，而老年人身、心理及社会三方面健康问题中有很多是由慢性病导致的，其中多数可通过采取健康行为来预防或延缓其发生。世界卫生组织的调查结果提示，慢性病 60% 的发病原因取决于个人的生活行为方式。因此，老年慢性病的管理其实就是生活方式的管理，养成良好的生活方式，不仅可以减少疾病发生，还可延缓疾病进展。良好的生活方式包括合理膳食、适度运动、充足睡眠、戒烟限酒、乐观心态和良好的社会环境。

一、生活方式与慢性病之间的关系

生活方式与慢性病发生发展的关系一直受到人们的关注。从 20 世纪中后叶到 21 世纪初，随着社会经济的快速发展，人民生活水平日益提高，生活方式发生了很大的变化，随之而来的健康问题也愈发明显，慢性病成为危害人类健康最主要的因素。我国慢性病患者人数已达 2.2 亿，患病人数逐年增加并呈逐渐年轻化发展趋势。老年人慢性病患病率及共病率高，需终身服药，卫生资源消耗巨大。研究提示，吸烟、过量饮酒、体力活动不足、不健康的膳食习惯、肥胖等生活方式是慢性病的主要独立危险因素，可导致高血压、冠心病、糖尿病及肿瘤等疾病的发生。例如，吸烟与发生心血管疾病、肺癌、慢性阻塞性肺疾病和糖尿病的风险相关；酗酒人群易患糖尿病、脂肪肝、肝硬化及肝癌；摄入过多人群易患脂肪肝、糖尿病及高血压；长时间看电视者易患偏头痛等。因此，不良生活方式是导致慢性病发生及发展的重要因素。

慢性病主要由不健康饮食、生活不规律、过度劳累等多重因素相互作用导致，因此改变不良生活方式，控制行为风险因素是延缓慢性病发生及发展的有效方法。国内外大量的研究证明，在慢性病防治过程中改善生活方式可起到明显的防控作用。生活方式作为慢性病危险因素中的可控因素，对慢性病的防控至关重要。

二、如何养成良好的生活方式

生活方式包括合理膳食、适度运动、充足睡眠、戒烟限酒、乐观心态和良好的社会环境，其中合理膳食及适量运动内容详见本篇第八章第一节及第二节，本部分主要介绍戒烟限酒、充足睡眠、乐观心态和良好的社会环境四方面的内容。

（一）戒烟限酒

1. 戒烟

（1）吸烟的危害：中国是世界上最大的烟草生产和消费国，总人口数约占世界总人口数的 1/5，但烟草的生产和消费均占 1/3 以上。据统计，我国目前有 3.16 亿人吸烟，男性吸烟率高达 52.1%，同时我国还有 7.4 亿人深受二手烟危害，其中儿童约 1.8 亿。

吸烟分为主动吸烟与被动吸烟。主动吸烟是指正在吸烟、既往吸烟、已戒烟及通过其他形式接触烟草，如咀嚼烟草等行为；被动吸烟就是俗称的"吸二手烟"，未吸烟者每日被动吸烟 15 分钟以上称为被动吸烟。

吸烟已经被公认是多种慢性病的危险因素。无论主动吸烟还是被动吸烟，吸烟量和心血管疾病、肿瘤或慢性呼吸道疾病的发病和死亡风险均呈显著正相关，吸烟是造成居民死亡的第 2 位危险因素。我国每年约有 100 多万人死于吸烟相关的疾病，占全国总死亡人数的 12%；每年约有 10 万人因被动吸烟导致疾病而最终死亡。

"吸烟有害健康"已是公认的事实，吸烟会影响人体的各个系统。心血管疾病、肿瘤、糖尿病、呼吸系统疾病是与吸烟相关的常见疾病。吸烟对心血管造成不良影响，因烟草燃烧时会产生一氧化碳和尼古丁，二者的毒性可使血管收缩、血压增高、心率增快、心脏负担加重，同时还使心肌易于激动，可诱发心律失常。当出现严重心律失常，如心室颤动时，可导致猝死。吸烟时间越长，吸烟量越多，对心脏的损害越严重。因此，吸烟是冠心病患者发生心血管不良事件的重要危险因素；吸烟不仅会增加患者发生急性心肌梗死的风险，还会导致其预后不佳，从而使其生存质量下降。

在过去 30 年里，脑卒中是我国成年人最重要的致死和致残原因，脑卒中的疾病负担急剧增长。多项研究结果显示，吸烟是脑卒中非常重要的危险因素之一。如果严格控制人群中的烟草流行，将能保护我国 39 万人免于脑卒中死亡。

吸烟导致的呼吸系统疾病死亡人数呈逐年上升趋势。吸烟者易伴随咳嗽、咳痰、气短等症状，其中慢性阻塞性肺疾病和哮喘等疾病与吸烟关系密切。吸烟是导致慢性阻塞性肺疾病最危险的环境因素，其发病与肺部对烟草烟雾等有害气体和有害颗粒产生的异常炎症性反应有关。研究结果提示，吸烟人群慢性阻塞性肺疾病的患病风险比未吸烟者高 2.51 倍，并且吸烟对呼吸系统疾病的损害是逐渐累积的。

癌症是公认的危害人类健康常见、危险的杀手，30% 癌症的发生与吸烟密切相关，因此吸烟是明确的致癌因素。香烟在燃烧过程中局部温度可高达 900～1000℃，从而发生一系列的热分解和热合成的化学反应，产生烟焦油，而烟焦油中含有多种致癌物质和促癌物质，导致肺、咽喉及食管部肿瘤，宫颈癌和胃癌的发生也与其有一定关系。肺癌是常见的癌症之一，也是导致我国死亡人数最多的癌症。国内外的研究均表明，吸烟、烟草暴露与肺癌的关系最为密切，肺癌死亡人群中约 85% 有吸烟或烟草暴露史。WHO 的数据提示，80% 以上的男性肺癌患者与吸烟有关，而 45% 的女性肺癌患者与吸烟有关。口腔癌是头颈部较常见的恶性肿瘤之一，而吸烟被认为是引起口腔癌最危险的因素之一。可见，吸烟是导致多种癌症的危险因素，预防和减少癌症的发生就必须要控制吸烟，包括防止吸烟和促进吸烟者戒烟。任何人在任何年龄段戒烟均可获益，且戒烟越早，持续时间越长，健康获益就越大。因此，戒烟非常必要。

戒烟可使冠心病、脑卒中发病风险及男性全因死亡风险降低，不吸烟或戒烟可减少成年人 3.6% 的心血管疾病发病率；戒烟时间越长获益越多，即使 50 岁以后开始戒烟仍然可降低 38% 的烟草相关疾病死亡风险。因此，控烟是慢性病防治的有效措施之一。

（2）烟草依赖评估：评估是否有烟草依赖（俗称"烟瘾"）可根据法氏烟草依赖评估量表（Fagerström test for nicotine dependence，FTND）（表 8-1）评估烟瘾情况，分值越高意味着烟瘾依赖程度越严重，以此判断是否需要强制性戒烟。还可使用吸烟指数简单判断吸烟的严重程度，吸烟指数（包年）=每日吸烟量（包）×吸烟时间（年）。要充分了解戒烟的危害和自身的戒烟意愿，在自身强烈意愿支撑下，辅以科学的方法，戒烟才能事半功倍。

表 8-1　法氏烟草依赖评估量表

评估内容	0 分	1 分	2 分	3 分
您早晨醒来后多长时间吸一支烟？	>60 分钟	31~60 分钟	6~30 分钟	≤ 5 分钟
您是否在许多禁烟场所很难控制吸烟？	否	是		
您认为哪一支烟最不愿意放弃？	其他时间	晨起第一支		
您每天吸多少支卷烟？	≤10 支	11~20 支	21~30 支	>30 支
您早晨醒来后第 1 个小时是否比其他时间吸烟多？	否	是		
您患病在床时仍旧吸烟吗？	否	是		

注：轻度烟草依赖，0~3 分；中度烟草依赖，4~6 分；重度烟草依赖，≥7 分。

（3）如何戒烟

1）行为干预：行为干预联合药物治疗能有效帮助戒烟。研究提示，对使用戒烟药物的人群进行不同程度的行为干预，包括简单的言语干预、电话随访等，可以提高戒烟的成功率。常用方法为"5R"法（表 8-2）及"5A"法（表 8-3）。"5R"法是目前常见的用于增强戒烟者戒烟意愿的干预方法，主要包括相关（Relevance）、危害（Risk）、益处（Rewards）、障碍（Roadblocks）和反复（Repetition）。而"5A"法是专门针对吸烟者的戒烟方法，包括询问（Ask）、建议（Advice）、评估（Assess）、支持（Assist）和安排随访（Arrange follow-up），该干预方法切实可行且效果较好，不仅可以帮助戒烟者制订个性化的戒烟方案，还可以帮助其树立戒烟的信心。

表 8-2　"5R"法

名称	R	内容
相关	Relevance	认识到戒烟与其自身和家人的健康密切相关
危害	Risk	认识到吸烟的严重健康危害
益处	Rewards	认识到戒烟的健康益处
障碍	Roadblocks	知晓和预估戒烟过程中可能会遇到的问题和障碍
反复	Repetition	反复对吸烟者进行戒烟动机干预

表 8-3　"5A" 法

名称	A	内容
询问	Ask	询问并记录吸烟情况
建议	Advise	建议必须戒烟
评估	Assess	评估吸烟者的戒烟意愿
支持	Assist	提供戒烟帮助
安排随访	Arrange follow-up	随访至少 6 个月，6 个月内随访次数不宜少于 6 次

2）戒烟门诊：吸烟是一种慢性成瘾性疾病，常出现戒烟中途失败或复吸。戒烟门诊能够为戒烟者提供专业指导、长期随访、监督和管理，能帮助戒烟者解决戒烟过程中的不适并及时调整戒烟策略，从而提高戒烟成功率。戒烟门诊作为新时期健康促进医院建设的一项重要内容，体现了以预防保健为中心，做到防治结合，为广大群众提供预防保健、治疗、康复、健康教育与健康管理一体化的服务。

3）拖延时间：当烟瘾来时，告诫自己必须再等 10 分钟，或做一些转移注意力的事情。之后每次烟瘾出现时，不断延长等待时间，慢慢地就可以减少吸烟的想法，从而达到戒烟的目的。这一方法成功率比较高，可根据需要尝试。

4）不要"只抽一根"：戒烟应彻底，部分人习惯以"只抽一根"的妥协办法满足烟瘾。事实上，这种"一根香烟妥协法"就是自我欺骗，必然导致戒烟失败。

5）运动：适度的运动刺激可改善吸烟时烟雾产生的毒性作用，还可减轻气道和肺部的炎症反应。低强度的耐力运动可在一定程度上缓解吸烟带来的身体损害。30 分钟中等强度的运动足以赶走烟瘾，散步、慢跑、下蹲、压腿、俯卧撑、原地跑、爬楼梯等都是良好的选择。

6）牢记戒烟好处：戒烟过程中可能会出现戒断症状，如心慌、注意力不集中、烦躁、焦虑等，通常会让人觉得无所适从，什么也做不下去。此时必须坚定戒烟信念，可逐条写下戒烟的各种好处，并大声朗读出来，如戒烟有利于自身和家人的身心健康、戒烟可以省下一大笔钱、戒烟可以减少致癌风险等。因为对吸烟相关行为的态度决定其戒烟动机，对吸烟的正确态度可有效抵制吸烟导致的诱惑。吸烟带来的危害认知水平显著影响个人的戒烟行为，也就是说，认知水平越高的人，戒烟成功的可能性就越大。因此需端正态度，牢记戒烟的好处，从而提高戒烟的成功率。

7）放松身心：如果过去常以吸烟解压，可寻找新的解压方式，不妨尝试一些令身心放松的活动，如深呼吸、放松肌肉、练习瑜伽、打坐、按摩、听轻音乐等。

8）交流戒烟体会：尝试参加戒烟小组，或阅读戒烟成功者的博客，与戒烟成功的人交流经验，增加自身戒烟信心，也可分享自己的戒烟体会，这样可能会有更好的戒烟效果。

9）寻求支持：家人、朋友或戒烟团体可与戒烟人员一起散步，或打电话聊天，或分享笑话等，从而使其获得戒烟动力。

10）嚼口香糖：嚼无糖口香糖或硬糖有助于抵消吸烟时的口感。另外吃生胡萝卜、芹菜、坚果及葵花籽等也对戒烟有一定的辅助作用。

11）尝试尼古丁替代品：戒烟会产生许多不适症状，如对烟草的渴望、烦躁不安、易怒、焦虑、情绪低落、注意力不集中等，医学上将这种表现称为烟草依赖戒断综合征。尼古丁替代疗法是戒烟药物疗法中的一种，它可以缓解或减轻在戒烟过程出现的一系列心理和生理反应，该疗法在1996年就得到了WHO的认可和推荐。研究表明，尼古丁替代疗法具有缓解戒断反应和良好的戒烟效果。因此，戒烟者可选择戒烟专科门诊，由医生根据个体情况给予尼古丁贴、尼古丁口香糖、尼古丁喷鼻剂等替代疗法。

12）减少去不限制吸烟的场所：酒吧、公共场所吸烟区或电视前等地方极易诱发烟瘾，故应该减少出入这些场所的概率，能有助于戒烟成功。习惯交谈或打电话时吸烟者，可在手里拿支笔，以笔代烟，从而减轻因突然戒烟带来的不安和焦虑感。

13）电子烟的危害：电子烟被认为是戒烟或替代产品，也是近年来发展最迅速的一种新型烟草制品，但电子烟的安全性依然需要更多的研究去验证。研究发现，电子烟产生的气溶胶会显著影响炎症相关基因的表达及对DNA造成损伤，即电子烟产生的气溶胶会对身体产生危害。除此之外，电子烟器具的重金属含量并没有统一的国家安全标准，也没有针对电子烟重金属迁移的国家标准，市面上电子烟种类繁多，质量参差不齐，无法保证安全性。电子烟中添加的烟碱及香料同样缺乏国家标准及监管，可能存在部分物质添加或添加过量，进而带来新的安全问题。对于青少年来讲，电子烟已不再是帮助戒烟的产品，而是用于尝新或开始吸烟的产品，严重影响青少年的吸烟行为。因此，不建议使用电子烟。

14）善用远程戒烟干预：电话干预戒烟作为一种简单易行、节省人力物力的方法，国外和我国香港地区已经通过如戒烟热线、单纯电话干预、随访电话强化干预等方式进行戒烟；我国大陆地区也于2012年启动了12320卫生热线，为北京、南京等地的市民提供戒烟电话热线服务。长期保持与医院戒烟门诊联系，接受监督可以提高戒烟的积极性和效果，随访电话强化干预是一项能够防止已戒烟者复吸和促使吸烟者产生戒烟意愿的干预措施。

2. 限酒

（1）饮酒的危害：饮酒是人们日常生活中的普遍现象，据世界卫生组织测算，我国2016年人均饮酒量比全球高12.5%，居民饮酒占比和饮酒量呈上升趋势。据WHO《2018年酒精与健康全球状况报告》显示，2016年有300多万人因有害使用酒精而死亡，已超过因艾滋病、暴力和交通事故致死的人数。饮酒与心血管疾病之间的关系复杂，研究提示，适量饮酒可减轻动脉粥样硬化和减少心血管事件发生。但过量饮酒和长期嗜酒，可使心脏发生脂肪变化，降低心脏的弹性和收缩力，出现血管壁脂肪物质堆积、管腔变窄、管壁不光滑等变化，易诱发心绞痛、心肌梗死。如果长期大量饮用啤酒，会使心脏扩大，产生"啤酒心"。晚期心脏疾病患者饮酒，易加速心功能失代偿，导致心力衰竭。饮酒还与多种健康风险相关，如神经精神障碍疾病、肝硬化、急慢性胰腺炎、癌症和糖尿病等，同时可能带来自控力下降、成瘾性和相关社会问题，引发的危害远大于潜在的心血管健康获益。

饮白酒约5分钟后，酒精就会进入血液，随血液在全身流动，个体组织器官和系统都会受到酒精的毒害。酒精是一种具有亲神经特质的麻醉剂，极易使人成瘾，过度饮酒或酗酒会损害人的健康，甚至引发社会问题。因此，要学会科学饮酒。

（2）限制饮酒：是WHO提出的健康生活方式的三个基石之一，安全饮酒限度为男性每日不超过40g酒精，女性不超过20g酒精。中国营养学会根据中国人的饮酒习惯和体质特点提出每日饮酒的酒精摄入量，成年男性不超过25g，成年女性不超过15g。尤其是老年慢性病患者更应限制饮酒，必要时应禁止饮酒。

1）适量饮酒：适量饮酒的标准很多，不同国家及地区存在差异。中国营养学会建议，成年人适量饮酒的限量值是成年男性一天饮用酒的纯酒精量不超过 25g，相当于啤酒 750ml，或葡萄酒 250ml，或 38 度的白酒 75g，或高度白酒 50g；成年女性一天饮用酒的纯酒精量不超过 15g，相当于啤酒 450ml，或葡萄酒 150ml，或 38 度的白酒 50g。酒精摄入量可以使用公式计算，即酒精摄入量（g）=饮酒量（ml）×酒精浓度（%）×0.8。而国际酒精政策中心颁布的饮酒指南建议每日饮酒不超过 20g 酒精，为各国饮酒指南建议量的最低值。由于个体之间存在差异，对酒精的耐受程度有所不同，因此每个人应根据自身的情况调整饮酒量，长期"超标"饮酒肯定是弊大于利。

2）选择低度酒：随着时代的发展，人们对健康和养生的关注度越来越高，科学饮酒的观念深入人心，饮用低度酒已经成为当下的趋势，低度酒对肠胃和食管的刺激较小，同时还可较好地保持头脑清醒，但应避免醉酒或酗酒带来的危害。通常在同等量下，高度酒对肝脏等器官的损伤要大于低度酒，因此饮酒时建议选择低度酒。

3）不可空腹饮酒：饮酒前要吃点含淀粉和高蛋白的食物，切不可空腹饮酒。空腹状态下，酒精更容易被人体吸收，即使喝得不多也容易醉。空腹时胃内没有食物，酒精直接刺激胃黏膜壁，极易诱发胃炎。建议在饮酒前可以先吃点主食、豆制品或乳类。

4）宜小口饮酒：忌痛饮、一通猛灌不仅易醉，且对呼吸道、消化道及神经系统损伤更大。

5）忌同饮：不同种类的酒和饮料不要同时饮用，如白酒不宜与啤酒同饮，因啤酒中含有大量的二氧化碳和水分，会加速酒精在体内的渗透作用，对肝脏、胃肠道、心脏等器官造成强烈的刺激，从而对身体造成严重危害。白酒或啤酒也不适合与碳酸饮料一同饮用。饮酒后更不宜喝咖啡或浓茶。多年来，人们习惯于将"浓茶"作为解酒良药，其实这是一种认识误区，浓茶与酒精一样，都是很强的兴奋剂，饮用后可使心搏加快，加重心脏负担。此外，浓茶具有利尿的作用，会使进入人体的酒精还未及时完全分解就通过肾脏排出体外，进而影响肾脏功能。

（二）充足睡眠

1. 睡眠不足的危害　睡眠是一种周期性的可逆的静息现象，它与觉醒交替进行，且与昼夜节律一致，这种现象为个体提供了恰当的生理及心理环境，可以使人在夜间得到良好休息，在白天能进行适当的工作和生活。

如果正常睡眠的启动和调节过程发生障碍，就会产生各种睡眠问题，从而影响个体健康。研究显示，睡眠不足和过度睡眠都对心脏有伤害，这可能是因睡眠会影响葡萄糖代谢、血压波动和炎症等生理过程，从而导致糖尿病及心血管疾病发生。即使是健康的年轻人，只要一夜睡眠不足（睡眠时间不足 6 个小时），也会影响新陈代谢。美国针对护士的一项健康研究显示，与每晚睡眠 7 小时的同龄人比较，睡眠不足 5 小时的人肥胖风险高出 15%。研究显示，睡眠障碍者焦虑抑郁的风险是正常人的 10 倍，而且更容易产生自杀倾向。阻塞性睡眠呼吸暂停综合征患者更容易出现血压、血糖控制不达标的情况，也易患抑郁症。睡眠不足、睡眠质量差还会导致机体免疫力下降，易患感冒或其他疾病，是因为睡眠不足，机体释放的具有抗感染能力的细胞活素、抗体和细胞数量减少，进而影响机体免疫。还有研究发现，快速动眼睡眠阶段质量差的人患痴呆症的风险更高，因该周期是睡眠质量重要的阶段，也是大脑恢复活力效率最高的阶段。

2. 如何保证充足睡眠

（1）充足睡眠的好处：推荐成年人每晚至少保证 7 个小时睡眠，能使身体和大脑得到较好的休息。充足睡眠可以保证精神状态更好地恢复，还可以促进人体内的内分泌进行自我调节，显著降低心脑血管疾病的患病风险。睡眠状态的心率只有清醒时的 1/3，也就说明心脏也进入了自我休息的状态，这样可以延长心脏寿命。对于有先天性心脏病的患者，保持良好睡眠，心血管事件的发生率也会明显降低。此外，当一个人进入睡眠状态时，各器官也进入自己的排毒时间，它们会依次排出体内多余的毒素。所以说保持良好睡眠是健康的根本。

（2）怎样保证充足的睡眠

1）营造安静、舒适、安全的睡眠环境：营造良好的睡眠环境，包括避免卧室光线过亮；维持适当的温湿度；保持室内空气流通；在卧室内放置自己熟悉的物品，增加安全感；卧室内不放置任何干扰源和刺激源，如电视、电脑和电话等，以确保卧室环境安静。还可以采取音乐疗法，通过音乐声波刺激人的听觉系统，对大脑中枢神经进行刺激和调节，改善睡眠质量。可选用夜间放松的音乐，或是有催眠作用的蛙鸣声、海浪声、大自然的声音，也可以根据自己的喜好选择音乐，设置的音量适宜，以不影响睡眠为宜。

2）保持有规律的睡眠习惯：睡前 1 小时尝试放松身体，如做腹式呼吸、肌肉松弛等动作，然后洗脸、刷牙及洗澡等，保持规律作息，争取每晚在固定的时间上床，慢慢养成定时睡觉的习惯，这些睡前仪式感会潜意识地提醒自己休息时间到了，会让人更容易放松，也容易进入睡眠状态。此外，在睡觉前学会有意识地控制自己的心理、生理活动，不去胡思乱想，降低唤醒水平更容易睡得好。

3）警惕咖啡因和酒精：咖啡因是一种兴奋剂，会让人难以入睡。酒精可以麻痹神经，让人犯困，看似可以让人更容易入睡，但事实上酒精会干扰人的睡眠质量，因酒精的作用逐渐消失后，会引起失眠多梦，造成睡眠质量下降。因此，睡前两小时内不要进食或饮用任何含咖啡因和酒精的食物或饮料，如果无法避免，尽量提早饮用。

4）穴位按摩：中医理论认为，睡眠与经络穴位和气血运行密切相关，通过穴位按摩、针灸、埋线等可使经络通畅，气血运行旺盛，从而改善睡眠情况。中医外治疗法治疗失眠具有副作用小、疗效突出、操作简便、依从性好等优点。针刺疗法可以提高老年人的睡眠质量和活动能力，明显改善失眠症状。除针刺疗法外，穴位按摩同样具有促进血液循环和宁心的功效。研究提示，对有睡眠障碍的患者，采用足底穴位按摩法可达到标本兼治的效果，与传统的西医疗法相比，具有疗效显著、更安全的优点。因此睡眠障碍者，可以在睡前按摩足底腹腔神经丛、安眠点、垂体、额窦等反射点，若不清楚足底穴位，也可在泡脚时对整个足部进行按压、揉、捏等，每次按压 20 分钟以上。另外，取肉桂、酸枣仁、夜交藤、茯神、石菖蒲等进行足浴，也可改善睡眠质量。采取中医疗法需要在专业人士的指导下进行。

5）坚持规律运动：规律运动有助于放松身体，从而帮助入睡。推荐有氧运动和抗阻力运动。有氧运动是以消耗脂肪和葡萄糖为主的运动方式，可以减脂、缓解压力、增强心肺功能和身体耐力等。抗阻力训练可以延缓肌肉衰老，提高基础代谢率，改善平衡性、协调性和柔韧性等。有氧运动和抗阻力运动可以较为全面地锻炼身体，促进大脑神经递质多巴胺的释放，使身体获益，并释放紧张、焦虑、抑郁等负面情绪，进而改善睡眠状态，还可以完善大脑皮质的抑制-兴奋转化功能，从而更容易产生睡意。推荐每周进行 3～5 次有氧运动，2 次抗阻运动，每次 30～45 分钟。老年人睡眠质量下降的影响因素是多维度的，常受到生理、病理和环境的影响。因此，在为老年人选择运动方式和时间进行睡眠障碍干预时，应因人而异，可适当增加白天户外活动时间，接受太阳光照也可以帮助睡眠。

6）服用帮助睡眠药物：多数老年人睡眠质量下降，但对睡眠的需求并没有降低，因此老年人服用帮助睡眠药物的现象极为普遍。但在日常生活中，老年人因为多病共存，多重用药，存在自行服用睡眠药物、用药安全知识缺乏和用药管理不当等现象。因此若老年人需要使用帮助睡眠药物时，一定要在医务人员指导下进行，合理用药、不漏服、不多服，并关注服药后的不良反应。

7）解决睡眠中的特殊问题：睡前做好生活护理，可诱导睡眠，如睡前喝热牛奶、热水洗脚、沐浴、颈背部或全身按摩、深呼吸训练及自我催眠等。若因心理因素导致入睡困难，可采用安慰剂治疗，必要时口服帮助睡眠药物。对睡眠过多者，指导其控制饮食，减轻体重，增加有趣、有益的活动，限制睡眠时间。发作性睡眠障碍者，应在医生指导下选用药物治疗，学会自我保护，注意发作前兆，减少意外事件发生。对睡眠呼吸暂停者，指导其采取正确的睡眠姿势，以保持气道通畅。建议在医生指导下夜间带呼吸机入睡。对梦游者，应注意防护，移除卧室中的危险物品，关窗，锁门。对遗尿者，晚间限制饮水，睡前督促排尿。

（三）乐观心态

1. 不乐观心态的危害 现代科学证明，良好的生活方式是人类身心健康的重要保证，是具有积极意义的卫生保健措施之一。尤其在人类社会高速发展的今天，健康的生活方式更为重要。随着我国老龄化进程加速，老年人的心理健康问题也成为我国社会问题中的一大焦点。

当人的喜、怒、忧、思、悲、恐的精神情态超出正常或自身无法耐受的范围时，长期精神刺激或突然受到剧烈精神创伤，就会导致心理疾病。医学证明，心理因素也会导致疾病，因心理社会因素在某些躯体疾病的发生、发展过程中发挥着重要的作用，如原发性高血压、消化性溃疡、冠心病和肿瘤等。从心身医学的角度看老年人的慢性病问题，不能仅关注其躯体功能损害与器质性病变等生物学症状，心理社会因素的重要性亦不能被忽视。目前，由心理因素导致的疾病已对人类健康构成了严重的威胁，成为主要致死因素之一。一般人到了四五十岁，动脉硬化导致动脉血管狭窄，每年狭窄 1%～2%；如果吸烟，加上有高血压及高血脂病史，每年动脉血管狭窄就为 3%～4%；但若着急生气，动脉血管狭窄 1 分钟可达 100%，严重者可出现心肌梗死，甚至猝死。

某些疾病受心理影响大。研究表明，应激状态下，血浆中肾上腺素水平显著升高，并进一步诱发肾素释放、血管紧张素及醛固酮分泌增多，小动脉痉挛收缩，外周血管阻力增加及水钠潴留，导致血压持久升高，特别是在情绪波动时极易诱发心绞痛。故以"急性子"为特征的 A 型性格的人，易患高血压、冠心病。遭遇生活中重大事件打击，遇事过分思虑，情绪不稳定，对各种刺激的反应过强的人更容易患消化性溃疡。C 型人格特征的人，由于不善于表达愤怒等负面情绪，容易陷入失望和悲观情绪，易患癌症。因此，从某种程度上来说，良好的心理状态就是抗癌良药。

老年慢性病患者心理特点中最为常见的有焦虑、抑郁、消极悲观、孤独、恐惧、急躁、多疑、侥幸及被动依赖。研究提示，老年慢性病患者在忍受疾病的痛苦期间，很有可能同时体验负性情绪带来的压力。以冠心病为例，它是常见的一种慢性病，亦是一种心身疾病，受躯体疾病、功能状况、个性、行为、社会因素、生活事件等多种因素的影响，容易产生多种负性情绪，包括焦虑、抑郁、恐惧、孤独，不同程度上影响疾病的治疗及转归，继而影响生活质量。诚然，负性情绪在慢性病的进展过程中很难完全避免。随着生理和心理功能的日渐衰退，老年人社会功能和适应能力逐渐降低，常出现孤独、抑郁、疑虑等消极的情绪体验。负性情绪极大地影响健康状况，因此，需要指导老年人正确认识负性情绪，积极调整心态，保持乐观平和的心情。

2. 如何保证乐观心态

1）学会应对负性情绪：每个人都会遇到不良事件的影响而产生负性情绪，当无法避免时就要学会去正视这些负性情绪。建立良好的生活方式，注重生活方式的整体，感受健康生活所带来的良好心理体验，增强生活方式与心理健康的互动、和谐作用。应对不良情绪的方法很多，如学会自我调整、知足常乐、遇事要看得开、不与坏情绪纠缠、说服自己不钻牛角尖、积极面对现实、主动寻求帮助等。

2）学会转移注意力：当不良情绪出现时，要正视它，但不能刻意地压制和掩饰，可以去做一些让自己感到放松和休闲的事情，注意力的转移有助于缓解焦虑情绪。例如，下棋、喝茶、锻炼身体、探望老友等。新鲜事物激发起人的兴趣能够给缓解坏心情带来积极的作用。所以老年人可积极尝试新鲜事物，拓展自己的生活，给自己适当安排一些兴趣爱好并付诸行动。

3）学会宣泄情绪：日常生活中如果遇到不顺心的事情，找人倾诉后，内心会感觉痛快了许多。在该过程中，最重要的方式就是倾诉，情绪表达的对象可以是家人、老同事及朋友，只要这个人能够让你感到温暖、安全、没有压力，就可以充分信任，愿意倾听就是一个合适的倾诉对象。也可以向环境表达自己的情绪，当心情郁闷时，站在高山之巅眺望自由飞翔的鸟儿，或在大海边看湛蓝天空，所有的痛苦和不快都会烟消云散。

4）将负性情绪升华：将负性情绪进行升华是最值得提倡的，也是健康、积极的情绪表达方式。例如，常说的"化悲痛为力量"，就是一种升华。需注意的是，作为一个社会人，我们在情绪表达过程中，必须以不伤害别人、不伤害自己、符合社会规范为准则，宣泄必须在法律和道德允许的范围内进行。因此，学习适度的、理性的情绪表达方式是人类在社会化过程中逐渐习得的能力。

（四）良好的社会环境

1. 社会环境与健康的关系　在影响老年人身心健康的生活方式中，影响特别大的主要是个人社会环境因素和身体健康问题。老年人的脑组织明显萎缩，各器官功能逐渐衰退，高血压、糖尿病及脑血管意外后遗症等老年慢性病的患病率显著增加。同时，老年人面临退休、丧偶、子女分家、经济收入和社会地位明显下降等各种社会负面因素影响，极易发生心理问题。老年人独有的心理问题特征既与其躯体的生理退化和病理改变有关，又与其社会环境因素有着极其密切的关系。

2. 建立良好的社会环境　尊重老人是中华民族的优良传统，是社会风清气顺的风向标，也是创造和谐社会的重要一环。尊重老人有利于加强老年人的社会认同感，增强老年人的社会适应性。要宣扬尊老敬老的传统美德，让老年人获得社会的尊重，使老年人把注意力放回自己身上，以充足的心理空间和能量，践行在平等互动中的自尊。树立合理的老年价值观，既服老又不服老，服老是要量力而行，顺势而为，不任性，不冒尖。不服老是要始终有一颗信仰、信念永不变的年轻的心。

许多老年人因退休出现被社会抛弃和遗忘的心理，产生强烈的自卑感、易怒、郁郁寡欢等。但退休不意味着老年人就无法实现自身价值，老年人也可以发挥自身专长，积极参与社会发展。活动理论认为老年人应该积极地参与社会，维持一定的活动量，这样可以使老年人在活动中获得新的角色，重新认识自我，从而保持生命的活力。

家庭成员应给予老年人应有的物质、服务和情感支持，良好的家庭氛围可以增进老年人的心理健康，防止老年人孤独、抑郁的发生。子女应自觉承担起尊老爱老、赡养老人的责任，不仅要给予老年人应有的物质生活保障，还要在精神上给予老年人更多的温暖和关怀，对有意愿再婚的老年人应给予更多的鼓励和支持。

（毛铫洁　许　丹　方荣华）

第四节　老年人常见症状及自我辨别

随着年龄的增长，老年人由于生理性老化，机体功能逐渐下降，可能会出现头晕、头痛、胸闷及气紧等不适症状。若能对常见症状进行简单的自我判断，对已患疾病进行自我监测，就能够早期识别某些疾病，或对已患疾病进行更好的自我管理，甚至能及时挽救生命。本节将介绍老年人常见症状及可能涉及的疾病，旨在能够给老年人及其照护者提供疾病相关科普知识，便于就医时提供比较完整、准确的信息，从而更好地配合诊疗，提高老年人生活质量。

一、眩晕和头晕

全球范围内对眩晕和头晕的定义颇有争议。为了更好地对眩晕和头晕进行临床诊治，

2009 年巴拉尼协会对其进行了定义和分类。本节沿用该定义来进行介绍。眩晕是指自身没有运动时有自身运动感，或头部正常运动时感受到与实际运动不一致的扭曲运动感。头晕是指空间定向能力障碍，没有虚假或扭曲的运动感。眩晕和头晕包括了一系列与空间感知和运动感知相关的症状，是导致年龄相关失能的重要因素，也是老年人群中常见的健康问题。眩晕和头晕容易导致老年人跌倒发生，致残甚至致死。因此对老年人的眩晕和头晕症状应引起足够的重视。

（一）眩晕

常见的眩晕包括前庭周围眩晕、中枢性眩晕、眼源性眩晕、颈性眩晕。

1. 前庭周围眩晕

（1）耳源性眩晕：由内耳平衡功能受影响引起，主要表现为睁眼时感觉四周物体在围绕自己旋转，闭眼时感觉自己在旋转，并且伴有恶心、呕吐、大汗、面色苍白等症状，偶尔伴有便意。耳源性眩晕又分为以下两种类型。

1）良性阵发性位置性眩晕

发作特点：头部运动时出现旋转性眩晕伴眼球震颤，发作时间短，通常小于 1 分钟，发作时无耳聋、耳鸣，具有典型的头位变化和位置诱发性。该病位列老年性眩晕首位。

诱发因素：头部创伤、衰弱、偏头痛、内耳缺血、维生素 D 缺乏、骨质疏松、血钙水平增高、高尿酸血症等。此类眩晕具有潜伏性，容易因为疲劳而导致发作。

老年人由于前庭功能减退，眩晕感、呕吐等症状可能不太明显，因此要记录发作时的症状、感受及持续时间等，及时就医，避免因反复发作导致跌倒等意外事件发生。

2）前庭神经炎：主要由上呼吸道感染引起，具有自限性。主要症状有头晕、眩晕，无耳鸣及耳聋。

（2）前庭神经受压：神经瘤或占位性病变压迫、刺激前庭神经而引起眩晕症状。

（3）前庭阵发症：是血管组织压迫前庭神经引起的阵发性眩晕。建议在医生指导下进行抗癫痫治疗，以减轻症状或控制疾病进展。

2. 中枢性眩晕 也称恶性眩晕，因其可导致脑梗死，易被误诊为周围性眩晕，故危害较大。中枢性眩晕发作时伴肢体或躯干共济失调，眼球震颤为单一水平性、旋转性或垂直性，伴头痛等症状时，要警惕颅内出血。若眩晕持续时间为数分钟至半小时，可能是短暂性脑缺血发作、偏头痛性眩晕或梅尼埃病所致。若眩晕持续时间较长，则要警惕迷路神经病变或脑干、小脑梗死等疾病。中枢性眩晕发作时应该及时就医。

（1）前庭神经核受累：是出血、缺血、脱髓鞘炎症等累及前庭神经核的疾病导致的眩晕。

（2）中枢性阵发性位置性眩晕：由脑缺血、脑出血、偏头痛血管变化及肿瘤累及小脑绒球小结引起。

（3）偏头痛相关性眩晕

1）由前庭性偏头痛引起，并伴有头痛、畏声和畏光。

2）脑干先兆性偏头痛，即基底或基底动脉型偏头痛，眩晕出现在头痛之前，并伴有其他脑干症状，如感觉障碍、偏瘫等。

3. 眼源性眩晕　主要由白内障术后虹膜震颤引起眩晕感。下视性眼球震颤综合征，即向下注视时眼球水平震颤引起眩晕。

4. 颈性眩晕　由于急性颈部疼痛时头部运动引起的眩晕，通常有颈部外伤或疾病史。颈性眩晕主要表现为颈部的急性疼痛，伴颈椎活动受限，此时头部快速运动会引起眩晕或头晕，持续时间约 1 秒至数秒。头部缓慢运动或颈部疼痛消失则不会出现眩晕或头晕。

（二）头晕

头晕常见分类有血压性头晕、后循环短暂性脑缺血发作头晕、心源性头晕、贫血引起的头晕、深感觉异常引起的头晕、药源性头晕及精神性头晕。

1. 血压性头晕

（1）高血压引起的头晕，由血压增高、脑动脉搏动感增强引起，主要表现为头晕、头痛、头胀、心慌、烦躁及耳鸣等症状。

（2）低血压引起的头晕，由脑血流灌注不足，脑缺血引起，可伴有头痛，严重者可有一过性黑矇。

2. 后循环短暂性脑缺血发作头晕　后循环缺血是指后循环的颈动脉系统短暂性缺血发作和脑梗死，也称基底动脉系统缺血。因血液黏度高及脑血管动脉粥样硬化，导致出现头晕、头痛、视觉障碍、恶心、呕吐、四肢麻木、乏力及走路不稳等症状，严重者甚至出现短暂性意识丧失等。

3. 心源性头晕　冠心病早期、冠状动脉粥样硬化及心脏供血不足容易发生脑供氧不足而导致头晕，可伴头痛、耳鸣、四肢无力及精神不易集中等症状。此外，心律失常、充血性心功能不全及心脏窦性停搏也会引起头晕。

4. 贫血引起的头晕　老年人因机体功能减退，骨髓造血功能减弱，加上进食单一，容易发生贫血，贫血引起头晕表现为头晕、乏力、心悸及面色苍白等症状。

5. 深感觉异常引起的头晕　深感觉异常是指四肢及躯干深感觉神经纤维受损，导致空间位置感觉障碍，当失去视觉代偿时出现头晕。例如，糖尿病周围神经病变、缺乏维生素 B_1、吉兰-巴雷综合征的变异型（Miller Fisher 综合征）等都可引起头晕。该病起病隐匿，首发症状通常为手脚感觉异常，其次是头晕、乏力及步态不稳等，部分患者还出现抑郁、思维缓慢、意识模糊、幻觉等症状。Miller Fisher 综合征患者还可能出现眼外肌麻痹、下肢感觉异常、跟腱反射消失、共济失调等症状。

6. 药源性头晕　引起头晕的药物很多，如影响神经系统的药物：阿片类镇痛药、苯二氮䓬类药物、抗组胺药物等；影响基底节及锥体外系功能的药物：甲氧氯普胺、秋水仙碱、他汀类等；缩瞳类药物：毛果芸香碱；降压药：盐酸特拉唑嗪等。

7. 精神性头晕　是指由焦虑或惊恐发作导致的头晕，是心理因素诱发的头晕，机体无器质性病变，建议在心理专科医生指导下进行治疗。

导致老年人头晕和眩晕的疾病种类较多，因老年人器官系统老化，机体功能退行性病变，故首发症状不典型，自我感知可能存在偏差。一旦有头晕或眩晕症状，应立即停止运动，必要时取卧位休息。及时就医，查找病因，对症治疗。必要时进行康复训练，减少因头晕或眩晕发作导致跌倒等意外事件发生，提高其生活自理能力和生活质量。

此外，老年人应保持良好的生活方式，戒烟限酒，注意饮食均衡，食物多样化，避免微量元素及维生素摄入不足。平时适当锻炼，加强机体骨骼肌及肌肉力量训练。保持良好心态，避免紧张、焦虑情绪。同时还要做好慢性病健康管理，遵医嘱定时服药、检查、随访，将体重、血压、血糖及血脂值控制在目标范围。

二、头痛

头痛类型：原发性头痛、继发性头痛、疼痛性颅神经病、原发性颜面痛和其他头痛。原发性头痛又分为偏头痛、紧张型头痛、三叉自主神经性头痛及其他原发性头痛。本部分主要介绍原发性头痛的常见类型。

（一）偏头痛

偏头痛是临床最常见的原发性头痛类型中的一种，其主要性质为一侧剧烈的搏动性头痛，持续时间可达 3 天之久，可反复发作，也可伴有恶心、呕吐。声光及气味刺激或日常活动可加重头痛，安静环境或休息可缓解头痛。部分患者偏头痛发作前数小时甚至 1～2 天可出现一些前驱症状，如注意力集中困难、疲倦、恶心、面色苍白、视物不清、颈部发僵、对光和（或）声音敏感、打哈欠等。偏头痛又分为以下几类。

1. 无先兆偏头痛　反复发作，每次持续时间为 4～72 小时，主要为偏侧分布（常位于额部和颞部，以及额头和头部两侧）、搏动性头痛，中或重度头痛，日常活动会加重头痛，可伴有恶心和（或）畏光、畏声（声音引起的不适感）。

2. 先兆偏头痛　反复发作，持续数分钟，单侧发生，完全可逆的视觉、感觉或其他中枢神经系统症状（如运动、言语），这些症状多逐渐发生，且常伴随头痛和相关的偏头痛症状。视觉先兆是最常见的先兆偏头痛症状，表现为闪光或锯齿状线条，即将视线固定在某一处，其周围出现"之"形影像，并逐渐向周围扩展，形成有棱角的闪烁边缘的向外凸形，在末尾遗留有不同程度的绝对或相对暗点，暗点常出现在阅读时。其次是感觉障碍，表现为从头痛起始点开始的针刺感，缓慢波及一侧躯体、面部和（或）舌的不同部分。后期表现为麻木感，这可能是唯一症状。少见的有言语障碍，主要表现为失语，能发音，但丧失对语言和文字的表达及理解能力。运动无力则常见于偏瘫型偏头痛及其亚型，并且持续时间较前三类更长。

（1）典型先兆偏头痛：先兆包含视觉和（或）感觉和（或）言语/语言症状，但不包括运动无力，且逐渐发生，某一症状的持续时间不超过 1 小时，完全可逆。

1）伴头痛的典型先兆：在上述症状发生的同时或发生 1 小时内发生的头痛。

2）不伴头痛的典型先兆：在上述症状发生的同时或发生后无头痛。

（2）脑干先兆偏头痛：其先兆症状起源于脑干，除包含视觉、感觉和（或）言语/语言症状，可能还会有构音障碍、眩晕、耳鸣、听觉减退、复视、共济失调（步履不稳、肢体摇晃、发音不清、眼球转动不平顺、肌肉不协调、不能站立等）、意识水平下降（嗜睡、昏睡，甚至昏迷）等症状，且这些症状完全可逆，没有运动或视网膜症状。

（3）偏瘫性先兆偏头痛：包括可持续数周的运动无力在内的各种先兆症状，且这些症状均可逆，又分为家族性偏瘫性偏头痛和散发性偏瘫性偏头痛两种。

1）家族性偏瘫性偏头痛：多表现为脑干症状，如伴其他典型的先兆症状和头痛。极少数情况下会出现意识障碍（包括昏迷、神志不清）及发热，医学检查可发现脑脊液细胞数量增多。家族性偏瘫性偏头痛常被误诊为癫痫，此时需确认在患者的一级亲属（父母、子女、兄弟姐妹）或二级亲属（祖父母、外祖父母、叔、伯、姑、舅、姨）中是否至少有一人有运动无力的偏头痛先兆，如有则可以确定其为家族性偏瘫性偏头痛。

2）散发性偏瘫性偏头痛：有运动无力的偏头痛先兆，并且其一级或二级亲属中没有运动无力偏头痛先兆患者。此类患者需经过神经影像学和其他实验室检查（腰椎穿刺）来排除其他病因，这些检查可能会给患者带来一定程度的身心影响，故照护者需要给予其足够的家庭支持，使其积极配合治疗，避免延误病情。

（4）视网膜性偏头痛：反复发生的单眼视觉障碍，包括闪光点、暗点或盲，伴随偏头痛性头痛。比较罕见的病例还可出现短暂性单眼视力缺损。

3. 慢性偏头痛 每个月出现 15 天以上的头痛，或每月至少有 8 天且持续 3 个月以上的头痛，且具有偏头痛性头痛的特点。药物使用过度是导致发作性偏头痛慢性化的主要原因。

4. 偏头痛持续状态 是持续 72 小时以上，并使人极度衰弱的偏头痛发作。

（1）偏头痛脑梗死：具有上述一种或多种偏头痛先兆，且经神经影像学检查确认相应的脑缺血性病变。

（2）偏头痛无脑梗死：先兆症状持续 1 周及以上，但影像学并无脑梗死的证据。

因此，当偏头痛呈持续状态时需及时就医，必要时进行影像学检查，明确有无脑梗死，以免贻误病情，造成严重后果，甚至威胁生命。

（二）紧张型头痛

1. 稀疏阵发性紧张型头痛 偶尔发作（平均每月＜1 天或每年＜12 天）。典型表现为双侧头痛、轻至中度程度头痛、压迫性或紧箍样（非搏动性）头痛，持续时间为数分钟至数天。走路、爬楼等一般活动不会加重头痛，无恶心、呕吐症状，可有畏光或畏声现象。

2. 频繁阵发性紧张型头痛 是频繁发作的头痛，发作时间平均每月 1～14 天，超过 3 个月（12 天/年＜发作次数＜180 天/年）。其余症状同上。

3. 慢性紧张型头痛 由频繁阵发性紧张型头痛转变而来，除了双侧、轻至中度的压迫性或紧箍样头痛，持续数小时至数日，甚至不缓解。日常活动不加重头痛，可有轻度恶心、畏光或畏声现象。

（三）三叉自主神经性头痛

1. 丛集性头痛 眼眶、眼眶上、颞部及其任何组合处发生的剧烈的、严格局限于偏侧的头痛，疼痛时伴有同侧前额和面部出汗、眼结膜充血、上睑下垂和（或）眼睑水肿、瞳孔缩小、流泪、鼻塞、流涕，伴或不伴躁动不安。其持续时间从 15～180 分钟不等，发作频率可从隔日 1 次到每日 8 次。

2. 发作性偏侧头痛 发作时症状同前，其持续时间为 2～30 分钟，每日可发作数次或多次（多数在 5 次以上）。建议在医生指导下用药，使用治疗剂量的吲哚美辛能够预防发作性偏侧头痛的发作。

3. 短暂性偏侧神经痛样头痛发作 严格局限于偏侧的中到重度头痛，发作时常伴头痛侧的眼睛发红和流泪，持续时间为数秒到数分钟，每天至少发作 1 次。

4. 持续性偏侧头痛 严格局限于偏侧的持续头痛，伴有头痛侧前额和面部出汗、眼结膜充血、瞳孔缩小、上睑下垂和（或）眼睑水肿、流泪、鼻塞、流涕，伴有或不伴不安和激越。建议在医生指导下使用药物，治疗剂量的吲哚美辛对持续性偏侧头痛有效，应遵医嘱使用药物，避免药物使用过度，引发药物过度使用性头痛。

（四）其他原发性头痛

1. 原发性咳嗽头痛 是咳嗽（或其他用力动作）诱发的头痛，一般在咳嗽后突然发生，持续数秒到数分钟，部分患者会出现短时间（2 小时左右）轻至中度头痛。头痛多发生在头后部及双侧，40 岁以上的人群特别容易出现。头痛严重程度与咳嗽频率成正比，且大多伴有恶心、眩晕和睡眠异常。

2. 原发性运动头痛 任何形式的运动锻炼均可诱发，是一种搏动性头痛。高海拔地区和炎热天气进行持续剧烈活动容易诱发。老年人首次出现运动后头痛，应及时就医，排除脑出血等脑血管疾病。

3. 冷刺激头痛 指头部暴露在低温环境下，受到外来寒冷刺激或摄入/吸入冷刺激所带来的头痛。头部受冷主要表现为广泛性的头痛，摄入冷食/吸入冷空气造成的头痛主要表现为双侧额或颞部疼痛。故老年人应注意头部保暖，寒冷天气减少外出，尽量避免进食冰冷食物，可有效降低冷刺激头痛的发生。

4. 原发性针刺样头痛 是自发的、短暂的、局限的针刺样头痛，每次针刺痛持续数秒，发作时间和频率无规律性。痛点偏好于偏头痛发作处，可从一处向另一处（同侧或对侧）移行。如果痛点一直固定于一处，需及时就医排除脑部器质性病变。

5. 睡眠性头痛 是老年人常见的一种头痛，仅在睡眠中发作，导致觉醒。多数为头部双侧轻、中度疼痛。在排除脑部器质性疾病的情况下，可能与老年人呼吸功能减退，引起大脑缺氧，导致大脑灰质减少有关。故老年人适当进行有氧运动，可提高心肺功能，从而改善大脑缺氧状况。

头痛的种类多，表现形式多样，病因复杂，不易识别其前驱症状和先兆。头痛还可能与其他一些神经性疾病的症状重叠，如梅尼埃病也可能会出现偏头痛、畏光等症状，普通人很难辨别。老年人因记忆力减退，可能无法准确回忆头痛发生的初期症状、持续时间等。因此，头痛日记是一个很好的帮助老年人记录头痛相关信息的方法，可以以文字、符号及图画等形式进行记录，帮助医生对头痛性质进行辨别，从而做出准确的诊断及治疗，同时还利于用药疗效评估。

三、视力下降

老年人视力下降分为屈光不正和非屈光不正。屈光不正对老年人视功能的影响相对较轻，多为双眼同时视力下降，以轻度远视为主，与年龄增加，眼部生理变化有关。随着年龄增长，非屈光不正眼部疾病的患病率不断增加，从而导致老年人视力进行性下降。在所有非屈光不正眼部疾病中，老年性白内障的占比最高，对老年人视力的影响程度也最大，原发性青光眼和糖尿病视网膜病变也是导致老年人视力下降的常见原因。

（一）白内障

白内障的早期信号包括视力下降、近视度数突然增加。老年人若出现晶状体在数天、数周或数月内全部变混浊就应警惕白内障病变。因此，老年人应重视每年一次的眼科检查，根据白内障进展情况及时进行手术治疗，降低白内障致盲的风险，提高生活质量。

（二）青光眼

青光眼是临床三大致盲眼部疾病之一。其典型特征为视盘萎缩或凹陷、视野不完整、视力水平下降，分为原发性、继发性和先天性三大类。本部分主要介绍原发性青光眼。原发性青光眼是由房水排出受阻，眼压升高导致的眼部疾病，主要表现为眼胀、眼痛、畏光、流泪、头痛、视力下降、视物模糊等症状。青光眼需要长期治疗，否则影响患者视力，导致行动不便。对青光眼早发现、早诊断、早治疗，不但可减轻眼胀、眼痛等症状，对延缓疾病进程、改善老年人的生活质量和减轻心理负担也具有重要作用。

（三）糖尿病视网膜病变

随着人口老龄化和生活方式改变，糖尿病已成为老年人常见慢性病。随着病程进展和年龄增长，老年人发生糖尿病视网膜病变（diabetic retinopathy，DRP）的概率呈上升趋势，10%的患者在起病5~9年出现眼底病变，并且糖尿病视网膜病变是糖尿病严重的并发症之一，成为糖尿病患者失明的主要原因。其病理机制主要是由于血糖升高导致眼底毛细血管功能受损，造成广泛的视网膜缺血，视网膜水肿并形成新生血管。新生血管和慢性黄斑囊样水肿引起的并发症，如牵拉性视网膜脱离和玻璃体积血是造成视力下降或丧失的主要原因。

糖尿病早期阶段的患者应严格控制血糖，以减少微血管病变的发生。2型糖尿病患者应在确诊后立即进行第一次综合性眼底检查。1型糖尿病患者则是在确诊后5年内进行眼底病变筛查。如无视网膜病变，则每1~2年复查一次即可，轻度非增殖期视网膜病变者建议每年复查1次，中度则每3~6个月复查1次，而重度患者建议每3个月复查1次。

因此，老年糖尿病患者应将血糖、血脂及血压控制在目标范围，减少并发症的发生。糖尿病患者进行血糖管理的主要方式为"五驾马车"，即饮食治疗、运动治疗、药物治疗、病情监测和糖尿病教育。建议老年糖尿病患者选择升血糖指数低的食物，如绿叶蔬菜、瘦肉等。适度运动，可以选择打太极拳、散步、游泳等方式。维持目标体重、遵医嘱服药、定期复查血脂、血糖、血压水平。居家老年糖尿病患者定期自我监测血糖及血压，减少血糖波动，延缓糖尿病发展进程，减少或推迟并发症的发生，提高其生活质量。

血糖控制不达标并伴有急性并发症或严重慢性并发症者应在医生指导下进行运动。

四、腹痛

腹痛是一种腹部出现疼痛症状的主观感觉，是腹腔内脏器官/组织或腹腔外器官发生病变而发出的一种警示信号。腹痛分为急性腹痛和慢性腹痛。急性腹痛包括可危及生命的急腹症，慢性腹痛不及时治疗可转化为急性腹痛。

导致腹痛的疾病种类很多，诱因隐蔽，症状多样化。老年人因机体功能衰退，症状不典型，加上感觉迟钝，对疼痛的敏感性低，常导致诊断及治疗延误，错过救治的最佳时机。本章节将从腹痛部位、对应的器官、腹痛性质及腹痛病因进行介绍。

（一）常见腹痛部位及可能累及的器官（表8-4）

表 8-4　腹痛部位及与腹腔内组织器官的关联

器官名称	腹痛部位	放射区域
胃、十二指肠、胰腺	上腹、剑突下	腰背部、肩部
肝、胆囊	右上腹	肩背部
胰体尾、结肠脾曲	左上腹	—
小肠、阑尾	下腹、脐周	—
阑尾	右下腹	—
相应盆腔器官、膀胱、结肠	下腹其他部位	—
相应结肠、输尿管	两侧腹	腹股沟

（二）腹痛性质

空腔器官（如胆管、肠及输尿管）痉挛常表现为阵发性绞痛。最常见的是小肠痉挛，有时是瞬间疼痛，有时是剧痛，疼痛可伴有腹胀和（或）便意，排便、排气后疼痛可缓解。实质器官（如肝、脾）包膜撑胀或系膜牵拉表现为钝痛，多呈间歇性疼痛，一般起病慢，疼痛持续时间较长。胃酸等消化液对黏膜的损伤刺激表现为烧灼痛，反流性食管炎会出现胸骨后烧灼痛。

（三）腹痛病因分类

腹痛分为急性腹痛和慢性腹痛。本章节主要介绍急腹症。急腹症是最常见的急性腹痛，常给患者带来极大痛苦，若不及时就医，可造成严重的后果。

1. 急性阑尾炎　是阑尾由化脓性细菌感染引起的急性炎症。

（1）症状：典型的阑尾炎初发症状为上腹或脐周疼痛，还可出现恶心、呕吐，后有右下腹转移性疼痛，也可表现为直接右下腹疼痛。患者可出现食欲减退、恶心、呕吐等胃肠道症状，以及乏力、发热等全身症状。老年人因衰老导致机体感觉减退，急性阑尾炎初发症状常为右下腹轻微压痛，或不伴反跳痛，症状与疾病严重程度通常不相符。部分老年人甚至在阑尾已经穿孔后才出现腹痛症状，此情况可能威胁到老年人的生命。

（2）生命体征变化：急性阑尾炎严重时会出现心率增快、低热等症状，体温可随病程发展而升高。患者甚至出现反跳痛、肌紧张、肠鸣音减弱等腹膜刺激征。

（3）并发症：若出现寒战、高热，应考虑阑尾穿孔。当表现出意识模糊、呼吸浅快等脓毒血症症状时，应警惕腹膜炎发生。

2. 急性胆囊炎 是由胆管阻塞和细菌感染引起的胆囊炎症。

（1）症状：常在进食油腻食物后出现右上腹绞痛，阵发性加重，右肩背部放射痛是其典型症状，同时有恶心、呕吐、畏寒和发热，可伴有触痛和（或）腹肌紧张，多数患者合并胆囊结石，严重时可出现黄疸。有些慢性胆结石患者可以无症状，或仅有消化不良的表现；部分患者表现为右上腹肋缘下的胆绞痛，疼痛可放射至右肩部，偶尔也有放射至左肩部的。老年人慢性胆囊炎急性发作却因其反应迟钝，痛觉不灵敏，可能表现出心绞痛的症状，甚至还表现为精神不振与低血压。

（2）病因：胆管梗阻、细菌感染、创伤及化学刺激均可诱发。

（3）生命体征：发热、心率加快、呼吸频率增快、血压下降等，严重时可出现感染性休克。

（4）预防：平时饮食宜规律、清淡，少食油腻、煎炸及辛辣食物，不暴饮暴食，还要保持排便通畅，适度运动。慢性胆结石患者若有症状，应考虑择期手术治疗。

3. 消化性溃疡 是指发生在胃和十二指肠的慢性溃疡，多与幽门螺杆菌感染有关。胃小弯及十二指肠球部附近是溃疡的好发部位，具有慢性过程、周期性发作和节律性疼痛三大特点，与情绪波动、饮食等因素有关。

（1）症状：主要表现为剑突下疼痛，为烧灼痛、胀痛或钝痛，可放射至肩部及腰背部，还可能出现反酸、嗳气、呕吐等症状。胃溃疡表现为进食后 30～60 分钟开始疼痛，持续 1～2 小时，胃排空后疼痛缓解。十二指肠溃疡表现为餐前痛，尤其是饥饿时疼痛明显，进食后因胃酸被中和疼痛缓解。老年人消化性溃疡的患病率呈上升趋势，且临床症状不典型，多数表现为无规律疼痛、食欲缺乏、恶心、呕吐、消瘦及贫血等。

（2）病因：胃溃疡发生与胃酸分泌量较低、胃黏膜抵抗力差有关。十二指肠溃疡与胃酸分泌过多有关。精神因素，如紧张、焦虑及过度疲劳等也会导致溃疡发生。

（3）并发症

1）上消化道出血：多为十二指肠溃疡出血，出血部位通常为十二指肠球部后壁或胃小弯，表现为呕血和（或）柏油样黑便。出血过快或出血量过多（超过 400ml）时可出现血容量不足的表现，如头晕、心悸及脉速等，当出血量超过 800ml 时，可发生休克。

2）上消化道急性穿孔：溃疡穿孔是指胃、十二指肠溃疡穿通胃或十二指肠肠壁。胃幽门区和十二指肠球部前壁是好发部位。表现为上腹部突发性剧痛，呈刀割样，可快速扩展至全腹，出现全腹压痛、反跳痛及肌紧张等腹膜炎症状。老年人对疼痛刺激反应减退，发生胃、十二指肠溃疡急性穿孔时可能仅出现上腹压痛的表现，而没有腹膜炎的典型体征，容易延误诊治。故老年人出现持续性腹痛时，既往有胃、十二指肠溃疡病史应警惕溃疡穿孔，需及时就医，以免延误病情，造成严重后果。

3）幽门梗阻：主要由溃疡愈合后形成的瘢痕造成，表现为胃潴留引起的渐进性呕吐，呕吐后不适感减轻。部分患者腹部膨隆，可见胃型及从左到右的胃蠕动波。

消化性溃疡的预防措施包括保持生活规律，劳逸结合，避免过度劳累和精神紧张。平时养成定时进餐的习惯，避免辛辣刺激食物，不饮浓茶及咖啡；不吸烟及酗酒。定期体检，有幽门螺杆菌感染者需在医生指导下进行幽门螺杆菌根除治疗。

4. 急性肠系膜缺血　急性肠系膜动脉栓塞是急性肠系膜缺血的一种，好发于有心脏病、糖尿病或动脉粥样硬化病史的老年人。

（1）症状：表现为突然发生的全腹或局部剧烈腹部绞痛，伴有恶心、呕吐及血便，发作数小时内即可发生休克，如不及时进行治疗，严重者48小时内就可导致死亡。

（2）病因：由于肠系膜动脉血栓形成导致肠管缺血、坏死引起急性肠系膜动脉栓塞。

（3）生命体征变化：伴腹腔感染时可出现畏寒、发热等症状。休克早期，患者血压下降，心率变快。

（4）预防措施：急性肠系膜动脉栓塞对老年人生命构成非常大的威胁。有心脏病、糖尿病或动脉粥样硬化病史的老年人，居家生活中需注意保持健康的饮食习惯，避免进食油腻、口味偏重的饮食，以免血脂过高，增加血栓形成的风险。平时适度运动，控制血糖、血压及血脂，维持标准体重，改善心肺功能，可减缓疾病进程，减少并发症发生。若老年人出现上述症状，应立即就医，以免延误救治时机。

5. 肠梗阻　是指各种原因引起的肠内容物不能正常通过肠腔。肠梗阻按部位分类，分为高位空肠梗阻、低位小肠回肠梗阻和结肠梗阻。小肠梗阻多见于粘连、扭转、嵌顿疝。结肠梗阻以肿瘤及乙状结肠扭转为多见。乙状结肠扭转多见于有便秘史的老年人。本节主要介绍粘连性肠梗阻和绞窄性肠梗阻。

（1）粘连性肠梗阻：是临床上最常见的一种肠梗阻类型，一般发生在小肠，由肠粘连或腹腔内粘连所导致，多数为术后所致。

1）症状：阵发性腹痛，局部压痛或腹肌紧张，伴恶心、呕吐、腹胀，肛门停止排气、排便。

2）病因：有慢性肠梗阻多次急性发作史、腹腔手术史、创伤及感染等。

3）预防措施：鼓励术后患者早期活动，以促进肠蠕动更早恢复。及时治疗腹腔内炎性病变。有慢性肠梗阻反复发作者需根治。养成日常规律饮食，不暴饮暴食，进食易消化食物，适度运动，避免剧烈活动及突然改变体位等。

（2）绞窄性肠梗阻

1）症状：持续剧烈腹痛、呕吐、腹胀，肛门停止排气、排便。肠套叠、肠系膜血管栓塞或血栓形成这类绞窄性肠梗阻，患者可排出血性黏液样便。

2）病因：由肠系膜血管或肠壁小血管受压、血栓形成或血管腔栓塞导致相应肠段血运障碍引起，严重者可发生肠坏死、穿孔。

3）预防措施：保持大便通畅，适度活动，避免进食后剧烈运动，定期体检，早期筛查腹腔肿瘤，避免肿瘤压迫等。

6. 急性胰腺炎　临床上以急性上腹痛或血、尿淀粉酶、脂肪酶升高为特点，多数患者病程呈自限性。按照病情严重程度可分为轻型、重型胰腺炎，轻型急性胰腺炎预后较好，重型较差。

（1）症状：主要表现为饱餐或饮酒后左上腹剧烈疼痛，可伴后左肩和左腰背放射痛。胆源性胰腺炎为右上腹疼痛，并逐渐向左转移，伴有腹胀、恶心、呕吐、腹部压痛，伴肌紧张和反跳痛，老年人症状较轻。

（2）病因：急性胰腺炎是由于多种原因导致胰酶在胰腺内被激活后引起胰腺组织自身消化、水肿、出血、坏死的炎症反应。既往有胆结石或胆囊炎的患者，需警惕胆道堵塞引起的胆源性胰腺炎。

（3）其他表现：合并胆道感染时伴寒战、高热。胰腺坏死伴感染时的主要症状为持续性高热，腰部皮肤可出现水肿、发红和压痛，甚至出现大片青紫瘀斑。

（4）预防措施：首先去除病因。若有胆囊结石病史，且伴有胆道感染或胆总管下段梗阻者建议择期手术。其次，平时注意控制血脂水平，有糖脂代谢紊乱的老年人，应将血脂控制在理想状态，特别是三酰甘油水平。饮食方面避免进食油腻食物，严禁暴饮暴食，忌烟酒，必要时在医生指导下口服药物。

五、腰痛

腰痛通常指肋缘下方与臀部褶皱上方区域的疼痛或不适，伴或不伴腿痛。腰痛不仅给机体造成不适，长期的疼痛还导致心理压力及经济负担。导致腰痛的原因很多，就老年人而言，需先排除非腰椎、非脊柱性急性腰痛，如腹主动脉夹层瘤、腹膜后转移癌、神经病变及心理精神病变等。本节主要介绍老年人常见的非腰椎、非脊柱性腰痛类型。

（一）骶髂关节痛

骶髂关节痛是指排除特异性感染、急性创伤、肿瘤等原因后，骶髂关节区域的疼痛与不适，伴或不伴腹股沟、下肢等部位疼痛。临床主要表现为疼痛，以单侧或双侧腰部钝痛为主，部分患者合并腹股沟区和（或）坐骨结节周围疼痛，还有部分患者表现为大腿后侧、臀外侧、大腿前方及小腿疼痛。疼痛严重者，可出现行走困难，不能负重，甚至不能站立及端坐，弯腰和翻身均会加重疼痛。

1. 椎间盘源性腰痛　指椎间盘本身病变引起的慢性腰痛。久坐时明显，卧位可减轻疼痛，部分患者可能伴有腹股沟区域及大腿前侧的牵涉痛。

2. 腰椎关节突关节源性疼痛　因腰椎关节突关节及其附属组织发生病变引起的疼痛。此类腰痛表现为隐痛、酸胀不适，疼痛常牵涉臀部和大腿。腰部伸展或旋转时加重，卧床或弯腰时缓解。随着疾病的进展，如不进行积极治疗，腰痛会加重，可出现持续性腰部酸胀或剧痛，导致活动受限，严重影响工作、睡眠及生活质量。

3. 腰臀肌筋膜疼痛综合征　是因寒冷、潮湿、慢性劳损等导致腰臀部肌筋膜及肌组织发生水肿、渗出及纤维性变引起的腰臀部疼痛不适。该综合征需由医生进行鉴别诊断。

（二）慢性软组织疼痛

慢性软组织疼痛是指人体的运动系统软组织（包括骨骼肌、筋膜、韧带、关节囊、滑膜、脂肪垫及椎间盘等）由于急性损伤后遗症或慢性劳损形成的病变产生无菌性炎症刺激，继发软组织痉挛、变性和挛缩，导致肢体疼痛、功能障碍及其他相关征象的疾病。临床上分为椎管外、椎管内、椎管内外混合型三种，本节仅介绍椎管外软组织损害性疼痛。

椎管外软组织损害性疼痛由急性损伤后遗症和慢性劳损引起。急性损伤未及时治疗，会发展为慢性疼痛，劳累可诱发甚至加重。慢性劳损是人体软组织长期受到反复牵拉等刺激而产生的积累性损伤，最终发展成难以治愈的慢性疼痛。其主要表现为特定病灶部位有敏感压痛点，如头颈部、肩背部、腰骶部、臀部及腿部等的疼痛及麻木，甚至出现功能障碍。部分患者可能还会出现头晕、耳鸣、眼胀及心慌等症状，这些症状在软组织病灶解除后可消失。

综上所述，导致老年人出现各种不适症状的原因很多，病因及发病机制复杂，症状表现不典型，老年人器官功能减退，容易延误疾病诊断，甚至导致严重的并发症。因此，老年人及其照护者应学习一些疾病自我监测知识，定期体检，对慢性病进行管理，减缓疾病进程，及早发现并控制各类并发症，从而提高其生活质量。

（陈　祎　方荣华）

第九章 心理自我调适

老年人因生理功能退化、慢性躯体疾病、慢性疼痛等因素，认知、情绪、行为等方面发生改变，易出现孤独、抑郁、焦虑等负面情绪，从而引发一系列心身疾病，影响老年人的社会功能及生活质量。改善老年人心理健康状况是全社会的共同责任，是一项整体、连续的工程，需要个人、家庭、社会各尽其力，共同参与。中国大多数老年人以居家养老方式为主，家庭成为多数老年人的主要活动场所，而家庭成员的日常照护、经济支持及精神慰藉对居家老年人身心健康起着重要作用。因此，家庭成员作为照护者，除了对居家老年人进行日常生活护理以外，还应该关注老年人的心理问题，掌握一些居家适宜的心理自我调适方法。本章就居家老年人自我心理调适进行指导。

第一节 放 松 训 练

一、概述

放松训练是一种自我调整方法，是通过机体的主动放松来增强对自我控制的有效手段。放松训练应对紧张、焦虑、不安、气愤等情绪与情境非常有用，可以帮助个体振作精神，恢复体力，消除疲劳，镇定情绪。这与中国的太极拳等相似，有助于全身肌肉放松，促进血液循环，平稳呼吸，增强个体应对心理不良事件的能力。

（一）概念

放松训练又称"松弛训练"，是机体从紧张状态松弛下来的一种练习过程。其目的是通过反复练习使整个机体活动水平降低，达到心理上的松弛，从而达到机体内环境的平衡与稳定。

（二）原理

一个人的情绪反应包含主观体验、生理反应、表情三个部分。生理反应，指躯体受自主神经系统和随意神经系统控制而做出的反应。当一个人感觉心情紧张时，不仅主观上"惊慌失措"，连身体各部分的肌肉也变得紧张僵硬；当紧张的情绪缓解后，僵硬的肌肉还不能松弛下来，但可通过按摩、洗浴、睡觉等方式使其松弛。放松训练的基本假设是通过改变生理反应，使主观体验也随之改变，再间接使主观体验松弛下来，建立轻松的心情状态。

（三）类型

常采用的放松训练包括呼吸放松、肌肉放松、音乐放松及想象放松等。

二、呼吸放松

（一）概念

呼吸放松是通过保持舒适体位进行呼吸训练，从而引导身、心达到舒适状态的一种方法。它是一种身、心放松的技巧，在身、心舒适的状态下，把注意力都集中到一处，使呼吸的调息更为均匀，心理更为放松，有助于消除练习者紧张、焦虑的不良情绪，也可以改善机体的不适症状。

（二）类型

常用的呼吸方法有鼻腔呼吸法、缩唇呼吸法、腹式呼吸法、控制式深呼吸法等，此训练法可自己独立完成，也可在旁人协助下进行。

1. 鼻腔呼吸法 使用鼻孔交替呼吸法，能够帮助静心，提高专注能力，改善神经紧绷。

2. 缩唇呼吸法 是指经鼻吸气，然后通过鼓肋、缩唇（口形如吹口哨状）缓慢用口呼气（尽量延长呼气时间），从而达到放松的目的。

3. 腹式呼吸法 是指深、长、细、均匀地进行呼吸，通过调节呼吸部位，延长呼吸时间，放慢呼吸节奏，加大呼吸深度，在生理上能够增加横膈膜的上下运动，提高肺的活动范围及气体交换量，刺激腹部神经丛，促进自主神经的活动，同时它能够提高腹压，增强腹部的血液循环，在心理上能够引导练习者将注意力集中到呼吸上，随着呼吸的进行，排除杂念，稳定情绪。

4. 控制式深呼吸法 是瑜伽练习中常使用的呼吸法，是腹式呼吸和胸式呼吸的结合。其作用是缓解身体紧张与压力，降低心率，调节焦虑情绪，使头脑平静。

（三）练习方法

1. 练习前准备

（1）环境准备：选择安静、整洁、安全且空气良好流通的室内。

（2）练习者准备

1）取下眼镜、手表、腰带、领带等妨碍身体充分放松的物品。

2）解开上衣的第一个纽扣。

2. 练习方式

（1）鼻腔呼吸练习步骤

1）选择一个舒适的、觉得安全的座位坐好，姿势摆正。

2）将右手的示指和中指放于前额。

3）用拇指按压住右鼻孔，用左鼻孔缓慢地轻轻地吸气，每次的吸气都要饱满，深吸到不能吸为止。

4）再用环指按压住左鼻孔，移开拇指打开右鼻孔，将气体由右鼻孔慢慢地尽可能彻底地呼出，每次的呼气都要彻底，将身体的浊气完全排出体外。

5）再用右鼻孔吸气，同样，每次的吸气都要饱满，深吸到不能吸为止。

6）拇指按压住右鼻孔，同时打开环指，用左鼻孔呼气，注意，呼气都要彻底。此为 1 个循环。

7）训练时可根据自己实际情况进行训练，可重复这样的训练 10～25 个循环。

（2）缩唇呼吸练习步骤

1）选择舒适的体位，放松，用鼻子轻轻吸气 1～2 秒。

2）缩唇呼气，将嘴唇缩成吹笛状，使气体缓缓通过缩窄的口型呼出，1—2—3—4 秒，尽量呼出气体。

3）根据自己实际情况进行训练（出现呼吸急促应咨询相关专业人士后再决定训练强度）。每天最少练习 3 次，卧位、坐位、立位各 5 分钟。

4）吸气和呼气时间比为 1∶2。尽量做到深吸气和慢呼气，以能使距口唇 15～20cm 与口唇等高水平的蜡烛火焰随气流倾斜又不至于熄灭为宜。

（3）腹式呼吸练习步骤

1）选择一个舒适的位置半躺于椅子上，感受到手、足及全身肌肉都处于放松状态。

2）一只手放于腹部，另一只放于胸部。

3）鼻子深吸气，直至不能吸为止，保持 1 秒，心里默数 1—2—3，停顿 1 秒。吸气时让空气进入腹部，感觉到置于腹部的手往上推，而胸部只是在腹部隆起时跟着微微的隆起。

4）再缓慢用嘴呼气，呼气时尽量将肺里的气呼尽，心里默数 1—2—3—4—5，同时想象你将所有不快、烦恼、压力都随着每一次呼气慢慢呼出，使呼气的时间比吸气的时间长。

5）当感觉呼吸节奏舒适时，可进一步进行平稳呼吸，尽量做到深而大的呼吸。

6）呼吸要深长而缓慢，除了仰卧，还可以选择坐位、站位，根据个人实际情况来调整体位及训练时间，每天最少练习 3 次，卧位、坐位、立位各 5 分钟。

（4）控制呼吸练习步骤

1）选择一个舒适的位置坐在椅子上，双臂放在大腿上，双足平放在地板上。

2）将注意力转移到呼吸上。

3）深呼吸，屏住呼吸片刻，通过嘴巴呼气的同时将一天中的烦恼随着呼气缓缓"吐出"。

4）放松自己的身体，从前额一直到足底彻底放松。

5）在规律深呼吸的同时，运用实况转播方法，在吸气时对自己说"吸气"，在呼气时对自己说"放松"，继续呼吸，在脑中重复这些话语。感受每次呼吸带来的平静、安宁，并且带走担忧、紧张。

6）此训练方法以 10～15 次为一个循环，可根据自身实际情况进行练习，如果需要 30 秒或更长时间才能做到放松，则继续集中注意力，保持心情平静，缓慢、均匀地呼吸，随着每一次呼吸，身体会变得越来越放松。

3. 注意事项

（1）呼吸放松训练有多种放松方法，可以单独使用，也可以联合使用，但一般以 1 或 2 种为宜，不宜过多。

（2）进行呼吸放松训练时，应保持心情平静，集中精力，摒除杂念，全身心投入，避免各种干扰。

（3）放松疗法的关键是放松，强调机体、肌肉放松，更强调精神、心理放松。

（4）身体姿势准备：尽量让身体放松，消除肩、胸、腰、手腕、足等部位不必要的紧张，不要身体僵硬，要尽可能让自己觉得舒服。

（5）根据个人实际情况进行练习，必要时应咨询相关专业人士后再进行练习。

三、肌肉放松

（一）概念

肌肉放松训练是通过有意识地控制全身肌肉绷紧和放松的过程使整个身体逐步放松。经过不断改进与发展，肌肉放松目前已成为一种独立的干预措施应用，该方法安全、简便、易行，是放松训练中最常用的心理干预方法。此练习方法可独立完成，也可在旁人协助下完成，将具体练习步骤进行录音后再进行练习更适用于独居的老年练习者。

（二）练习方法

1. 练习准备

（1）环境准备：选择安静、整洁、安全且空气良好流通的室内。

（2）练习者准备

1）取下眼镜、手表、腰带、领带等妨碍身体充分放松的物品。

2）解开上衣的第一个纽扣。

2. 练习方式

（1）选择一个软椅坐好，把头和肩都靠于椅背上，胳膊和手都放在扶手或自己腿上，双腿平放在椅子上，双足平放在地上，足尖略向外倾，闭上双眼。

（2）深呼吸 3 次，吸气—呼气—吸气—呼气—吸气—呼气。

（3）握紧左拳，1—2—3—4，放松。

（4）握紧右拳，1—2—3—4，放松。

（5）左手握拳，左手臂弯曲，使肱二头肌拉紧，1—2—3—4，放松。

（6）右手握拳，右手臂弯曲，使肱二头肌拉紧，1—2—3—4，放松。

（7）握紧双拳，双臂弯曲，使双臂处于紧张状态，1—2—3—4，放松。

（8）眉毛用力向上抬，前额起了皱纹，1—2—3—4，放松。

（9）嘴唇紧闭，抬高下巴，使颈部肌肉拉紧，用力咬牙，1—2—3—4，放松。

（10）双肩外展扩胸，肩胛骨尽量靠拢，好像你的两个双肩合到一起，1—2—3—4—5—6—7—8，放松。

（11）尽可能向后使劲收肩，感觉背部肌肉拉得很紧，特别是肩胛骨之间的地方，拉紧肌肉，1—2—3—4，放松。

（12）再一次把肩胛骨往内收，这一次腹部尽可能往内收，拉紧腹部肌肉，1—2—3—4，放松。

（13）伸直腿部，足尖上翘，使小腿后面肌肉拉紧，1—2—3—4，放松。

（14）左足跟伸向椅子，努力向下压，抬高足趾，使小腿和大腿都绷得很紧，抬起足趾，使劲蹬后足跟，1—2—3—4，放松。

（15）右足跟伸向椅子，努力向下压，抬高足趾，使小腿和大腿都绷得很紧，抬起足趾，使劲蹬后足跟，1—2—3—4，放松。

（16）各个部位一起做，深呼吸 3 次，吸气—呼气—吸气—呼气—吸气—呼气，将前面练习过的所有肌肉都开始拉紧，左拳和肱二头肌、右拳和肱二头肌、前额、眼睛、腭部、颈肌、嘴唇、肩部、腹部、右腿、左腿，1—2—3—4，放松。

3. 注意事项

（1）呼吸放松和肌肉放松有时会一起使用，在现实中可根据实际情况调节把握。

（2）进行放松训练时，应集中精力，全身心投入，避免各种干扰。

（3）放松疗法的关键是放松，强调机体、肌肉放松，更强调精神、心理放松。

四、音乐放松

（一）概念

音乐通过声响作用于人的听觉，从而影响人的感觉、知觉，甚至可以通过人的音感和乐感影响人的情感和思想。人们时常将自身的期望与追求赋予在某种艺术形式上表现出来，而通过音乐表达内心的期望就是一种直接的形式。

（二）功能

1. 审美功能　"语言有国界，而音乐无国界"。审美是从低级到高级的过程，是实现生理到心理追求的过程。不同年龄阶段应根据年龄特征选择音乐赏析作品，适合的音乐素材能更好地理解与感知，进而发挥人的主体作用，发挥想象力及创造力，促进音乐审美能力的提升。

2. 娱乐功能　音乐的娱乐功能是其最直接的功能，也是其本质属性的体现。音乐的娱乐功能能够帮助人们更好地缓解压力，放松心情。快节奏的社会生活会使人身心处于一种紧张状态并伴有不良情绪，通过音乐的律动能够有效达到放松、缓解及娱乐的目的。

3. 治疗功能　音乐的治疗功能并不代表音乐能够对疾病起到根治的作用，而是通过音乐对治疗疾病起到辅助作用。音乐是一种带有律动性的声波，人们在聆听的过程中，受到声波的音频刺激，会使身心受到某种感触，进而缓解其心理压力与不良情绪，使其心理产生积极作用。

4. 认识功能　音乐不具有语义特征，但通过长期的音乐学习，能够从某段音乐中看到自己琢磨出来的形象。对于老年人来说，音乐的认识功能可以让其通过歌曲回忆起以往的生活状态，使其面对现实的生活，并对将来充满信念与盼望。

（三）音乐对老年人身体健康的影响

1. 歌唱有益于气息的调节　歌唱可以改善血液循环，提高呼吸频率。对于喜欢在公园唱歌的老年人，歌唱成了一种呼吸新鲜空气、做有氧运动的有益途径，不仅对身体的各个器官起到补充血氧的作用，延缓器官衰老，还可以使大脑神经系统兴奋，心情舒畅，加速内分泌代谢，促进神经细胞的冲动反应，从而使血管扩张，改善血液循环，调节呼吸系统，增大氧气的吸入量。

2. 改善老年人肢体灵敏性　从中医学的角度来说，弹琴时，手指正确的触键点应该是手指尖，在每一个手指尖处，都有对应穴位，称"十宣穴"，经常敲击此穴位能够刺激神经末梢，作用于脑神经，起到健脑的作用。对于老年人来说，经常弹键盘乐器有助于预防老年痴呆症，当然也能使手指变得更为灵活。舞蹈可增强老年人肢体灵活性、协调性及平衡感，尤其是在公园等空气清新的环境里练习跳舞，对老年人来说是一种极好的有氧运动，具有较好的降低血压及心血管疾病患病风险的作用。

3. 改善老年人精神健康　对于独居老人或是空巢老人，能在一个固定的团体中与其他老年人交流音乐、学习音乐，不仅能够减轻其内心的寂寞感，拥有固定的朋友，还能让其获得安全感和信赖感。此外，经常欣赏优美、舒缓、轻松的音乐可以有效地将身患疾病老年人的注意力吸引到音乐中来，从而忘记身体的病痛，良好的情绪由此产生，改善其心理和情绪健康，最终为疾病的治疗起到积极的辅助作用。

（四）音乐的选择

根据自身情况对音乐进行选择。例如，改善睡眠的音乐可选择《城市漂流》《梦起始的地方》等；消除疲劳的音乐可选择《假日的海滩》《锦上添花》等；静心养性的音乐可选择二胡曲《月夜》、古筝曲《高山流水》等。

（五）选择音乐的注意事项

（1）尽可能排除各种干扰，使身心沉浸在音乐中。

（2）控制音量，一般在 40～60dB 即可，用于安神或助眠时音量可适当再降低。

（3）音乐的选择应根据时间段进行，如晨起时可选择稍激昂的音乐，有助于驱散睡意；休息时尽可能选择舒缓的音乐，帮助放松心情，快速入睡。

（4）根据个人的区域、喜好、文化背景进行选择，不强迫反复收听同一首或厌烦了的曲子，否则效果会适得其反。

五、想象放松

（一）概念

想象放松也称意象性想象，其方法是想象平和、安静的场所和情境，被动接受并将注意力集中在给予的自然风景的视觉、听觉等各种感觉暗示上。这种方法能提高创造性的思维能力。另一种想象的内容，是对美好时刻的回忆，或是积极的暗示，又称自我暗示疗法。

（二）练习方法

1. 练习准备

（1）选择安静、整洁、安全且空气良好流通的室内。

（2）练习者把眼镜、手表、腰带、领带等妨碍身体充分放松的物品摘下来。

（3）想象轻松愉快的情境（如大海、蓝天、白云、瀑布、沙滩、青山、绿水等），达到身心放松。

2. 练习方式

（1）闭上眼睛，全身放松，慢慢地深呼吸。同时，静静地感受头脑中闪现的每一个念头，不要去理它，任它来，由它去。

（2）开始想象具体的情景。例如，想象自己仰卧在海滩上，沙子细而柔软；躺在温暖的沙滩上，感到非常舒服。身体能感受到阳光的温暖，耳边能听到海浪拍岸的声音，此刻内心感到很舒适。微风徐徐，带走了所有的思想，只剩下那一片金黄的阳光。海浪不停地拍击海岸，思绪也随着它的节奏涌上和退下。随着温暖的海风轻轻来临，又悄然离去，带走了心中思绪。此刻，只感受到细沙的柔软、阳光的温暖、海风的轻缓，只有蓝色的天空和蓝色的大海笼罩着心田。温暖的阳光照耀着身体，身体都感到暖洋洋的。阳光照着头部，头部感受到温暖和沉重。轻松的暖流流进了右肩，右肩感到温暖和沉重。随着呼吸越来越慢，越来越深。轻松的暖流，流进了右手，右手感到温暖和沉重。轻松的暖流，又流回到右臂，右臂感到温暖而沉重。轻松的暖流从后背转到了脖子，脖子感到温暖而沉重。此刻，呼吸越来越慢，越来越深。轻松的暖流，流进了左肩，左肩开始感到温暖和沉重。轻松的暖流，流进了左手，左手感到温暖而沉重。轻松的暖流，又流回左臂，左臂感到温暖而沉重。随着呼吸越来越慢，越来越轻松。心跳也越来越慢，越来越有力。轻松的暖流，流进右腿，右腿感到温暖而沉重。轻松的暖流，流进右脚，右脚感到温暖而沉重。轻松的暖流，又流回到右腿，右腿感到温暖而沉重。轻松的暖流，流进左腿，左腿感到温暖而沉重。轻松的暖流，流进了左脚，左脚感到温暖而沉重。轻松的暖流，又流回到左腿，左腿感到温暖而沉重。此刻，随着呼吸的深入，越来越轻松。轻松的暖流，流进腹部，腹部感到温暖而轻松。轻松的暖流，流进胃部，胃部感到温暖而轻松。轻松的暖流最后流到了心脏，心脏感到温暖而轻松。心脏又把暖流送到了全身。全身感到温暖而轻松。这个时候，整个身体及内心都已经变得非常平静，已经感觉不到周围的一切。周围好像没有任何的东西，安然地躺卧在大自然的怀抱里，非常轻松，十分自在（静默几分钟后结束）。

3. 注意事项

（1）在整个放松过程中都要始终保持深、缓而均匀的呼吸。

（2）想象要逼真、生动形象。头脑中的意象越清晰、生动，放松的效果就越明显。同时，要能真正体验到随着想象，有股暖流在你身体里流动。显然，要想掌握好这两条要领，必须要经过多次练习，反复认真体会。

（3）在进行想象放松训练时，建议在安静的环境中，仰卧在床上，将四肢伸展、放平，使身体有舒适的感觉。同时，闭上眼睛并配合深、缓而均匀的呼吸。

（4）在进行想象放松训练时，你还可以想象某一特定的情境，也可以像旅游一样，从一个地方到另一个地方，逐一进行想象。至于采取何种方式，要看哪种情况更适合自己。

（5）练习时配以轻柔的音乐更能达到放松效果。此方法可独立完成也可在旁人协助下完成，将具体练习步骤进行录音后再进行练习更适用于独居的老年练习者。

六、其他放松技巧

（一）人生回顾

1. 概念　人生回顾是一种通过回顾、评价及重整一生的经历，使人生历程中一些未被解决的矛盾得以剖析、重整，从而发现新的生命意义的心理和精神干预措施。

2. 基本方式　内容包括叙说故事、外化问题和重塑故事。

（1）叙说故事：通过故事的叙述可以改变自己，当个体在讲述自己的人生故事时，可以从中引出新的想法，引发不同的观点，进而寻找到新的生命意义。

（2）外化问题：是把人与问题相分离，人不等于问题，问题只是问题本身，人与问题是分开的。外化问题需要个体将问题视为一种能为其带来影响的外界因素，并非我们生来就拥有的内在特质。问题外化中常使用的一个技巧就是比喻，外化在将人与问题分离之后，运用隐喻的语言为个体带来信心和希望。

（3）重塑故事：在叙事治疗的过程中，就生活中的一些短小片段、一些问题故事进行重塑，使故事内容越来越丰富，最后建立起强有力的自我认同，就算是"问题故事"也能为个体带来不同寻常的人生意义。

3. 作用

（1）能够结合老年人的生理、心理特点，针对性地在寻找生命足迹方面让老年人梳理自己一生的经历，让老年人在回顾的过程中分享快乐，抒发郁结。

（2）能够让家属更加了解现阶段老年人的需求，通过社会工作者、医护人员和家属的共同努力，让老年人圆满地走完人生的最后一段旅程。

（3）能够让老年人和家属在面对死亡的时候可以更加坦然接受，能够珍惜生活，活好当下。

（4）其局限性包括当临终患者神志不够清晰或智力方面有障碍时，可能无法进行人生回顾；受种族、民族、信仰、传统文化习俗的局限，可能有些临终患者及其家属并不乐于接受这种方法；临终患者要求社会工作者为其保密的事项，如若涉及法律方面的问题，社会工作者会面临两难伦理抉择等。

（二）太极拳

1. 概念　太极拳看起来似乎是一种行动缓慢的运动，实质上却要求步法稳健、肢体有力、身体灵活、柔中带刚，长期练习能够起到平衡身体灵活性、柔韧度和协调能力的作用，预防或减缓衰老。

2. 作用

（1）老年人练习太极拳，能够平心静气，并在心平气和的状态下进行节律性的动作，经常练习能强化肺功能，增强肺的通气功能，提高肺活量，对呼吸系统有积极的作用。

（2）太极拳的招式动作讲究缓慢柔和，但却并非迟钝，反而轻盈灵便，做太极运动时，练习者全身肌肉跟随律动有规律地进行收缩与放松，膈肌不断收缩、舒张，能够按摩毛细血管，促进细胞间气体交换，改善血液循环，长期练习，可以达到通畅气血的作用，以达到健身的目的。

（3）达到心平气和的状态必须靠控制自己意识，排除杂念，集中精神，达到训练大脑集中注意力的目的。长期练习太极拳能改善或提高大脑神经的功能，缓解压力、消除疲劳，使大脑神经得到放松，保持活力，对于记忆力的提升和学习工作效率的提升亦有很大帮助。

（4）太极拳作为有氧运动的一种，能够增加血液循环、加强肺部吸收氧气的功能，为大脑供给更多的氧气，从而提高脑的劳动效率，此外，对于预防老年痴呆症有一定的作用。

（5）参加太极拳活动是老年人融入新的集体和环境中的渠道之一，老年人能够在这样的环境中，结识到新的朋友，互相之间建立信赖、友谊，接触更多的新鲜事物，为自己的生活增添一份情趣。

（三）书法与绘画

1. 概念　书法与绘画重视作品意境原因在于书法与绘画需要运用特殊的心理才可以完成，必须要有良好的状态才能让人进入一种境界，在这个状态中，会感到宁静清心、聚精会神、心平气和，如同是进入到一个独立的意境。

2. 作用

（1）老年人由于肌肉萎缩、骨骼疏松、心血管功能下降，不适宜做剧烈运动，因此多倾向于参加"以静养生"的运动，而书法和绘画恰巧是这类活动的代表典范。

（2）写作书法、作画时要求"立姿站稳，头要正，臂要平，悬腕悬肘，肩部放松，呼吸自然，大笔挥毫。这时手、臂、腕、腰、腿各部分运动都和太极拳、剑相似，使全身得到锻炼"。写作书法和绘画时，不仅是手臂的运动，更需要依靠全身气息的贯通，一气呵成，这一点是老年人"养气"的途径之一。

（3）写作书法和绘画又与太极拳有着异曲同工之妙，在于"静心"，也就是摒除杂念、集中精神，长期练习，也能起到健脑的功能。通过气息、肢体、脑的协调运作，对预防老年痴呆症也能起到一定作用。

（4）在练习书法和绘画的过程中，可以以艺会友，增加人际交往，认识更多志同道合的人，既增长了见识又提高了书法与绘画水平，一举两得，更重要的是学会乐观面对生活，提高晚年生活质量。

（四）老年心理健康操

心理健康操将健康操和心理健康有效地结合起来，通过编排较为简单的肢体动作，同时给予积极的心理暗示进行辅助，使心态保持平和、自然。常用的心理健康操包括心随身动、心随意动、心随脑动三个部分。

1. 心随身动 包括身体放松、大脑放松、环境联接和自我体悟四个部分。

（1）心随身动：身体放松。

1）概述：身体放松以呼吸调节为关键点，通过言语引导，使练习者放松肢体、平和心态、稳定情绪。

2）原理：放松训练可以分为视觉、听觉、感觉三种方式。感觉诱导中的呼吸训练，最容易被老年练习者接受，且更容易操作。

3）目的：通过短暂的放松过程，使练习者学会面对焦虑及身体不适，通过呼吸放松更好地缓解身体不适、控制情绪、促进肺部清洁、增强免疫力、保护呼吸道不受损伤，以及减缓心率，降低血压。

4）步骤：详细步骤参考本章第一节呼吸放松练习方法。

（2）心随身动：放松大脑。

1）概述：用不同手法按摩头部及按摩与神经系统或与神志有关的穴位。

2）原理：从手法上，普通按摩治疗只能到达皮肤、脉管、肌肉，而经络疗法则可深入到神经、肌腱和筋膜；从疗效上，普通的按摩只能达到放松效果，经络疗法在有效指导下，可达到保健的效果。

3）目的：①帮助练习者学会健脑技术，并能在生活中熟练使用。②促进大脑健康。

4）步骤：①按、刮、拍头部（从头面到后颈）各做两遍。②捏鼻 8 次。③揉眼 4 遍。④按耳鼓膜两遍。⑤擦脸两遍。⑥从头部拍打到四肢（从额头拍至颈部再到全身）两遍。

（3）心随身动：环境联接。

1）概述：通过肢体的伸展运动及精巧的动作导引，使练习者探索自身与环境的关系，引导其融入环境。

2）原理：帮助练习者通过肢体动作，探索身体与心理、身体与环境之间的关系。

3）目的：①通过与环境产生联接，探索个人生理及心理空间，有助于灵活调整个人的空间感，增强与环境的联系，减少因为环境因素导致的潜在不安心理。②舒展筋骨；缓解因环境所致的焦虑情绪，增加在不同环境中适应程度，强化不安感；强化身体感觉，避免磕碰等意外情况发生。

4）步骤：①朝不同方向拉伸，与周围空间形成关联。②在不同方位层面进行拉伸运动——平面、轮面、门面，全方位的活动联接身体与空间的各个方位。

（4）心随身动：自我体悟。

1）概述：抚慰身体但不接触皮肤，从头向下，感受手掌与皮肤的温度与流动的空气。

2）原理：帮助练习者通过肢体动作，探索身体与心理、身体与环境之间的关系。训练机体感受与协调性，提高皮肤灵敏度。60 岁后在一定面积皮肤上触觉敏感点数目显著下降，皮肤触觉感受性降低，所以老年人需要这样的训练来加强敏感度；对身体轮廓的勾画可加深练习者对自己身体的认知。

3）目的：①通过对自己身体感觉的体会，提高练习者身体灵敏度与敏感性。②有助于练习者及时觉察身体不适；舒缓情绪，防止老年人自闭心理；缓解因心理情绪因素导致的身体不适。

4）步骤：①抚慰身体但不接触皮肤，从头向下，感受手掌与皮肤的温度与流动的空气。

②使用象征性动作，如用手描绘自己身体轮廓。③双手环抱胸前，交替拍打，并在心中默想身体不舒服的部位慢慢变好。④轻轻地，从头向下感受自己身体的轮廓，试着尽可能地用手接近自己的身体，但不要触碰到皮肤。⑤想象耳边的声音被手掌遮蔽，变得不那么清晰；想象眼睛被手掌遮住了光线；你也感到手掌心与皮肤之间透过了丝丝微风，皮肤透过空气传递了温度到达手心。⑥试着想象你正在照一面镜子，你要去勾画自己身体的轮廓：头发—脸颊—脖子—手臂—躯干—胯部—大腿—小腿—脚。⑦让镜子里的自己转过身，再仔细地看看自己的身体：后脑勺—脖子—后背—手臂—臀部—大腿—小腿—脚后跟。你让镜中的自己再转过身，默默地看着他，静静地拥抱他，其实就是在拥抱你自己。⑧静静地和自己拥抱，想象一处身体比较不舒服的部位，左右轮流拍打你的两肩，随着缓慢地节奏，身体不舒服的感觉越来越淡，让你感到不舒服的感觉慢慢褪去，渐渐地，你的身体也越来越舒服。

2. 心随意动

（1）概述：在情景音乐的背景音下，通过引导语，诱导练习者想象一次大自然心灵的旅程，在这个过程中可能经历沐浴、泛舟、打水、摘果、撒网等儿时经历过的场景，以起到对心理进行调试的作用。

（2）原理：通过动作导引出更丰富的暗示效果，不仅起到强身健体的功效，也能对身心疾病有更好的缓解效果。怀旧是老年人的心理特征之一，通过回顾往昔儿时记忆，在观想自然中，体会到一种天人合一的感觉。最后，通过与当下生活及对未来的展望，使练习者跳出过去经历的影子，重新回归生活，有动力与自己的家人朋友，与现实产生联系。

（3）目的：①与自然融合的同时逐渐深化健康操的精髓，通过动作观想自身感觉，以及通过动作隐喻促进身心和谐。②提高练习者的专注力；增强肢体协调性；促进身心的整合；增强行动力（减缓精力下降，扩展身体语言的表达能力，减少行动力渐弱的无力感）；增强与现实的联接，促使练习者的生活重新回归当下。

（4）步骤（在背景音乐下，放松，闭上眼睛开始想象）：①早上，随着太阳渐渐从地平线升起，阳光洒在身上，轻轻地把你唤醒，你也感受到万物即将复苏的气息，这种气息也影响着今天的状态，变得充满活力，并想着把这种好状态延续到一整天来（动作：预备动作蹲下，伸懒腰，身体向上 1 次）。②来到阳台上，取下晾了一晚的衣服，轻轻地套在自己的身上（动作：取下衣服穿在身上 8 次）。③走出家门，经过一片绿油油的草地，感受着清新的空气，以及偶尔夹杂着的淡淡花香与清脆的鸟叫声（动作：嗅花香，拥抱自然 8 次）。④走着走着，你远远望见一汪清泉，走过去，捧起泉水，轻轻地浇在自己的脸上，并甩一甩手臂把水抖干（动作：弯腰洗脸并双手抖手臂 8 次）。⑤洗净身体，继续向前走着，来到一片清澈的小湖，那里有农家的小船。上船，看着泛舟波光粼粼的湖面，十分惬意（动作：用船桨划船 8 次）。⑥此时，来到了湖心，清澈见底的小湖，游荡着的小鱼儿，想着那将是今晚和家人的晚餐。撒开渔网，抛向湖面，待鱼儿进网，使劲地把美餐收入囊中。撒下渔网的时候就好像抛去身上所有的不快，等待收获的，将是心中的愉悦（动作：撒网捕鱼 8 次）。⑦船靠岸了，上岸后走进了对岸的一片小树林，正巧看到树上接满了果实，硕大的果实掉在了布满树叶的地面上，你拾起来，当作今早的美餐（动作：扯上衣服，拾起水果装在衣兜 8 次）。⑧走着走着，因为果子装得太多，太沉重，打算洗一洗，先吃上两个，再带回家。来到一口水井前，打点水，洗净刚摘下的果子（动作：打水 8 次）。⑨走累了，吃饱了，找到了两棵大树，大树上有一张吊床，躺在里面，美美地睡上一觉。在梦里，看到了一片鸟语花香的世界，在这里，获得安详与宁静，可以好好地拥抱自己（动作：拥抱，若干次）。⑩此时，不要睁开双眼，继续深深地吸气，感觉气息从脊柱下端，慢慢地沿着脊柱向上，经过颈椎，绕过后脑勺到达面颊、口腔，感觉到气息缓缓地经过喉咙、前胸，沉入了丹田。这股气息再经过大腿、小腿，传递到足心，然后从吊床上传递出去。感觉到自己的身体随着呼吸上下起伏，随着身体的上下起伏，内心也从摇摇摆摆变得宁静祥和。当困意来袭的时候，请再次注意到自己的呼吸，让关注重心重新回到身体的感觉上来。现在，想象一道白光照在肺部，打通大肠，让整个呼吸系统都得到滋养；想象一道青色的光照在肝上，打通胆道，让四肢与筋骨都变得强健；想象一道水一般的光照在肾上，打通膀胱，让整个泌尿系统和大脑都得到滋养；想象一道红色的光照在心脏，打通小肠，让血脉和循环系统都运转流畅；想象一道黄光照在脾脏上，打通胃部，让整个消化系统运转流畅。它们汇聚在一起，笼罩全身，不分彼此，都在舒缓着身体，拉拢身与心的距离。

3. 心随脑动

（1）概述：通过活动手指，以手语舞或节奏手指操的形式进行手指及手部的运动。

（2）原理：大脑的用进废退，经常做有趣的事儿，可以保持头脑灵活，锻炼反应敏捷，手指是人的肢体精细化操作最复杂的部位，通过活动手指可以增强老年人的协同能力，辅助提高老年人自主生活的能力。手上集中了许多与健康有密切关系的穴位，联系着全身的内脏，适当地刺激这些经络穴位，有助于保持健康，某些症状可以得到改善。经常以手指为中心进行各种活动，可以使得大脑皮质得到刺激，对预防老年痴呆有作用。

（3）目的：①打通左右脑联接。②预防老年痴呆、提高记忆力，提高生活自理能力。

（4）步骤：①摩擦手心手背（8 次），揉搓掌心、手背（先右手摩擦左手，分别 4 次）。②牵拉手腕，然后再依次牵拉各手指（右手拉左手 2 次，左手拉右手 2 次）。③捏搓手指（先左手，依次搓捏手指，两手 8 次）。④点按揉合谷穴（先左后右，分别做 4 次），点按揉手心（先左后右，分别做 4 次）。⑤伸指（示指开始，先左后右，分别做 4 次）—勾手指（示指勾拉拇指开始，先左后右，分别做 4 次）—弹指（先左后右，分别做 4 次）—平轮指（手掌向下，依次伸手指，手掌向上，再依次伸手指，各做 4 次）—抓指（手平举放于胸前，一只手保持平举的同时，另一只手做抓握动作且向左右，上下移动，左右手轮流交换，分别做 4 次）—张指（双手举于胸前张开手 2 次，然后前后左右交换张开，分别做 4 次）。⑥点指尖（先左后右，分别做 4 次）—击指根（先左后右，分别做 4 次）—反碰手指（先左后右，分别做 4 次）—切掌（先左后右，分别做 4 次）—手腕花，摸鼻耳（先左后右，各做 8 次）。结束后手臂带动手腕、手指放松抖动。

4. 注意事项

（1）进行放松训练时，应辅以轻柔音乐，集中精力，全身心投入，避免各种干扰。

（2）该练习方法可在旁人协助下完成，独居老年人可制作音频文件进行指导练习。

第二节　暗　示

暗示疗法历史古老而悠久。弗朗兹·安东·麦斯麦在维也纳首次表演催眠术，引起学术界对暗示作用的研究。夏科、巴甫洛夫、弗洛伊德等对暗示现象都有许多精辟的论述。巴甫洛夫说过，"暗示乃是人类最简单、最典型的条件反射"。美国著名心理学家威廉·詹姆斯（William James）撰写了《暗示心理学》一书，把暗示与人格、社会等联系起来讨论。英国著名心理学家威廉·麦独孤的暗示疗法在临床中的应用，则堪称独步，声誉斐然。总的来说，言语、表情、仪态、动作、神态等都可产生暗示作用。

一、概述

暗示是人类最简单化、最典型的条件反射，它无时无刻、无所不在地对我们的行为产生影响。面对问题时，人通常会根据经验迅速做出判断。例如，人们在面临抉择迟迟难以下定决心和遇到困难的时候会安慰自己：没事的，事情很快就会过去的，船到桥头自然直，这样可以减少选择和忍耐的煎熬和痛苦；人在追求目标和成功的时候会设想实现之后那激动人心、美好的场面。这种设想的情景反过来能对人形成一种暗示，为人提供前进的动力，提高实现目标的挫折耐受能力，并使人保持积极向上的精神状态。居家老年人可以通过学习积极暗示的技巧来让自己以新的角度看待生活，提高生活质量。

（一）概念

暗示是指个体为了某种目的，在无对抗条件下，通过语言、行为、手势、表情、行动等手段对他人的行为观念产生影响，从而使他人不自主地接受对方的观点、信念、态度、行为模式等，使个体心理状态、行为模式发生变化。

（二）原理

实验证明，人的生理活动和心理活动是相互影响、相互作用的。暗示之所以能够对人的躯体和心理行为产生巨大影响，是因为暗示是一种人类所固有的普遍心理特性，通过言语的联想过程转化为情绪状态，并产生心理冲动，直接作用于机体的各种功能和行为活动而发挥其作用。例如，一个人可以突然变得耳聋眼瞎，可能是因为视神经、听神经受损，也可能是因为大脑管理视觉、听觉的那个区域的功能受到了干扰，形成了一个病态性的抑制中心，使神经细胞丧失了正常工作的功能，它们不再接收传来的信息，所以未能及时对这些信息做出反应。

（三）分类

根据暗示的来源、方式、目的、结果等将暗示进行分类，详见表9-1。

表 9-1 暗示分类

划分标准	分类
按照暗示来源划分	他人暗示
	自我暗示
按照暗示方式划分	语言暗示
	动作暗示
	表情暗示
	情境暗示
按照暗示目的划分	有意暗示
	无意暗示
按照暗示的结果或效果划分	积极暗示
	消极暗示
按暗示双方的接触方式划分	直接暗示
	间接暗示

（四）三要素

1. 暗示者本人条件　如暗示者的文化水平、权威、地位、人格魅力等对暗示效果有显著影响。

2. 被暗示者自身条件及人格特征　批判性强的人不易接受暗示，依赖性强、儿童、女性易受到暗示。

3. 被暗示者处境　处在困境中且缺乏社会支持的人，易受到暗示。

（五）注意事项

积极的心理暗示可帮助被暗示者稳定情绪、树立自信心及增强战胜困难和挫折的勇气；消极的心理暗示却能对被暗示者造成不良的影响。在心理暗示中，其效果在很大程度上取决于暗示者在被暗示者心目中的威信。这就要求心理暗示的实施者应具有较高的威望，具有令人信服的人格力量。因此建议在专业人士指导下进行专业的暗示。

二、情绪分离技术

（一）概念

情绪分离技术是指个体面对生活中某人或某事件时内心体验到的负性情绪，通过语言暗示想象将这种负性情绪从内心中快速分离出来，并进行负性情绪的消失处理，从而达到缓解或消除负性情绪的处理技巧。此方法可通过录音后进行指导练习，在专业人员指导下进行练习，效果更佳。

（二）练习方法

1. 练习准备

（1）选择一个安静、整洁、安全且空气流通良好的室内，设定闹钟，保证在 10 分钟内不会被打扰。

（2）练习者把眼镜、手表、腰带、领带等妨碍身体充分放松的物品摘下来。

（3）切断干扰声的来源，做一个缓慢的深呼吸。

2. 练习方式

（1）找一个你觉得安静、安全、舒适的地方坐下来，回忆某件事情让你感觉最糟糕的一幕。当你看到、听到和感觉到当时的情景时，你心中涌现出强烈的负面情绪。给这份感觉打分，从 1～10 分，1 分表示最轻松最平静，10 分表示最困难、最闹情绪的状态。感觉下你现在的状态大约是几分，然后起身，离开一米左右的距离，看着刚才坐的椅子。

（2）想象看到另一个自己坐在那张椅子上，那便是"情绪的我"，是你潜意识里面负责情绪的部分。站在这里的你，是潜意识里面负责思考想办法的部分。但是你仍然感到心中有那份情绪。这时，你可以感觉一下这份情绪在身体里有多大，想象它的形状、体积和颜色。

（3）对"情绪的我"说："谢谢你常常照顾我，你是负责情绪的，而我是负责想办法的。你把情绪全收过去，我会想出更好的办法。也许你想用这份情绪来提醒我这件事情很重要，叫我想想办法，做一些事。我已经知道了，我一定会想办法，无需这份提醒。请你把情绪收回去。我需要你的合作，可以吗？"绝大部分的情况里，你的潜意识会同意合作，愿意把情绪收过去。你会看到"情绪的我"点头，或微笑，或说"可以"。你就对它说"谢谢"，再感受一下内心那份情绪，往后退一步。想象当你往后退一步的时候，那份情绪并没有跟你一起后退，而是留在刚才站立的位置上。现在，你隐约地看到它的形状、体积和颜色。

（4）你想象身边有一个隐形按钮，用手指按下，那份情绪忽然变成很多的微粒，几乎一起飞向"情绪的我"。待它全部飞过去，再问问自己：内心的一份情绪现在还剩多少？如果完全没有了，或只剩下栗子般大小，你现在会感到很平静轻松，这次的处理也便可以结束。

（5）如果你心中剩余的情绪还有一定的大小，你便可以做下一步的处理。你再想想那件引发情绪的事情，看看里面有没有对你有帮助的东西：一些你需要学习的地方、一些让你未来更成功快乐的教训（如下一次怎样做得更好）、一些帮助你成长的价值和意义等。假如有的话，用你的方式把这份价值意义从画面往右边分出来（任何方式均可），然后把右手伸出来把它接住，感受一下这份价值意义在手掌里的质感、重量、温度，再把手收回来，把这份价值意义放在胸口的位置，感觉一下这份价值意义进入内心的感觉。这是一种很好的感觉，当你感受到的时候，使劲吸气几次，让这份感觉膨胀，变得更大、更温暖。然后，再看看那件引发情绪的事情，里面还有没有对你有帮助的地方，若有，重复上面把价值意义放在心中的过程；若无，你现在可以再按那隐形的按钮，让剩余的情绪变成微粒飞到"情绪的我"那边去。

3. 注意事项

（1）利用情绪分离技术处理老年练习者情绪时，一般每次只处理某一特定情境下发生的事件而引起的负性情绪。

（2）利用情绪分离技术处理老年练习者情绪，比较适合那些不想表达所遇到的创伤事件，特别是一些比较隐私问题的情绪处理。

（3）情绪分离技术比较适合长期被某一创伤事件困扰的老年练习者的情绪处理。

（4）情绪分离技术适合认知功能比较好的老年练习者情绪的处理，认知功能和自知能力障碍的老年练习者不适应于此情绪处理技术。

（5）实施前应对练习者进行情绪分离技术的实施指导，以保证老年练习者准确理解操作过程中的要点。

（6）在实施情绪分离技术的过程中，如老年练习者不能准确表达自己的情绪和相关要求，老年心理健康服务人员可协助表达。

（7）同一事件所引起的老年练习者的负性情绪，可以反复进行情绪分离操作多次，直至情绪缓解或消失。

（8）独居老年人可制作音频文件进行指导练习。

三、日常生活中的暗示

（一）利用镜子技巧增加自信心

昂首挺胸站在镜子前，深呼吸，将注意力集中在上半身，微笑着反复对镜子中的自己说，"我可以，世界上没有任何东西能够阻止我好好生活"。保留潜意识中原有的积极思想，并不断向大脑输入新的有利于成功的积极信息资料。可以每天不间断地反复练习，重复的次数需要足够多，因为这是影响潜意识最重要最关键的一点。使积极向上成为直觉和习惯，对消极、反面的信息说不，遇到消极思想和信息时，可以通过及时沟通、适当宣泄的办法加以控制。此外，还可直面现实，用成功积极的心态对失败消极的心态进行分析批判，化害为利。

（二）皮格马利翁效应

应充满自信地期待，真心相信事情会往好的方向发展，事情就会越来越好。相反，如果你坚信事情在发展过程中不断地受到阻力，那么一点点不如意就会成为巨大的阻力。

（三）建立积极资料库

建立一个自己独有的积极资料库，不管在早晨起床或在沐浴时，用心感受生活中所听见、看见、感受到的点点滴滴。学会用纸和笔随时记录美好幸福的、积极乐观的事物及大脑突然闪现的灵感和优秀的思想。每天添加、总结和翻看，不断发现并总结自己的优势和独特之处，寻找积极的生命意义。

（四）实现目标分段

学会设定切实可行的目标，在每一次小目标达成的时候进行自我肯定。这是一种渗透力强的方法，能逐步影响个体潜意识，不断增强自信心。

第三节　正念训练

正念训练是一种自我调节的方法，让练习者"面对"而不是"逃避"潜在的困难，培养一种开放的、接受的态度来应对当前出现的想法与情绪。正念训练可以在早期就觉察到能导致抑郁复发的消极思维模式，减少抑郁发作的频率，减轻练习者焦虑症状及慢性疼痛，增加承受痛苦的能力。

一、概述

（一）概念

正念的定义是面对当前所展开的体验，包括自身此刻的思想、情绪、生理知觉和行为能力采取有意识的、不加任何评判的一种注意状态。

（二）原理

正念让个体在当前时间里专注于一件事情，从而控制和舒缓自身压迫情绪。

二、分类

当前较成熟的正念疗法包括正念减压疗法、正念认知疗法和辩证行为疗法。正念认知疗法、辩证行为疗法需要在专业人士指导下进行练习。

（一）正念减压疗法

正念减压疗法强调关注当下，不加评判，同时重视参与，教会练习者运用正念来面对日常生活中出现的各种逆境与挑战。除了能够缓解压力，还能提高对疼痛的适应能力。

（二）正念认知疗法

以接纳、信任的态度来应对当下产生的念头、想法，不做评判。经常练习可减少抑郁、焦虑的发生，保持稳定情绪，调整不良认知。

（三）辩证行为疗法

核心思想是"接受"和"改变"。引导练习者客观地观察自身感受、情绪及周围环境，提高接受和宽容能力，从而达到稳定情绪，减少冲动行为的目的。

三、常用练习技术

正念减压疗法的核心是"注意当下"与"不作评判"。本节对自行在家可操作的正念减压常用技术：身体扫描、正念呼吸、正念静坐冥想进行介绍。

（一）身体扫描

1. 概述　去深入体验身体出现的每一分钟的感受。在练习过程中，不需要刻意控制自己的身体及思想。

2. 练习方法

（1）练习准备

1）在一个安静、整洁、安全且空气流通良好的室内，选择一个自己最舒适的位置坐下或者仰卧位躺下。

2）摘下眼镜、手表、腰带、领带等妨碍身体充分放松的物品。

3）切断干扰声的来源，做一个缓慢的深呼吸。

（2）练习方式

1）选择舒适的位置坐下或仰卧位躺下，放松身体，将感觉集中于左腿、左脚，去感受左脚的每一个脚趾，去静静体会每一种感觉。

2）深吸气，感觉气流随着呼吸进入肺部的过程，随后进入腹部、左腿、左脚，最后从左脚的脚趾出来。

3）缓慢呼气，感受气流从左脚进入，随后进入左腿、腹部、胸腔，最后从鼻腔出去。在缓慢呼气的同时，感受脚的感觉。慢慢将感觉延伸到左侧脚踝、骨和关节。

4）深呼吸，随着呼吸，使左脚完全放松。将注意力慢慢转移到左小腿、小腿前方的筋骨、小腿肚、左膝、左大腿及其与左边臀部的连接部位。

5）深吸气，将注意力集中到右腿、右脚、右脚趾。感受右脚底、脚背、脚跟、脚踝、骨和关节的感觉。随着缓慢呼气，完全放松右脚，把注意力转移到右腿、右小腿、右膝、右大腿及其与右边臀部的连接部位。

6）把注意力转移至腹部，去感受腹腔内内脏的感觉。

7）把注意力转移到尾椎骨，沿着后背的下部、中部和上部慢慢流动。

8）做一个缓慢的深呼吸，感受胸腔朝着前后、左右两侧的扩张感。缓慢呼气的同时留意一下此刻的所思所想。

9）深呼吸，慢慢把意识从胸部转移到左手的指尖、手指、手掌、手背、手腕、前臂、胳膊肘、左上臂、右手的指尖、手指、手掌、手背、右手腕、前臂、胳膊肘、上臂、两侧肩部、腋窝、颈部、喉咙、下腭、牙齿、舌、嘴、嘴唇、脸颊、眼睛、眼睛周围的肌肉、前额和两侧、头顶和后脑勺、耳部，然后进入头部，并进入大脑。随着呼吸，扩大意识领域去感受此刻的呼吸。

10）每次练习时间 30～45 分钟，每周≥6 天，8 周为一个疗程。

3. 注意事项

（1）不对自己的情绪、想法、病痛等身心现象作任何判断，只是纯粹地观察它们。

（2）独居老年人可制作音频文件进行指导练习。

（3）练习过程中需要保持清醒。当觉得睡意来袭时，可以睁开双眼或者坐着进行练习。

（二）正念呼吸

1. 概述　通过有意识地控制呼吸达到放松大脑的目的。经常练习可以减轻压力、控制杂念、提高注意力和记忆力、保持情绪稳定等。

2. 练习方法

（1）练习准备

1）在一个安静、整洁、安全且空气流通良好的室内，选择一个自己最舒适的位置坐下，不要倚靠坐凳，可准备软垫增加舒适度。

2）摘下眼镜、手表、腰带、领带等妨碍身体充分放松的物品。

3）准备好音频设备，比如提前录制好的音频指导。

4）关掉干扰声的来源，做一个缓慢的深呼吸。

（2）练习方式

1）挺直背部。坐在椅子上的话，双脚置于地板上，双腿不交叉。慢慢闭上双眼，关注身体与地面或椅面接触的感觉。

2）随着呼吸，感受小腹的起伏。吸气时，感受腹壁舒展时带来的伸展感，呼气时，感受腹壁下沉时带来的释放感。每一次吸气都视为一个新的开始，每一次呼气视为一次全然的放下。

3）继续缓慢呼气和吸气，当感受到放松下来，先静静地休息 1～2 分钟，然后再从事其他正常的工作活动。

4）每次练习时间 30～45 分钟，每周≥6 天，8 周为一个疗程。

（3）注意事项

1）正念呼吸训练需要日积月累的练习，学会接纳与放下，保持耐心。

2）训练过程中要求搁置评判，用不偏不倚的态度去观察内心的活动。

（三）正念静坐冥想

1. 概述　通过关注呼吸时腹部的起伏变化，体会呼吸给身体带来的各种感觉及想法的产生和变化，不加评判，从而达到调节焦虑、抑郁等不良情绪的目的。

2. 练习方法

（1）练习准备

1）在一个安静、整洁、安全且空气流通良好的室内，选择一个自己最舒适的位置坐下，不要倚靠椅背，可准备软垫增加舒适度。

2）摘下眼镜、手表、腰带、领带等妨碍身体充分放松的物品。

3）准备好音频设备，比如提前录制好的音频指导。

（2）练习方式

1）挺直背部坐在椅子上，双脚置于地板上，双腿不交叉。闭上双眼，把注意力集中到身体与地面或椅面接触的感觉上来。

2）随着呼吸，感受小腹的变化。随着吸气腹壁轻轻舒展，随着呼气腹壁慢慢下沉。不要刻意控制呼吸。

3）感受每一次呼吸进入与离开身体的感觉。当注意力没有集中在呼吸上时，不用批评或者评判此刻的状态，慢慢将注意力转移到呼吸上来。

4）把注意力转移到外在的声源上。去聆听，不加评判。随着注意力的高度集中，甚至可以听到体内的声音，比如脉搏和心跳等。无论声音来源于何处，只是观察它们。

5）把注意力从声音转移到此刻内心活动上。观察不断变化的内心活动。任由想法和情绪的自然出现、消失。

6）此刻，不需要关注特定对象，而是去感受所有一切，可能是声音，可能是身体的感觉，也可能是心里的念头。只是感受它，不加评判。

7）将注意力从无选择性的体验转移到呼吸上来，随着呼吸，观察身体的变化。

8）每次练习时间30～45分钟，每周≥6天，8周为一个疗程。

3. 注意事项

（1）练习过程中要求我们搁置评判，用不偏不倚的态度去观察内心的活动。

（2）对自己当下的各种身心状况保持耐心，有耐性地与它们和平共处。

四、知识拓展

（一）暗示与睡眠

老年人失眠症的年患病率达5%，且低收入、教育程度低和丧偶等因素均可增加失眠症的发病率。据统计，65岁以上人群中，失眠症的发病率为20%～50%，女性高于男性。随着年龄的增长，中枢神经系统会发生退行性改变，老年人会出现睡眠节律紊乱和夜间片段睡眠等症状。有证据表明，失眠症会降低老年人对自身健康的评价、增加患抑郁症的风险，引起认知功能减退。下面是睡眠中的暗示技巧。

入睡的房间应该有一个温暖、通风良好的环境，有舒适的床铺，轻软的被褥，柔和的光线。准备入睡前可双眼凝视一个目标，集中注意力，同时告诉自己"眼皮酸了，眼睛会自然闭上，闭上双眼"，并用手轻轻抚摸自己的前额及双眼。接着按照下列顺序进行全身放松的暗示：头颈部松—肩部松—双手松—腰部松—腿部松—双足松。身体全部放松，一点也不能活动了，自然想睡。然后继续暗示自己，直至手足的感觉完全消失，渐渐入睡。

（二）五音疗法

五音疗法，就是根据中医传统的阴阳五行理论和五音对应，用角、徵、宫、商、羽五种不同音调的音乐来治疗疾病，五音特征及常见曲目见表 9-2。

表 9-2　五音特征及常见曲目

五音	特征及效果	相关曲目	最佳欣赏时间
徵调式	振作精神，并能调节心功能，利脾胃、利肺气	《喜洋洋》《步步高》《喜相逢》《金蛇狂舞曲》等	午睡前或晚餐后
角调式	调神、提振情绪，有助肝胆的疏泄	《姑苏行》《鹧鸪飞》《春风得意》等	睡前 1 小时
宫调式	可促进消化系统，安定情绪，稳定神经系统	《月儿高》《春江花月夜》《平湖秋月》等	进餐时，以及餐后 1 小时内
商调式	增强肌体抗御疾病的能力	《将军令》《黄河》《潇乡水云》等	15：00～19：00
羽调式	可以增强肾的功能，改善耳鸣、失眠、多梦等	《船歌》《梁祝》《二泉映月》《平沙落雁》等	7：00～11：00

（三）躯体形式症状筛查量表

躯体形式症状筛查量表（screening for somatoform symptoms-7，SOMS-7）：该量表为自评量表（表 9-3），包括胃肠道、皮肤、神经、呼吸、循环、泌尿生殖等多个生理系统的躯体症状，共 53 项，评估近一周内的躯体症状情况。每项症状均为 5 级评分（0～4 分）：0、1、2、3、4 分别表示根本没有、有、一般、严重、非常严重。该量表包含两个变量：①躯体化症状数，即躯体症状的数目；②躯体化严重程度，即用量表总分表示，总分越高，躯体化程度越严重。

表 9-3　躯体形式症状筛查量表

根据最近一周内你的实际感受，在 5 个选项中选择一个最适合你的选项。

症状	根本没有	有	一般	严重	非常严重
头痛	0	1	2	3	4
腹痛或胃痛	0	1	2	3	4
背痛	0	1	2	3	4
关节痛	0	1	2	3	4
手或脚痛	0	1	2	3	4
胸痛	0	1	2	3	4
肛门痛	0	1	2	3	4
性交痛	0	1	2	3	4
小便痛	0	1	2	3	4
恶心	0	1	2	3	4
饱胀感	0	1	2	3	4
腹部不适或胃内搅动感	0	1	2	3	4
呕吐	0	1	2	3	4
食物反流或反酸	0	1	2	3	4

续表

症状	根本没有	有	一般	严重	非常严重
打嗝、吞气感、胸部或胃部烧灼感	0	1	2	3	4
对几种食物过敏	0	1	2	3	4
没有胃口	0	1	2	3	4
口苦或舌苔很厚	0	1	2	3	4
口干	0	1	2	3	4
频繁大便或腹泻	0	1	2	3	4
小便或大便失禁	0	1	2	3	4
尿频	0	1	2	3	4
经常便秘	0	1	2	3	4
心慌或心里砰砰直跳	0	1	2	3	4
胸闷或心脏周围不适	0	1	2	3	4
发热或发冷而出汗	0	1	2	3	4
脸发热、发红	0	1	2	3	4
气短（用力时除外）	0	1	2	3	4
呼吸困难或过度换气	0	1	2	3	4
全身乏力或易疲劳	0	1	2	3	4
色衰或肤色改变	0	1	2	3	4
性冷淡	0	1	2	3	4
生殖器及周围不适	0	1	2	3	4
协调性、平衡性不好	0	1	2	3	4
全身或周围瘫痪	0	1	2	3	4
吞咽困难或咽喉部梗塞感	0	1	2	3	4
声音嘶哑或失声	0	1	2	3	4
有尿意却排不出	0	1	2	3	4
幻觉	0	1	2	3	4
触觉或痛觉丧失	0	1	2	3	4
皮肤感觉异常（麻木、刺痛、瘙痒等）	0	1	2	3	4
视物双影或重影	0	1	2	3	4
失明	0	1	2	3	4
耳鸣或耳聋	0	1	2	3	4
抽搐或癫痫样发作	0	1	2	3	4
健忘或失忆	0	1	2	3	4
迷糊或意识丧失	0	1	2	3	4
味觉或嗅觉丧失	0	1	2	3	4
紧束感、沉重感、肿胀或膨胀感	0	1	2	3	4
肢体僵硬或强直	0	1	2	3	4
阳性项目数		总分			
男性：阳痿或早泄	0	1	2	3	4

续表

症状	根本没有	有	一般	严重	非常严重
女性：痛经	0	1	2	3	4
月经不规律	0	1	2	3	4
月经过多	0	1	2	3	4
妊娠过程中频繁呕吐	0	1	2	3	4
阴道分泌物异常或量多	0	1	2	3	4

（四）UCLA 孤独感量表

原始的 UCLA 孤独感量表（UCLA loneliness scale，University of California at los Angeles）由 Russell 等于 1978 年编制。在 1980 年的修订中（第二版），加上了积极的反序计分条目。本次研究采用第三版（表 9-4），是 Russell 为非大学生成人设计的，主要降低了对条目理解所需阅读能力的要求，用语更容易被老年人理解，用于评价个体因对社会交往的渴望与实际水平的差距而产生的主观孤独感。

表 9-4　UCLA 孤独感量表

请根据自己最近一周的感受作答，不分对错，如有个别题目与您不符或您从未思考过，请选一个您自己倾向的答案，在相应情况的表格中划 "√"。

题目	从不	很少	有时	一直
你常感到与周围人的关系和谐吗？	1	2	3	4
你常感到缺少伙伴吗？	1	2	3	4
你常感到没有人可以信赖吗？	1	2	3	4
你常感到寂寞吗？	1	2	3	4
你常感到属于朋友中的一员吗？	1	2	3	4
你常感到与周围的人有许多共同点吗？	1	2	3	4
你常感到与任何人都不亲密了吗？	1	2	3	4
你常感到你的兴趣和想法与周围的人不一样吗？	1	2	3	4
你常感到想要与人来往、结交朋友吗？	1	2	3	4
你常感到与人亲近吗？	1	2	3	4
你常感到被人冷落吗？	1	2	3	4
你常感到你与别人来往毫无意义吗？	1	2	3	4
你常感到没有人很了解你吗？	1	2	3	4
你常感到与别人隔开了吗？	1	2	3	4
你常感到当你愿意时你就能找到伙伴吗？	1	2	3	4
你常感到有人真正了解你吗？	1	2	3	4
你常感到羞怯吗？	1	2	3	4
你常感到人们围着你但并不关心你吗？	1	2	3	4
你常感到有人愿意与你交谈吗？	1	2	3	4
你常感到有人值得你信赖吗？	1	2	3	4

本量表有以下三个特点：孤独一词未见于任何条目中，有助于减少回答的偏性，因为孤独是一种不被社会欢迎的，不被看好的状态；一维性；主要是特质量表，不是状态量表。量表共有 20 个条目，每个条目有四级频率的评分：1 代表"从不"；2 代表"很少"；3 代表"有时"；4 代表"一直"。它含有 11 个"孤独"正序条目与 9 个"非孤独"反序条目。总的分值范围为 20～80 分，分值越高表明孤独水平越高，20～34 分为轻微孤独体验，35～49 分为孤独体验明显，50 分以上为具有较为强烈的孤独体验。

（五）症状自评量表

症状自评量表（symptom checklist，SCL-90）由 Derogatis 编定，吴文源引进修订，广泛应用于有关心理健康的临床和科研课题中（表 9-5），它包括 90 项条目，共 9 个因子，即躯体化、强迫症状、人际关系敏感、抑郁、焦虑、敌对、恐怖、偏执和精神病性。每个因子显示了不同心理方面的问题，躯体化主要指躯体各个部位出现障碍从而有不舒适感；强迫症状反映了一些在知道其无关紧要的情况下却不可控制的存在的没有意义的行为及想法；人际关系敏感指的是人们在与人交往过程中存有的不自信及压抑感；抑郁和焦虑包含了抑郁和焦虑症状的一些表现；敌对反映了人们在言行、想法和情感三个方面所表现出的冲突；恐怖表现了人们对于周围事物的恐惧症状；偏执主要指人们表现出的思维的偏执特性；精神病性主要反映了人们的各种各样的精神障碍性的症状及体征。

该量表分为五级评分，1 代表"没有"，2 代表"轻度"，3 代表"中度"，4 代表"偏重"，5 代表"严重"，得分越高，心理健康水平越低。量表所得总分即每个项目得分所加之和，因子分就是代表各个因子的项目的总分除以该因子项目数。总症状指数就是总体看来，被测试者的自评症状评价在"没有"到"严重"的哪一个水平。总症状指数的分数在 0～0.5 分，表示被测试者自感没有量表中所列的症状；在 0.5～1.5 分，表明被测试者感觉有点症状；在 1.5～2.5 分，表明被测试者感觉有轻到中度症状；在 2.5～3.5 分，表明被测试者感觉有中到严重症状；3.5～4 分之间表明被测试者感觉有频度和强度都十分严重的症状。

表 9-5　症状自评量表

条目	没有	轻度	中度	偏重	严重
头痛	1	2	3	4	5
神经过敏，心中不踏实	1	2	3	4	5
头脑中有不必要的想法或字句盘旋	1	2	3	4	5
头昏或昏倒	1	2	3	4	5
对异性的兴趣减退	1	2	3	4	5
对旁人责备求全	1	2	3	4	5
感到别人能控制您的思想	1	2	3	4	5
责怪别人制造麻烦	1	2	3	4	5
忘性大	1	2	3	4	5
担心自己的衣饰整齐及仪态的端正	1	2	3	4	5
容易烦恼和激动	1	2	3	4	5
胸痛	1	2	3	4	5

续表

条目	没有	轻度	中度	偏重	严重
害怕空旷的场所或街道	1	2	3	4	5
感到自己的精力下降，活动减慢	1	2	3	4	5
想结束自己的生命	1	2	3	4	5
听到旁人听不到的声音	1	2	3	4	5
发抖	1	2	3	4	5
感到大多数人都不可信任	1	2	3	4	5
胃口不好	1	2	3	4	5
容易哭泣	1	2	3	4	5
同异性相处时感到害羞不自在	1	2	3	4	5
感到受骗，中了圈套或有人想抓住您	1	2	3	4	5
无缘无故地忽然感到害怕	1	2	3	4	5
自己不能控制地大发脾气	1	2	3	4	5
怕单独出门	1	2	3	4	5
经常责怪自己	1	2	3	4	5
腰痛	1	2	3	4	5
感到难以完成任务	1	2	3	4	5
感到孤独	1	2	3	4	5
感到苦闷	1	2	3	4	5
过分担忧	1	2	3	4	5
对事物不感兴趣	1	2	3	4	5
感到害怕	1	2	3	4	5
您的感情容易受到伤害	1	2	3	4	5
旁人能知道您的私下想法	1	2	3	4	5
感到别人不理解您，不同情您	1	2	3	4	5
感到人们对您不友好，不喜欢人	1	2	3	4	5
做事必须做得很慢以保证做的正确	1	2	3	4	5
心跳得很厉害	1	2	3	4	5
恶心或胃部不舒服	1	2	3	4	5
感到比不上他人	1	2	3	4	5
肌肉酸痛	1	2	3	4	5
感到有人在监视您、谈论您	1	2	3	4	5
难以入睡	1	2	3	4	5
做事必须反复检查	1	2	3	4	5
难以做出决定	1	2	3	4	5
怕乘电车、公共汽车、地铁或火车	1	2	3	4	5
呼吸有困难	1	2	3	4	5

续表

条目	没有	轻度	中度	偏重	严重
一阵阵发冷或发热	1	2	3	4	5
因为感到害怕而避开某些东西、场合或活动	1	2	3	4	5
脑子变空了	1	2	3	4	5
身体发麻或刺痛	1	2	3	4	5
喉咙有梗塞感	1	2	3	4	5
感到前途没有希望	1	2	3	4	5
不能集中注意力	1	2	3	4	5
感到身体的某一部分软弱无力	1	2	3	4	5
感到紧张或容易紧张	1	2	3	4	5
感到手或脚发重	1	2	3	4	5
想到死亡的事	1	2	3	4	5
吃得太多	1	2	3	4	5
当别人看着您或谈论您时感到不自在	1	2	3	4	5
有一些不属于您自己的想法	1	2	3	4	5
有想打人或伤害他人的冲动	1	2	3	4	5
醒得太早	1	2	3	4	5
必须反复洗手、点数目或触摸某些东西	1	2	3	4	5
睡得不稳不深	1	2	3	4	5
有想摔坏或破坏东西的冲动	1	2	3	4	5
有一些别人没有的想法或念头	1	2	3	4	5
感到对别人神经过敏	1	2	3	4	5
在商店或电影院等人多的地方感到不自在	1	2	3	4	5
感到任何事情都很困难	1	2	3	4	5
一阵阵恐惧或惊恐	1	2	3	4	5
感到公共场合吃东西很不舒服	1	2	3	4	5
经常与人争论	1	2	3	4	5
单独一人时神经很紧张	1	2	3	4	5
别人对您的成绩没有做出恰当的评价	1	2	3	4	5
即使和别人在一起也感到孤单	1	2	3	4	5
感到坐立不安、心神不定	1	2	3	4	5
感到自己没有什么价值	1	2	3	4	5
感到熟悉的东西变成陌生或不像是真的	1	2	3	4	5
大叫或摔东西	1	2	3	4	5
害怕会在公共场合昏倒	1	2	3	4	5
感到别人想占您的便宜	1	2	3	4	5
为一些有关性的想法而很苦恼	1	2	3	4	5
您认为应该因为自己的过错而受到惩罚	1	2	3	4	5

续表

条目	没有	轻度	中度	偏重	严重
感到要很快把事情做完	1	2	3	4	5
感到自己的身体有严重问题	1	2	3	4	5
从未感到和其他人很亲近	1	2	3	4	5
感到自己有罪	1	2	3	4	5
感到自己的脑子有毛病	1	2	3	4	5

（徐小茹　邓学学）

参 考 文 献

白椿霞，2015. 老年心理健康操对城市空巢老人孤独感的干预研究. 重庆：重庆师范大学，1-55.

白桂春，2013. 老年护理学. 南京：江苏科学技术出版社.

白澎，孙永昌，2013. 吸入疗法的历史（一）. 中华结核和呼吸杂志，36（7）：555-556.

柏学顺，2016. 糖尿病并发慢性湿疹的中医治疗. 糖尿病新世界，19（17）：191-192.

鲍勇，张安，2019. 中国健康事业研究回顾与展望：献给建国七十周年. 中华全科医学，17（9）：1433-1436.

北京老年痴呆防治协会，阿尔兹海默病防治协会，国际老年痴呆协会中国委员会，2017. 失智老人照护师.
　北京：北京出版社.

曹军，于雅婷，2017. 糖尿病饮食宜忌全书. 南京：江苏科学技术出版社.

曹文婷，朱爱勇，张玉侠，2021. 老年人整合照护模式指南解读及启示. 中华老年医学杂志，40（2）：142-146.

曹颖，王意君，吕莉霞，等，2019. 成都地区老年抑郁现状及相关因素分析. 中华老年心脑血管病杂志，
　21（11）：1182-1187.

常瑜，郝正玮，郭霞，等，2017. 正念行为训练对离退休综合征中老年人应对方式及生命质量的影响. 中
　国老年学杂志，37（6）：1513-1515.

陈春寒，杨眉，林雅，2021. 运动干预对胃癌化疗患者癌因性疲乏及睡眠质量的影响. 吉林医学，42（7）：
　1769-1772.

陈红，胡军，周娟，等，2021. 全麻术后谵妄在苏醒期的识别与护理进展. 麻醉安全与质控，5（4）：242-247.

陈洁，李婷冶，2014. 衰弱症临床诊治研究进展. 中国老年学杂志，34（17）：5019-5022.

陈静，马双，龚伯雄，等，2018. 运动锻炼对鼻咽癌患者生活质量的影响. 实用临床医药杂志，22（6）：
　44-46，53.

陈俊雄，2020. 心理学基础知识与咨询技能入门. 北京：中国轻工业出版社.

陈莉明，陈伟，陈燕燕，等，2021. 成人围手术期血糖监测专家共识. 中国糖尿病杂志，29（2）：81-85.

陈琳翰，2014. 养老护理职业礼仪. 郑州：河南科学技术出版社.

陈奇权，宋志强，郝飞，2017. 老年性慢性荨麻疹的临床特点及治疗选择. 中华皮肤科杂志，50（8）：616-618.

陈巍，李娟，牛亚凯，等，2018. 有氧运动通过中脑-纹状体多巴胺可塑性调节高脂饮食肥胖小鼠体重变化.
　体育科学，38（12）：53-61.

陈伟伟，高润霖，刘力生，等，2017. 《中国心血管病报告2016》概要. 中国循环杂志. 32（6）：521-530.

陈翔，刘达钧，2016. 早发冠心病危险因素研究进展. 中国现代药物应用，10（9）：280-282.

陈晓平，催兆强，林金秀，等，2020. 《2020国际高血压学会全球高血压实践指南》解读. 中国医学前沿
　杂志（电子版），12（5）：54-60.

陈孝平，汪建平，赵继宗，2020. 外科学. 第9版. 北京：人民卫生出版社.

陈玉辉，龚涛，2013. 阿尔兹海默病患者的照料及护理. 中华全科医师杂志，12（9）：699-700.

陈志敏，刘金玲，2016. 雾化吸入激素临床应用注意点. 中国实用儿科杂志，31（12）：887-890.

程云，2016. 老年护理. 上海：复旦大学出版社.

储真真，单贝贝，2015. 吸烟与癌症的关系. 家庭中医药，22（6）：20-23.

崔世磊，2017. 老年性头晕、眩晕和平衡障碍的诊治. 慢性病学杂志，18（10）：1078-1082.

邸淑珍，2017. 临终关怀护理学. 北京：中国中医药出版社.

丁蔚，王玉珍，胡秀英，2016. 消化系统疾病护理实践手册. 北京：清华大学出版社.

东振明，孙芳，刘兴华，2016. 正念体悟疗法干预 9 例强迫症效果报告. 中国健康心理学杂志，24（1）：17-22.

董宏然，汪鹏，2021. 慢性软组织疼痛的诊断与治疗进展. 中国疗养医学，30（2）：127-130.

董屹，王晨，李娜，等，2018. 村落生活方式与慢病关系研究——以北京市 H 区为个案. 中国医学伦理学，31（1）：87-93.

杜鹃，李龙，2021. 新时代中国人口老龄化长期趋势预测. 中国人民大学学报，35（1）：96-109.

杜旻，2017. 社会支持对老年人心理健康影响研究. 人口与社会，33（4）：12-19.

杜亚芬、胡奥森，2019. 中老年人高血压运动处方的制定研究. 体育世界（学术版），（3）：144.

杜玉慧，施学忠，张卫萍，等，2018. 中国人口老龄化时间空间变化趋势分析. 中国卫生统计，35（4）：522-526.

樊静，丛舒，王宁，等，2020. 2014～2015 年中国 40 岁及以上慢性阻塞性肺疾病患者戒烟状况. 中华流行病学杂志，41（7）：1021-1027.

樊永旺，马骏，邱健，等，2017. 不同肥胖指标对冠心病、高血压及其合并糖尿病患者患病风险的评估作用. 山东医药，57（1）：11-14.

范华君，2020. 慢阻肺患者如何家庭氧疗. 保健文汇，（4）：148.

方荣华，邓学学，2018. 实用全科护理手册. 北京：科学出版社.

方婷，马红梅，王念，等，2019. 芳香疗法应用研究进展. 护理研究，33（23）：4093-4095.

房兆，李宏力，汪漫江，2017. 老年护理学. 成都：四川大学出版社.

冯海丽，廖春燕，陈世娟，等，2018. SICU 术后谵妄的发生及管理现状. 护理研究，32（16）：2502-2504.

冯颖青，孙宁玲，李小鹰，2014. 老年高血压特点与临床诊治流程专家建议. 中华高血压杂志，22（7）：620-628.

冯智英，邹静，2013. 国际头痛疾患分类第 3 版（试用版）——原发性头痛部分解读. 神经病学与神经康复学杂志，10（2）：121-140.

付列武，2019. 英国现代安宁疗护中心的起源和发展. 中国医院建筑与装备，20（11）：26-30.

付艳枝，田玉凤，许新华，2017. 肿瘤化学治疗护理. 北京：科学出版社.

傅宏，陈庆荣，2015. 积极老龄化：全球视野下的老年心理健康研究和实践探索. 心理与行为研究，13（5）：713-720.

高岚，刘太芳，张爱华，等，2017. 运动疗法对癌症病人影响的研究进展. 护理研究，31（36）：4616-4618.

高珊，张树龙，卢慧，2017. 高血压患者血压昼夜节律的影响因素研究进展. 山东医药，57（35）：105-108.

葛均波，徐永健，2018. 内科学. 第 9 版. 北京：人民卫生出版社.

弓伊宁，李芙蓉，倪凯文，等，2018. 安宁疗护病房在北京市运营现状的定性研究. 中国全科医学，21（26）：3223-3227.

郭晨，任弘，曹宝山，等，2020. 运动处方在癌症患者群体中应用的研究进展. 中国全科医学，23（34）：4394-4399.

郭红，邓宝凤，2017. 养老护理学. 北京：北京大学医学出版社有限公司.

郭红，周雨彤，2018. 老年护理与保健. 第 7 版. 北京：北京大学医学出版社.

郭建君，郭航远，池菊芳，等，2017. 吸烟对心血管疾病的影响及最新进展. 中国全科医学，20（27）：3328-3331.

郭建英，2020. 慢阻肺患者家庭氧疗. 家庭生活指南，（5）：133.

郭娟，2019. 老年人居家环境安全研究. 兰州：兰州大学.

郭巧红，2018. 国际视角下安宁疗护. 医学研究与教育，35（1）：1-6.

郭新玲，2013. 家庭使用 BIPAP 呼吸机治疗慢阻肺合并呼吸衰竭的疗效观察. 中国社区医师医学专业，15（6）：56.

国家老年医学中心，中华医学会老年医学分会，中国老年保健协会糖尿病专业委员会，2021.

国家统计局. 第七次全国人口普查主要数据情况.（2021-5-11）[2021-6-12]. http://www.stats.gov.cn/tjsj/zxfb/202105/t20210510_1817176.html.

国家卫生和计划生育委员会，2017. 老年人膳食指导：WS/T 556—2017. 北京：中国标准出版社.

国家卫生计生委合理用药专家委员会，2017. 高血压合理用药指南（第 2 版）. 中国医学前言杂志（电子版），9（7）：28-126.

国家卫生计生委合理用药专家委员会，中国药师协会，2018. 冠心病合理用药指南（第 2 版）. 中国医学前沿杂志（电子版），10（6）：1-130.

国家卫生健康委员会疾病预防控制局，国家心血管病中心，中国医学科学院阜外医院，等，2019. 中国高血压健康管理规范（2019）. 中华心血管病杂志，48（1）：10-46.

国家药品监督管理局药品评价中心. 国家药品不良反应监测年度报告（2018 年）. 中国药物评价，36（6）：476-480.

国务院，2017. 国务院关于印发"十三五"国家老龄事业发展和养老体系建设规划的通知（国发〔2017〕13 号）.（2017-3-6）[2019-2-20]. http://www.gov.cn/zhengce/content/2017-03/06/content_5173930.htm.

国务院办公厅，2017. 国务院办公厅关于制定和实施老年人照顾服务项目的意见. 中华人民共和国国务院公报，（18）：34-35.

国务院办公厅. 2018. 国务院办公厅印发《关于促进"互联网+医疗健康"发展的意见》.（2018-4-28）[2019-2-20]. http://www.gov.cn/xinwen/2018-04/28/content_5286707.htm.

韩鸽鸽，陈长英，史岩，等，2019. 国外安宁疗护护士核心能力研究及培训现状对我国的启示. 中国护理管理，19（5）：796-800.

郝莹，郭欣颖，2021. 社区老年人衰弱状况与生活质量研究进展. 实用老年医学，35（1）：7-9.

何庆 黄煜，2020. 2020AHA 心肺复苏指南解读（一）——概述. 心血管病学进展. 41（11）：111-1115.

何姗，徐金华，吴金峰，2021. 老年银屑病的临床表型和治疗策略. 老年医学与保健，27（2）：440-443.

何文英，侯冬藏，2019. 实用消化内科护理手册. 北京：化学工业出版社.

何小燕，2017. 预见性护理干预在老年人噎呛风险中的应用体会. 医药前沿，7（3）：243-244.

赫晓慈，宁文杰，田素斋，等，2015. 阿尔兹海默症患者吞咽障碍护理干预的研究进展. 中国护理管理，15（4）：429-432.

侯红影，2015. 运动强度、运动持续时间对锻炼者体验效用影响的研究. 天津：天津体育学院.

侯晓利，2017. 消化系统疾病防与治. 北京：中国中医药出版社.

侯新国，2019. 血糖监测从点到曲线的路，我们有哪些误区. 中华糖尿病杂志，（8）：562-564.

胡大一，刘梅林，郭艺芳，2017. 老年高血压的诊断与治疗中国专家共识（2017 版）. 中华内科杂志，56（11）：885-893.

胡桂华，胡慧，2016. 中医护理学基础. 北京：中华中医药出版社志.

胡盛寿，高润霖，刘力生，等，2019.《中国心血管病报告 2018》概要. 中国循环杂志，34（3）：209-219.

胡霞，陈凯，郭均平，2020. 慢性阻塞性肺疾病患者合并抑郁症焦虑症的治疗现状与研究进展. 医药导报，39（7）：981-984.

化前珍，胡秀英，2018. 老年护理学. 第 4 版. 北京. 人民卫生出版社.

黄富林，周素华，司向，等，2020. 中国居民饮酒行为和控制有害饮酒的公共卫生应对. 中国慢性病预防与控制，28（11）：861-865.

黄明明，王立君，2014. 正念认知疗法及其预防抑郁症复发的研究评述. 心理技术与应用，（10）：9-12.

黄培，黄丽华，2021. 老年病人发生术后谵妄相关危险因素及护理研究进展. 护理研究，35（9）：1631-1635.

黄琴，2019. 老年护理指南. 上海：学林出版社.

黄弋冰，唐荣兰，汪咏梅，2016. 我国戒酒临床干预实践研究进展. 中国农村卫生事业管理，36（9）：1183-1187.

纪立农，郭晓蕙，黄金，等，2017. 中国糖尿病药物注射技术指南（2016年版）. 中华糖尿病杂志，9（2）：79-105.

纪立农，李光伟，巩秋红，等，2020. 新型冠状病毒肺炎疫情期间老年糖尿病患者疾病管理与应急指引. 中国糖尿病杂志，28（1）：1-6.

季建林，2013. 老年抑郁障碍的诊治历程. 实用老年医学，27（9）：774-776.

贾建平，魏翠柏，2018. 中国痴呆与认知障碍诊治指南（二）：阿尔茨海默病诊治指南. 中华医学杂志，98（13）：971-977.

贾艳庆，2021. 预见性护理干预在头颈部肿瘤放疗病人中的应用. 护理研究，35（1）：159-161.

姜树军，单希征，2017. 老年人头晕常见原因. 中国中西医结合耳鼻咽喉科杂志，25（5）：323-326.

金正昆，2013. 老年人十万个怎么办（社交篇）. 北京：中国社会出版社.

景芸，2017. 老年性湿疹的中医证型分布规律及影响因素的调查研究. 新疆：新疆医科大学.

雷鸣，高瑜，王方，等，2018. 银川地区荨麻疹110例过敏原检测及中草药治疗经验分析. 双足与保健，27（10）：185-186.

雷鹏琼，刘春娜，高颖，等，2018. 心理社会因素与社区老年人衰弱的相关性研究. 中国全科医学，21（2）：180-185.

黎贵湘，程桂兰，夏庆，2015. 特色病中西医结合护理. 北京：科学出版社.

黎娜，王佳佳，许红霞，2014. 美国肿瘤学会营养与运动预防癌症指南解读-通过选择健康食物和运动降低患瘤风险. 肿瘤代谢与营养电子杂志，1（2）：39-45.

李春深，2017. 糖尿病治疗与保养大全. 天津：天津科学技术出版社.

李芳，2017. 浅谈老年人住宅卫生间的室内设计. 山西青年，（9）：201.

李洪超，官海静，刘国恩，2020. 中国社区2型糖尿病患者血糖监测依从性影响因素研究. 中国全科医学，23（S1）：30-34.

李惠玲，王丽，2016. 养老护理指导手册. 苏州：苏州大学出版社.

李建军，2015. 老年康复服务指南. 北京：中国社会出版社.

李静，范利，华琦，等，2019. 中国老年高血压管理指南2019. 中华老年多器官疾病杂志，18（2）：81-106.

李卡，印义琼，杨婕，2015. 胃肠疾病护理手册. 北京：科学出版社.

李蕾，2019. 浅谈老年人住宅室内装修设计要点. 魅力中国，（24）：231-232.

李玲菲，2018. 自我在正念冥想中的作用. 苏州：苏州大学出版社.

李梅，2017. 生活方式管理与慢性病的预防. 四川省医学会第十次健康管理学学术会议论文集，268-270.

李梦华，刘颖，李艳泽，等，2016. 适量饮酒与身体健康关系的研究进展. 国际免疫学杂志，39（4）：417-420.

李农，梁凯，2016. 老年居住建筑照明标准的研究. 照明工程学报，27（1）：60-64，111.

李秋萍，林毅，2016. 肿瘤全程关护. 北京：科学出版社.

李少俊，2018. 关于老年住宅空间设计的相关思考. 建筑工程技术与设计，（7）：901.

李舜伟，李焰生，刘若卓，等，2011. 中国偏头痛诊断治疗指南. 中国疼痛医学杂志，17（2）：65-86.

李苏宁，陈祚，王增武，等，2019. 我国高血压现状分析. 中华高血压杂志，27（2）：140-148.

李涛，吕家华，郎锦义，等，2018. 恶性肿瘤放疗患者营养治疗专家共识. 肿瘤代谢与营养电子杂志，5（4）：358-365.

李文婷，马才，2019. 医用制氧机的使用与维护策略，现代商贸工业，40（33）：213.

李小寒，尚少梅，2017. 基础护理学. 第6版. 北京：人民卫生出版社.

李艳，王永琼，余华，等，2019. 老年慢性病患者家庭照顾者支持性服务需求. 中国老年学杂志，39（2）：488-492.

李永红，2014. 老年住院患者噎呛原因分析与预防性护理. 中国老年保健医学，12（1）：100-101.

李芸，蔡耀婷，袁忠梅，等. 2019. 全科护理适宜技术. 成都：四川科学技术出版社.

林娜，王小倩，江龙飞，等，2016. 低视力门诊患者的特征及视觉康复需求. 中华眼视光学与视觉科学杂志，18（8）：488-492.

林毅敏，2021. 老年期抑郁症的临床诊疗研究进展. 慢性病学杂志，22（1）：33-36.

刘典英，刘永华，廖娴慧，等，2019. 正念减压对 A 型性格原发性高血压患者 A 型性格和血压的干预效果. 江西医药，54（8）：900-902.

刘广宇，2018. 冥想对生命质量及执行功能的影响. 上海：中国人民解放军海军军医大学.

刘国红，石惠荣，黄洁，等，2019. 心脉隆注射液对酒精性心肌病病人 TGF-β_1、NF-KB、AngII 的影响. 中西医结合心脑血管病杂志，17（21）：3377-3379.

刘慧，2017. 慢性阻塞性肺疾病流行病学及危险因素的研究进展. 南昌：南昌大学医学院.

刘力生、吴兆苏、王继光，等，2019. 中国高血压防治指南 2018 年修订版. 中国心血管杂志，19（1）：1-44.

刘露，马金同，马雷，等，2018. 健康消费理念趋势下白酒的低度化发展. 酿酒，45（4）：18-20.

刘世晴，丁亚萍，2019. 实用老年照护"三基". 南京：东南大学出版社.

刘硕，刘晓红，2020. 如何利用自评式量表在老年人群中筛查抑郁. 中国临床保健杂志，23（5）：586-589.

刘岁丰，塞在金，2015. 衰弱：一种重要的老年综合征. 中国老年医学杂志，34（12）：1286-1288.

刘甜芳，杨莉萍，2019. 中国老年心理问题的现状、原因及社区干预. 中国老年杂志，39（24）：6131-6136.

刘晓红，郭欣颖，2015. 居家老人照护手册. 北京：人民卫生出版社.

刘晓虹，2015. 护理心理学. 上海：上海科学技术出版社.

刘毅，2020. 长期便秘患者的饮食调理. 保健文汇，（9）：127.

刘赢，许琳，2020. 2 型糖尿病慢性并发症危险因素分析. 社区医学杂志，18（17）：1187-1190.

刘真秀，董铭，林立文，等，2020.《中国老年高血压管理指南 2019》解读. 长春中医药大学学报，36（5）：1076-1079.

刘祯帆，李鑫，熊兴兰，等，2018. 慢性阻塞性肺疾病患者居家护理研究进展. 中国社区医师，34（6）：5-6.

鲁春燕，张建娜，2019. 消化系统疾病治疗药物处方集. 北京：人民卫生出版社.

罗红，2020. 家庭氧疗，你做对了吗. 祝您健康，（11）：48.

罗义敏，王丽霞，2016. 临床护理应急处置与演练. 北京：人民军医出版社.

吕兰婷，邓思兰，2016. 我国慢性病管理现状、问题及发展建议. 中国卫生政策研究，9（7）：1-7.

吕林，杨建辉，吕牧轩，2011. 不同养老模式对老年人心理健康状况影响调查分析. 中国老年学杂志，31（17）：3343-3344.

吕婷，王宏伟，2019. 老年皮肤病概述. 皮肤科学通报，36（4）：1，407-414.

吕婷，王宏伟，2019. 老年特应性皮炎的认识和管理. 中国皮肤性病学杂志，33（8）：949-954.

马红锋，周超，徐真真，等，2020. 运动康复训练联合音乐治疗对轻中度阿尔兹海默病患者肢体康复运动能力的影响. 心理月刊，15（19）：101-103.

马平，2019. 老年常见疾病临床护理学. 南昌：江西科学技术出版社.

马水学，2018. 养老护理学从入门到精髓. 北京：化学工业出版社.

马心静，卫飞雪，苏迎盈，等，2016. 带状疱疹流行病学研究进展. 中华微生物学和免疫学杂志，36（12）：948-953.

马岩，白峰，张莹莹，等，2019. 老年人双眼视力下降原因. 中国老年学杂志，39（23）：5747-5750.

马义祥，刘斯，2021. 成人非创伤性急腹症早期镇痛专家共识。中国急救医学，41（1）：11-17.

梅思娟，余娟，杨丽华，等，2019. 临床护士《安宁疗护实践指南》践行行为调查. 护理学杂志，34（10）：84-86，94.

孟红燕，丁蔚，2017. 养老护理技术指导手册. 苏州：苏州大学出版社.

牟英，2020. 老年人糖尿病的护理注意事项. 家庭生活指南，（5）：90.

缪荣明，2019. 老年长期照护与康复指导手册. 北京：人民卫生出版社.

缪荣明，曹锦兰，周菊，2019. 老年长期照护与康复指导手册. 北京：人民卫生出版社.

倪月琴，2017. 卡介苗多糖核酸注射液在皮肤病治疗中的应用. 中国生化药物杂志，37（9）：46-48.

宁晓红，曲璇，2017. 安宁缓和医疗症状处理手册. 北京：中国协和医科大学出版社.

钮美娥，钱红英，2015. 呼吸系统疾病护理实践手册. 北京：清华大学出版社.

潘燕彬，颜建龙，骆谏英，等，2019. 谵妄患者远期预后的研究进展. 中华护理杂志，54（9）：1415-1418.

庞元捷，余灿清，郭彧，等，2021. 中国成年人行为生活方式与主要慢性病的关联——来自中国慢性病前瞻性研究的证据. 中华流行病学杂志，42（3）：369-375.

綦峥，齐越，杨红，等，2020. 土壤重金属镉污染现状、危害及治理措施. 食品安全质量检测学报，11（7）：2286-2294.

钱家鸣，李景南，吴东，2019. 慢性腹痛基层诊疗指南（实践版. 2019）. 中华全科医师杂志，（7）：628-634.

钱铭怡，2018. 变态心理学. 北京：北京大学出版社.

乔莉，丁四清，郑凤，等，2020. 冠心病吸烟患者戒烟干预方法的研究进展. 中国护理管理，20（4）：627-631.

乔倩，2014. 论音乐对老年人身心健康的影响及作用. 江苏：江苏师范大学.

乔义俊，张希芳，刘森芳，2017. 公寓照护与住院照护对 AD 患者生活质量的影响及效果观察. 中国民康医学，29（9）：52-55.

邱铭章，汤丽玉，2016. 失智症照护指南. 北京：华夏出版社.

任宪玉，吴云涛，2020. 普通住宅的光环境适老化改造设计研究. 美术大观，（7）：123-125.

任新闻，于石成，王丽敏，2021. 2018 年中国居民归因于吸烟的脑卒中死亡分析. 中国慢性病预防与控制，29（2）：81-84.

荣健，戈艳红，孟娜娜，等，2020. 2010～2019 年中国老年人抑郁症患病率的 Meta 分析. 中国循证医学杂志，20（1）：26-31.

申倩，祝楠波，余灿清，等，2018. 中国成年人吸烟与血管疾病发病风险的关联及其性别差异分析. 中华流行病学杂志，39（1）：8-15.

沈丽红，吴艾伦，熊健，2017. 红外线耳温计与额温计在社区住院患者体温检测效果对比研究. 医药前沿，7（11）：357-358.

沈素，2016. 消化系统疾病用药咨询标准化手册. 北京：人民卫生出版社.

沈志涛，张健，张成，2019. 中等强度有氧运动对原发性高血压患者动态血压和内皮素及一氧化氮水平的影响. 中国慢性病预防与控制，27（1）：50-52.

谌永毅，刘翔宇，2020. 安宁疗护专科护理. 北京：人民卫生出版社.

生加云，2016. 老年护理. 北京：科学出版社.

施红，2016. 老年人衰弱综合征. 中华老年病研究电子杂志，3（3）：11-12.

石彩艳，赵美娜，孙玉蓉，2015. 红外耳温计与水银体温计在高龄老年患者中的应用对比研究. 医疗卫生装备，36（2）：81-83，92.

石晓萌，2017. 老年人居家照护服务的供需现状及对策研究—以大连市为研究样本. 大连：大连理工大学.

司佳卉，李立明，2018. 卫生与健康：现状及其展望. 中华预防医学杂志，52（1）：3-8.

宋慧娟，邢誉，2014. 养老护理员上岗手册. 北京：化学工业出版社.

宋鲁平，李延峰，杜晓霞，2020. 阿尔茨海默病康复管理中国专家共识（2019）. 中华老年医学杂志，（1）：9-19.

宋俏莉，韩宇娟，周承志，等，2017. 吸烟对稳定期 COPD 患者炎症反应和肺功能的影响. 广州医药，48（2）：87-88，115.

宋桐杰，2020. 自我监测血糖仪的发展现状研究进展. 中国医疗器械信息，26（15）：52-53.

宋艳平，吕芯芮，覃伟，等，2020. 北京市朝阳区社区卫生服务机构居家养老医疗服务的质性研究. 医学与社会，30（4）：47-50.

孙红，2018. 老年护理学——问题与实践. 北京：人民卫生出版社.

孙红，尚少梅，2018. 老年长期照护规范与指导. 北京：人民卫生出版社.

孙建琴，张美芳，2019，老年社区营养与慢性病管理. 上海：上海科学技术出版社.

孙敏，杨燕，2017. 对行家庭氧疗的 COPD 患者实施从医院到家庭连续护理的效果. 当代医药论丛，15（7）：163-165.

孙芹，董会燕，褚美荣，2019. 现代实用护理学. 长春：吉林科学技术出版社.

汤献文，杨金果，朱文秀，等，2018. 有氧运动对冠心病患者心脏自主神经功能的影响. 内蒙古医学杂志，50（11）：1353-1354.

唐鹤，张敏，2021. 吉林市社区老年人睡眠药物使用现状及影响因素分析. 护理学杂志，36（4）：93-96.

唐莉，程红梅，雷彬，等，2020. 不同养老模式下老年人社会支持现状. 中国老年学杂志，40（6）：1328-1331.

陶泓序，2020. 基于用户体验的老年人家用智能血糖仪设计研究. 长春：长春工业大学.

田刚，孙转兰，2017. 带状疱疹的诊疗指南研究. 中国民族医药杂志，23（11）：30-31.

田慧，2020. 老年糖尿病管理理念和策略的优化——中国老年 2 型糖尿病诊疗措施专家共识（2018 版）解读. 中华保健医学杂志，22（1）：104-106.

田维佳，2020. 如何识别高危胸痛？如何自救？保健文汇，（7）：139.

田媛，2017. 正念冥想训练对城市空巢老人孤独感的干预研究. 南京：南京师范大学.

汪海东，陆大江，陈向芳，2017. 糖尿病治疗和血糖监测. 上海：上海科学技术出版社.

汪向东，王希林，马弘，1999. 心理卫生评定量表手册（增订版）. 北京：中国心理卫生杂志社，318-320.

汪亚男，徐娟兰，宋红玲，等，2017. 运动疗法在衰弱综合征患者中的应用现状. 中国康复理论与实践，23（5）：558-560.

王爱平，李红，2019. 老年护理培训教程. 北京：人民卫生出版社.

王东旭，金霞，刘令仪，2017. 实用老年家庭护理操作指南. 天津：天津科技翻译出版公司.

王芳，崔妙玲，2018. 居家老年人健康照护需求、影响因素及对策研究进展. 广西医学，40（16）：1872-1874，1885.

王官清，李晓霞，2018. 带状疱疹的临床流行病学及预防. 中国皮肤性病学杂志，32（11）：1325-1330.

王国丰，2019. 足底穴位按摩治疗脑卒中后睡眠障碍的临床疗效观察. 双足与保健，28（20）：45-46.

王宏伟，2021. 老年皮炎湿疹概述. 老年医学与保健，27（3）：457-461.

王惠华，田福，余立平，2021. 家用无创呼吸机优化管理对改善慢性阻塞性肺疾病患者肺功能的效果. 中国慢性病预防与控制，29（1）：49-52.

王继伟，2017. 吸烟与冠心病发病率相关性研究. 世界最新医学信息文摘，17（63）：46.

王晶，陈宇，李琳，等，2018. 新型查表法对慢性荨麻疹患者饮食管理效果的影响. 中国医药科学，8（11）：82-84.

王静，2016. 当代中国老年人平和心态的质性研究. 昆明：云南师范大学.

王娟，许浩博，乔树宾，等，2018. 吸烟的冠心病患者冠状动脉病变特点及经皮冠状动脉介入治疗后长期预后评价. 中国循环杂志，33（11）：1053-1058.

王黎平，郑翠红，2020. 物理降温法应用于颅脑损伤高热患者的研究进展. 当代护士：中旬刊，27（4）：8-12.

王丽敏，陈志华，张梅，等. 2019. 中国老年人群慢性病患病状况和疾病负担. 研究中华流行病学杂志，（3）：277-283.

王丽芹，张俊红，盛莉，2015. 护理不良事件防范手册. 北京：人民军医出版社.

王明霞，张书铭，窦玉青，等，2020. 电子烟安全性研究进展. 中国烟草科学，41（3）：88-92.

王萍，2012. 城市老年人社会参与对其精神生活满意度的影响研究——以长沙市为例. 长沙：中南大学.

王儒，2018. 糖尿病防治新理念解读《中国 2 型糖尿病防治指南（2017 版）》. 江苏卫生保健，（9）：14-16.

王维民，吴庆园，马靖，等. 2016. 运动干预在慢病管理服务中的应用. 中国慢性病预防与控制，24（12）：940-942.

王小芳，李建平，2018. 有氧运动及抗阻运动组合训练对青年 2 型糖尿病患者血糖水平和生活质量的影响. 现代临床护理，17（12）：47-51.

王鑫，2019. 认知行为疗法介入高知老人消极情绪问题的个案研究. 武汉：华中医科大学.

王怡，任学芳，徐燕，2021. 神经外科护士谵妄知信行现状调查. 上海护理，21（7）：43-47.

王英华，由彩霞，2020. 老年肿瘤患者 PICC 置管的护理. 世界最新医学信息文摘，20（71）：314-315.

王永利，张振香，符博，2020. 老年慢病共存患者多重用药负担研究进展. 中国全科医学，23（15）：1853-1858.

王羽，刘子扬，尚婷婷，等，2019. 居家环境下老年人夜间行走辅助照明研究. 南方建筑，（2）：32-36.

王泽月，2018. 两种不同模式家庭呼吸机治疗慢阻肺合并呼吸衰竭及腹部并发症临床分析. 健康之路，（3）：125-126.

王振华，杜一，吴子明，2019. 老年性前庭病的诊断标准（草案）——Bárány 协会分类委员会的一致意见. 听力学及言语疾病杂志，27（2）：119-123.

王智华，2018. 居家老年人护理服务. 北京：首都经济贸易大学出版社.

王自盼，刘俐惠，于恺英，等. 2020. 癌症幸存者体力活动的最佳证据总结. 中国护理管理，20（5）：717-723.

魏利娟，高文根，王鹏华，2014. 吸烟患者冠状动脉旁路移植术后生存质量的研究. 洛阳：河南科技大学.

吴橙香，秦淑英，2018. 基础护理技术. 第 2 版. 北京：全国中医药出版社.

吴蕾，2014. 戒烟门诊男性吸烟者心理干预和随访电话干预的效果评价及其影响因素研究. 北京：解放军医学院.

吴蕾，姜斌，何耀，等，2014. 戒烟干预模式及方法研究的国内外进展. 中华保健医学杂志，16（2）：157-159.

吴墨源，黄婷红，2019. 城市空巢老人心理健康状况元分析. 中国老年学杂志，39（7）：1755-1757.

吴晓飞，2021. 高血压急症的识别与处理. 中华全科医学，19（1）：4-5.

吴欣娟，2017. 外科护理学. 第 6 版. 北京：人民卫生出版社.

吴一帆，邹涛，2018. 慢病管理实务图解. 北京：化学工业出版社.

解洪荣，2017. 老年高血压的血压控制目标与诊疗研究进展. 世界临床药物，38（5）：298-304.

谢培豪，王芳，2019. 实用老年照护技术. 北京：科学出版社.

徐浩锋，2019. COPD 患者缓解期长期家庭氧疗进展. 名医，3：30，162.

徐红梅，2016. 生活方式干预常见慢性非传染性疾病高危人群的初步研究. 世界最新医学信息文摘，16（2）：102，108.

徐玲玲，杨冰磊，杨晓丹，等. 2017. 血糖监测管理系统的研究进展. 物联网技术，7（7）：20-21，24.

徐婷，易中梅，罗军梅，等，2018. 慢性自发性荨麻疹抗 IgE 高亲和力受体自身抗体检测方法研究. 检验医学与临床，15（13）：1913-1916.

徐文博，沈立飞，2016. Th 细胞相关细胞因子水平与老年湿疹患者临床特征相关分析. 中国皮肤性病学杂志，30（12）：1230-1232.

徐武华，2016. 老年人也要科学的运动处方. 医师在线，6（18）：31.

徐向英，曲雅勤，2010. 肿瘤放射治疗学. 第 2 版. 北京：人民卫生出版社.

徐耀，2020. 电子血压计的保养及质量控制实例及探讨. 中国医疗设备，35（S1）：36-38，41.

许虹，2016. 急救护理学. 第 2 版. 北京：人民卫生出版社.

许焱，李琳，2019. 老年肿瘤患者化疗与营养状态的关系探讨. 中华老年医学杂志，（10）：1185-1188.

杨芳，2018. 脑卒中后睡眠障碍等常见长期症状中西医特色护理技术干预有效性探讨. 中西医结合心血管病电子杂志，6（23）：12-14.

杨慧兰，2018. 带状疱疹中国专家共识解读. 中华皮肤科杂志，51（9）：699-701.

杨励，张亚勤，马娟，等，2018. 两种方法检测慢性荨麻疹患者过敏原价值比较研究. 人民军医，61（2）：142-146.

杨玲，曹军，2015. 糖尿病自疗家庭使用手册. 南京：江苏凤凰科学技术出版社.

杨木兰，王小玲，冯章伶，等. 2008. 临床护理操作问答. 太原：山西科学技术出版社.

杨培增，范先群，2018. 眼科学. 第 9 版. 北京：人民卫生出版社.

杨青敏，2017. 老年慢性病居家护理指南. 上海：上海交通大学出版社.

杨文英, 2018. 中国糖尿病的流行特点及变化趋势. 中国科学：生命科学, 48（8）：812-819.

杨兴怡, 2017. 基于分级诊疗制度下糖尿病疾病经济负担研究. 武汉：华中科技大学.

杨秀英, 2015. 家用呼吸机的使用和注意事项. 临床医药文献杂志, 2（3）：587-589.

杨雪, 王瑜龙, 2020. 社交活动对老年人口健康状况影响的量化分析. 人口学刊, （3）：66-77.

杨月欣, 张环美, 2016. 《中国居民膳食指南（2016）》简介. 营养学报, 38（3）：209-217.

杨长青, 许树长, 陈锡美, 2016. 消化内科常见病用药. 北京：人民卫生出版社.

杨左军, 2020. 如何营造清洁、舒适的居家环境（上）. 中老年保健, （8）：60-61.

叶山东, 2017. 临床糖尿病学. 合肥：中国科技大学出版社.

殷文, 耿慧, 2017. 人生回顾结合音乐疗法对机构失能老年人抑郁症状的影响. 中国老年学杂志, 37（23）：5939-5940.

尤黎明, 吴瑛, 2017. 内科护理学. 第6版. 北京：人民卫生出版社.

于生元, 万有, 万琪, 等, 2016. 带状疱疹后神经痛诊疗中国专家共识. 中国疼痛医学杂志, 22（3）：161-167.

于洋, 于观潇, 徐文龙, 2019. 综合康复干预对脑卒中合并阿尔兹海默病患者认知能力和运动能力的影响. 中华保健医学杂志, 21（3）：234-238.

余雨枫, 2016. 精神科护理学. 北京：人民卫生出版社.

岳进, 岳桂华, 李肿, 2017. 全科新医师手册. 第2版. 北京：化学工业出版社.

曾慧, 张静, 2017. 老年护理学. 武汉：华中科技大学出版社.

曾平, 叶俊杰, 2016. 老年人视力障碍. 中华老年医学杂志, 35（2）：120-122.

张红品, 2018. 老年人常见疾病的运动康复指导研究. 北京：中国纺织出版社.

张继荣, 李兆君, 2016. 城乡居民养老服务需求及影响因素研究——以宁夏为例. 调研世界, （7）：33-36.

张金莲, 高瑞芳, 郑荣, 等, 2017. 信必可都保、家庭氧疗、呼吸操配合心理护理治疗成人支气管哮喘护理分析. 疾病监测与控制, 11（9）：761-762.

张进进, 王恒, 房效莉, 2015. 热射病合并多脏器功能障碍10例. 中华灾害救援医学, 3（9）：530-531.

张亮, 黄丽珍, 张章博, 等. 2020. 借鉴欧洲长期照护模式, 发展我国正式居家照护和机构长期照护. 老龄科学研究, 8（9）：68-79.

张玲娟, 张雅丽, 皮红英, 2019. 实用老年护理全书. 上海：上海科学技术出版社.

张敏, 林瑾仪, 马元吉, 等, 2020. 基于疾病经济负担视角开展肿瘤心脏病学的探索. 中国卫生质量管理, 27（3）：19-22.

张甜怡, 姚金兰, 钱敏才, 等, 2019. 1例阿尔兹海默症伴多系统萎缩患者的护理体会. 中西医结合护理, 5（6）：172-173.

张雪梅, 胡秀英, 2016. 我国安宁疗护的发展现状、存在的问题及发展前景. 中华现代护理杂志, 22（34）：4885-4888.

张耀文, 2021. 动态血糖监测在糖尿病中的应用. 实用糖尿病杂志, 17（1）：180.

张永生, 郎红娟, 2016. 常见护理技术操作并发症预防与护理. 北京：世界图书出版公司.

赵宝春, 杨丽华, 2019. 让老年生活更健康-常见健康问题防治指导. 北京：人民卫生出版社.

赵成香, 刘凤芳, 李洪英, 等, 2014. 常用护理技术操作与考评. 上海：上海交通大学出版社.

赵刚, 侣兴旺, 2013. 脑外伤术后谵妄及其相关因素分析. 临床医学, 33（12）：53-54.

赵可式, 2016. 照护基本功. 高雄：华杏出版股份有限公司.

赵立影, 赵勇, 赵英凯, 等, 2016. 老年轻度阿尔兹海默病患者照护者的护理负担及其干预措施. 现代医学, 44（8）：1158-1160.

赵艳伟, 2016. 呼吸内科护理工作指南. 北京：人民卫生出版社.

赵艳霞, 王雅莉, 李彤彤, 等, 2019. 湿疹患者中医体质、辨证分型、西医分的年发病次数分析. 中国实验方剂学杂志, 25（6）：101-107.

郑理华, 窦建洪, 何兴华, 等, 2013. 无创血压测量技术的改进与进展. 中国医学装备, 10（3）：49-52.

郑雅格，梁亮，卞合涛，等，2019. 社会支持与抑郁症关系的研究进展. 广西医学，41（17）：2231-2233，2238.

中国痴呆与认知障碍诊治指南写作组，中国医师协会神经内科医师分会认知障碍疾病专业委员会，2020. 中国阿尔茨海默病一级预防指南. 中华医学杂志，100（35）：2721-2735.

中国高血压防治指南修订委员会，2019. 中国高血压防治指南（2018年修订版）. 中国心血管杂志，24（1）：24-56.

中国高血压联盟，国家心血管病中心，中华医学会心血管病学分会，等，2014. 中国高血压患者健康教育指南2014版. 中国循环杂志，29：131-140.

中国高血压联盟《家庭血压监测指南》委员会，2019. 2019 中国家庭血压监测指南. 中国循环杂志，34（7）：635-639.

中国老年医学学会认知障碍分会，认知障碍患者照料及管理专家共识撰写组，2020. 阿尔茨海默病患者日常生活能力和精神行为症状及认知功能全面管理中国专家共识（2019）. 中华老年医学杂志，39（1）：1-8.

中国老年医学中心，中华医学会老年医学分会，中国老年保健协会糖尿病专业委员会，2021. 中国老年糖尿病诊疗指南（2021年版）. 中华糖尿病杂志，13（1）：14-46.

中国营养学会，2014. 中国居民膳食营养素参考摄入量. 北京：科学出版社.

中国营养学会，2016. 中国居民膳食指南（2016）. 北京：人民卫生出版社.

中国营养学会，2021. 中国居民膳食指南科学研究报告（2021）.（2021-2-25）[2021-6-25]. https://www.cnsoc.org/learnnews/422120203.html.

中华人民共和国国家卫生健康委员会.关于印发《中国慢性病防治工作规划（2012-2015年）》的通知（卫疾控发〔2012〕34号文件）（2012-5-12）[EB/OL]. http://www.nhc.gov.cn/wjw/gfxwj/201304/b8de7b7415ca4996b3567e5a09e43300.shtml

中华医学会，中华医学会杂志社，中华医学会全科医学分会，等，2018. 慢性阻塞性肺疾病基层诊疗指南（2018年）. 中华全科医师杂志，17（11）：856-870.

中华医学会，中华医学杂志社，中华医学会全科医学分会，2019. 胸痛基层诊疗指南（2019年）. 中华全科医师杂志，18（10）：913-919.

中华医学会肝病学分会脂肪肝和酒精性肝病学组，中国医师协会脂肪性肝病专家委员会，2018. 酒精性肝病防治指南（2018年更新版）. 实用肝脏病杂志，21（2）：170-176.

中华医学会骨质疏松和骨矿盐疾病分会，2017. 原发性骨质疏松症诊疗指南（2017）. 中国全科医学，20（32）：3963-3982.

中华医学会骨质疏松和骨矿盐疾病分会，2017. 原发性骨质疏松症诊疗指南（2017）. 中华骨质疏松和骨矿盐疾病杂志，10（5）：413-431.

中华医学会骨质疏松和骨矿盐疾病分会，2019. 中国骨质疏松症流行病学调查及"健康骨骼"专项行动结果发布. 中华骨质疏松和骨矿盐疾病杂志，12（4）：317-318.

中华医学会呼吸病学分会，2016. 雾化吸入疗法在呼吸疾病中的应用专家共识. 中华医学杂志，96（34）：2696-2708.

中华医学会老年医学分会，2016. 老年患者术后谵妄防治中国专家共识. 中华老年医学杂志，35（12）：1257-1262.

中华医学会临床药学分会《雾化吸入疗法合理用药专家共识》编写组，2019. 雾化吸入疗法合理用药专家共识（2019年版）. 医药导报，2，38（2）：135-146.

中华医学会神经病学分会，中华医学会神经病学分会脑血管病学组，2017. 中国脑血管疾病分类. 中华神经科杂志，50（3）：168-171.

中华医学会神经病学分会，中华医学会神经病学分会脑血管病学组，2018. 中国急性缺血性脑卒中诊治指南. 中华神经科杂志，51（9）：666-682.

中华医学会神经病学分会，中华医学会神经病学分会脑血管病学组，2019. 中国脑出血诊治指南. 中华神经科杂志，48（6）：435-444.

中华医学会神经病学分会，中华医学会神经病学分会脑血管病学组，中华医学会神经病学分会神经血管介入协作组，2018. 中国急性缺血性脑卒中早期血管内介入诊疗指南. 中华神经科杂志，51（9）：683-691.

中华医学会糖尿病学分会，2016. 中国血糖监测临床应用指南（2015 年版）. 糖尿病天地（临床），10（5）：205-218.

中华医学会糖尿病学分会，2018. 中国 2 型糖尿病防治指南（2017 年版）. 中国实用内科杂志，38（4）：292-344.

中华医学会糖尿病学分会，2021. 中国 2 型糖尿病防治指南（2020 年版）. 中华糖尿病杂志，13（4）：315-409.

中华医学会糖尿病学分会，2021. 中国血糖监测临床应用指南（2021 年版）. 中华糖尿病杂志，13（10）：936-948.

中华医学会疼痛学分会脊柱源性疼痛学组，冯智英，郑拥军，等，2021. 骶髂关节痛诊疗中国专家共识. 中国疼痛医学杂志，27（2）：87-93.

中华医学会外科学会分会胆道外科学组，2021. 急性胆道系统感染的诊断和治疗指南. 中华外科杂志，59（6）：422-429.

钟华苏，2012. 居家老人安全护理技巧. 第 2 版. 北京：人民军医出版社.

周芬华，潘卫群，2019，养老护理医疗照护. 上海：上海科学技术出版社.

周更苏，高玲，宛淑辉，2011. 基础护理学. 南京：江苏科学技术出版社.

周恒艳，赵嘉宁，朱鹏志，2017. 结合示波法电子血压计的原理探讨血压计的检测. 中国医疗器械信息，23（3）：69-73.

周立平，杨雪琴，冷育清，2015. 老年护理. 武汉：华中科技大学出版社.

周脉清，2015. 浅析我国古代医疗体操的起源、演变与发展. 体育科技文献通报，23（9）：94-95.

周生申，许仁辉，2018. 老年痴呆症先兆及预防. 医药卫生（引文版），（11）：183.

周亚男，2020. 急性肺栓塞的临床护理观察. 饮食保健，2020，7（15）：122.

周中苏，刘复林，唐广良，2018，老年安全护理与风险防范. 北京：科学技术文献出版社.

朱铁艳，谷红明，吴晓英，2015，呼吸内科老年患者噎呛防范对策与护理措施. 医学前沿，（16）：307.

朱志春，廖亮英，谭屏，2020. 有氧运动改善睡眠障碍合并症患者睡眠质量效果的 Meta 分析. 按摩与康复医学，11（21）：30-34.

邹金梅，2014. 护理学基础. 南京：南京大学出版社.

邹凌云，杨柳，何晓玲，等，2014. 有氧运动对乳腺癌患者癌因性疲乏疗效的 Meta 分析. 中国全科医学，（13）：1524-1528，1537.

（澳大利亚）治疗指南有限公司组织，2018. 治疗指南：胃肠病分册. 赵志刚，徐有青，刘腾，译. 北京：化学工业出版社.

《中国心血管健康与疾病报告 2020》编写组，2021. 《中国心血管健康与疾病报告 2020》概述. 中国心血管病研究，19（7）582-590.

Aarts S，2015. Co-Presence of multimorbidity and disability with frailty：an examination of heterogeneity in the frail older population. J Frailty Aging，4（3）：131-138.

Aune D，Giovannucci E，Boffetta P，et al，2017. Fruit and vegetable intake and the risk of cardiovascular disease，total cancer and all-cause mortality-a systematic review and dose-response meta-analysis of prospective studies. Int J Epidemiol，46（3）：1029-1056.

Aune D，Keum N，Giovannucci E，et al，2016. Whole grain consumption and risk of cardiovascular disease，cancer，and all cause and cause specific mortality：systematic review and dose-response meta analysis of prospective studies. BMJ，353：i2716.

Beele H，Smet S，Van Damme N，et al，2018. Incontinence-associated dermatitis：pathogenesis，contributing factors，prevention and management options. Drugs Aging，35（1）：1-10.

Bellelli G，Carnevali L，Corsi M，et al，2018. The impact of psychomotor subtypes and duration of delirium on 6-month mortality in hip-fractured elderly patients. Int J Geriatr Psychiatry，33（9）：1229-1235.

Berkman LF，Glass T，Brissette I，et al，2000. From social integration to health：durkheim in the new millennium. Soc Sci Med，51（6）：843-857.

Brady K，Hogue CW，2013. Intraoperative hypotension and patient outcome：does "one size fit all?"Anesthesiology，119（3）：495-497.

Bragg F，Holmes MV，Iona A，et al，2017. Association between diabetes and cause-specific mortality in rural and urban areas of China. JAMA，317（3）：280-289.

Chaudhry SI，Wang YF，Gill TM，et al，2010. Geriatric conditions and subsequent mortality in older patients with heart failure. J Am Coll Cardiol，55（4）：309-316.

Chen G，Levy D，2016. Contributions of the Framingham Heart Study to the Epidemiology of Coronary Heart Disease. JAMA Cardiol，1（7）：825-830.

Chen GC，Tong X，Xu JY，et al，2016. Whole-grain intake and total，cardiovascular，and cancer mortality：a systematic review and meta analysis of prospective studies. Am J Clin Nutr，104（1）：164-172.

Chobanian AV，Bakris GL，Black HR，et al，2003. The Seventh Report of the Joint National Committee on Prevention，Detection，E- valuation，and Treatment of High Blood Pressure：the JNC 7 report. JAMA，289（19）：2560-2572.

Cohen S，Doyle WJ，Skoner DP，et al，1997. Social ties and susceptibil-ity to the common cold. JAMA，277（24）：1940-1944.

Cohen SP，Chen Y，Neufeld NJ. 2013. Sacroiliac joint pain：a comprehensive review of epidemiology，diagnosis and treatment. Expert Rev Neurother，13（1）：99-116.

Compston J，Cooper A，Cooper C，et al，2017. UK clinical guideline for the prevention and treatment of osteoporosis. Arch Osteoporos，12（1）：43.

Cosman F，de Beur SJ，LeBoff MS，et al，2014. Clinician's Guide to Prevention and Treatment of Osteoporosis. Osteoporos Int，25（10）：2359-2381.

Cramm JM，van Dijk HM，Nieboer AP，2013. The importance of neighborhood social cohesion and social capital for the well being of older adults in the community. Gerontologist，53（1）：142-152.

Devlin JW，Skrobik Y，Gélinas C，et al，2018. Clinical practice guidelines for the prevention and management of pain，agitation/sedation，delirium，immobility，and sleep disruption in adult patients in the ICU. Crit Care Med，46（9）：e825-e873.

Ding J，Davis-Plourde KL，Sedaghat S，2020. Antihypertensive medications and risk for incident dementia and Alzheimer's disease：a meta-analysis of individual participant data from prospective cohort studies. Lancet Neurol，19（1）：61-70.

Duppen D，Van der Elst MCJ，Dury S，et al，2019. The social environment's relationship with frailty：evidence from existing studies. J Appl Gerontol，38（1）：3-26.

Elliott WJ，2004. Clinical features and management of selected hyper-tensive emergencies. J Clin Hypertens，6（10）：587-592.

Elo S，Saarnio R，Isola A，2011. The physical，social and symbolic environment supporting the well-being of home-dwelling elderly people. Int J Circumpolar Health，70（1）：90-100.

GBD 2015 Disease and Injury Incidence and Prevalence Collaborators，2016. Global, regional, and national incidence，prevalence，and years lived with disability for 310 diseases and injuries，1990-2015：a systematic analysis for the Global Burden of Disease Study 2015. Lancet. 388（10053）：1545-1602.

GBD 2016 Causes of Death Collaborators, 2017. Global, regional, and national age-sex specific mortality for 264 causes of death, 1980-2016: a systematic analysis for the Global Burden of Disease Study 2016. Lancet, 390 (10100): 1151-1210.

Gittler M, Davis A M, 2018. Guidelines for Adult Stroke Rehabilitation and Recovery. JAMA, 319(8): 820-821.

Global initiative for chronic obstructive lung disease, 2019. Global strategy for the diagnosis, management, and prevention of chronic obstructive pulmonary disease (2020REPORT) https://goldcopd.org/wp-content/uploads/2019/11/GOLD-2020-REPORT-ver1.1wms.pdf

Haapala I, Biggs S, Kurrle S, 2018. Social aspects of dementia and dementia practice. Int Psychogeriatr, 30 (11): 1579-1581.

Halpin DMG, Celli BR, Criner GJ, et al, 2019. The GOLD Summit on chronic obstructive pulmonary disease in low- and middle-income countries. Int J Tuberc Lung Dis, 23 (1): 1131-1141.

Hamilton G M, Wheeler K, Di Michele J, et al, 2017. A systematic review and meta analysis examining the impact of incident postoperative delirium on mortality. Anesthesiology, 127 (1): 78-88.

Heidenreich PA, Albert NM, Allen LA, et al, 2013. Forecasting the impact of heart failure in the United States: a policy statement from the American Heart Association. Circ Heart Fail, 6 (3): 606-619.

Hofmann SG, G ó mez AF, 2017. Mindfulness-based interventions for anxiety and depression. Psychiatr Clin North Am, 40 (4): 739-749.

Jafari Z, Kolb BE, Mohajerani MH, 2019. Age-related hearing loss and tinnitus, dementia risk, and auditory amplification outcomes. Ageing Res Rev, 56: 100963.

Ji LN, Hu DY, Pan CY, et al, 2013. Primacy of the 3B approach to control risk factors for cardiovascular disease in type 2 diabetes patients. Am J Med, 126 (10): 925. e11-925. e22.

Juraska JM, Lowry NC, 2012. Neuroanatomical changes associated with cognitive aging. Curr Top Behav Neurosci, 10: 137-162.

Kan T, Hiragun T, Ishii K, et al, 2015. Evaluation of recombinant MGL_1304 produced by Pichia pastoris for clinical application to sweat allergy. Allergol Int, 64 (3): 266-271.

Kanis JA, Harvey NC, Cooper C, et al, 2016. A systematic review of intervention thresholds based on FRAX: a report prepared for the National Osteoporosis Guideline Group and the International Osteoporosis Foundation. Arch Osteoporos, 11 (1): 25.

Kanis JA, Johnell O, Oden A, J. et al, 2008. FRAX and the assessment of fracture probability in men and women from the UK. Osteoporos Int, 19 (4): 385-397.

Katz JN, Gore JM, Amin A, et al, 2009. Practice patterns, outcomes, and end-organ dysfunction for patients with acute severe hypertension: the Studying the Treatment of Acute hyperTension (STAT) registry. Am Heart J, 158 (4): 599-606el.

Kazmierski J, Banys A, Latek J, et al, 2013. Cortisol levels and neuropsychiatric diagnosis as markers of postoperative delirium: a prospective cohort study. Crit Care, 17 (2): R38.

Keene GS, Parker MJ, Pryor GA, 1993. Mortality and morbidity after hip fractures. BMJ, 307 (6914): 1248-1250.

Kelly G, Morris R, Shetty H, 2018. Predictors of post-traumatic growth in stroke survivors. Disabil Rehabil, 40 (24): 2916-2924.

Kelly KM, Nadon NL, Morrison JH, et al, 2006. The neurobiology of aging. Epilepsy Res, 68 Suppl 1: S5-S20.

Khan AAM, Dey S, Taha AH, et al, 2012. Attitudes of Cairo University medi cal students toward smoking: the need for tobacco control programs in medical education. J Egypt Public Health Assoc, 87 (1-2): 1-7.

Khan B A, Zawahiri M, Campbell NL, et al, 2012. Delirium in hospitalized patients: implications of current evidence on clinical practice and future avenues for research-a systematic evidence review. J Hosp Med, 7(7):

580-589.

Kim SW, Jeon JH, Choi YK, et al, 2015. Association of urinary sodium creatinine ratio with bone mineral density in postmenopausal women: KNHANES2008-2011. Endocrine, 49 (3): 791-799.

Kim TJ, Park HK, Kim JM, et al, 2019. Blood pressure variability and hemorrhagic transformation in patients with successful recanalization after endovascular recanalization therapy: a retrospective observational study. Ann Neurol, 85 (4): 574-581.

Kirfel A, Menzenbach J, Guttenthaler V, et al, 2021. Postoperative delirium after cardiac surgery of elderly patients as an independent risk factor for prolonged length of stay in intensive care unit and in hospital. Aging Clin Exp Res, 33 (11): 3047-3056.

Kochunov P, Ramage AE, Lancaster JL, et al, 2009. Loss of cerebral white matter structural integrity tracks the gray matter metabolic decline in normal aging. Neuroimage, 45 (1): 17-28.

Kottner J, Lichterteld A, Blume-Peytavi U, 2013. Maintaining skin integrity in the aged: a systematic review. Br J Dermatol, 169 (3): 528-542.

Krause N, Rainville G, 2020. Age differences in meaning in life: Exploring the mediating role of social support. Arch Gerontol Geriatr, 88: 104008.

Kyrø C, Tjønneland A, Overvad K, et al, 2018. Higher whole-grain intake is associated with lower risk of type 2 diabetes among middle-aged men and women: the Danish Diet, Cancer, and Health Cohort. J Nutr, 148 (9): 1434-1444.

Lee H, Ju JW, Oh SY, et al, 2018. Impact of timing and duration of postoperative delirium: a retrospective observational study. Surgery, 164 (1): 137-143.

Li FZ, Eckstrom E, Harmer P, et al, 2016. Exercise and fall prevention: narrowing the research-to-practice gap and enhancing integration of clinical and community practice. J Am Geriatr Soc, 64 (2): 425-431.

Li X, Zhang LN, Gong F, et al, 2020. Incidence and risk factors for delirium in older patients following intensive care unit admission: a prospective observational study. J Nurs Res, 28 (4): e101.

Li Y, Teng D, Shi X, et al, 2020. Prevalence of diabetes recorded in mainland China using 2018 diagnostic criteria from the American Diabetes Association: national cross sectional study. BMJ, 369: m997.

Lima AL, Timmermann V, Illing T, et al. 2019. Contact dermatitis in the elderly: predisposing factors, diagnosis, and management. Drugs Aging, 36 (5): 411-417.

Lorenc R, Gfuszko P, Franek E, et al, 2017. Guidelines for the diagnosis and management of osteoporosis in Poland: update 2017. Endokrynol Pol, 68 (5): 604-609.

Lv J, Yu CQ, Guo Y, et al, 2017. Adherence to a healthy lifestyle and the risk of type 2 diabetes in Chinese adults. Int J Epidemiol, 46 (5): 1410-1420.

Ma J Z, Hart J L, Walker K L, et al, 2019. Perceived health risks of electronic nicotine delivery systems (ENDS) users: the role of cigarette smoking status. Addict Behav, 91: 156-163.

Maldonado JR, 2018. Delirium pathophysiology: an updated hypothesis of the etiology of acute brain failure. Int J Geriatr Psychiatry, 33 (11): 1428-1457.

Marik PE, Varon J, 2007. Hypertensive crises: challenges and management. Chest, 131 (6): 1949-1962.

Mechakra-Tahiri SD, Zunzunegui MV, Préville M, et al, 2010. Gender, social relationships and depressive disorders in adults aged 65 and over in Quebec. Chronic Dis Can, 30 (2): 56-65.

Nakagami G, Kimura N, Takehara K, et al, 2015. Relationship between activity of daily living and asteatosis in the lower legs among elderly residents in long-term care institutions: across-sectional study. Int Wound J, 12 (5): 586-589.

Narain A, Kwok CS, Mamas MA, 2016. Soft drinks and sweetened beverages and the risk of cardiovascular disease and mortality: a systematic review and meta-analysis. Int J Clin Pract, 70 (10): 791-805.

Opie LH, Seedat YK, 2005. Hypertension in sub -Saharan African populations. Circulation, 112(23): 3562-3568.

Osnes EK, Lofthus CM, Meyer HE, et al, 2004. Consequences of hip fracture on activities of daily life and residential needs. Osteoporos Int, 15（7）: 567-574.

Ou-Yang DC, York PJ, Kleck CJ, et al, 2017. Diagnosis and management of sacroiliac joint dysfunction. J Bone Joint Surg Am, 99（23）: 2027-2036.

Pavone KJ, Jablonski J, Junker P, et al, 2020. Evaluating delirium outcomes among older adults in the surgical intensive care unit. Heart Lung, 49（5）: 578-584.

Poole R, Kennedy OJ, Roderick P, et al, 2017. Coffee consumption and health: umbrella review of meta-analyses of multiple health outcomes. BMJ, 359: j5024.

Reangsing C, Rittiwong T, Schneider JK, 2021. Effects of mindfulness meditation interventions on depression in older adults: A meta-analysis. Aging Ment Health, 25（7）: 1181-1190.

Reangsing C, Rittiwong T, Schneider JK, 2021. Effects of mindfulness meditation interventions on depression in older adults: a meta-analysis. Aging Ment Health, 25（7）: 1181-1190.

Seriolo B, Paolino S, Casabella A, et al, 2013. Osteoporosis in the elderly. Aging Clin Exp Res, 25（Suppl1）: 27-29.

Siepe M, Pfeiffer T, Gieringer A, et al, 2011. Increased systemic perfusion pressure during cardiopulmonary bypass is associated with less early postoperative cognitive dysfunction and delirium. Eur J Cardiothorac Surg, 40（1）: 200-207.

Simkin DR, Black NB, 2014. Meditation and mindfulness in clinical practice. Child Adolesc Psychiatr Clin N Am, 23（3）: 487-534.

Steptoe A, Deaton A, Stone AA, 2015. Subjective well-being, health, and ageing. Lancet, 385(9968): 640-648.

Tanei R, 2015. Clinical characteristics, treatments, and prognosis of atopic eczema in the elderly. J Clin Med, 4（5）: 979-997.

Tarantino U, Iolascon G, Cianferotti L, et al, 2017. Clinical guidelines for the prevention and treatment of osteoporosis: summary statements and recommendations from the Italian Society for Orthopaedics and Traumatology. J Orthop Traumatol, 18（Suppl 1）: 3-36.

Thawrani DP, Agabegi SS, Asghar F, 2019. Diagnosing sacroiliac joint pain. J Am Acad Orthop Surg, 27（3）: 85-93.

Tian T, Lv J, Jin GF, et al, 2020. Tea consumption and risk of stroke in Chinese adults: a prospective cohort study of 0. 5 million men and women. Am J Clin Nutr, 111（1）: 197-206.

Trogrlić Z, van der Jagt M, Bakker J, et al, 2015. A systematic review of implementation strategies for assessment, prevention, and management of ICU delirium and their effect on clinical outcomes. Crit Care, 19（1）: 157.

Unalan D, Gocer S, Basturk M, et al, 2015. Coincidence of low social support and high depressive score on quality of life in elderly. Eur Geriatr Med, 6（4）: 319-324.

Unite Nations, 2014. 《World Population Situation 2014 10 key findings. [2014-9-22]https://www.un.org/en/development/desa/population/events/pdf/other/4/World%20Population%20Situation_2014_10%20key%20findings_en.pdf

Van Cauwenberg J, De Donder L, Clarys P, et al, 2014. Relationships between the perceived neighborhood social environment and walking for transportation among older adults. Soc Sci Med, 104: 23-30.

Van Den Born BJ, Koopmans RP, Groeneveld JO, et al, 2006. Ethnic disparities in the incidence, , presentation and complications of malignant hypertension. J Hypertens, 24（11）: 2299-2304.

Wang C, Xu J, Yang L, et al, 2018. Prevalence and risk factors of chronic obstructive pulmonary disease in China (the China Pulmonary Health [CPH] study): a national cross-sectional study. Lancet, 391(10131): 1706-1717.

Wang J，Ji Y Y，Wang N，et al，2018. Risk factors for the incidence of delirium in cerebrovascular patients in a neurosurgery intensive care unit：a prospective study. J Clin Nurs，27（1-2）：407-415.

Wang XY，Liu FC，Li JX，et al，2020. Tea consumption and the risk of atherosclerotic cardiovascular disease and all-cause mortality：the China-PAR project. Eur J Prev Cardiol，27（18）：1956-1963.

Wielgosz J，Goldberg SB，Kral TRA，et al，2019. Mindfulness Meditation and Psychopathology. Annu Rev Clin Psychol，15：285-316.

Wildiers H，Heeren P，Puts M，et al，2014. International Society of Geriatric Oncology consensus on geriatric assessment in older patients with cancer. J Clin Oncol，32（24）：2595-2603.

Wong CM，Lai HK，Tsang H，et al，2015. Satellite-based estimates of long-term exposure to fine particles and association with mortality in elderly Hong Kong residents. Environ Health Perspect，123（11）：1167-1172.

Zhang HM，Liu HL，Wang X，et al，2016. Clinical value of self-assessment risk of osteoporosis in Chinese. Open Med（Wars），11（1）：190-195.

Zhang XM，Ran XW，Xu ZG，et al，2018. Epidemiological characteristics of lower extremity arterial disease in Chinese diabetes patients at high risk：a prospetive，multicenter，cross-sectional study. J Diabetes Complications，32（2）：150-156.

Zhe JY，Hyup LJ，2016. Effect of brace to osteoporotic vertebral fracture：A meta-analysis. J Korean Med Sci，31（10）：1641-1649.

Zhou PM，Wang HD，Zeng XY，et al，2019. Mortality，morbidity，and risk factors in China and its provinces，1990-2017：a systematic analysis for the Global Burden of Disease Study 2017. Lancet，394（10204）：1145-1158.